H.J. Wieler (Hrsg.), Single-Photon-Emissions-Computertomographie des Herzens

W0261260

Springer
Berlin
Heidelberg
New York
Barcelona
Budapest
Hongkong
London
Mailand
Paris
Santa Clara
Singapur
Tokio

H. J. Wieler (Hrsg.)

Single-Photon-Emissions-Computertomographie (SPECT) des Herzens

Mit 64, vorwiegend farbigen Abbildungen
und 22 Tabellen

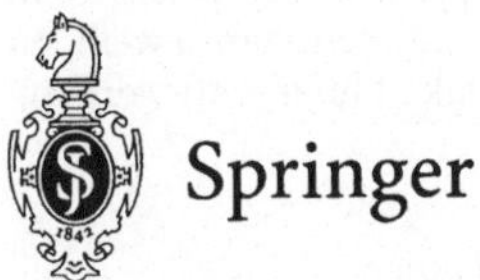

Springer

Priv.-Doz. Dr. med. Helmut J. Wieler
Leitender Arzt der Abt. Nuklearmedizin
Bundeswehrzentralkrankenhaus Koblenz
Rübenacher Straße 170
56072 Koblenz

ISBN-13:978-3-642-64479-5 Springer-Verlag Berlin Heidelberg New York

Die Deutsche Bibliothek – CIP-Einheitsaufnahme
Wieler, Helmut J.: Single-Photon-Emissions-Computertomography (SPECT) des Herzens /
Helmut J. Wieler. – Berlin ; Heidelberg ; New York ; Barcelona ; Budapest ; Hongkong ; London;
Mailand ; Paris ; Santa Clara ; Singapur ; Tokio : Springer, 1997
ISBN-13:978-3-642-64479-5   e-ISBN-13:978-3-642-60621-2
DOI:10.1007/978-3-642-60621-2

Dieses Werk ist urheberrechtlich geschützt. Die dadurch begründeten Rechte, insbesondere die
der Übersetzung, des Nachdrucks, des Vortrags, der Entnahme von Abbildungen und Tabellen,
der Funksendung, der Mikroverfilmung oder der Vervielfältigung auf anderen Wegen und der
Speicherung in Datenverarbeitungsanlagen, bleiben, auch bei nur auszugsweiser Verwertung,
vorbehalten. Eine Vervielfältigung dieses Werkes oder von Teilen dieses Werkes ist auch im Einzelfall nur in den Grenzen der gesetzlichen Bestimmungen des Urheberrechtsgesetzes der Bundesrepublik Deutschland vom 9. September 1965 in der jeweils geltenden Fassung zulässig. Sie ist
grundsätzlich vergütungspflichtig. Zuwiderhandlungen unterliegen den Strafbestimmungen
des Urheberrechtsgesetzes.

© Springer-Verlag Berlin Heidelberg 1997
Softcover reprint of the hardcover 1st edition 1997

Die Wiedergabe von Gebrauchsnamen, Handelsnamen, Warenbezeichnungen usw. in diesem
Werk berechtigt auch ohne besondere Kennzeichnung nicht zu der Annahme, daß solche Namen
im Sinne der Warenzeichen- und Markenschutz-Gesetzgebung als frei zu betrachten wären und
daher von jedermann benutzt werden dürften.

Produkthaftung: Für Angaben über Dosierungsanweisungen und Applikationsformen kann
vom Verlag keine Gewähr übernommen werden. Derartige Angaben müssen vom jeweiligen
Anwender im Einzelfall anhand anderer Literaturstellen auf ihre Richtigkeit überprüft werden.

Umschlaggestaltung: Design & Production GmbH, 69121 Heidelberg
Satz: FotoSatz Pfeifer GmbH, 82166 Gräfelfing
SPIN: 10531320   21/3135 – 5 4 3 2 1 0 – Gedruckt auf säurefreiem Papier

Vorwort

Die hohe Akzeptanz und der große Zuspruch aus der Kollegenschaft nach Erscheinen unseres Buches „Single-Photon-Emissions-Computertomographie (SPECT) des Gehirns" im gleichen Verlag 1995 haben uns ermutigt, ein analog konzipiertes Werk dem Herzen zu widmen. Maxime des Vorgehens war wiederum, ein *an der täglichen Praxis* orientiertes aktuelles Buch zu konzipieren, das von routinemäßigen Anwendern der Methode geschrieben werden sollte. Des weiteren wurden alle Autoren gebeten, sich *kritisch* mit Grenzen und Möglichkeiten der SPECT des Herzens auseinanderzusetzen. Für die zügige Mitarbeit der Kollegen und deren freundschaftliche Kooperation danke ich sehr herzlich. Ein besonderer Verdienst an der erheblichen redaktionellen Arbeit des Buches gehört Frau Andrea André, Dr. Klaus-Peter Kaiser und Dr. Burkhard Klemenz, ohne deren Mithilfe insbesondere das rasche Erscheinen nach Manuskripteingang nicht möglich gewesen wäre.

Koblenz, im Herbst 1996

H. J. Wieler

Inhaltsverzeichnis

Mitarbeiterverzeichnis

Alexander, C., Dr. med.
Universitätskliniken des Saarlandes, Abteilung für Nuklearmedizin der
Radiologischen Klinik, Oscar-Orth-Straße, 66421 Homburg/Saar

André, A, Ltd. MTA
Abt. XV – Nuklearmedizin, Bundeswehrzentralkrankenhaus, Rübenacherstr. 170,
56072 Koblenz

Bickel, C., Dr. med.
Abteilung I – Innere Medizin/Kardiologie, Bundeswehrzentralkrankenhaus,
Rübenacherstr. 170, 56072 Koblenz

Eilles, C., Prof. Dr. med.
Abteilung für Nuklearmedizin, Klinikum der Universität Regensburg,
Franz-Josef-Strauß-Allee 11, 93042 Regensburg

Grünwald, F., Priv.-Doz. Dr. med.
Klinik und Poliklinik für Nuklearmedizin, Universität Bonn,
Sigmund-Freud-Str. 25, 53127 Bonn

Herzog, H., Priv.-Doz. Dr.-Ing.
Institut für Medizin, Forschungszentrum Jülich GmbH, 52428 Jülich

Kaiser, K. P., Dr. med.
Abt. XV – Nuklearmedizin, Bundeswehrzentralkrankenhaus Koblenz,
Rübenacherstr. 170, 56072 Koblenz

Kropp, J., Priv.-Doz. Dr. med. Dipl.-Phys.
Universitätsklinik für Nuklearmedizin, Fetscherstraße 74, 01307 Dresden

Kuikka, J. T., Ph. D.
Department of Clinical Physiology and Nuclear Medicine,
Kuopio University Hospital, SF-70211 Kuopio, P.O. Box 1777 Finnland

Langen, K.J., Priv.-Doz. Dr. med.
Institut für Medizin, Forschungszentrum Jülich GmbH, 52428 Jülich

Marienhagen, J., Dr. med.
Abteilung für Nuklearmedizin, Klinikum der Universität Regensburg,
Franz-Josef-Strauß-Allee 11, 93042 Regensburg

Markewitz, A., Priv.-Doz. Dr. med.
Abt. II – TE Herz- und Gefäßchirurgie, Bundeswehrzentralkrankenhaus,
Rübenacherstr. 170, 56072 Koblenz

Matsunari, I., MD
Nuklearmedizinische Klinik und Poliklinik rechts der Isar der
Technischen Universität München, Ismaninger Straße 22, 81675 München

Notohamiprodjo, G., Priv.-Doz. Dr. med. Dipl.-Phys.
Institut für Molekulare Biophysik, Radiopharmazie und Nuklearmedizin,
Herz- und Diabeteszentrum Nordrhein-Westfalen, Universitätsklinik der
Ruhr-Universität Bochum, Georgstr. 11, 32545 Bad Oeynhausen

Oehme, L., Dipl.-Phys.
Universitätsklinikum Carl Gustav Carus, Technische Universität Dresden,
Klinik und Poliklinik für Nuklearmedizin, Fetscherstraße 74, 01307 Dresden

Reuland, P., Priv.-Doz. Dr. med.
Arzt für Nuklearmedizin, Schwabentorplatz 6, 79098 Freiburg

Schaefer, A., Dr. rer. nat.
Universitätskliniken des Saarlandes, Abteilung für Nuklearmedizin der
Radiologischen Klinik, Oscar-Orth-Straße, 66421 Homburg/Saar

Stein, K., Ltd. MTRA
Klinik und Poliklinik für Nuklearmedizin, Klinikum Großhadern,
Ludwig-Maximilians-Universität München, Marchioninistr. 15, 81377 München

Stirner, H., Dr. med. Dipl.-Phys.
Institut für Nuklearmedizin, Klinikum Ingolstadt, Krumenauerstr. 25, 85049 Ingolstadt

Weinhold, C., Prof. Dr. med.
Abt. II – TE Herz- und Gefäßchirurgie, Bundeswehrzentralkrankenhaus,
Rübenacherstr. 170, 56072 Koblenz

Weiss, M., Dr. med.
Klinik und Poliklinik für Nuklearmedizin, Klinikum Großhadern,
Ludwig-Maximilians-Universität München, Marchioninistr. 15, 81377 München

Wieler, H. J., Priv.-Doz. Dr. med.
Abt. XV – Nuklearmedizin, Bundeswehrzentralkrankenhaus, Rübenacherstr. 170,
56072 Koblenz

Ziegler, S. I., Dr. rer. nat.
Nuklearmedizinische Klinik und Poliklinik rechts der Isar der
Technischen Universität München, Ismaninger Straße 22, 81675 München

Zimmermann, A., Dr. med.
Abteilung I – Innere Medizin/Kardiologie, Bundeswehrzentralkrankenhaus,
Rübenacherstr. 170, 56072 Koblenz

Grundlagen

1 Physiologie des Myokards

J.T. Kuikka und H.J. Wieler

1.1
Einleitung

Eine der wichtigsten Fragen, mit der sich die Nuklearkardiologie konfrontiert sieht, betrifft das Vorliegen einer myokardialen Ischämie im Fall einer angiographisch erkennbaren Einengung des koronaren Lumens. Während die Mehrzahl der nuklearmedizinischen Methoden nur den Grad der regionalen myokardialen Minderdurchblutung unter verschiedenen physiologischen und pharmakologischen Reizen bestimmt, ist die Schwere der Ischämie nicht nur durch den Grad der Mangeldurchblutung, sondern auch durch den O_2-Bedarf und durch die mechanische Leistungsanforderung bedingt. Sollte die Zufuhr von Sauerstoff und Energieträgern begrenzt oder unzureichend sein, wie bei Ischämie oder Myokardinfarkt, so werden die Rate des intermediären Stoffwechsels und die Produktion von chemischer Energie reduziert, was letztlich zu einem Absinken der mechanischen Funktion und der Autoregulation führt.

Offensichtlich hängen Durchblutung, mechanische Funktion, Stoffwechsel und auch die Autoregulation des Herzens in hohem Maß voneinander ab. Das bedeutet, daß die koronare Durchblutung vorwiegend durch den kardialen Stoffwechsel bzw. O_2-Verbrauch, durch Autoregulation und Druckkräfte, d.h. mechanische Faktoren, reguliert wird und daß neuronale, humorale und myogene Einflüsse eine geringere Rolle spielen [1, 2, 3]. In diesem Kapitel werden allgemeine physiologische Parameter des Herzens hinsichtlich ihrer Bedeutung für das myokardiale *Imaging* mit Radionukliden diskutiert.

1.2
Blutversorgung des Myokards

Die Koronargefäße entspringen aus der Aortenwurzel hinter den Aortenklappen. Der erste Teil ihres Verlaufs liegt an der Herzoberfläche. Dann dringen ihre Verzweigungen in den Muskel ein, wobei die Architektur der Endstrombahn durch die Anordnung der gestreiften Muskelzellen bestimmt wird. Letztere verlaufen bekanntlich gruppenweise parallel, so daß die Kapillaren ebenfalls parallel orientiert sind, mit einer Dichte von 300 000 Kapillaren/cm² Schnittfläche. Dabei beträgt der durchschnittliche perikapilläre Radius etwa 9 µm, und die Kapillarlänge schwankt zwischen 400 µm und 1000 µm [4].

Die Durchblutung des Myokards muß sich dem jeweiligen Bedarf an Sauerstoff und Nährstoffen, der von der augenblicklichen Herzleistung bestimmt wird, angleichen. Der Herzmuskelstoffwechsel ist im wesentlichen aerob. Der Gefäßwiderstand für den myokardialen Blutstrom ist am niedrigsten während der Diastole; er steigt in der Systole wegen der dabei auftretenden externen Kompression an. Somit ist die myokardiale Blutzufuhr in der Anfangsphase der Diastole am größten. Die Schwankungen der Durchblutung sind im linken Ventrikel sehr groß, weil hier während der Systole wesentlich höhere Drucke auftreten als im rechten Ventrikel.

Darüber hinaus ist aber die Durchblutung noch regionalen Unterschieden unterworfen, wie durch entsprechende Untersuchungen gezeigt wurde [5]. Ebenso ist bekannt, daß die Herzmuskeldurchblutung beim Gesunden durch mechanische Beanspruchung oder pharmakologische Reizung auf das 5- bis 6fache gesteigert werden kann (koronare Durchblutungsreserve) [1]. In diesem Zusammenhang muß darauf aufmerksam gemacht werden, daß mit nuklearmedizinischen Methoden nicht die tatsächliche Durchblutungsgröße, sondern die myokardiale *Clearance* gemessen wird. Qualitativ bewegt sich die Rate der Clearance parallel der Durchblutung, aber quantitative Unterschiede der beiden Parameter bestehen deshalb, weil die Durchblutungsrate auf der einen und die transkapilläre Extraktion des radioaktiven Indikators auf der anderen Seite bei hohen Flußraten auseinanderweichen. In Abb. 1.1 ist diese Situation graphisch dargestellt. Im Ruhezustand beträgt die durchschnittliche myokardiale Durchblutungsrate 0,7 ml/min/g Gewebe.

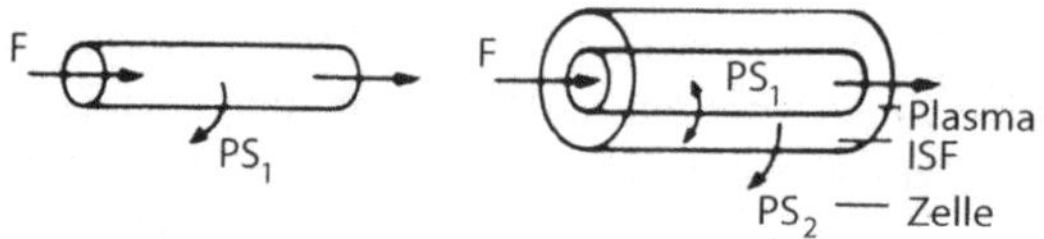

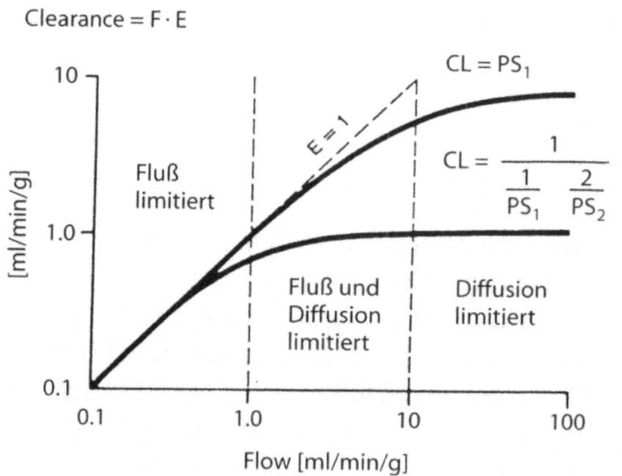

Abb. 1.1. Clearancediagramm für 1- und 2-Barrieren-Gewebsmodelle mit vollständiger Absorption hinter der letzten Barriere. Steady-state-Clearance (*CL*) = Extraktion (*E*) · Fluß (*F*) = sog. kapilläres Permeability-surface-area (*PSA*)-Produkt für das 1-Barrieren-Modell und CL = 1/ (1/PS$_1$ + 1/PS$_2$) für das 2-Barrieren-Modell. Bemerkenswert: bei Flußwerten > 1,0 ml/min/g Gewebe werden die Clearanceanstiege kontinuierlich kleiner

1.3
Entsättigung des venösen myokardialen Blutes

Der größte Teil des venösen Blutes des Myokards wird in den koronaren Sinus abgeleitet, der sich in den rechten Vorhof entleert und sich mit dem dort enthaltenen venösen Mischblut vermengt. Die O_2-Sättigung dieses Sinusblutes ist gering, weniger als 30 % [2]. Das liegt wesentlich unter dem Sättigungsspiegel von gewöhnlichem venösem Mischblut, was darauf hinweist, daß das Myokard einen größeren Anteil des verfügbaren arteriellen O_2-Angebots entnimmt als der Rest des Körpers. Während andere Gewebe einen Anstieg der Stoffwechselaktivität zum großen Teil durch eine höhere O_2-Entsättigung kompensieren können, muß ein solcher Anstieg im Herzmuskel vorwiegend durch eine Steigerung der Durchblutungsrate aufgefangen werden. Aus diesem Grund ist die Angleichung der Durchblutungsrate an die Höhe der Stoffwechselaktivität beim Herzen von größter Wichtigkeit.

1.4
Regulation der Herzdurchblutung

Die myokardiale Durchblutung muß während des Ruhezustands eine bestimmte minimale Größe einhalten und sich bei Steigerung der Stoffwechselaktivität durch körperliche Belastung der resultierenden kardialen Mehrarbeit angleichen. Im allgemeinen ändert sich die Durchblutungsgröße gleichsinnig mit dem Perfusionsdruck und ist dem regionalen Gefäßwiderstand umgekehrt proportional. Der koronare Perfusionsdruck wird durch die Mechanismen bestimmt, die den arteriellen Druck regeln. Sollte sich jedoch der arterielle Blutdruck ändern, ohne daß dafür eine kardiale Notwendigkeit besteht, so wird die koronare Durchblutungsgröße durch die Autoregulation der Koronargefäße konstant gehalten.

Wann immer sich die Herzleistung und damit der O_2-Bedarf ändern, verändert sich der lokale koronare Gefäßwiderstand dergestalt, daß die notwendige Durchblutungsgröße gewährleistet bleibt. Dabei beträgt die Reaktionszeit, um auf eine Änderung des O_2-Verbrauchs mit einer Adjustierung des koronaren Gefäßwiderstandes zu antworten, nur einige hundert Millisekunden [6]. Ein intensiver Reiz kann eine maximale Koronarerweiterung mit 5- bis 6facher Steigerung des Blutdurchflusses innerhalb von 10–15 s bewirken [1]. Die potentiellen Faktoren, die für die mutuelle Abhängigkeit von Myokardstoffwechsel und koronarem Gefäßwiderstand verantwortlich sind, umfassen die gewebliche O_2-und CO_2-Spannung sowie die Konzentration von Adenosin, Prostaglandin und Wasserstoffionen.

1.5
Myokardialer O_2-Verbrauch

Der myokardiale O_2-Verbrauch wird durch die kombinierte Einwirkung von 6 bekannten Faktoren bestimmt: Kontraktilität, Kammerwandbelastung, Herzfrequenz, elektrische Aktivierung, Herzmuskelfaserverkürzung und Bedarf des Basalstoffwechsels [1, 7]. Eine Erhöhung jedes einzelnen dieser Faktoren führt zu einer

Steigerung des myokardialen O_2-Verbrauchs. Ergometeraktivität führt zum gleich-zeitigen Anstieg aller dieser Faktoren, die den O_2-Verbrauch vermehren und somit eine intensive Erweiterung der Koronargefäße bewirken. Selten jedoch kommt es durch Muskelaktivität zu einer maximalen Koronarerweiterung bei einem Patienten mit Verdacht auf Herzleiden, einmal wegen der Behandlung mit antianginösen Mitteln oder aber wegen anginöser Belastungsschmerzen oder einfach als Folge von Erschöpfung.

1.6
Autoregulation

Die Fähigkeit, die myokardiale Durchströmungsrate auch unter erheblichen Schwankungen des Perfusionsdrucks konstant oder nahezu konstant zu halten, wird als *Autoregulation* bezeichnet [1, 2]. Der Gefäßwiderstand sinkt, wenn der Perfusionsdruck abfällt, und steigt, wenn der Druck höher wird, so daß die Blutzufuhr praktisch unverändert bleibt. Dieses System funktioniert einwandfrei bei Drücken zwischen 50 und 100 mm Hg [1]. Dabei sind 3 Eigenarten der Autoregulation zu beachten:

1) Die Autoregulation hat nur einen minimalen Effekt im rechten Ventrikel.
2) Das Ausmaß des Autoregulationseffekts ist relativ gering im subendokardialen Bereich, aber ausgeprägt in den subepikardialen Partien des linken Ventrikels.
3) Bei Patienten mit chronischem Hochdruck und mit linksventrikulärer Hypertrophie besteht eine erhebliche Abschwächung des Autoregulationseffektes im Subendokardium.

1.7
Kompressionskräfte

Skelettmuskeln und Myokard sind die einzigen Gewebe, die unter normalen physiologischen Bedingungen ihre eigenen Blutgefäße komprimieren [1, 2]. Wenn sich das Herz kontrahiert, wird seine Durchblutung eingeschränkt. Die myokardiale Durchströmungsrate ist am höchsten während der Anfangsphase der Diastole, bevor der Aortendruck sein Minimum erreicht. Für das kardiale Imaging sind die Effekte des Kompressionsdrucks von geringer Bedeutung wegen der begrenzten zeitlichen und räumlichen Auflösungsleistung heutiger Geräte. Auf der anderen Seite spielen diese Kräfte aber eine wichtige Rolle bei der Modulation des Kollateralkreislaufs.

1.8
Neurale Kontrolle

Die Koronargefäße sind mit einem dichten Geflecht sympathischer und parasympathischer Nerven ausgestattet. Neurale Mechanismen können die kardiale Durchblutung ändern [1]. Die Aktivierung sympathischer Nerven wirkt indirekt auf die Durchblutung, indem sie den myokardialen O_2-Verbrauch über den Aortendruck, die Herzfrequenz und eine Steigerung der Kontraktilität moduliert. Jedoch kann unter pathologischen Bedingungen eine Sympathikusreizung die Durchblutungsrate durch eine Verengung der koronaren Lumina deutlich senken. Dadurch werden Steigerungen der myokardialen Durchblutung begrenzt, und gering ausgeprägte krankhafte Verengungen der Lumina können dem Nachweis entgehen.

1.9
Humorale Kontrolle

Sowohl zirkulierende Wirkstoffe, wie Norepinephrin, Epinephrin, Vasopressin und Angiotensin, als auch nicht zirkulierende Substanzen, wie Prostacyclin, Thromboxan und endotheliale Entspannungsfaktoren (Stickstoffoxid), können den koronaren Gefäßwiderstand beeinflussen [1, 2]. Darüber hinaus können andere humorale Substanzen, wie Histamin und Serotonin, auf erkrankte Koronarsegmente eine besonders starke Wirkung entfalten.

1.10
Myogene Kontrolle

Möglicherweise können myogene Reaktionen die regulatorischen Mechanismen des Gefäßbetts (d.h. des Endothels durch Stickstoffoxid) modulieren, doch ist diese These strittig.

1.11
Regulation der transmuralen Durchblutung

Unter normalen Bedingungen ist die subendokardiale Durchblutungsrate (ml/min/g) größer als die subepikardiale (ml/min/g). Das Verhältnis ist 1,2 : 1. Dieses Verhältnis kann bis auf 0,2 bei schwerer Ischämie absinken und bis auf 3,0 nach Infusion von Adenosin ansteigen [1]. Jedoch können heutige Imagingtechniken die subendokardiale Durchblutung des linken Ventrikels nicht isoliert bestimmen, weil das räumliche Auflösungsvermögen der Geräte hierfür nicht ausreicht [1, 8].

1.12
Räumliche und zeitliche Veränderungen der myokardialen Durchblutung

Räumliche und zeitliche Veränderungen der myokardialen Durchblutung sind groß [1, 2, 4]. Unter normalen Ruhebedingungen schon kann die Durchblutung kleiner Myokardsegmente um das 5fache des Durchschnittswerts schwanken, wobei die höchste Rate im Subendokardium zu beobachten ist (Abb. 1.2). Wenn jedoch die Durchblutung in großen Gewebsabschnitten (das ganze Septum, Vorder-, Seiten- und inferiore Wand) bestimmt wird, dann scheint das heterogene Durchblutungsmuster relativ gleichförmig zu sein. Ebenso können die zeitlichen Verschiedenheiten der myokardialen Durchblutung in einem kleinen Gewebsbezirk enorm groß sein, selbst wenn die durchschnittliche Durchblutung der Ventrikelwand und die Hämo-

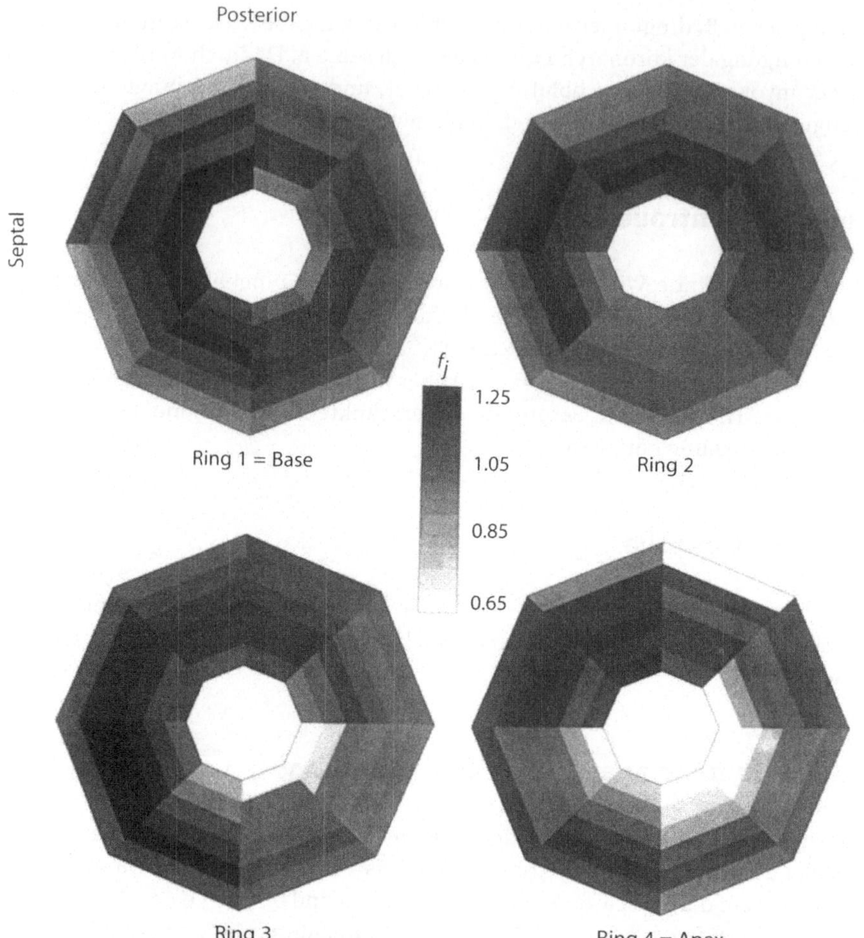

Abb. 1.2. Relativer regionaler Blutfluß in 1 cm dicken ventrikulären Schichten eines anästhesierten Schafs. Die regionale Heterogenität des myokardialen Blutflusses wird deutlich. Die Intensitäten (f_j) repräsentieren die lokalen Flußwerte relativ zum durchschnittlichen Flußwert, in jedem 45°-Sektor befinden sich 6 Schnitte vom Endokard zum Epikard. Der regionale Blutfluß wurde mit einer [131]J-2-Joddesmethylimipramin-Depositionsdichte-Technik gemessen. (Nach [15])

dynamik konstant bleiben. In der klinischen Praxis ist der Nachweis dieser zeitlichen und räumlichen Schwankungen unmöglich, weil das Auflösungsvermögen der Untersuchungsgeräte nicht ausreichend ist. Man darf jedoch erwarten, daß technische Fortschritte es in der nahen Zukunft erlauben, die Durchblutung in 1 cm^3 Gewebe und im Sekundentakt zu bestimmen [8].

1.13
Unterschiede der Durchblutung verschiedener Herzkammern

Normalerweise arbeiten die Ventrikel mit einem enddiastolischen Volumen, das kleiner ist als jenes der Initialphase (kardiale Reserve). Es besteht also eine erhebliche Volumenreserve, und der Ventrikel kann erweitert sein und doch kraftvoll entleert werden. Der Blutdurchfluß ist am größten im linken Ventrikel und am geringsten in den Vorhöfen. Demzufolge erhält der linksventrikuläre Muskel etwa 80 % der gesamten Blutzufuhr zum Herzen. Weiterhin beträgt die Durchblutungsreserve im Ventrikel das 5- bis 6-fache der Norm, aber weniger als die Hälfte dieses Wertes in den Vorhofmuskeln.

1.14
Koronare Gefäßerweiterungsreserve

Eine Beeinträchtigung der Herzdurchblutung im Ruhezustand sollte nicht immer als Anzeichen einer schweren Koronarstenose gewertet werden. Tatsächlich bedeutet auch eine nuklearmedizinisch nachgewiesene Minderdurchblutung im Ruhezustand nicht unbedingt eine Erschöpfung der Gefäßerweiterungsreserve; sie kann auch in Gewebsabschnitten gefunden werden, die von angiographisch normal erscheinenden Koronararterien versorgt werden. Ebenso kann – trotz fehlendem Perfusionsdefekt bei Belastung – eine signifikante Koronarstenose oder aber eine diffuse Beeinträchtigung der Mikrozirkulation vorliegen. Deshalb ist es heute notwendig, die absolute Durchblutung des Myokards sowohl in Ruhe als auch während körperlicher Anstrengung und nach pharmakologischer Reizung quantitativ zu bestimmen. Bei der klinischen Routine jedoch muß die regionale myokardiale Durchblutung unter Erweiterung der Koronarien gemessen werden, da nur bei den schwersten Stenosen die Myokardduchblutung im Ruhezustand beeinträchtigt ist (Abb. 1.3).

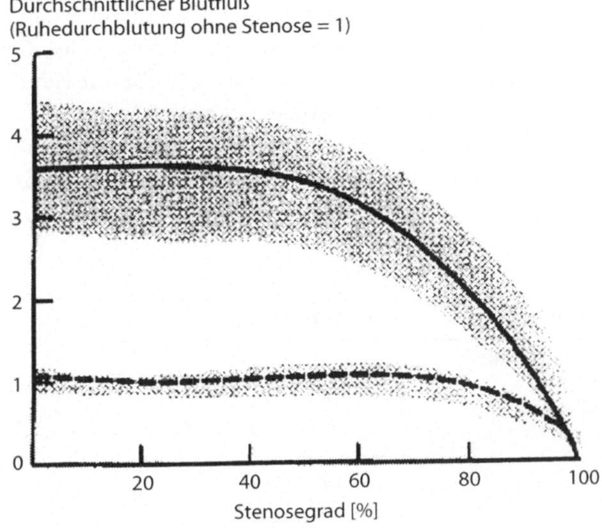

Abb. 1.3. Beziehung zwischen Ruhefluß *(gestrichelte Linie)* und maximalem koronarem Blutfluß *(durchgezogene Linie)* zum Grad der Stenose (in %) in einem Hundeherzen. Der maximale koronare Blutfluß beginnt bei einem Stenosegrad von über 50 % abzufallen, während der myokardiale Blutfluß in Ruhe bis zu einer Koronararterienstenose von 90 % praktisch unverändert bleibt. (Mod. nach [16])

1.15
Klinische Anwendung von koronargefäßerweiternden Substanzen

Es gibt 5 klinisch angewandte Möglichkeiten, eine maximale Erweiterung der Koronargefäße zu erzielen: Adenosin i. v. [9] oder intrakoronar [10], Dipyridamol i. v. [11], Dobutamin i. v. [12], Papaverin intrakoronar [10] und intensive Belastung. Jedoch gibt es verschiedene Ursachen, die verhindern, daß intensive Muskelaktivität beim Menschen mit nachgewiesenem oder nur vermutetem Herzleiden eine maximale Koronarerweiterung erzeugt. Dipyridamol ist der klinisch am häufigsten angewandte Gefäßerweiterer und führt bei 80–90 % der Patienten zu maximaler Dilatation. Die übliche Dosis beträgt 0,56 mg/kg KG injiziert während 4 min. Dieses Medikament produziert seinen maximalen Effekt 9 min nach Beginn der Injektion. Durch Händedrücken kann zusätzlich die Arbeitsleistung des Herzmuskels erhöht werden. Nebenwirkungen bei Dipyridamol sind selten ernsthaft, und leichtere, wie Kopfschmerzen, können problemlos beherrscht werden. Für Patienten mit der klinischen Anamnese einer möglichen instabilen Angina pectoris ist i.v. Dipyridamol kontraindiziert.

Papaverin und Adenosin üben nur einen minimalen Einfluß auf die Körperhämodynamik aus, beide Medikamente haben darüber hinaus ernsthafte Nebenwirkungen wie vorübergehende und auch andauernde ventrikuläre Tachykardien. Eine kleine intravenöse Dosis von 0,14 mg/kg KG Adenosin über insgesamt 6 min kann jedoch einen maximalen Durchfluß erzeugen und ist dann gut verträglich [9]. Es gibt noch eine Reihe anderer effektiver Koronarerweiterer, aber diese sind entweder noch nicht für die Anwendung beim Menschen genehmigt (Carbocromen) oder aber gefährlich (große Dosen von Acetylcholin) [1].

Eine der interessanten Beobachtungen der letzten Zeit betrifft die Erkenntnis, daß viele vasoaktive Substanzen und Prozeduren, die durch Tonusveränderungen wirken, nur bei intaktem Endothel ihren Effekt erzielen. Tabelle 1.1 zeigt eine Zusammenfassung dieser Gefäßreaktionen bei intakten endothelialen Funktionen beim Gesunden und bei Patienten mit Erkrankungen der Koronararterien für Acetylcholin, Adenosin und bei Kälteanwendung (wobei die Hand des Patienten so lange in Eiswasser bleibt, wie er es aushalten kann).

Einschränkend muß gesagt werden, daß die nuklearmedizinischen Befunde nach pharmakologischem Streß sich von denen nach Belastung unterscheiden können, und zwar aufgrund der differenten Hämodynamik und Tracerkinetik während der

Medikament/Test	Gesunde Kontrollpersonen	CAD
Acetylcholin	↑	↓
Adenosin	↑↑	↑
Kältetest	↑	↓

Tabelle 1.1. Gefäßreaktivität der Endothelfunktion nach pharmakologischen und physiologischen Reizen bei Gesunden und bei Patienten mit Erkrankungen der Koronararterien (*CAD*) (↑↑ deutliche Erhöhung, ↑ Erhöhung, ↓ Durchblutungssenkung)

Tabelle 1.2. Mittelwerte und Standardabweichungen des Lungen-Herz-Quotienten bei der ^{201}Tl-SPECT nach muskulärer bzw. pharmakologischer Belastung

Untersuchungsart	Lungen-Herz-Quotient
Muskuläre Belastung	$0,25 \pm 0,03$
Adenosin	$0,32 \pm 0,04$
Dipyridamol	$0,31 \pm 0,05$

pharmakologischen Stimulation. So ist etwa der Lungenuptake von ^{201}Tl oder ^{99m}Tc-MIBI nach pharmakologischer Belastung gewöhnlich höher als nach muskulärer; die Folgen sind eine erhöhte Blutaktivität und ein reduziertes Verhältnis von Zielorgan zu Hintergrund. Tabelle 1.2 faßt die Werte des Lungen-Herz-Quotienten zusammen, die jüngst in einer Studie von Chin et. al. [11] publiziert wurden.

Der höhere Lungen-Herz-Quotient im Rahmen der pharmakologischen Belastung ist vermutlich Folge der längeren pulmonalen Transitzeit des Tracers im Vergleich zur muskulären Testmethode [11].

Bei der normalen Koronardurchblutung wird eine Erhöhung des O_2-Bedarfs mit einer entsprechenden Erweiterung der Koronargefäße beantwortet, wogegen bei schwerer Verengung der Koronarien diese Medikamente und Tests eine Durchblutungsminderung verursachen können.

1.16
Kollateraler Koronarkreislauf

Die Kollateralen der Koronarien sind Arterien, die große Gefäße, wie die linke Vorderwandarterie und die *A. coronaria circumflexa* verbinden. Man unterscheidet zwei Typen: angeborene und erworbene Kollateralen [1]. Bei den angeborenen Kollateralen handelt es sich um Gefäße mit einem Durchmesser von 40–200 μm, die schon bei der Geburt vorhanden sind. Dichte und Verteilungsmuster sind genetisch festgelegt. Im Tierexperiment verursachen eine langsam progressive Lumeneinengung oder intermittierendes kurzfristiges Verschließen der Koronarien eine Erweiterung der angeborenen Kollateralen auf das 50fache ihres ursprünglichen Lumens. An Hunden wurde gezeigt, daß die erworbenen Kollateralen selbst bei Belastung eine normale Durchblutungsrate gewährleisten können. Bei Patienten mit vollständigen Koronarverschlüssen ist in den Gegenden, die reich an Kollateralen sind, die Herzmuskelfunktion oft normal, ebenso wie die Durchblutung [1, 13].

1.17
Ischämie des Myokards

Nur wenige Anastomosen bestehen zwischen den großen Koronararterien. Ist eine von ihnen durch arteriosklerotische Veränderungen verlegt, so kommt es zur Ischämie umschriebener Bezirke des Myokards: in der mildesten Form produziert dieser Zustand anginösen Schmerz bei Anstrengung. Die wesentlichen Faktoren, die die funktionelle Bedeutung eines Gefäßverschlusses ausmachen, sind Blutviskosität und

Durchströmungsgeschwindigkeit, Eingangs- und Ausgangswinkel der Stenose und die Länge, Konfiguration und der Grad der Verengung. Einfache visuelle Schätzungen der prozentualen Gefäßverengung werden heutzutage nicht mehr als ausreichend angesehen, um die physiologischen Effekte der Obstruktion korrekt beurteilen zu können. Die Gründe dafür sind: Inter- und Intra-observer-Variabilität, Unkenntnis wichtiger hydrodynamischer Effekte, ein mögliches Vorliegen eines unentdeckbaren diffusen Krankheitsprozesses, eine mangelhafte Korrelation der Schätzung mit dem Ergebnis direkter Messungen der Durchblutungsreserve und die Nichtbeachtung anderer mitvorhandener Faktoren wie Hypertrophie, Krankheiten der Mikrovaskulatur und stattgehabter Myokardinfarkt.

Die Durchblutung eines vor kurzem infarzierten Myokardgebietes ist typischerweise sehr gering, weniger als 10 % der Norm. Es ist interessant, daß die Durchblutung des infarzierten Myokards innerhalb von Stunden zunimmt. Die Ursachen hierfür liegen noch im Dunkeln. Viele Untersuchungen an Patienten und Versuchstieren haben gezeigt, daß eine umgekehrte Beziehung zwischen der Dichte der Kollateralen und der Größe des Gebietes, das dem Infarktrisiko unterliegt, besteht. Gebiete mit geringem Risiko sind ausreichend mit Kollateralen versorgt, die eine Vitalität garantieren. Man schätzt, daß 15 % der Normaldurchblutung ausreichen, um das Myokard am Leben zu halten, aber daß in den Regionen mit hohem Infarktrisiko ungünstige Komplikationen auftreten wie eine eindeutig geschädigte Funktion und Gewebsuntergang.

1.18
Myokardstoffwechsel

Das Myokard hat einen enormen Nahrungsbedarf. Als ein Organ, das niemals in Ruhe ist, verbrennt es 20–25 % der zur Verfügung stehenden Nährstoffe, um die notwendige mechanische Energie zu erzeugen. Der Rest wird für die Erhaltung des Gewebes verbraucht [1, 2, 7, 14]. Nur ein kleiner Bruchteil des myokardialen Energiebedarfs kann durch gespeicherte Energieträger, entweder Kreatinphosphat oder Adenosintriphosphat (ATP), gedeckt werden. Die begrenzte Menge von Fett in den Myozyten in Form von Di- und Triglyzeriden benötigt Sauerstoff, um ihre Energie in verwertbarem Zustand anzubieten. Die Speicherung von Glykogen ist sehr bescheiden, jedoch vermehrt im ischämischen Gewebe. Zellen, die unter relativem O_2-Mangel leiden, aber ausreichend Zeit haben, um sich an einen erniedrigten O_2-Druck zu gewöhnen, scheinen hierbei die Dichte der Glukose-und Fettsäurentransportsysteme an der Zelloberfläche zu ändern.

Das Myokard kann eine Vielzahl von Energieträgern verwenden, die von Laktat über Glukose zu Fettsäuren reichen. Je nach dem Angebot an Substrat, dem Niveau des Angebots von Sauerstoff, von Katecholaminen und Insulin kann das Myokard eine Kategorie von Brennstoffen auf Kosten einer anderen vorziehen. Der Substratdurchsatz der jeweiligen myokardialen Stoffwechsellage ist strengen Kontrollen unterworfen, die einerseits vom Energiebedarf des Myokards, andererseits vom Angebot an Substraten und Hormonen bestimmt werden. Unter aeroben Bedingungen wird vom gesunden Myokard im Ruhezustand etwa 60–80 % des myokardialen

Adenosintriphosphats durch die Verbrennung von freien Fettsäuren produziert. Diese Fettsäuren sind reversibel an Plasmaalbumin gebunden, werden in Adipozyten des peripheren Gewebes gespeichert, oder sie werden direkt vom Myokard aus der Blutbahn aufgenommen. Triglyzeride sind eine zusätzliche, aber weniger wichtige Quelle für freie Fettsäuren.

Bei myokardialer Ischämie besteht ein Ungleichgewicht zwischen Angebot und Bedarf an Energie. Die akute myokardiale Ischämie geht einher mit einem Übergang von der Verbrennung freier Fettsäuren zur Glukoseoxidation. Das rührt daher, daß die β-Oxidation sehr sensibel auf das O_2-Angebot reagiert. Wenn die Zufuhr von Sauerstoff unzureichend wird, sinkt die Rate der β-Oxidation bei gleichzeitiger Steigerung der Glykolyse. Anfänglich kommt es dabei zur Erschöpfung der endogenen Glykogenvorräte, gefolgt von einer Steigerung der Aufnahme von exogener Glukose.

1.19
Kardiale Nerven und Rezeptoren

Das Herz ist reichlich mit sympathischen Nerven versorgt, die nach einem regionalen Muster verteilt sind [1, 2]. Die Fähigkeit der sympathischen Nervenendigungen, exogene Katecholamine aufzunehmen, ist bekannt. Ein neuronaler Bindungsmechanismus mit hoher Affinität beschränkt sich auf die postganglionären sympathischen Nerven (Uptake 1), wogegen ein Rezeptorsystem mit geringer Affinität, aber großer Kapazität, extraneuronal lokalisiert ist (Uptake 2). Die an Neuronen gebundenen Katecholamine sind gewöhnlich in Vesikeln verpackt und gespeichert, wo sie über längere Zeit verbleiben können, wogegen das extraneuronale Norepinephrin rasch abgebaut und relativ schnell aus dem Myokard entfernt wird.

Die Rezeptoren der Herzmuskelzellen sind das vorwiegende Ziel vieler neuer Medikamente und natürlich auch von Neurotransmittern. Veränderungen in der Zahl der Rezeptormoleküle wurden bei verschiedenen Herzleiden nachgewiesen, wie z.B. bei Ischämie und Infarkt, Diabetes, Herzinsuffizienz, Kardiomyopathie, Herztransplantation oder thyreotoxisch bedingten Herzleiden. Viele der Rezeptoren sind direkt oder indirekt mit Ionenkanälen verbunden, die sich bei konfigurativen Veränderungen der Rezeptoren durch die Verbindung mit Neurotransmittern (insbesondere Norepinephrin) oder durch rezeptorspezifische Agonisten wie Isoproterenol öffnen oder schließen.

Literatur

1. Marcus ML, Harrison DG (1991) Physiologic basis for myocardial perfusion imaging. In: Marcus ML, Schelbert HR, Skorton DJ, Wolf GL (eds) Cardiac imaging: a companion to Braunwald's heart disease. Saunders , Philadelphia
2. Jennett S (1989) Human physiology. Churchill Livingstone, London
3. Antoni H (1985) Funktion des Herzens. In: Schmidt RF, Thews G (eds) Physiologie des Menschen, Springer, Berlin, Heidelberg, New York, pp 391–432
4. Bassingthwaighte JB (1977) Physiology and theory of tracer washout techniques for the estimation of myocardial blood flow. Prog Cardiovasc Res 20: 165–189
5. Kuikka J, Levin M, Bassingthwaighte JB (1986) Multiple tracer dilution estimates of D-and 2-deoxy-D-glucose uptake by the heart. Am J Physiol 250: H 29–H 42

6. Schwartz GC, McHale PA, Greenfield JC, Jr. (1982) Coronary vasodilation after a single ventricular extra-activation in the conscious dogs. Circ Res 50: 28–40

7. Taegtmeyer H (1985) Carbohydrate interconversions and energy production. Circulation 72 (Suppl IV): 1–8

8. Lindner JR, Kaul S (1995) Insights into the assessment of myocardial perfusion offered by different cardiac imaging modalities. J Nucl Cardiol 2: 446–460

9. Nishimura S, Mahmarian JJ, Verani MS (1992) Significance of increased lung thallium uptake during adenosine Thallium-201 scintigraphy. J Nucl Med 33: 1600–1607

10. Kern MJ (1994) Applying coronary physiology for nuclear cardiologists: New abservations from intracoronary flow velocity and reserve in patients. J Nucl Cardiol 1: 561–566

11. Chin BB, Moshin J, Bouchard M, Berlin JA, Aranjo LI, Alavi A (1996) Hemodynamic indices of myocardial dysfunction correlate with dipyridamole thallium-201 SPECT. J Nucl Med 37: 723–729

12. Voth E, Baer FM, Theissen P, Schneider CA, Sechtem U, Schicha H (1994) Dobutamine 99mTc-MIBI SPECT: nonexercise-dependent detection of haemodynamically significant coronary artery stenoses. Eur J Nucl Med 21: 537–544

13. Sambuceti G, Parodi O (1995) Role of coronary microvascular abnormalities in coronary artery disease-implications for perfusion imaging. J Nucl Cardiol 2: 7–84

14. Valkema R, van Eck-Smit BLF, van der Wall EE (1994) Cardiac metabolism: A technical spectrum of modalities including positron emission tomography, single photon emission computed tomography, and magnetic resonance spectroscopy. J Nucl Cardiol 1: 546–560

15. Bassingthwaighte JB, Malone MA, Moffett TC et al. (1990) Molecular and particular depositions for regional myocardial flows in sheep. Circ Res 66: 1328–1344

16. Gould KI, Lipscomb K, Hamilton GW (1974) Physiologic basis for assessing critical coronary stenosis. Am J Cardiol 33: 87–93

2 Schwächungskorrektur bei der Myokard-SPECT

S.I. Ziegler und I. Matsunari

2.1
Einleitung

Die Schwächung der Emissionsquanten führt besonders bei SPECT-Aufnahmen des Herzens zu Artefakten und fehlerhafter Repräsentation von Aktivitätsverteilungen im Schnittbild. Dadurch wird die Spezifität klinischer Myokardperfusionsstudien reduziert. Verfahren zur Korrektur der Schwächung bei SPECT besonders in Situationen einer nichthomogenen Schwächungsverteilung sind deshalb wichtig. Allerdings ist hier eine Schwächungskorrektur nicht einfach durchzuführen. Es existieren unterschiedliche Lösungsansätze, die zum einen vor der Rekonstruktion der Schnittbilder, zum anderen nach der Rekonstruktion angewendet werden. Die Fortschritte in der Computertechnologie machen neuerdings die Anwendung dieser Verfahren auch in der klinischen Routine möglich.

Verschiedene Methoden werden z. Z. bei kommerziellen Systemen entwickelt oder schon eingesetzt [1–3]. Die Prinzipien der unterschiedlichen Ansätze werden in diesem Kapitel diskutiert und in den physikalischen Zusammenhang gestellt.

2.2
Prozeß der Schwächung

Streuung der γ-Quanten im Gewebe und die damit verbundene Reduktion der Zählrate entlang einer Projektionsrichtung ist die stärkste Einflußgröße bei der Quantifizierung in der Emissionstomographie und selbstverständlich objektabhängig. So werden z. B. 87 % aller Quanten, die von einer zentralen ^{99m}Tc-Linienquelle in einem mit Wasser gefüllten Zylinder von 30 cm Durchmesser aus ihrer ursprünglichen Richtung abgelenkt.

Der Faktor, um den die Zählrate reduziert wird, entspricht der gesamten Schwächung entlang der Projektionsrichtung vom Emissionsort bis zum Detektor. Liegen unterschiedliche Materialien zwischen Emissionsort und Detektor, addieren sich die einzelnen Schwächungsfaktoren der Materialien entsprechend. Daher ist für eine korrekte Schwächungskorrektur eigentlich die Kenntnis der Quellenverteilung Voraussetzung, für die exakte Bestimmung der Aktivitätsverteilung muß jedoch die Schwächung bekannt sein. Verschiedene Lösungswege werden momentan hierfür entwickelt oder stehen schon zur Verfügung.

2.3
Verfahren zur Korrektur der Schwächung bei SPECT

Theoretisch könnte man bei bekannter Schwächungsverteilung für jeden Ort im Gesichtsfeld den Schwächungsfaktor für γ-Quanten, die an diesem Ort entstehen, entlang einer bestimmten Richtung berechnen. Bei bekannter Objektgröße und homogener Verteilung der Schwächung (z. B. bei Hirnaufnahmen) ist die Berechnung der Faktoren exakt durchführbar.

Ist dies nicht möglich, müssen geeignete Näherungsverfahren angewendet werden. Dafür können mit einer externen Quelle die integralen Schwächungsfaktoren entlang jeder Projektionsrichtung gemessen werden. Konkret wird eine Transmissionsmessung durchgeführt und mit einer Leermessung („blank") verglichen. Diese Daten werden mit Hilfe entsprechender Rekonstruktionsverfahren zu Schnittbildern der Schwächungsverteilung rekonstruiert als Voraussetzung für die Schwächungskorrektur.

Die Information aus den Schwächungsbildern kann auf unterschiedliche Weise für eine Korrektur ausgenutzt werden: zum einen können vor der Rekonstruktion der Emissionsbilder die gemessenen Projektionen verändert werden [4], zum anderen könnte jedes rekonstruierte Pixel mit einem Wichtungsfaktor versehen werden, welcher durch den mittleren Korrekturfaktor aller Projektionslinien durch dieses Pixel gegeben ist [5]. Hierfür werden berechnete Faktoren (bei homogenen Verteilungen [6]) oder Mittelwerte entlang der Projektionsrichtungen über das gesamte Objekt aus gemessenen Schwächungsverteilungen [4, 7] benutzt.

Die Vorteile beider Verfahren sind Schnelligkeit in der Berechnung und Einfachheit in der Implementierung. Sie haben allerdings den Nachteil, daß sie aufgrund der notwendigen Mittelungen bei inhomogenen Verteilungen zu möglicherweise unzureichenden Ergebnissen führen [8, 9]. Der direkte Vergleich dieser unterschiedlichen Ansätze ist Gegenstand der Forschung.

Im Fall inhomogener Schwächungsverteilung kann von solchen Verfahren, die auf Mittelung beruhen, nicht erwartet werden, daß sie in allen Fällen gleich gute Ergebnisse liefern. Iterative Verfahren dagegen können in diesen Situationen deutlich überlegen sein [3].

Iterative Verfahren starten mit einer groben Schätzung der Aktivitätsverteilung in der Schicht, projizieren diese durch die gemessene und rekonstruierte Schwächungsverteilung, vergleichen die so gewonnenen Projektionen mit den gemessenen und generieren eine neue Schätzung der Aktivitätsverteilung unter Berücksichtigung der Unterschiede in den Projektionen [10]. Als erste Schätzung wird häufig die rekonstruierte Verteilung der unkorrigierten Daten benutzt [4, 5, 11]. Diese Verfahren sind schnell, inkorporieren die Schwächung und möglicherweise Auflösungseffekte in den Projektionsschritt, konvergieren aber nicht unbedingt zu den realen Verteilungen [12].

Statistische, iterative Rekonstruktionsalgorithmen inkorporieren den Meßprozeß direkt unter Berücksichtigung der Schwächung in das Rekonstruktionsverfahren. Dabei wird die Aktivitätsverteilung in der Schicht rekonstruiert unter der Vorgabe, daß dies die wahrscheinlichste Verteilung ist, die zu den gemessenen Projektionen führt, wenn man die Schwächung der Photonen berücksichtigt („maximum likelihood expectation-maximization"; ML-EM) [13, 14]). Diese allgemeinste Form der Korrektur führt zur besten Näherung an die wahre Verteilung, sie ist allerdings sehr rechenintensiv, erst durch die Verfügbarkeit entsprechend leistungsfähiger Arbeitsplatzcomputer realisierbar und findet neuerdings vermehrt Anwendung. Geeignete Stopkriterien für den iterativen Algorithmus müssen hierbei berücksichtigt werden, um den Mittelweg zwischen quantitativer Information und Bildrauschen zu finden. Die klinische Wertigkeit dieser Verfahren muß allerdings noch definiert werden [15]. Voraussetzung für alle angesprochenen Korrekturverfahren bei inhomogener Verteilung ist das Schwächungsbild, welches aus den Daten einer Transmissionsmessung gewonnen wird.

2.4
Technische Realisation der Transmissionsmessung

Die Qualität jedes Korrekturverfahrens, das die gemessenen Schwächungsdaten benutzt, hängt von der Güte der gemessenen Daten ab. Unterschiedliche Ansätze zur Messung der Schwächungsdaten sind denkbar und wurden auch eingesetzt. CT-Aufnahmen vor einer SPECT-Untersuchung sind eine Option, die allerdings zu langen Meßzeiten, Koregistrierungsproblemen und erhöhten Kosten führen. Die Kombination von SPECT und CT in einem Gerät würde einen Teil der Probleme lösen, ist aber für die klinische Routine noch nicht realisiert. Ferner ist die Umrechnung von gemessenen Hounsfield-Einheiten in die benötigten Schwächungsfaktoren für die Energie der Emissionsquanten nicht einfach. Alternativen, welche mit externen Quellen mit der gleichen Energie wie das Emissionsnuklid arbeiten, können vor der Injektion für Transmissionsmessungen eingesetzt werden. Um Koregistrierungsartefakte zu vermeiden, ist die simultane Transmissions- und Emissionsmessung vorteilhaft [16–20].

Zur Unterscheidung der Emissions- und Transmissionsquanten werden üblicherweise unterschiedliche Energien eingesetzt und durch geeignete Fenster die gegenseitige Kontamination durch gestreute Quanten minimiert bzw. mit Korrekturverfahren bereinigt. In den letzten Jahren haben sich Systeme mit kollimierten Linienquellen aufgrund ihrer besseren Handhabung und guter Ergebnisse gegenüber Flächenquellen besonders bewährt [2]. Die Wahl der Transmissionsquelle bestimmt den Grad der Verunreinigung der Emissionsdaten durch die Transmissionsquanten und umgekehrt („crosstalk").

Da die Schwächung von γ-Quanten von der Energie abhängig ist, werden Umrechnungsverfahren benötigt, um von den bei anderer Energie gemessenen Faktoren auf die Emissionsenergie zu skalieren. Dabei wird angenommen, daß die Verhältnisse der Schwächungskoeffizienten zweier Energien nicht vom schwächenden Medium abhängen, eine Näherung, die für Energien größer als 100 keV und Materialien mit nicht allzu großem Unterschied in der Ordnungszahl gut erfüllt ist.

Aus diesem Grund sind bei der Wahl der Quelle mehrere Randbedingungen zu berücksichtigen: Die Energien von Transmissions- und Emissionsquanten müssen sich ausreichend unterscheiden, wenn nicht durch geometrische Verhältnisse der „crosstalk" minimal ist. Der Anteil an nutzbarer γ-Strahlung sollte möglichst groß

Quelle	Energie [keV]	Halbwertszeit
^{241}Am	60	432 Jahre
^{153}Gd	45, 100	242 Tage
^{57}Co	122	272 Tage
^{99m}Tc	140	6 h

Tabelle 2.1. Transmissionsquellen, die als kollimierte Linienquellen zum Einsatz kommen

sein, damit die Quellstärken nicht zu hoch angesetzt werden müssen. Ferner sollte die Halbwertszeit lang sein, damit der Einsatz in der klinischen Routine möglich ist. Beispiele von Quellen, die z. Z. in unterschiedlichen Systemen eingesetzt werden, sind in Tabelle 2.1 zu finden.

Im folgenden werden die bei den üblichen Kamerakonfigurationen möglichen Realisierungsmethoden vorgestellt und diskutiert.

Die „scanning line source" in Kombination mit Parallellochkollimatoren kann sowohl bei Einkopf- als auch bei Zweikopfgeräten realisiert werden [17] wie die Abb. 2.1 veranschaulicht. Eine elektronische Maskierung der Quelle gewährleistet die Identifikation der Transmissionsdaten bei der simultanen Bewegung der Quelle über das gesamte Kollimatorgesichtsfeld („scanning source"). Als Quellen werden z.B. ^{153}Gd oder ^{57}Co verwendet, deren Energie niedrig im Vergleich zu ^{99}Tc ist. Somit werden im Transmissionsenergiefenster auch gestreute Emissionsquanten registriert, während durch die Einschränkung des Kollimatorbereichs die Emissionsquanten auch beim Einsatz hochenergetischer Transmissionsquellen nicht stark kontaminiert werden. Die Gesamtmeßzeit muß selbstverständlich verlängert werden, da ein Teil des Kamerakopfes zur Bestimmung der Transmissionsdaten verwendet wird. Ein Vorteil dieser Geometrie ist das sehr große Gesichtsfeld für die Transmissionsmessung, nachteilig ist, daß starke Transmissionsquellen benötigt werden und die Genauigkeit der elektronischen Kollimierung sichergestellt sein muß.

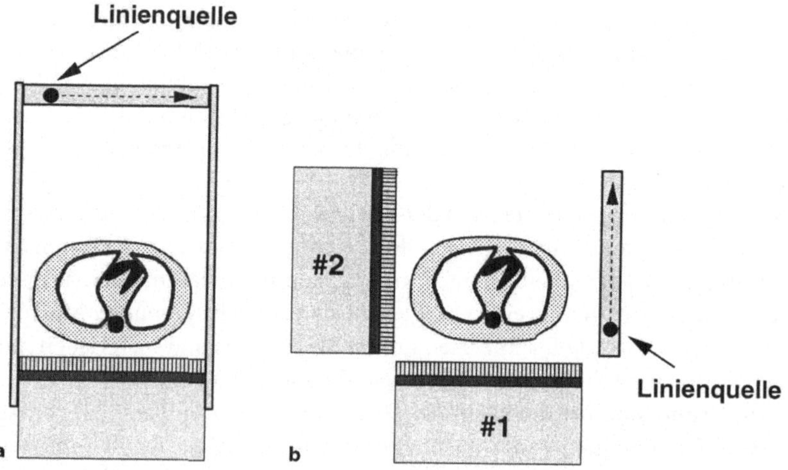

Abb. 2.1 a, b. Geometrische Anordnung der „scanning line source" bei Ein- und Zweikopfkameras

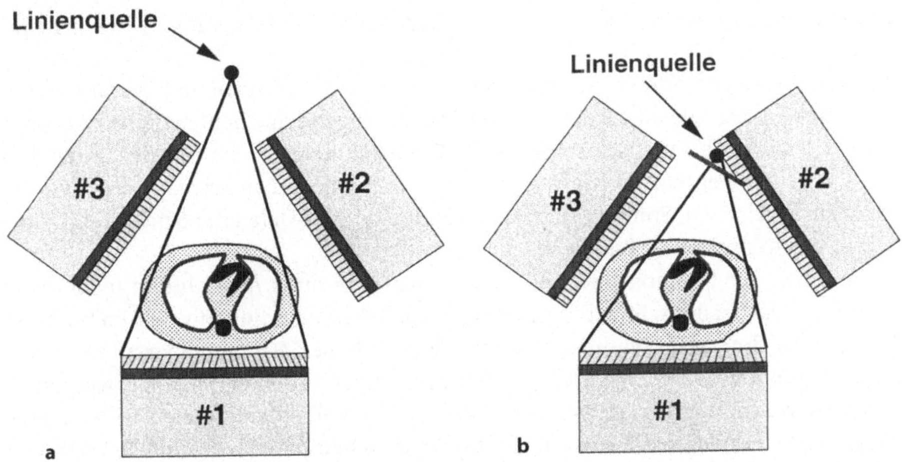

Abb. 2.2 a, b. Geometrische Anordnungen der Transmissionsmessung bei Dreikopfsystemen mit zentraler (a) oder nichtzentraler (b) Linienquelle. Kamerakopf # 1 trägt einen Fan-beam-Kollimator, # 2 und # 3 einen Parallellochkollimator

In neuen Ansätzen zur Transmissionsmessung wird z. Z. der Einsatz mehrerer Linienquellen untersucht, die ohne Scan-Bewegung auskommen [21].

Bei Dreikopfsystemen ist eine Scan-Bewegung der Linienquelle nicht möglich, deshalb werden die Quellen zwischen oder an den Kameraköpfen fest montiert (Abb. 2.2). In diesem Fall ist die einfachste Methode zur Identifikation der Transmissionsquanten die Nutzung eines Kopfes ausschließlich zur Transmissionsmessung, während die anderen Köpfe Emissionsquanten registrieren (s. Kopf 1 in Abb. 2.2) [19, 20, 22]. Die Quelle ist im Fokus eines Fan-beam-Kollimators befestigt. Eine nichtzentrale Quelle („offset line source") ergibt ein größeres Transmissionsgesichtsfeld, deckt aber einen Teil eines Kamerakopfes ab [23]. Werden auf allen Köpfen Fan-beam-Kollimatoren benutzt, steigt die Empfindlichkeit des Gesamtsystems, und es existieren technische Lösungen, durch entsprechende Bewegungen die Transmissionsquelle und das Objekt im Fokus zu halten. Werden alle Köpfe zur Registrierung von Emissionsquanten eingesetzt, so muß durch geeignete Wahl der Quelle die Crosstalk-Kontamination minimiert und durch adäquate Korrekturverfahren bereinigt werden.

2.5
Probleme bei der gemessenen Schwächungskorrektur

Aufnahmetechnisch wird bei Fan-beam-Geometrien je nach Fokusdistanz und Detektorgeometrie ein Teil der Projektionen nur unvollständig registriert („truncation"). Diese fehlenden Daten führen zu inkonsistenten Ausgangsdatensätzen und somit bei Anwendung von gefilterter Rückprojektion zu Artefakten im Transmissionsschnittbild [23]. In solchen Fällen müssen die fehlenden Informationen bei der Rekonstruktion des Transmissionsbildes in einem iterativen Algorithmus ergänzt werden [22, 24], was wiederum zu einer Verlängerung der gesamten Rekonstruktionszeit führt.

Die gemessenen Transmissionsdaten zeigen üblicherweise ein hohes statistisches Rauschen, da die Anzahl der durch den Körper dringenden Quanten niedrig ist. Längere Meßzeiten sind normalerweise nicht möglich, und eine Glättung der Daten darf nur über einen begrenzten Bereich erfolgen, um die absoluten Schwächungsfaktoren nicht zu verfälschen. Somit wird bei Verwendung dieser Daten zur Schwächungskorrektur das Rauschen im Bild verstärkt.

Stimmen Schwächungsbild und Emissionsbild in ihrer Ausrichtung nicht exakt überein, so ist bei der schwächungskorrigierten Rekonstruktion mit starken Bildartefakten zu rechnen [1]. Diese werden nur bei simultaner Aufnahme vermieden oder müssen durch geeignete Lagerung und Fixierung des Patienten reduziert werden.

Die schwächungskorrigierten Schnittbilder können, abhängig vom verwendeten Tracer und der relativen Aufnahme in der Leber, scheinbare Mehranreicherungen in der inferoseptalen Region des Myokards zeigen. Der Grund hierfür ist der Anteil der gestreuten Quanten, welche von der Leber ausgehen und in den Hinterwandbereich gestreut werden. Diese werden nach Schwächungskorrektur nicht mehr unterdrückt. Somit ist eine echte Quantifizierung erst mit Hilfe einer gleichzeitig implementierten Streukorrektur möglich [3].

2.6
Beispiel

Ein konkretes Beispiel soll den Effekt der Schwächungskorrektur verdeutlichen. Mit einer Dreikopfkamera (Siemens Multispect 3M) mit dezentrierter, kollimierter ^{241}Am-Transmissionsquelle (5,55 GBq, [23]) wurden ^{99m}Tc-Sestamibi-Streßaufnahmen durchgeführt. Aufnahmeparameter waren wie folgt: Kopf 1 ausschließlich Transmission, Köpfe 2 und 3 ausschließlich Emission, 360° Datenakquisition, 60 Steps, 20 s/Step, 64 × 64-Matrix. Grundlage für die Schwächungskorrektur waren die aus den Crosstalk-bereinigten, mit gefilterter Rückprojektion rekonstruierten Schnitte der

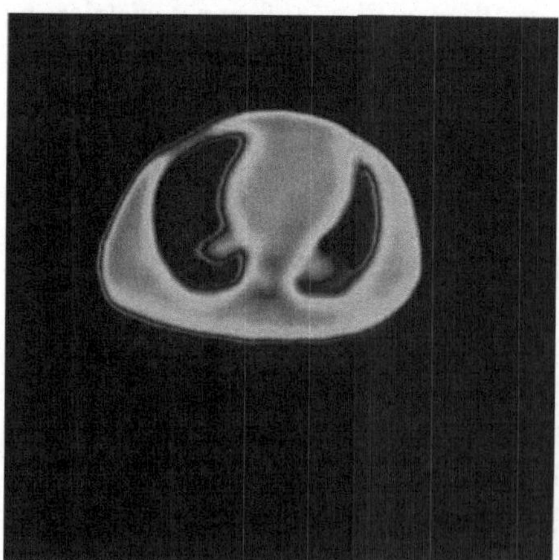

Abb. 2.3. Beispiel eines rekonstruierten Transmissionsbildes (gefilterte Rückprojektion mit Butterworth-Filter) zeigt die Verteilung der Schwächungkoeffizienten im Thorax eines Patienten

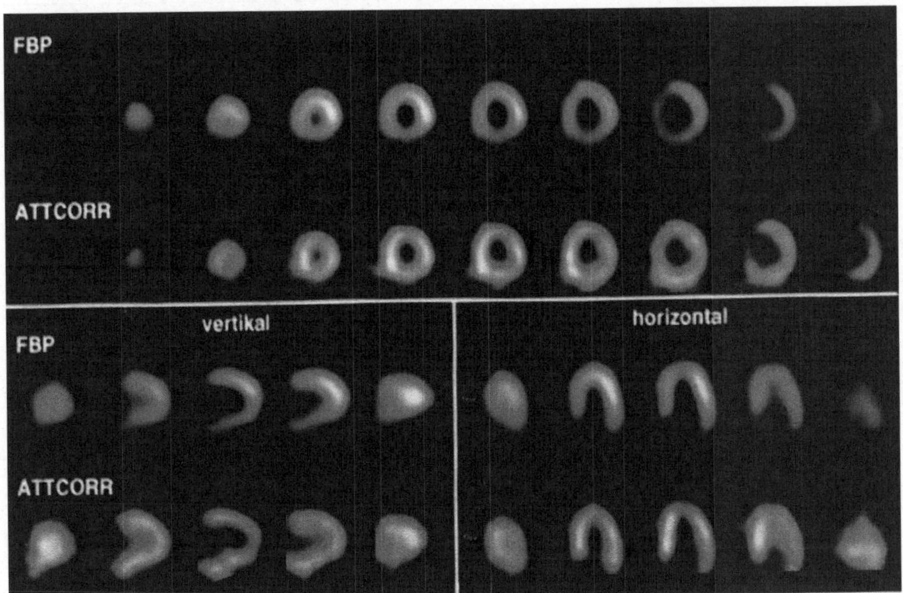

Abb. 2.4. Beispiel einer [99m] Tc-Sestamibi-Streßaufnahme bei einer Normalperson. Gefilterte Rückprojektion ohne Schwächungskorrektur (jeweils *obere Reihe*), iterative Rekonstruktion mit gemessener Schwächungskorrektur (jeweils *untere Bildreihe*)

Schwächungsfaktoren (Abb. 2.3). Die Emissionsrohdaten wurden zum einen ohne Schwächungskorrektur mit gefilterter Rückprojektion (Butterworth-Filter, Order 5 Cutoff 0,45) und zum anderen unter Verwendung der gemessenen Schwächungsdaten mit einem iterativen Verfahren [14] rekonstruiert. Abbildung 2.4 zeigt die [99m] Tc-Sestamibi-Streßverteilung einer Normalperson. Deutlich ist im nichtkorrigierten Bild eine Minderbelegung in der Hinterwand zu sehen, welche unter Schwächungskorrektur verschwindet.

Nach Anwendung dieser Art von Schwächungskorrektur auf [99m] Tc-Sestamibi-Daten von Normalpersonen konnte gezeigt werden, daß die Variationen und geschlechtsspezifischen Unterschiede in den Traceranreicherungen signifikant reduziert wurden [22, 25].

Prospektive Studien an einem großen Patientenkollektiv müssen die Auswirkungen dieser Methode auf die Spezifität klinischer Perfusionsuntersuchungen noch zeigen.

Literatur

1. Bacharach SL, Buvat I (1995) Attenuation correction in cardiac positron emission tomography and single-photon emission computed tomography. J Nucl Cardiol 2: 246–255
2. King MA, Tsui BMW, Pan T-S (1995) Attenuation compensation for cardiac single-photon emission computed tomographic imaging: Part 1. Impact of attenuation and methods of estimating attenuation maps. J Nucl Cardiol 2: 513–524
3. King MA, Tsui BMW, Pan T-S, Glick SJ, Soares EJ (1996) Attenuation compensation for car-

diac single-photon emission computed tomographic imaging: Part 2. Attenuation compensation algorithms. J Nucl Cardiol 3: 55–63

4. Maze A, Le Cloirec J, Collorec R, Bizais Y, Briandet P, Bourguet P (1993) Iterative reconstruction methods for nonuniform attenuation distributions in SPECT. J Nucl Med 34: 1204–1209

5. Chang LT (1978) A method for attenuation correction in radionuclides computed tomography. IEEE Trans Nucl Sci 25: 638–643

6. Kay DB, Kewes JW (1975) First order corrections for absorption and resolution compensation in radionuclide Fourier tomography. J Nucl Med 16: 540–541

7. Bourguignon MH, Berrah H, Bendriem B, Riddell C, Valette H, Wartski M, DeDreuille O, Jouve B, Syrota A (1993) Correction of attenuation in SPECT with an attenuation coefficient map: a new method. J Nucl Biol Med 37: 26–32

8. Manglos SH, Jaszczak RJ, Floyd CE, Hahn LJ, Greer KL, Coleman RE (1988) A quantitative comparison of attenuation-weighted backprojection with multiplicative and iterative post-processing attenuation compensation in SPECT. IEEE Trans Med Imag 7: 127–134

9. Tsui BMW, Gullberg GT, Edgerton ER, Ballard JG, Perry UR, McCartney WH, Berg J (1989) Correction of nonuniform attenuation in cardiac SPECT imaging. J Nucl Med 30: 497–507

10. Wallis JW, Miller TR (1993) Rapidly converging iterative reconstruction algorithms in single-photon emission computed tomography. J Nucl Med 34: 1793–1800

11. Walters TE, Simon W, Chesler DA, Correia JA (1981) Attenuation correction in gamma emission computed tomography. J Comput Assist Tomogr 5: 89–94

12. Manglos SJ, Jaszczak RJ, Floyd CE (1988) Weighted backprojection implemented with a nonuniform attenuation map for improved SPECT quantitation. IEEE Trans Nucl Sci 35: 625–628

13. Lange K, Carson R (1984) EM reconstruction algorithms for emission and transmission tomography. J Comput Assist Tomogr 8: 308–316

14. Fessler JA (1994) Penalized weighted least squares image reconstruction for positron emission tomography. IEEE Trans Med Imag 13: 290–300

15. Ficaro EP, Fessler JA, Shreve PD, Kritzman JN, Rose PA, Corbett JR (1996) Simultaneous transmission/emission myocardial perfusion tomography. Diagnostic accuracy of attenuation-corrected 99m-Tc-sestamibi single-photon emission computed tomography. Circulation 93: 463–473

16. Frey EC, Tsui BMW, Perry JR (1992) Simultaneous acquisition of emission and transmission data for improved thallium-201 cardiac SPECT imaging using a technetium-99m transmission source. J Nucl Med 33: 2238–2245

17. Tan P, Bailey DL, Meikle SR, Eberl S, Fulton R, Hutton BF (1993) A scanning line source for simultaneous emission and transmission measurements in SPECT. J Nucl Med 34: 1752–1760

18. Tung CH, Gullberg GT, Zeng GL, Christian PE, Datz FL, Morgan HT (1992) Nonuniform attenuation correction using simultaneous transmission and emission converging tomography. IEEE Trans Nucl Sci 39: 1134–1143

19. Ficaro EP, Fessler JA, Rogers WL, Schwaiger M (1994) Comparison of americium-241 and technetium-99m as transmission sources for attenuation correction of thallium-201 SPECT imaging of the heart. J Nucl Med 35: 652–663

20. Jaszczak RJ, Gillard DR, Hanson MW, Jang S, Greer KL, Coleman RE (1993) Fast transmission CT for determining attenuation maps using a collimated line source, rotatable air-copper-lead attenuators and fan-beam collimation. J Nucl Med 34: 1577–1586

21. Sitek A, Celler A, Harrop R (1996) Multiple line sources for SPECT transmission imaging. J Nucl Med 37: 120 pp (Abstr)

22. Ficaro EP, Fessler JA, Ackermann RJ, Rogers WL, Corbett JR (1995) Simultaneous transmission-emission thallium-201 cardiac SPECT: Effect of attenuation correction on myocardial tracer distribution. J Nucl Med 36: 921–931

23. Ficaro EP, Hawman EG, Schwaiger M (1994) Simultaneous transmission/emission tomography using a line source with an off-center fanbeam collimator. J Nucl Med 35: 191 (Abstr)

24. Manglos SH, Gagne GM, Bassano DA (1993) Quantitative analysis of image truncation in focal-beam CT. Phys Med Biol 38: 1443–1457

25. Böning G, Ficaro E, Nekolla S, Schneider-Eicke J, Weber W, Kretschko J, Schwaiger M (1995) Attenuation correction for a multi head SPECT system: Initial validation. J Nucl Med 36: 11 (Abstr)

3 Phantomstudien mit Kardiofokalkollimatoren

L. Oehme

3.1
Einleitung

In den letzten Jahren wurde die planare Szintigraphie des Herzens zur Diagnostik kardiovaskulärer Erkrankungen nahezu vollständig durch die tomographische Szintigraphie mit rotierender Gammakamera abgelöst. Der erhöhte Bildkontrast in überlagerungsfreien Schnittbildern sowie die Möglichkeit, Aktivitätsverteilungen und abgeleitete Parameter quasi dreidimensional zu präsentieren, haben die diagnostische Aussagefähigkeit der Untersuchungen und die Akzeptanz der nuklearmedizinischen Herzdiagnostik bei Kardiologen deutlich erhöht.

Heute kommerziell verfügbare SPECT-fähige Szintillationskameras sind in der Regel mit großflächigen Rechteckdetektoren ausgestattet. Ausgerüstet mit Parallellochkollimatoren erlauben sie die Tomographie größerer Körperabschnitte, ohne Teile der Aktivitätsverteilung im Bild zu beschneiden. Einer der Einflußfaktoren auf die Qualität der Tomogramme ist die Anzahl der registrierten Photonen. Das statistische Rauschen in den Projektionen wird im Zuge des Rekonstruktionsprozesses in den tomographischen Schichten noch verstärkt. Mit größerer primärer Impulszahl steigen Kontrast und Auflösung der Schnittbilder. Eine einfache Erhöhung der Akquisitionsdauer kann häufig aus verschiedenen Gründen (Biokinetik des Pharmakons, Zumutbarkeit für den Patienten, Risiko von Bewegungsartefakten etc.) nicht erfolgen, während sich andererseits eine Erhöhung der applizierten Aktivität aus strahlenhygienischen Gründen verbietet. Deshalb sind gerätetechnische Lösungen zur Erhöhung der Quantenausbeute zu bevorzugen. Bei einer Dicke der Myokardwand eines normalen Herzens von 10–15 mm und einem Rotationsradius von ca. 25 cm ist das räumliche Auflösungsvermögen selbst bei Verwendung eines hochauflösenden Parallellochkollimators (14–15 mm Halbwertsbreite für ^{99m}Tc) einschränkend für Detailerkennbarkeit und quantitative Bewertung von Defekten. Die Quantenausbeute sollte folglich nicht durch Einsatz empfindlicherer Kollimatoren mit schlechterer Ortsauflösung erhöht werden.

Ein Ausweg, der von der Industrie in den letzten Jahren gegangen wurde, sind Szintillationskameras mit mehreren - meist 2 oder 3 - Detektorköpfen anstelle nur eines einzigen. Die Sensitivität kann so auf den entsprechenden Faktor gegenüber einer Einkopfkamera erhöht werden. Ein Nachteil dieser Variante sind größere Anschaffungskosten. Eine weniger teure Möglichkeit, die Empfindlichkeit des Kamerasystems zu steigern, stellen konvergierende Kollimatoren dar. Diese bieten sich insbesondere für die Szintigraphie kleiner Organe an. Das Objekt wird vergrößert abgebildet, wodurch eine größere Fläche des Szintillationskristalls für die Quantendetektion genutzt wird. Umgekehrt wird damit das Gesichtsfeld verkleinert. Man unterscheidet im wesentlichen zwischen Fan-beam-Kollimatoren und Cone-beam-Kollimatoren. Der Fokus liegt stets hinter dem Patienten. Während Fan-beam-Kollimatoren nur innerhalb von Ebenen senkrecht zur Rotationsachse fokussieren, findet bei Cone-beam-Kollimatoren zusätzlich eine Fokussierung in axialer Richtung statt.

Eine höhere Nachweiseffektivität ermöglicht anspruchsvollere Untersuchungstechniken wie getriggerte Herz-SPECT und dynamische SPECT oder aber auch die Senkung der Strahlenbelastung. Der Einsatz von Fan-beam-Kollimatoren an einer Dreikopfkamera zur Myokardperfusionsszintigraphie mit etwa 37 MBq ^{201}Tl an Säuglingen läßt nach Nakajima et al. Akquisitionszeiten von nur 5 min zu [1].

Dreidetektorsysteme mit Fan-beam-Kollimatoren machen die simultane Messung von Transmissionsdaten mittels einer auf der Fokuslinie eines der Kollimatoren montierten Linienquelle möglich, um eine Schwächungskorrektur der SPECT durchzuführen [2]. Bei Cone-beam-Kollimatoren ist die axiale Abtastung in Transversalebenen, die nicht während eines Orbits vom Fokus durchlaufen werden, unzureichend [3]. Komplexere Orbits können Rekonstruktionsartefakte auf Kosten der Sensitivität verringern [4]. Computersimulationen und Phantomstudien zeigen jedoch, daß Läsionen trotz einfachen planaren Orbits mit Cone-beam-Kollimatoren besser nachweisbar sind als mit Fan-beam- oder Parallellochkollimatoren vergleichbarer Auflösung [5,6]. Geometrische Parameter des Kollimators und des Orbits müssen bei der Rekonstruktion berücksichtigt werden; die Anforderungen an die mechanische Fertigung des Kollimators und die Konstanz des Rotationszentrums sind höher als bei paralleler Geometrie [7–9]. Konische Kollimatoren erfordern zwingend dreidimensionale Rekonstruktionsverfahren. Üblich sind sowohl modifizierte Verfahren der gefilterten Rückprojektion als auch iterative Algorithmen [10–12]. Die Positionierung des Patienten muß sehr sorgfältig vorgenommen werden, damit das zu untersuchende Organ in allen Projektionen im relativ kleinen Gesichtfeld des Detektors liegt. Außerhalb des tomographischen Gesichtsfeldes befindliche Aktivität wird nicht in allen SPECT-Projektionen abgebildet. Dies führt zu ringförmigen Artefakten, die einer Korrektur bedürfen [2]. Um von vornherein Aktivitäts- und Schwächungsverteilung vollständig zu erfassen, wurden weitere Kollimatorgeometrien untersucht: 2fach fokussierende asymmetrische Kollimatoren für die Hirnszintigraphie [13] und Multifokalkollimatoren. Auch die Kombination von parallelen und Cone-beam-Daten zur Rekonstruktion wurde angedacht [14].

Guillemaud u. Grangeat konstruierten einen Multifokalkollimator, bei dem die axiale Fokussierung auf einen Kreisbogen innerhalb der zentralen Transversalschicht erfolgt [15]. Dadurch entsteht eine starke transversale Fokussierung im Zentrum des Detektors, eine schwächere zum Rand hin. Cao u. Tsui haben effektive Rekonstruktionsalgorithmen für Fan-beam- und rotationssymmetrische Cone-beam-Kollimatoren mit variablem Fokus entwickelt [16]. Bei letzterem Kollimator liegen alle Fokuspunkte auf der Normalen zur Detektormitte, wobei die Fokuslänge mit wachsendem Abstand einer Kollimatoröffnung von der Detektormitte zunimmt.

Eine andere Konstruktion mit variablem Fokus wurde von Hawman u. Haines vorgestellt: Es handelt sich um einen Multifokalkollimator mit orthogonaler Geometrie

[17]. Auch hier nimmt die fokussierende Wirkung des Kollimators zum Rand des Detektors hin ab. Die geometrischen Parameter sind für die Szintigraphie des Herzens optimiert. Der Kollimator ist unter dem Namen Cardiofocal™ kommerziell erhältlich (Siemens Medical Systems Inc). Auf diesen Kollimator wird im folgenden näher eingegangen.

3.2
Kollimatorgeometrie

Der Kardiofokalkollimator ist gegossen und besitzt hexagonale Löcher (Durchmesser 1,54 mm; Länge 45,5 mm), die Septendicke beträgt 0,3 mm. Er ist damit fast doppelt so dick wie ein hochauflösender Niederenergiekollimator derselben Firma (Dicke 24,1 mm; Lochdurchmesser 1,13 mm; Septendicke 0,16 mm).

Die spezielle Art der Fokussierung stelle man sich folgendermaßen vor: Die Kollimatoröffnungen an den 4 Eckpunkten eines Rechteckdetektors sind so geneigt, daß die Strahlrichtungen die Kanten einer Rechteckpyramide bilden, deren Spitze sich in einem Abstand F_{max} (maximaler Fokus, beim hier untersuchten Kollimator 565 cm) von der Detektoroberfläche befindet. Strahlen durch die auf einer Pyramidengrundkante befindlichen Löcher bilden einen Fächer auf der jeweiligen Seitenfläche der Pyramide, dessen zentraler Bereich stark, der Randbereich jedoch weniger stark fokussiert. Wird nun die Grundfläche der Pyramide unter Beibehaltung des Seitenverhältnisses verkleinert, rückt die Pyramidenspitze in immer stärkeren Maße näher an den Detektor. Die niedrigste Höhe einer solchen Pyramide beträgt $F_{min} = 53$ cm.

Zur mathematischen Beschreibung der Fokuslängenfunktion, d.h. des Zusammenhangs zwischen Detektorkoordinate und Fokus, lege man ein kartesisches Koordinatensysten (u, v, w) mit dem Ursprung so auf den Detektor, daß eine Achse (hier u) parallel zur Rotationsachse des Systems verläuft. Die dazu senkrechte Achse auf dem Detektor sei v. Die Normale auf der Detektormitte bildet die 3. Achse (w) des Koordinatensystems (Zentralstrahl, „principle ray"). u_{max} und v_{max} sind die halbe Detektordimension in der jeweiligen Richtung.

Die Fokussierung erfolgt in den beiden Detektorrichtungen unabhängig voneinander. Dies bietet Vorteile bei der Ableitung eines Rekonstruktionsverfahrens mit gefilterter Rückprojektion [17]. Für jede Kollimatoröffnung existieren 2 Foki. Der jeweilige Fokusabstand ist durch Polynome 4. Grades festgelegt. Abbildung 3.1 a zeigt die schematische Darstellung der Strahlrichtungen für einen Kollimatorquerschnitt.

Ein Strahl durch eine Kollimatoröffnung an der Stelle (u, v, w = o) schneidet die durch v- und w-Achse aufgespannte Ebene in einer Höhe

$$ w = F(u) = F_{min} + (F_{max} - F_{min}) \cdot \left(\frac{u}{u_{max}} \right)^4, $$

die u,w-Ebene in einer Höhe von

$$ w = G(v) = F_{min} + (F_{max} - F_{min}) \cdot \left(\frac{v}{v_{max}} \right)^4 $$

(Fokuslängenfunktion nach [17]).

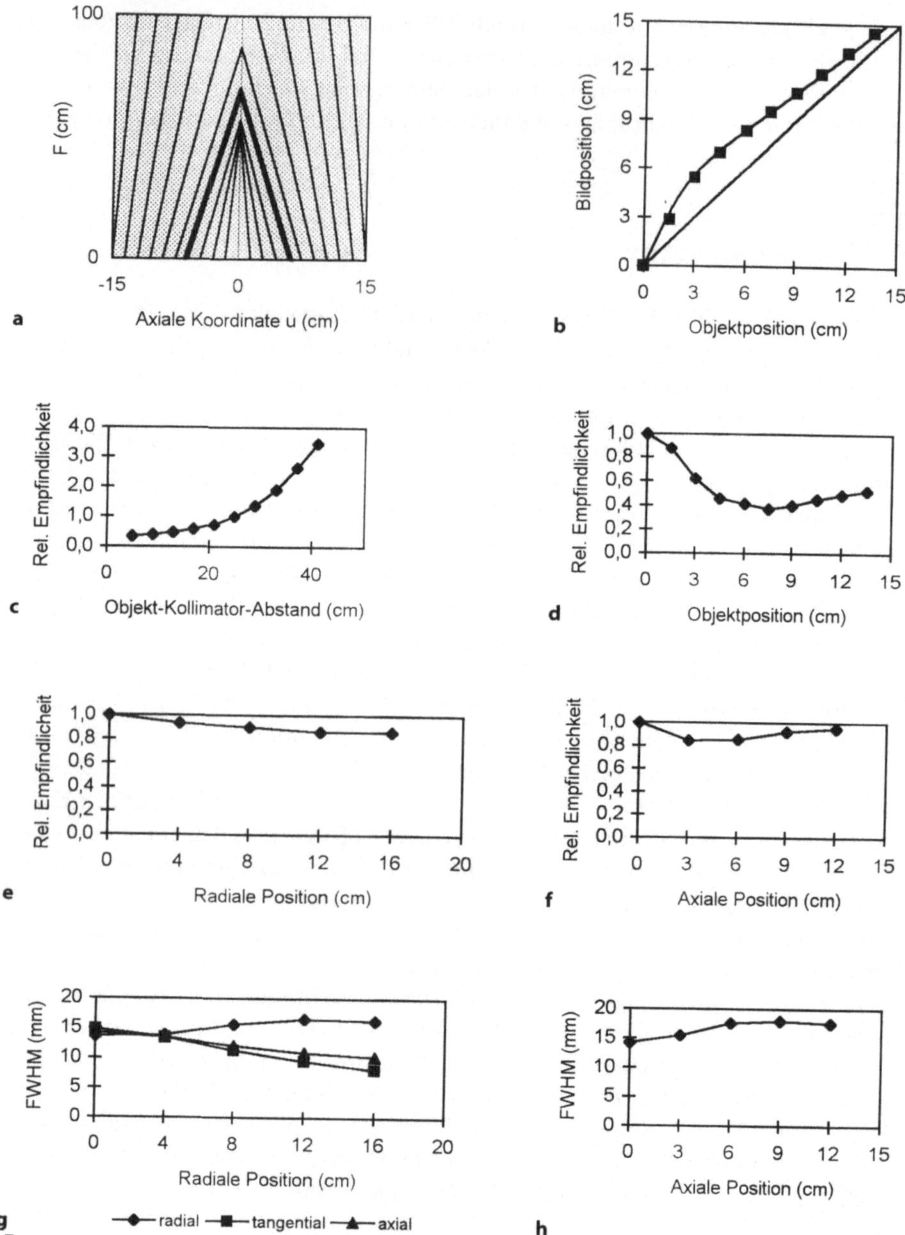

Abb. 3.1 a–f. a Strahlrichtungen für eine Kollimatormittelebene (schematisch, die *dicken Linien* trennen konvergenten und divergenten Bereich). **b** Planare Abbildungsfunktion des Kardiofokalkollimators in axialer Richtung als Funktion des Abstands vom Zentralstrahl (R = 25 cm), zum Vergleich paralleles Verhalten *(durchgezogene Gerade)*. **c** Planar: relative Empfindlichkeit für eine Punktquelle entlang des Zentralstrahls (Normierung für 25 cm Abstand vom Kollimator). **d** Planar: relative Empfindlichkeit in axialer Richtung für eine Punktquelle (25 cm Abstand vom Kollimator). **e** SPECT: relative Punktquellenempfindlichkeit in der mittleren Transversalebene als Funktion des Abstands von der Rotationsachse, Rotationsradius 25 cm. **f** SPECT: rela-

Für Öffnungen, deren Koordinaten die Bedingung $u/v = u_{max}/v_{max}$ erfüllen, fallen diese Durchstoßpunkte auf dem Zentralstrahl zusammen.

Die Richtung eines Strahls kann auch durch seine Neigung gegenüber den Koordinatenebenen ausgedrückt werden:

$$\alpha = \arctan\left(\frac{u}{F(u)}\right) \text{ bezüglich der v,w-Ebene bzw.}$$

$$\beta = \arctan\left(\frac{v}{G(v)}\right) \text{ bezüglich der u,w-Ebene.}$$

Die Neigung von Öffnungen entlang einer Linie u = konstant ist unabhängig von der v-Koordinate (und umgekehrt). Mit wachsendem Abstand u wird der Neigungswinkel α zunächst immer größer, durchläuft ein Maximum bei

$$\frac{u}{u_{max}} = \left(\frac{F_{min}}{3\,(F_{max} - F_{min})}\right)^{1/4}$$

und wird wieder kleiner. Analoges gilt für β.

Für das Detektorzentrum entsteht somit ein Bereich konvergenter Strahlrichtungen, hierin befindliche Objekte werden vergrößert abgebildet. Dies führt zu einer Erhöhung der Empfindlichkeit. Die allmähliche Abnahme der Strahlneigung zum Rand hin schafft einen gleitenden Übergang zu einer nahezu parallelen Geometrie. Trotz Fokussierung gibt es also einen Bereich divergenter Strahlen, d. h. Objekte werden hier verkleinert abgebildet. Insgesamt ist das Kameragesichtsfeld nur unwesentlich kleiner als bei einem Parallellochkollimator. In der Transversalrichtung wird damit ein Kompromiß zwischen Empfindlichkeitssteigerung und Vermeidung des Abschneidens von Projektionsdaten geschlossen. Die Vermeidung sehr starker Neigungswinkel in axialer Richtung ist zur Verringerung von Samplingartefakten günstig.

3.3
Phantomsimulationen

Hawman u. Haines haben SPECT-Untersuchungen mit dem Kardiofokalkollimator an einem Torsophantom simuliert [17]. Dabei wurde der Körper durch einen elliptischen Zylinder und das Lungengewebe durch zwei eingesetzte kleinere Zylinder repräsentiert. Als Herz wurde eine Hohlkugel etwas versetzt von der zentralen Achse eingefügt. Die Längsachse des Phantoms war mit der Rotationsachse identisch, so daß das Herz transversal nicht ganz im Zentrum lag. Es wurde jedoch axial zentriert. Die Datensimulation erfolgte auch für einen Parallellochkollimator. Unter Vorausset-

---

◁

tive Punktquellenempfindlichkeit entlang der Rotationsachse als Funktion des Abstands von der mittleren Transversalebene. **g** SPECT: Ortsauflösung als Funktion des Abstands von der Rotationsachse (axiale Auflösung gemessen in der mittleren Transversalebene), Rotationsradius 25 cm. **h** SPECT: axiale Ortsauflösung entlang der Rotationsachse

zung eines kreisförmigen Orbits haben die Autoren einen 3D-Rückprojektionsalgorithmus abgeleitet. Die rekonstruierten Schnitte aus Parallelloch- und Kardiofokaldaten zeigen keine merklichen Unterschiede. Eine ausgezeichnete Übereinstimmung wurde auch für Halbkreisrotationen (Parallelkollimator 180°, Kardiofokalkollimator 194°) festgestellt.

Ein Scheibenphantom (Defrise-Typ), bestehend aus 5 aktiven 0,5 cm dicken Zylinderscheiben (Durchmesser 10 cm; Abstand 2,5 cm), eignet sich zur Untersuchung von axialen Verzerrungen. Dabei wurde das Phantom zentral und rotationssymmetrisch angeordnet. Die axialen Profile in den rekonstruierten Bildern zeigen, daß mit wachsendem Abstand einer Schicht von der Mittelebene Intensität und Kontrast sinken (2,5 cm vom Zentrum: 12 % Verlust gegenüber zentraler Scheibe, bei 5 cm Abstand 15 % Verlust). Außerdem werden die Scheiben leicht gewölbt abgebildet. Axiale Verzerrungen sind somit vorhanden; ihr Einfluß sollte aber in der klinischen Praxis gegenüber anderen bilddegradierenden Faktoren der SPECT (z. B. Rauschen, Streuung, Absorption) vernachlässigbar sein.

3.4
Experimentelle Phantomstudien

Die Abbildungseigenschaften des Kardiofokalkollimators können experimentell geprüft werden [17–20]. Speziell bei Messungen in SPECT-Technik steht gleichzeitig der Rekonstruktionsalgorithmus auf dem Prüfstand. Neben SPECT-Untersuchungen an verschiedenen Phantomen wurden Sensitivität und Ortsauflösung ermittelt [19,20]. Es ist einzusehen, daß die Tomographie mit einem solchen Kollimator sehr hohe Anforderungen an die mechanische und elektronische Präzision und Stabilität des Kamerasystems stellt.

3.4.1
Szintigraphie von Punktquellen

Geometrische Eigenschaften des Kollimators können mittels planarer Abbildungen von Punktquellen verifiziert werden.

Eine Punktquelle (^{99m}Tc) wird auf der Rotationsachse an äquidistanten Punkten szintigraphiert (Quelle-Kollimator-Abstand R). Die gemessene Quellenposition im Bild in Abhängigkkeit von der realen Position zeigt Abb. 3.1 b. (Hier und in den folgenden Abbildungen sind unter Berücksichtigung der Symmetrie vereinfachend immer nur Meßwerte für eine Detektorhalbachse dargestellt.) Der nichtlineare Zusammenhang zwischen den Größen spiegelt die durch den variablen Fokus entstehenden Effekte wider: Der Abbildungsmaßstab ist ortsabhängig. Befindet sich die Quelle im zentralen Sichtfeld (Abstand vom Zentralstrahl bis etwa 5 cm), erfolgt eine Vergrößerung (Anstieg der Kurve > 1); weiter außen wird verkleinert abgebildet (Anstieg der Kurve < 1). Dies entspricht dem oben beschriebenen konvergenten bzw. divergenten Verhalten des Kollimators. Der Umschlagpunkt liegt genau dort, wo die Quelle den Strahl mit maximaler Neigung durchläuft. Analoges gilt für die dazu senkrechte Richtung.

Die planare Punktquellenempfindlichkeit verändert sich entsprechend dem lokalen Abbildungsmaßstab für den jeweiligen Quelle-Kollimator-Abstand in den beiden orthogonalen Richtungen. Wird die Punktquelle auf dem Zentralstrahl vom Kollimator wegbewegt, nimmt die Empfindlichkeit wie in Abb. 3.1 c gezeigt zu. Die Quelle befindet sich im Konvergenzbereich, die Strahldichte durch das Objekt wächst mit Annäherung an den Fokus F_{min}. Abbildung 3.1 d stellt Meßergebnisse für eine Punktquelle im Abstand von 25 cm in Abhängigkeit von ihrer axialen Lage dar. Im Zentrum ist die Empfindlichkeit gegenüber dem quasiparallelen Randbereich auf das Doppelte erhöht.

Während einer SPECT-Aufnahme kann eine Punktquelle je nach Projektionswechsel sowohl im Konvergenz- als auch Divergenzbereich des Sichtfeldes liegen. Prinzipiell sollte man erwarten, daß die in den rekonstruierten Bildern gemessene Empfindlichkeit ortsinvariant ist. Was sich in der oben beschriebenen Simulation des Defrise-Phantoms bereits zeigte, muß experimentell bestätigt werden. Mit wachsendem Abstand der Quelle von der Rotationsachse nimmt die rekonstruierte Empfindlichkeit ab (Abb. 3.1 e). Mit wachsender Entfernung der Quelle vom axialen Zentrum nimmt die Empfindlichkeit zunächst ab, um bei weiterer Entfernung zum Rand hin wieder anzusteigen (Abb. 3.1 f).

Zielstellung bei der Konstruktion des Kardiofokalkollimators war es, gegenüber einem Parallellochkollimator die Empfindlichkeit ohne wesentliche Einbuße an Ortsauflösung zu erhöhen.

Das SPECT-Auflösungsvermögen kann aus den rekonstruierten Bildern einer Punktquelle durch Anpassen einer Gauß-Funktion ermittelt werden. Als Maß dient die in radialer, tangentialer und axialer Richtung bestimmte Halbwertsbreite (FWHM). Aufgrund der Kollimatorgeometrie ist mit einer Ortsinvarianz des Auflösungsvermögens nicht zu rechnen.

Das Experiment bestätigt die starke Ortsabhängigkeit des Auflösungsvermögens bei SPECT. Für eine Punktquelle auf der Rotationsachse, auch axial im Zentrum positioniert, beträgt die Auflösung 14 mm in allen 3 Richtungen (Rotationsradius 25 cm). Dies entspricht dem Auflösungsvermögen des vom selben Hersteller angebotenen hochauflösenden parallelen Niederenergiekollimators.

Die radiale und tangentiale Auflösung sind unabhängig von der axialen Position der Quelle. Mit wachsendem Abstand von der Rotationsachse nimmt die tangentiale Auflösung ebenso wie beim Parallellochkollimator zu; sie erreicht in einem Abstand von 16 cm beim Kardiofokalkollimator 8 mm und 10 mm beim parallelen. Für den Parallellochkollimator bleibt die Auflösung in radialer Richtung konstant. Völlig anders verhält sich der Kardiofokalkollimator: Mit Verlassen des zentralen transversalen Bereiches verringert sich die radiale Auflösung auf 16,5 mm Halbwertsbreite (Abb. 3.1 g).

Eine Betrachtung der axialen Ortsauflösung zeigt, daß diese sowohl von der axialen als auch von der radialen Quellenposition abhängt: Bei Verlassen des axialen Konvergenzbereichs steigt die Halbwertsbreite zunächst stark an, bleibt im weiteren Verlauf konstant, sinkt zum axialen Rand hin leicht ab (Abb. 3.1 h). Je weiter die Quelle von der Rotationsachse entfernt wird, desto besser ist die axiale Auflösung; ebenso verhält sich ein Parallellochkollimator. Für den Kardiofokalkollimator beträgt in der mittleren Transversalschicht die axiale Halbwertsbreite 10 mm bei einem Abstand von 16 cm von der Rotationsachse.

Zusammenfassend läßt sich sagen: Bei SPECT mit Kardiofokalkollimator ist die Ortsauflösung innerhalb eines zentralen Gesichtsfeldes, welches etwa 10 cm Durchmesser hat, nahezu konstant und mit dem ebenfalls betrachteten Parallellochkollimator vergleichbar. Außerhalb dagegen wird eine punktförmige Quelle zu einem Ellipsoid verzerrt. In der praktischen Herz-SPECT dürfte die Ortsvarianz des Auflösungsvermögens zu tolerieren sein. Eine Positionierung des Herzens in der mittleren transversalen Ebene und möglichst nah an der Rotationsachse ist zu empfehlen. Dies erweist sich auch als wichtig, um den beabsichtigten Zugewinn an Empfindlichkeit zu erzielen.

3.4.2
Tomographie ausgedehnter Phantome

Ein großes Zylinderphantom (Durchmesser 21,6 cm; Länge 18,6 cm) wurde mit einer Technetium-Lösung gefüllt, zentral und rotationssymmetrisch positioniert. SPECT-Aufnahmen erfolgten sowohl mit dem Kardiofokal- als auch mit einem hochauflösenden Parallellochkollimator.

Für dieses Phantom ergibt sich eine Sensitivität von 16 980 cpm/kBq/ml/Detektor beim Kardiofokal- gegenüber 14 750 cpm/kBq/ml/Detektor beim Parallellochkollimator. Der Zugewinn an detektierten Impulsen beträgt nur 15 %. Bedingt durch die Phantomgröße werden dessen äußere Bereiche auch bei Einsatz des Kardiofokalkollimators mit relativ paralleler Geometrie detektiert, während nur das zentrale Volumen durch Fokussierung erhöhte Impulsraten liefert. Allerdings werden gerade Photonen aus dem Zentrum besonders stark geschwächt und tragen so ohnehin wenig zur Gesamtimpulszahl bei. Im Vergleich der Transversalschnitte zeigt sich jedoch eine homogenere Verteilung der Impulse (geringeres Rauschen) bei Verwendung des Kardiofokalkollimators, insbesondere in den inneren Bereichen des Phantoms. Dies ist Ausdruck seiner dort höheren Empfindlichkeit. Koronale Schnittbilder weisen im Bereich der Zylindergrundflächen konkave Verformungen auf, deren Ursache in der axialen Abtastproblematik zu suchen ist.

Transversalschnitte des Jaszczak-de-luxe-Phantoms haben eine dem Parallellochkollimator vergleichbare Auflösung. Bei einem Rotationsradius von 15 cm ist die kleinste Kugel (9,5 mm Durchmesser) noch andeutungsweise erkennbar. Im Bereich der Stäbe sind 3 Sektoren (9,5 mm; 11,1 mm und 12,7 mm) gut auflösbar (Abb. 3.2 a). Der Kontrast ist beim Kardiofokalkollimator etwas höher als beim Parallellochkollimator.

Ein Defrise-Phantom besteht aus 23 mm dicken Plexiglasscheiben, die im Abstand von 34 mm in einem mit Technetium-Lösung gefüllten Zylinder angeordnet sind. So entstehen 6 aktive Schichten von 11 mm Dicke. Das Phantom befand sich symmetrisch zur Rotationsachse. Die axiale Lage wurde so gewählt, daß die zweite aktive Schicht in der mittleren Transversalebene liegt. Im Koronalschnitt außerhalb des Zentrums sind Verzerrungen deutlich sichtbar. Zum axialen Rand hin lassen diese wieder nach (Abb. 3.2 b). Die Verschmierung entlang des Zylindermantels ist durch

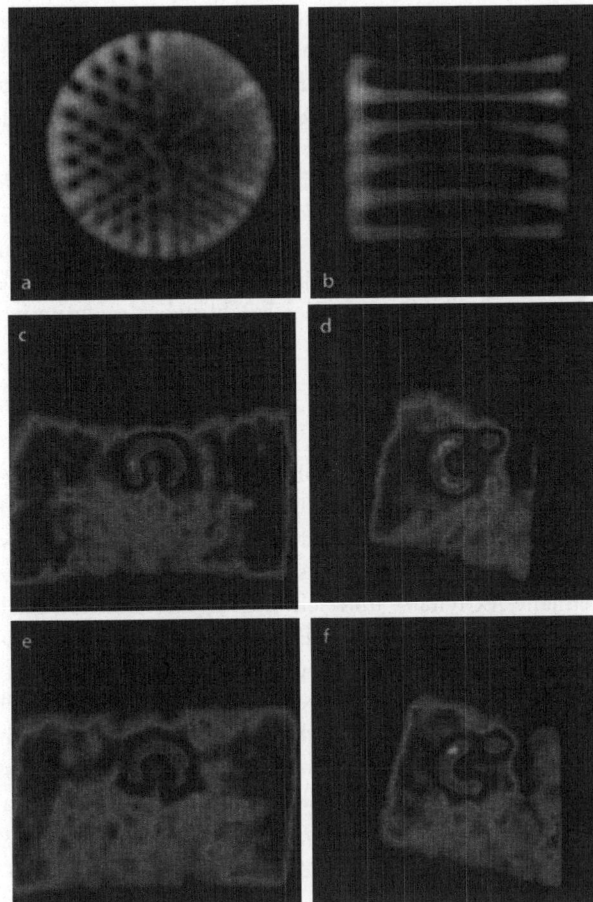

Abb. 3.2 a–f. a Transversal-
schnitt des Jaszczak-de-luxe-
Phantoms im Bereich der
Stäbe, Rotationsradius 15 cm.
b Defrise-Phantom, Koronalschnitt. **c** und **d** Kardiofokalkollimator: Kurz- bzw. Längsachsenschnitt durch das Myokard eines anthropomorphen
Körperphantoms. **e** und
f Hochauflösender Parallellochkollimator: Kurz- bzw.
Längsachsenschnitt durch das
Myokard eines anthropomorphen Körperphantoms

den Bau des Phantoms bedingt, die Plexiglasscheiben reichen nicht ganz bis an die Zylinderwand heran.

3.4.3
Einfluß der Positionierung

Das PET/SPECT Phantom (PTW-Freiburg) erlaubt eine Thoraxnachbildung für die Myokardszintigraphie. Dabei besteht das Herz aus zwei nicht koaxial ineinanderge-setzten Zylindern, die zwei separat füllbare Kammern bilden. Das Herz kann in einem luftgefüllten Kreiszylinder (Lunge) angeordnet werden, der seinerseits in einen größeren körperähnlichen Zylinder eingesetzt wird. Eine Wasserfüllung im Zwischenraum simuliert Absorption und Streuung in der Thoraxwand.

Für die Messungen wurde der Ventrikel mit Wasser, die Herzwand mit Techne-tium-Lösung gefüllt. Das Phantom wurde so gelagert, daß das Herz an verschiedenen

Stellen im Gesichtsfeld positioniert war: axial zentriert auf der Rotationsachse, 10 cm auf der Rotationsachse zum axialen Rand verschoben und in der mittleren Transversalschicht 10 cm lateral verschoben. Nach Rekonstruktion der Transversalschnitte stellt sich das Myokard in zentraler Lage homogener als in den anderen Positionen dar, da der Zugewinn an primärer Empfindlichkeit das Pixelrauschen in den rekonstruierten Bildern verringert. Im axial verschobenen Bild ist visuell kein Unterschied erkennbar. Eine leichte Deformation und minimal verringerter Kontrast zeigen sich bei lateraler Verschiebung, und zwar bedingt durch Varianzen des Ortsauflösungsvermögens. Der Effekt ist jedoch sehr klein und dürfte nur an einem idealisierten Herzen sichtbar werden. Gleichwohl stehen quantitative Bewertungen noch aus.

3.4.4
Anthropomorphes Körperphantom

Ein realistischeres Körperphantom (Data Spectrum) besteht aus einem elliptischen Zylinder als Körper, Wirbelsäule, Lungeneinsätzen und Myokardeinsatz. Das Myokard hat zwei Defekte. Durch Simulation von Lungengewebe und die Füllung der einzelnen Bestandteile mit verschieden stark konzentrierten Lösungen können patientennahe Aktivitäts- und Schwächungsverteilungen nachgebildet werden. Zum Vergleich wurden ebenfalls SPECT-Aufnahmen mit dem hochauflösenden Parallellochkollimator angefertigt. Bei gleicher Aufnahmezeit stellt sich die Aktivitätsbelegung des Myokards unter Verwendung des Kardiofokalkollimators im Vergleich zum Parallellochkollimator gleichmäßiger dar. Die Defekte und der Binnenraum erscheinen etwas schärfer abgegrenzt (Abb. 3.2 c–f). Weitere Untersuchungen müßten noch klären, in welchem Maße dadurch die klinische Relevanz der Myokardperfusionsszintigraphie erhöht wird. Das Verhalten des Kardiofokalkollimators bezüglich Schwächungsartefakten ist gegenwärtig noch nicht überprüft worden.

3.4.5
Studien mit ^{123}Jod

Höherenergetische γ-Linien des ^{123}Jod (bei 500 keV) werden zwar nur mit geringer Häufigkeit emittiert, können aber die Septen von Niederenergiekollimatoren, die für Technetium optimiert sind, stark durchdringen. Dies führt zu einer Verminderung an Kontrast und Ortsauflösung. Der Einsatz von Mittel- oder Hochenergiekollimatoren verringert zwar die Penetration, aber aufgrund größerer Löcher und deutlich dickerer Septen wird die Ortsauflösung von vornherein reduziert.

Der Kardiofokalkollimator bietet mit größerer Lochlänge und dickeren Septen bessere Voraussetzungen für die Bildgebung mit ^{123}Jod als andere Niederenergiekollimatoren. Die SPECT-Auflösung, gemessen mit einer ^{123}J-Linienquelle im Zentrum eines wassergefüllten Zylinders, ist bei einem Rotationsradius von 25 cm mit 14,7 mm Halbwertsbreite dem hochauflösenden Technetium- (15,6 mm) und dem Mittelenergiekollimator (23,5 mm!) deutlich überlegen.

Die Simulation einer ^{123}J-Myokard-SPECT erfolgte ebenfalls mit diesen 3 Kollimatoren unter Verwendung des oben erwähnten idealisierten Thoraxphantoms (PTW).

Der Bildkontrast, abgeleitet aus Impulszahlen über Myokard und Ventrikel, ist für den Kardiofokalkollimator mit Abstand am höchsten, gefolgt von Mittel- und Niederenergiekollimator. Beim Mittelenergiekollimator wirkt sich die schlechtere Ortsauflösung negativ auf den Kontrast aus.

3.5
Fazit

Der Kardiofokalkollimator ermöglicht es, die SPECT des Herzens mit etwa der doppelten Empfindlichkeit gegenüber einem Parallellochkollimator gleicher Auflösung durchzuführen. Rekonstruktionsartefakte durch abgeschnittene Projektionsdaten können bei den meisten Patientenuntersuchungen vermieden werden. Der Zugewinn an Empfindlichkeit ermöglicht die Verwendung weniger glättender Rekonstruktionsfilter und damit eine bessere Detailerkennbarkeit. Ortsvarianzen in SPECT-Sensitivität und Ortsauflösung, insbesondere außerhalb des zentralen Sichtfeldes von etwa 10 cm Durchmesser, sind der Preis für die Empfindlichkeitssteigerung. Leichte Verzerrungen und quantitative Verfälschungen können so auftreten, deren klinische Relevanz noch nicht untersucht wurde.

Die Lagerung des Patienten muß sehr sorgfältig erfolgen, damit sich das Herz im Zentrum des Gesichtsfeldes befindet. Ansonsten ist kein Vorteil vom Gebrauch des Kardiofokalkollimators zu erwarten. Während die axiale Zentrierung stets sehr einfach einstellbar ist, kann die Zentrierung bezüglich der Rotationsachse bei kräftigeren Patienten u. U. unmöglich sein. Meist ist eine Untersuchung in Bauchlage und die Benutzung einer speziellen, leicht keilförmigen Patientenauflage hilfreich.

Das Einsatzgebiet des Kollimators liegt insbesondere dort, wo schnelle dynamische Vorgänge kurze Akquisitionszeiten der SPECT nötig machen. Für die Szintigraphie mit ^{123}Jod ist der Kardiofokalkollimator besser geeignet als andere Niederenergiekollimatoren.

Getriggerte SPECT-Untersuchungen, welche die Akquisition möglichst vieler Impulse erfordern, profitieren besonders von diesem Kollimator. Denkbar ist auch der Einsatz des Kardiofokalkollimators, um die Untersuchungszeit zu verkürzen. Die Verringerung von Bewegungsartefakten oder eine Erhöhung des Patientendurchsatzes wäre möglich. Alternativ könnte bei Beibehaltung der Untersuchungszeit die Strahlenbelastung durch Applikation geringerer Aktivitäten gesenkt werden.

Der erhöhte Zeitbedarf des Rekonstruktionsverfahrens gegenüber der üblichen zweidimensionalen gefilterten Rückprojektion soll an dieser Stelle erwähnt werden. Zum gegenwärtigen Zeitpunkt sind weder die Einbeziehung einer Transmissionsmessung zur Schwächungskorrektur noch ein iterativer Rekonstruktionsalgorithmus implementiert.

Literatur

1. Nakajima K, Taki J, Matsudaira M, Ichihara T, Ohno T, Hisada K (1992) High-resolution cardiac SPECT study using fanbeam collimators in infants. Nucl Med Commun 13: 604–608
2. Datz FL, Gullberg GT, Zeng GL, Tung CH, Christian PE, Welch A, Clack R (1994) Application of convergent-beam collimation and simultaneous transmission emission tomography to cardiac single-photon emission computed tomography. Semin Nucl Med XXIV: 17–37
3. Smith BD (1985) Image reconstruction from cone-beam projections: necessary and sufficient conditions and reconstruction methods. IEEE Trans Med Imag MI-4: 14-28
4. Manglos SH, Smith BD (1993) Practical evaluation of several cone beam orbits for SPECT. IEEE Trans Nucl Sci 40: 1134–1139
5. Tsui BMW, Terry JA, Gullberg GT (1993) Evaluation of cardiac cone-beam single photon emission tomography using observer performance experiments and receiver operating characteristic analysis. Invest Radiol 28: 1101–1112
6. Li J, Jaszczak RJ, Turkington TG, Metz CE, Gilland DR, Greer KL, Coleman RE (1994) An evaluation of lesion detectability with cone-beam, fanbeam and parallel-beam collimation in SPECT by continuous ROC study. J Nucl Med 35: 135–140
7. Gullberg GT, Tsui BMW, Crawford CR, Ballard JG, Hagius JT (1990) Estimation of geometrical parameters and collimator evaluation for cone beam tomography. Med Phys 17: 264–272
8. Rizo P, Grangeat P, Guillemaud R (1994) Geometric calibration method for multiple-head cone-beam SPECT system. IEEE Trans Nucl Sci 41: 2748–2757
9. Li J, Jaszczak RJ, Wang H, Gullberg GT, Greer KL, Coleman RE (1994) A cone beam SPECT reconstruction algorithm with a displaced center of rotation. Med Phys 21: 145–152
10. Gullberg GT, Christian PE, Zeng GL, Datz FL, Morgan HT (1991) Cone beam tomography of the heart using single-photon emission-computed tomography. Invest Radiol 26: 681–688
11. Gullberg GT, Zeng GL, Datz FL, Christian PE, Tung CH, Morgan HT (1991) Rewiew of convergent beam tomography in single photon emission computed tomography. Phys Med Biol 37: 507–534
12. Kim HJ, Zeeberg BR, Loew MH, Reba RC (1991) Three-dimensional simulations of multidetector point-focusing SPECT imaging. J Nucl Med 32: 333–338
13. Cao ZJ, Tsui BMW (1993) Improved image quality for asymmetric double-focal cone-beam SPECT. IEEE Trans Nucl Sci 40: 1145–1148
14. Li J, Jaszczak RJ, Turkington TG, Greer KL, Coleman RE (1993) SPECT reconstruction of combined cone beam and parallel hole collimation with experimental data. IEEE Trans Nucl Sci 40: 300–306
15. Guillemaud R, Grangeat P (1994) A multifocal collimator with circularly distributed focal points for SPECT imaging. IEEE Trans Nucl Sci 41: 1473–1480
16. Cao ZJ, Tsui BMW (1994) An analytical reconstruction algorithm for multifocal converging-beam SPECT. Phys Med Biol 39: 281–291
17. Hawman PC, Haines EJ (1994) The Cardiofocal collimator: a variable-focus collimator for cardiac SPECT. Phys Med Biol 39: 439–450
18. Oehme L, Hliscs R, Andreeff M (1995) Phantom studies using cardiofocal collimators. Eur J Nucl Med 22: 820 (Abstract)
19. Oehme L, Hliscs R, Andreeff M (1996) SPECT mit Multifokal-Kollimator - Untersuchungen zur Auflösung und Sensitivität. Nucl Med 35: A85 (Abstract)
20. Stoll T, Harke H, Knoop BO (1996) Abbildungseigenschaften eines Kollimators mit variablem Fokus: Der Cardiofokal-Kollimator. Nucl Med 35: A85 (Abstract)

4 STEP

K.P. Kaiser

4.1
Einleitung

Gemeinsames Ziel aller Bestrebungen, die Bildqualität von SPECT-Aufnahmen zu verbessern, ist es, eine unverfälschte, scharfe Abbildung der tatsächlichen Nuklidverteilung in einem gegebenen Objekt zu erhalten. Diese Nuklidverteilung sollte im optimalen Fall absolut quantitativ bestimmbar sein; für viele klinische Fragestellungen wäre es aber sicher ausreichend, wenn zumindest die Relationen der Nuklidverteilung in einem Objekt verläßlich wiedergegeben werden könnten. Aber auch diesem Ziel stehen bei der SPECT die bekannten Probleme der *limitierten räumlichen Auflösung*, des *Partial-volume-Effektes*, der *Photonenstreuung* (Compton-Effekt, „scatter") und der *Schwächung* („attenuation") entgegen. „*Attenuation*" bedeutet, daß nur ein gewisser Prozentsatz der aus dem Zielorgan tatsächlich in Detektorrichtung ausgesandten Photonen wirklich auch den Detektor erreicht. Diese Minderung der Photonenzahl ist proportional der Dichte des Gewebes, welches das ausgesandte Photon durchfliegen muß, um den Detektor zu erreichen.

STEP (,simultaneous transmission emission protocol") stellt eine neue Methode dar, mit Hilfe einer Transmissionsmessung diesen Schwächungseffekt zu korrigieren. STEP ist eine Entwicklung der Fa. Picker für ihr Dreikopf-Gammakamerasystem PRISM-3000. Es gibt zahlreiche weitere Lösungsansätze für eine Schwächungskorrektur, die bereits in Kap. 2 näher beschrieben wurden und auf die daher im Rahmen dieses Artikels nicht näher eingegangen werden soll.

4.2
Methodik

Gerade bei der SPECT des Herzens ist eine Schwächungskorrektur mit herkömmlichen, rein rechnerischen Verfahren, die vereinfacht von einer homogenen Dichteverteilung im Objekt ausgehen [1, 2], nicht optimal, da der Thoraxraum eine sehr inhomogene, nichtuniforme Dichteverteilung aufweist. Aus diesem Grund ist für das Korrekturverfahren eine Messung der *tatsächlichen* Dichteverteilung im Thorax eine grundlegende Voraussetzung. Hierzu verwendet man die Technik der Transmissions-Computertomographie. Als Strahlenquelle wird aber keine Röntgenröhre, sondern eine Linienquelle verwendet, die entweder mit ^{99m}Tc, ^{57}Co oder ^{153}Gd beschickt wird.

Prinzipiell kann die Transmissionsmessung vor, während oder nach der Emissionsaufnahme durchgeführt werden. Die zeitliche Trennung der Transmissions- von der Emissionsaufnahme hätte aber nur dann einen Vorteil, wenn keine Vermischung, kein Übersprechen („crosstalk") der Strahlung von der Transmissions- in die Emissionsaufnahme und umgekehrt stattfände. Diese Bedingung läßt sich aber nur bei einer Transmissionsaufnahme vor Applikation des Radiopharmakons einhalten – theoretisch also bei einer Herzruhestudie. Bereits bei der 2. Aufnahme des Herzens unter Belastung muß die Transmissionsaufnahme in Gegenwart der Emission des Radiopharmakons durchgeführt werden – abgesehen davon, daß viele Untersucher die Reihenfolge Belastung/Ruhe vorziehen. Eine zusätzliche Fehlerquelle der zeitlichen Trennung von Transmissions- und Emissionsaufnahme stellt die unvermeidliche Bewegung des Patienten dar, so daß beiden Aufnahmen nicht die exakt gleiche Patientenposition zugrunde liegt.

Optimal ist also nur die *gleichzeitige Aufnahme von Transmission und Emission*, mit dem zusätzlichen Vorteil der Zeitersparnis für den Patienten. Allerdings muß für eine entsprechende Korrektur des Übersprechens der verschiedenen Strahlungen in die jeweiligen Energiefenster Sorge getragen werden.

Ein geeignetes Instrument für eine derartige Aufnahmetechnik stellt eine Dreikopf-Gammakamera mit hochauflösenden Fan-beam-Kollimatoren dar, wie es von der Fa. Picker (Picker International, Ohio, USA) mit der PRISM-3000 angeboten wird. Die Transmissionsquelle wird in einer Halterung gegenüber dem Detektorkopf 3 montiert. Dieser Detektorkopf mißt sowohl die Transmissions- als auch die Emissionsstrahlung. Bedingt durch die Verwendung von Fan-beam-Kollimatoren und einer entsprechenden Kollimierung der Transmissionsquelle ist ein *direktes* Auftreffen der Transmissionsstrahlung auf die beiden anderen Detektorköpfe ausgeschlossen. Abgelenkte und damit abgeschwächte Photonen der Transmissionsquelle werden allerdings von den anderen beiden Kameraköpfen registriert, so daß dieser Anteil der gemessenen Impulse herauskorrigiert werden muß.

4.2.1
Aufnahmetechnik

Die PRISM-3000-Kamera erlaubt bei der SPECT-Akquisition sowohl „step and shoot", also die Aufnahme bei festen Winkelschritten, als auch eine sog. Continuous-loop-Aufnahme, bei der sich die Kameraköpfe kontinuierlich 360° um den Patienten drehen. Beide Modi können optimiert mit einer Körperkontur gefahren werden. Für den Patienten angenehmer ist der Continuous-Modus, da die Kamera eine gleichmäßige ruhige Bewegung ausführt und keine störenden Geräusche durch den Shutter der Transmissionsquelle auftreten, der im Fall des „step and shoot" zwischen jedem Winkelschritt den Strahlenaustritt der Quelle verschließen würde.

Die Transmissionsquelle muß während der ganzen Aufnahme immer im Fokus des gegenüberliegenden Fan-beam-Kollimators verbleiben. Da die Detektoren bei einer nichtzirkulären, körperkonturoptimierten Aufnahme keinen festen Radius um den Mittelpunkt einhalten, muß auch die Transmissionsquelle entsprechend synchron bewegt und damit im Focus gehalten werden. Die STEP-Einrichtung besitzt daher einen entsprechenden Stellmotor für die notwendige radiale Bewegung und aus Sicherheitsgründen – ebenso wie die Detektorköpfe – eine Sensorkontaktfläche,

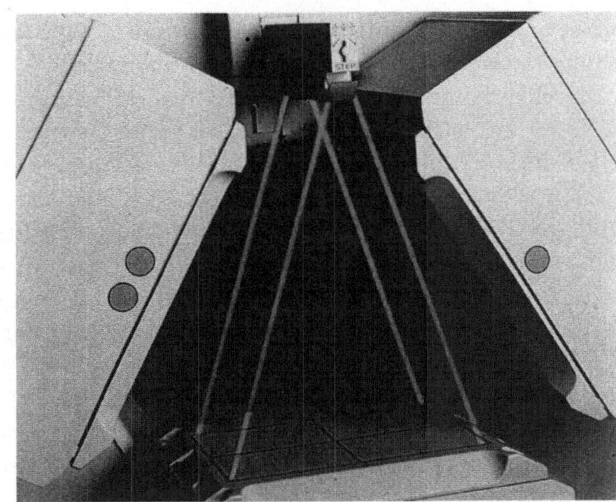

Abb. 4.1. Ansicht der Picker-Prism-3000-Kameraköpfe mit montiertem STEP-System *(oben)* und symbolisiertem Strahlengang der Transmissionsstrahlung

damit eine evtl. Berührung des Patienten durch die Maschine sofort eine Unterbrechung der Bewegung auslösen kann. Die Anordnung der STEP-Quelle und der Kameraköpfe zeigt Abb. 4.1.

4.2.2
Transmissionsquellen

Es stehen 3 verschiedene Transmissionslinienquellen für die STEP-Einrichtung zur Verfügung (Maße: Länge 23,5 cm, Durchmesser 5 mm):

1) ^{99m}Tc-befüllbare Glasröhre (666 MBq),
2) ^{57}Co-Stabquelle (740 MBq Initialaktivität),
3) ^{153}Gd-Stabquelle (2,22 GBq Initialaktivität).

Die preiswerteste, aber auch arbeitsaufwendigste Möglichkeit ist das Auffüllen einer dünnen Glasröhre mit Technetium-99m-markiertem Wasser, die an beiden Enden mit einer Art Knetmasse dicht verschlossen wird. Da die Strahlungsenergie der Transmissionsquelle sich aus meßtechnischen Gründen immer von der Energie des Radiopharmakons unterscheiden muß, kommt ^{99m}Tc bei der Herz-SPECT nur bei Verwendung von Thallium-201 (^{201}Tl) in Frage. Das Auffüllen der Quelle ist mit einer Strahlenbelastung für das Personal und der Gefahr von Kontaminationen verbunden. Vor Beginn der eigentlichen Herz-SPECT am Patienten muß die individuell angefertigte Transmissionsquelle mittels einer Leermessung („transmission flood image") kalibriert und einer Homogenitätskontrolle unterzogen werden.

Eine Alternative stellt die Verwendung von festen, kommerziell erhältlichen Linienquellen dar. Für die Verwendung von ^{201}Tl kommt eine Kobalt-57-Quelle (^{57}Co – Energie 122 keV) zum Einsatz, bei ^{99m}Tc-MIBI Gadolinium-153 (^{153}Gd – Energie 99 keV). Auch bei diesen Festquellen muß vor Beginn der Patientenstudien eine Leermessung mit der STEP-Einrichtung zur Kalibrierung und zum Ausgleich von Inhomogenitäten des Strahlers durchgeführt werden. Eine Wiederholung dieser Leermessung ist in wöchentlichen Abständen zu empfehlen.

Zusätzlich muß die Homogenität der Quelle überprüft werden (Richtwerte : UFOV: < 40 %, CFOV: < 20 %). Bei den festen Linienquellen sollte etwa im monatlichen Abstand die Stärke der emittierten Strahlungsmenge überprüft werden – als Richtwerte gelten 90–140 Kcts/s, die der gegenüberliegende Detektorkopf registriert. Fällt der Wert unter 90 Kcts/s, kann der an der Austrittsöffnung der STEP-Einrichtung eingeschobene Zinnfilter 2mal gegen eine etwas dünnere Filterplatte ausgetauscht werden. Mit Hilfe dieses Filterwechsels gelingt es – trotz des radioaktiven Zerfalls der Strahler –, den Photonenfluß relativ konstant zu halten. Die Festquellen sind aufgrund ihrer Halbwertszeiten (^{57}Co: 272 Tage, ^{153}Gd: 240 Tage) etwa ein Jahr für STEP-Messungen verwendbar, bis sie durch frische Quellen ersetzt werden müssen.

Sofern man nicht häufig das Radiopharmakon zwischen ^{99m}Tc-MIBI und ^{201}Tl wechselt, kann die einmal eingebrachte Kobalt- oder Gadoliniumstabquelle in der STEP-Halterung verbleiben. Zwar dringt aus der geschlossenen STEP-Einrichtung nur wenig Strahlung nach außen – aus Strahlenschutzgründen und um Störeinflüsse bei anderen, nicht mit STEP durchgeführten Untersuchungen zu vermeiden, sollte man aber die gesamte STEP-Halterung von der Kamera abnehmen und z. B. im „heißen Raum" lagern.

4.2.3
Datenaufbereitung

Transmissionsmessung
Der der Transmissionsquelle gegenüberliegende Kamerakopf mißt simultan die Transmissions- (T) und die Emissionsstrahlung (E) mit 2 – bei Verwendung von ^{201}Tl – 3 Energiefenstern. Tabelle 4.1 zeigt die sinnvollen Paarungen von Transmissions- und Emissionsisotop.

Crosstalk-Korrektur
Die Transmissionsaufnahme benötigt bei jeder der Isotoppaarungen eine Korrektur für die Compton-Strahlung des Emissisonsstrahlers („crosstalk correction"), da dessen Energie – bei ^{201}Tl zumindest teilweise – oberhalb der der Transmissionsquelle liegt.

Diese Korrektur erfolgt wie folgt: Die Information der Kameraköpfe 1 + 2, die aufgrund der Meßgeometrie und der Kollimation der STEP-Quelle keine Transmissionsphotonen aufnehmen, kann mit einer ungestörten Emissionsaufnahme gleichgesetzt

Isotop Transmission	Isotop Emission	Energiefenster Transmission	Energiefenster Emission
^{153}Gd	^{99m}Tc	99 keV	141 keV
^{57}Co	^{201}Tl	122 keV	75 keV + 167 keV
^{99m}Tc	^{201}Tl	141 keV	75 keV + 167 keV

Tabelle 4.1. Sinnvolle Paarungen von Transmissions- und Emissionsisotop

werden. Diese Daten, vereinfacht E1 und E2 genannt, werden gemittelt und vom Datengemisch T + E3 des 3. Kopfes subtrahiert. Da eine STEP-Aufnahme über 360° erfolgt, steht jeder Kamerakopf je einmal an der gleichen Winkelposition wie die beiden anderen Köpfe. Die o. g. Subtraktion (T + E3) – (½ (E1 + E2) erfolgt daher immer für die jeweilig gleiche Winkelposition von Kopf 1, 2 und 3.

Truncation-Korrektur
Aufgrund der vergrößernden Abbildungseigenschaften der Fan-beam-Kollimatoren gelingt es nicht immer, den gesamten Körperquerschnitt im Blickfeld zu halten. Je nach Aufnahmewinkel werden die äußeren Anteile des Körpers im Transmissionsbild abgeschnitten („truncation"). Dieses Problem wurde im Rekonstruktionsalgorithmus wie folgt berücksichtigt: die Verteilung der Schwächungskoeffizienten in den Pixeln der einzelnen Schichten wird mittels eines Systems von Lineargleichungen [3] nur für die Bildanteile berechnet, die bei der Messung über 360° vollständig erfaßt werden konnten. Um die fehlenden Schwächungskoeffizienten der teilweise abgeschnittenen lateralen Thoraxanteile zu definieren, wird auf ein iteratives Rechenverfahren zurückgegriffen, in das die unvollständigen Meßdaten sowie Informationen über die laterale Begrenzung des Körpers anhand der Radien der Kameraköpfe der Body-Konturaufnahme einfließen.

Rekonstruktion der Transmissionsdaten
Die gemessenen Transmissionsdaten werden nach der Crosstalk-Korrektur in Beziehung gesetzt zu den Daten des Photonenflusses der STEP-Leermessung (T-Leer). Der natürliche Logarithmus der Ratio T-Leer zum am Patienten gemessenen Photonenfluß ergibt dann die Projektionsdaten für die Berechnung der dreidimensionalen Verteilung der Schwächungskoeffizienten im Körper. Diese Berechnung erfolgt schließlich mit einem iterativen Rekonstruktionsverfahren [3–6].

Die rekonstruierten Schwächungskoeffizienten müssen noch für das Emissionsisotop umgerechnet werden, da sie energieabhängig sind. Dies geschieht unter der Annahme einer linearen Beziehung zwischen Schwächungskoeffizient und Energie der Photonen, so daß schließlich eine dreidimensionale „attenuation map" zur Korrektur der Herzaufnahmen zur Verfügung steht (Abb. 4.2).

Emissionsmessung
Ein Vorteil der Paarung ^{99m}Tc/^{153}Gd ist zweifellos, daß die Emissionsaufnahme aufgrund der niedrigeren Energie des Gadoliniums *nicht* durch die Transmissionsstrahlung gestört wird und daher diesbezüglich keiner Korrektur bedarf.

Für die Paarungen ^{201}Tl/^{57}Co bzw. ^{201}Tl/^{99m}Tc gilt dies nicht. Hier werden Compton-Anteile des ^{99m}Tc oder ^{57}Co im niedrigen Thalliumenergiefenster mitgemessen. Hiervon sind v. a. die beiden der STEP-Quelle benachbarten Kameraköpfe betroffen.

Crosstalk-Korrektur
Zunächst zur Korrektur der beiden der STEP-Quelle benachbarten Detektoren: Hierbei wird die Tatsache ausgenutzt, daß der Einfall der unerwünschten Streustrahlung in der Nähe der STEP-Quelle größer ist als auf den weiter entfernten Anteilen des

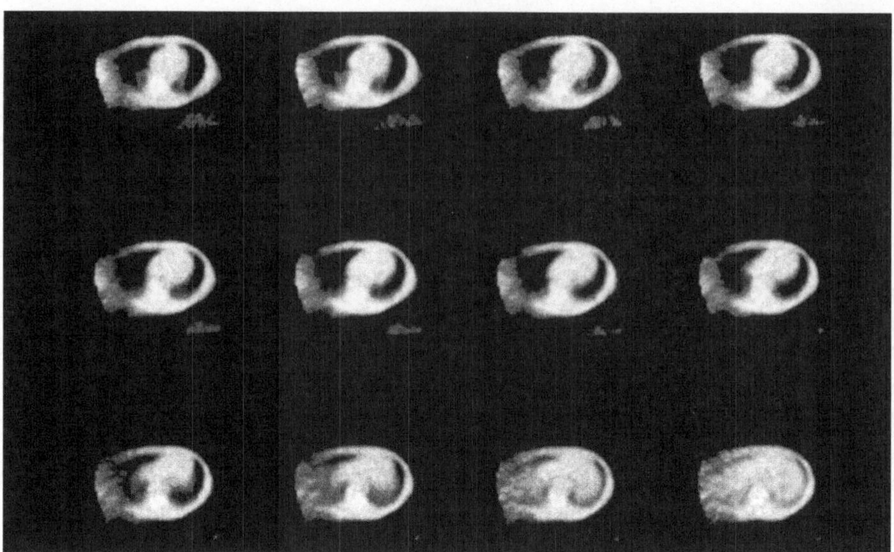

Abb. 4.2. Mit STEP berechnetes Transmissionsbild der Dichteverteilung im Thoraxraum. Auf der jeweiligen linken Seite der Schichtbilder erkennt man, daß die rechts lateralen Anteile des Thorax aufgrund der vergrößernden Fan-beam-Kollimatoren nicht komplett erfaßt werden („truncation")

Detektorkopfes. Aufgrund der kompletten 360°-Rotation der Kameraköpfe gewinnt man für die betroffenen Köpfe 1 und 2 jeweils ein Bild von der gleichen Winkelposition zum Patienten. Diese Bilder unterscheiden sich nur dadurch, daß im einen Fall die STEP-Quelle auf der linken Bildseite, im anderen Fall auf der rechten Seite einen verstärkten Streustrahlenanteil verursacht. Bei der Berechnung des Betrages der Subtraktion der Emissionsdaten Kopf 1 (E1) von denen von Kopf 2 (E2) wird die an gleicher Pixelposition liegende Bildinformation des Herzens komplett heraussubtrahiert – die jeweils auf der rechten und linken Bildseite befindlichen Streustrahlenanteile hingegen bleiben erhalten, so daß hiermit der gesuchte Streustrahlenanteil ermittelt werden kann. Nach einfacher Addition der Emissionsaufnahmen von Kopf 1 und 2 (E1 + E2) bei gleichem Kopfwinkel wird der Betrag der Subtraktion dieser beiden Bilder abgezogen. Hieraus resultiert dann ein Bild, das keine wesentlichen Streustrahlenanteile der Transmissionsquelle mehr enthält:

$$(E1 + E2) - |E1 - E2|.$$

Für den der STEP-Quelle gegenüberliegenden Kopf 3 geht man einen anderen Weg: Das Verteilungsmuster der gestreuten Photonen entspricht im wesentlichen dem des eigentlichen Transmissionsbildes und ist somit bekannt – lediglich die Impulszahl ist in den jeweiligen Bildanteilen deutlich geringer. Der Faktor, um den die Impulszahl geringer ist, wird anhand einer Rechnung ermittelt, die sich wieder auf die Emissionsbilder der beiden anderen Detektoren stützt:

$$E3 - 1/2 (E1 + E2).$$

Hierdurch ergibt sich das Streustrahlenbild von E3.

Dieses Bild wird zum Transmissionsbild T3 ins Verhältnis gesetzt, um den gesuchten Faktor zu ermitteln. Das aufgrund der höheren Zählraten qualitativ bessere Transmissionsbild wird mit diesem Faktor auf den tatsächlichen Streustrahlenanteil heruntergerechnet und kann dann schließlich vom Emissionsbild E3 zur Crosstalk-Korrektur abgezogen werden.

Truncation-Korrektur
Durch eine Off-center-Positionierung der Patientenliege wird erreicht, daß das Herz trotz der vergrößernden Eigenschaften der Fan-beam-Kollimatoren immer im Bildzentrum bleibt und keine Anteile abgeschnitten werden. Voraussetzung hierfür ist allerdings eine sorgfältige, möglichst patientennahe Einstellung der Kameraköpfe bei der Definition der Body-Kontur zu Beginn der Aufnahme.

Rekonstruktion der Emissionsdaten
Nach der Crosstalk-Korrektur werden anhand der Emissionsdaten unter Einbeziehung der ermittelten Schwächungskoeffizienten mittels eines EM-ML genannten iterativen Verfahrens (EM-ML = „expectation maximization – maximum likelihood") die SPECT-Aufnahmen des Herzens berechnet. Dieses Verfahren ist sehr rechenintensiv und kann erst in letzter Zeit aufgrund der enormen Leistungszunahme moderner Computersysteme für den alltäglichen klinischen Gebrauch eingesetzt werden. Die genauen mathematischen Zusammenhänge dieses Rechenalgorithmus werden von Huesman et al., Gullberg et al. und Tung et al. beschrieben [4–6]. Das Schema soll die einzelnen Rekonstruktions- und Korrekturschritte noch einmal verdeutlichen (Angaben zur STEP-Methodik aus [7, 8]).

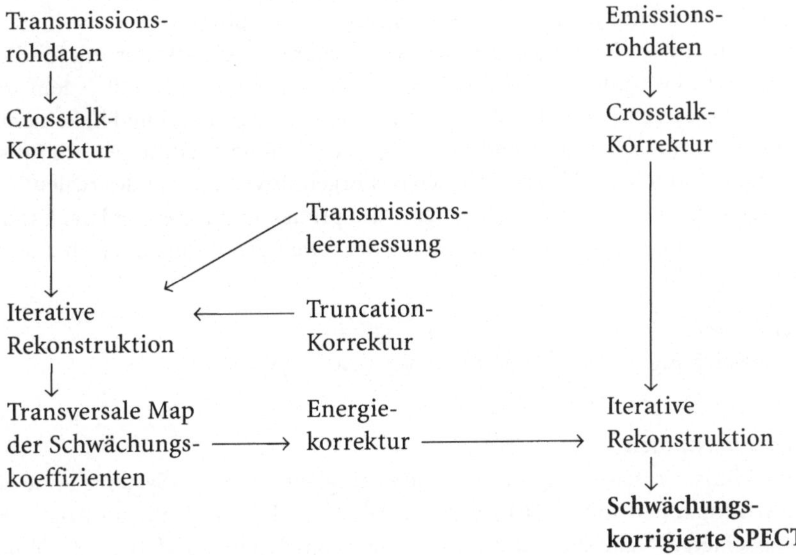

4.2.4
Ergebnisse bei Phantom- und Patientenstudien

Phantomstudien

Mit Hilfe von Studien an einem radioaktiv gefüllten Herzphantom, umgeben von einem dem Menschen nachgebildeten Thoraxmodell, das entsprechende Dichteunterschiede aufwies, wurden die Abbildungseigenschaften des STEP-Systems geprüft [8–10]. Insbesondere wurden Messungen der Auswirkungen möglicher Störeinflüsse bei der STEP-Schwächungskorrektur vorgenommen.

Eine größere Fehlerquelle könnte die notwendige Truncation-Korrektur bei der Transmissionsmessung darstellen. Aus diesem Grund wurden Daten, bei der das Phantom komplett erfaßt wurde, mit Messungen verglichen, bei der absichtlich 4, 8, 16, 25 und 30 % „truncation" erzeugt wurden. Der integrale Schwächungskoeffizient im nicht komplett gemessenen Volumen zeigte die folgenden prozentualen Abweichungen vom korrekten Wert:

% Truncation:	4	8	16	25	30,
% Abweichung:	2,7	3,2	5,5	7,5	8,1.

Die genauere Betrachtung der Streustrahlenkorrektur für die Transmissionsaufnahmen ergab die folgenden Werte:

Der Anteil an Streustrahlung in der gesammelten Information der der STEP-Quelle benachbarten Detektoren 1 und 2 beträgt lediglich 3 %. Das Korrekturverfahren entfernt hiervon ca. 82 %, d. h. es verbleibt lediglich ein Anteil von 0,54 %, der nicht herauskorrigiert wird.

Der Anteil an Streustrahlung in Kopf 3 (der Transmissionsquelle gegenüberliegend) beträgt 7,6 %, die Korrektur entfernt 85,4 %, so daß schließlich noch 1,1 % der gesammelten Photonen von der Streustrahlung herrühren.

Bei einer iterativen Auswertung ist es schwierig, das Endkriterium für die Berechnungen zu bestimmen. Prinzipiell wird das berechnete Bild mit jedem Iterations-Schritt besser, der Grad der Verbesserung steht aber recht schnell in keinem Verhältnis mehr zum Rechenaufwand. Bei zu großer Zahl der Iterationen erhöht sich auch der Rauschanteil im Bild, so daß sich das Ergebnis wieder von der realen Impulsverteilung entfernt. Ausgehend von einem als optimal definierten Bild nach 100 Iterationen wurde die prozentuale Abweichung der jeweiligen Bilddaten nach 9–60 Iterationen ermittelt:

Iterationen:	60	40	30	20	15	10	9,
% Abweichung:	0,3	1,6	2,0	2,9	3,5	4,1	4,2.

Patientenstudien

Eine klinische Bewertung der Leistungsfähigkeit des STEP-Systems an je 40 Stress/Rest-Aufnahmen mit ^{201}Tl bzw. ^{99m}Tc-MIBI ergab eine deutliche Angleichung der beobachteten Nuklidaufnahme in Vorder- und Hinterwand [11, 12]. Ohne Schwächungskorrektur ergab sich bei ^{201}Tl ein Unterschied des relativen Uptakes in der Vorderwand gegenüber der Hinterwand um 19 %, nach Korrektur dagegen eine leichte

Überbewertung der Hinterwand um 7 %. Bei Verwendung von ^{99m}Tc-MIBI liegen die entsprechenden Werte ohne Schwächungskorrektur bei 13 % in der Vorderwand gegenüber sehr geringen 2 % in der Hinterwand. Die Schwächungskorrektur beweist hiermit also die Fähigkeit, eine richtige, anatomiekonforme Darstellung der Nuklidverteilung im Herzen zu erzeugen.

An einem ähnlich aufgebauten Dreikopfsystem der Fa. Siemens mit dezentraler Linienquelle (Americium-241, 60 keV) konnte nach Schwächungskorrektur ein signifikanter Unterschied in der Größe detektierter Hinterwandnarben dahingehend festgestellt werden, daß mit Korrektur die Infarktregion 23 % größer und die Uptakeratio gegenüber einer Normalregion um 11 % ausgeprägter war [13].

Studien an einem weiteren Verfahren zur nichtuniformen Schwächungskorrektur bei einem Kamerasystem der Fa. Adac ergaben, daß diese Korrektur eine wesentliche Verbesserung der Homogenität der Nuklidverteilung im Myokard bewirkt [14]. Dies hat Auswirkungen bei der Erstellung von Normprofilen/Normkollektiven, da die untere Normgrenze des Normkollektivs (doppelte Standardabweichung) deutlich geringer vom Mittelwert entfernt liegt als bisher. Der prozentuale Minderuptake unterhalb der Normgrenze wurde bei Hinterwandinfarktnarben ohne Korrektur mit 9,5 %, mit Korrektur dagegen mit 18,7 % gemessen – und zeigt damit eine deutliche Verbesserung des Bildkontrastes.

4.3
Diskussion

Ziel der Entwicklung des „simultanen Transmissions- und Emissionsprotokolls" – STEP war es, ein möglichst exaktes, aber auch einfach durchführbares Verfahren für die Schwächungskorrektur bei der Myokardszintigraphie zu ermöglichen.

Für den Patienten ergibt sich aufgrund der simultanen Messung von Transmission und Emission in der Tat keine Verlängerung der Aufnahmezeit. Die zusätzliche Strahlenbelastung durch die Transmissionsquelle ist pro SPECT-Aufnahme von 20 min mit etwa 0,02 mSv [8] sehr gering und damit gut vertretbar.

Zur exakten Ermittlung einer dreidimensionalen Karte der Schwächungskoeffizienten im Thoraxraum verwendet STEP spezielle Korrektur- und Rekonstruktionsverfahren, die alle gewisse Fehlerquellen beinhalten. Phantommessungen ergaben für die Truncation-Korrektur der äußeren Thoraxanteile eine maximale Abweichung der ermittelten Schwächungskoeffizienten von bis zu 8 % vom realen Wert bei 30 % Truncation. In der Praxis liegt der Truncation-Anteil meist aber deutlich unter 30 % mit entsprechend geringerem Fehler in der errechneten Transmissionsaufnahme.

$\triangleright$

Abb. 4.3 a, b. Aktivitätsprofile in koronalen Schnitten des Herzens (^{99m}Tc-MIBI-SPECT, Belastungsaufnahmen): **a** ohne Schwächungskorrektur, **b** mit Schwächungskorrektur – STEP. Ohne Korrektur offensichtlich deutliche Minderperfusion in der Hinterwand, die mit Korrektur wesentlich geringer ausgeprägt erscheint. Mit beiden Verfahren stellt sich die Ischämie in der Lateralwand etwa gleich dar, im Bereich anterior und anterolateral dafür im korrigierten Bild relativ verminderte Perfusion gegenüber den unkorrigierten Bildern, in denen diese Regionen unauffällig erscheinen

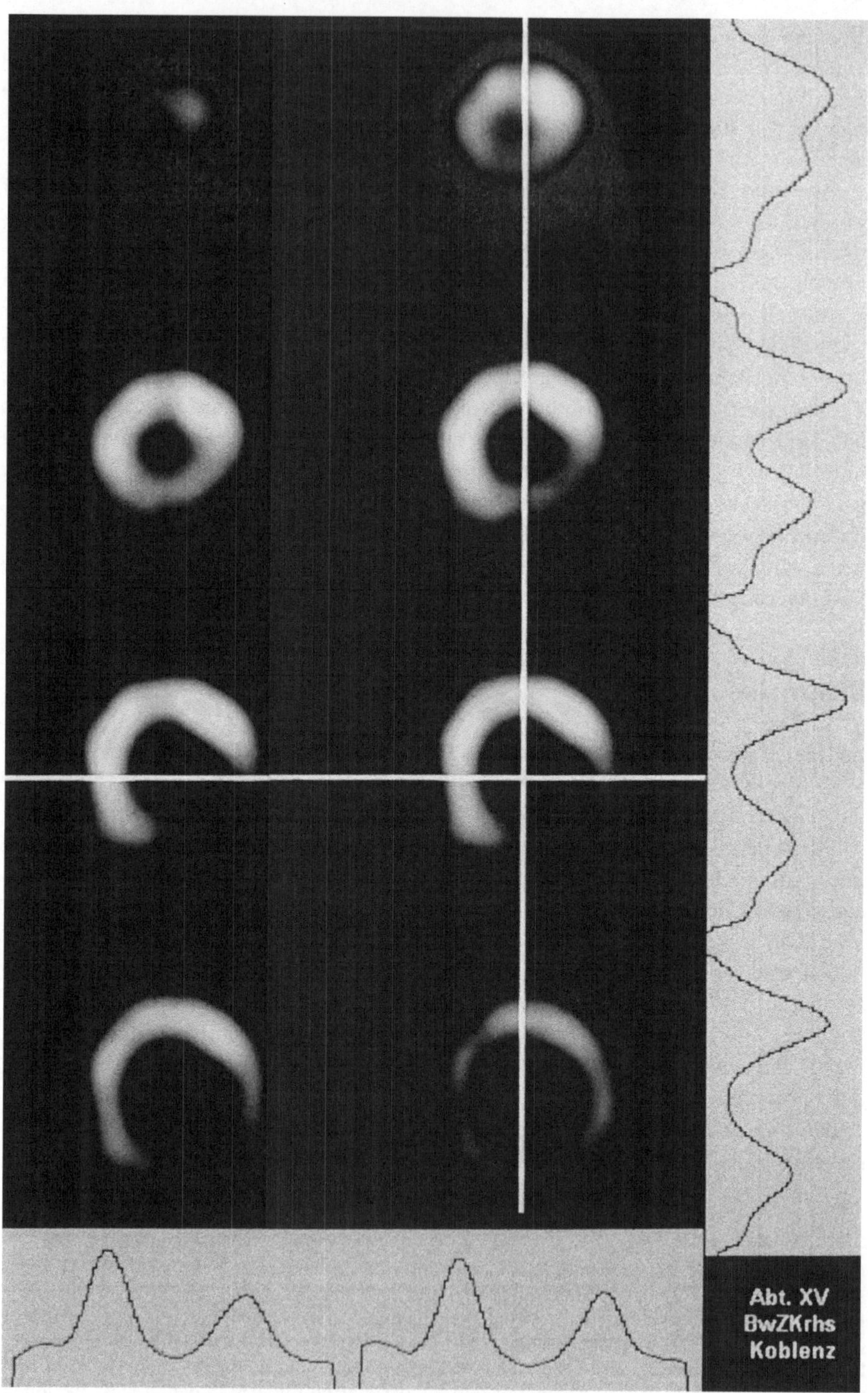

(Abb. 4.3 a)

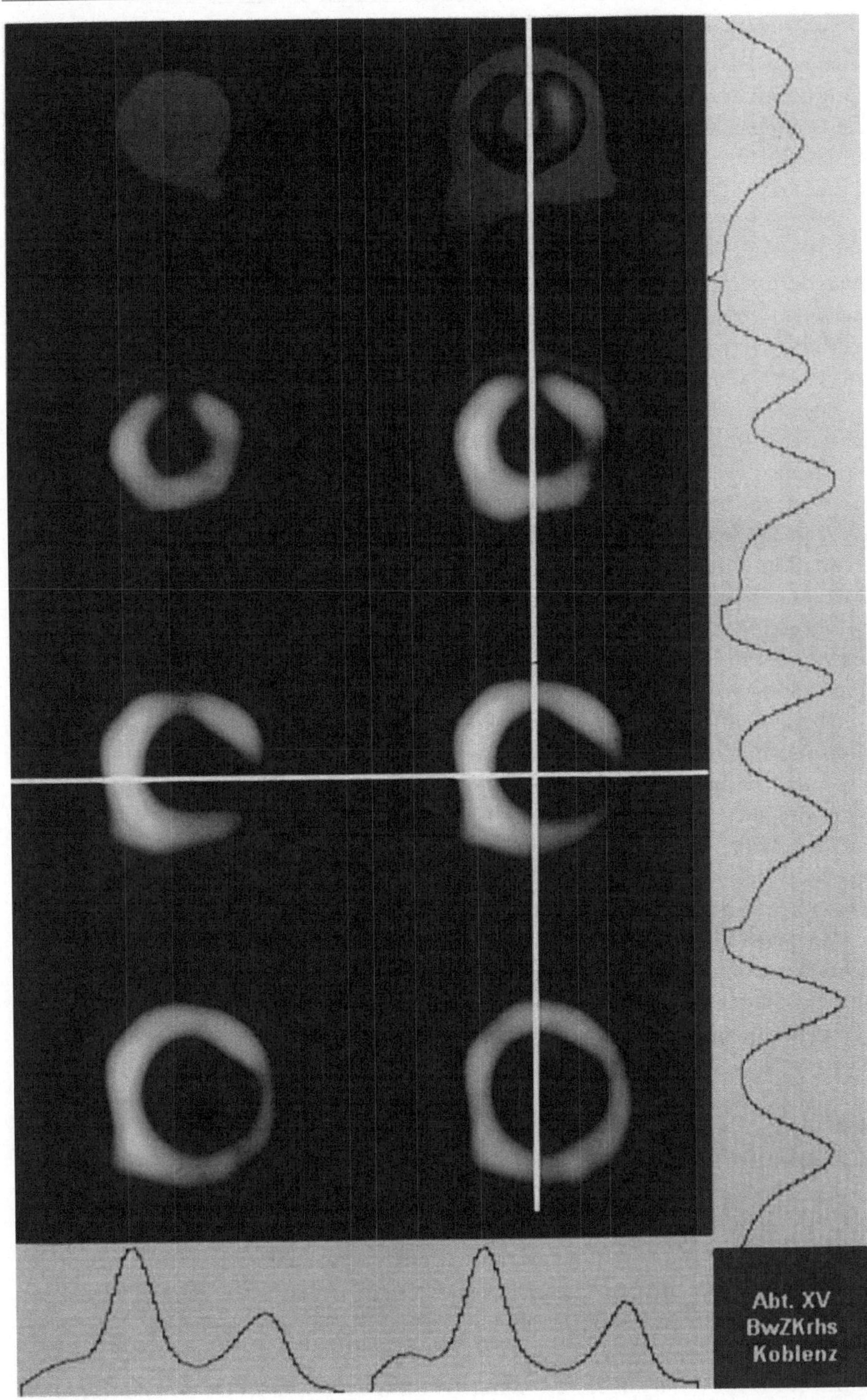

(Abb. 4.3 b)

Die Crosstalk-Korrektur für im Emissionsenergiefenster gemessene Streustrahlenanteile der Transmissionsquelle arbeitet sehr effektiv und bewirkt eine Herabsetzung dieses Anteils in der Bildinformation auf etwa 1%. Diese Korrektur wird nur für die Isotoppaarungen ^{201}Tl/^{57}Co und ^{201}Tl/^{99m}Tc benötigt – bei der Verwendung von ^{99m}Tc-MIBI bzw. ^{99m}Tc-Myoview und einer ^{153}Gd-Quelle entfällt die Notwendigkeit dieser Korrektur ganz.

Der der PRISM-3000 zugeordnete Odyssey-Computer ermöglicht aufgrund seiner hohen Leistung die Nutzung der notwendigen rechenintensiven, iterativen Rekonstruktionsverfahren im klinischen Alltag. Als Vorgabe für eine Standard-STEP-Auswertung werden 20 Iterationsschritte empfohlen – Vergleichsmessungen zeigen, daß hierdurch eine nur geringe Abweichung von 2,9 % gegenüber einer Rekonstruktion mit 100 Iterationsschritten entsteht.

Eigene Erfahrungen bestätigen, daß das STEP-System der Fa. Picker eine einfach durchführbare Methode zur nichtuniformen Schwächungskorrektur für die Myokard-SPECT darstellt. Die relative Aktivitätsmehrspeicherung nach STEP in der Hinterwand erscheint zunächst ungewohnt, sie ist aber anatomisch sicherlich richtiger. Abbildung 4.3 zeigt ein Beispiel einer Patientenstudie, bei der eine Ischämie im Bereich der Hinterwand in ihrer Ausprägung ohne STEP (Abb. 4.3 a) sicherlich überschätzt worden wäre. Abbildung 4.4 demonstriert einen Normalbefund mit und ohne STEP-Verfahren.

Die ersten veröffentlichten Resultate sind recht vielversprechend [11, 12]. Ergebnisse klinischer Studien mit größeren Patientenkollektiven liegen derzeit aber leider noch nicht vor.

Ob mit STEP oder auch ähnlichen Korrekturverfahren, die alle auf einer Transmissionsmessung beruhen, tatsächlich die klinische Aussagekraft der Myokard-SPECT wesentlich verbessert werden kann, erscheint angesichts der bereits vorher erreichten hohen diagnostischen Treffsicherheit eher zweifelhaft. Dennoch ist STEP für den Nuklearmediziner eine sichere Hilfe bei der Bewertung von Myokard-SPECT-Studien v. a. bei adipösen Patienten. Bei dieser Patientengruppe können Perfusionsstörungen wesentlich sicherer von Schwächungsartefakten unterschieden werden.

Die mit STEP andere, homogenere Darstellung der Nuklidverteilung im Herzmuskel erfordert für semiquantitative Auswerteverfahren natürlich die Datensammlung zur Aufstellung neuer Normkollektive. Die Normgrenzen werden mit STEP enger gezogen werden können, und es bietet sich somit die Chance einer Verbesserung der diagnostischen Treffsicherheit.

4.4
Zusammenfassung

Das „simultane Transmissions- und Emissionsprotokoll", kurz STEP genannt, ist eine Entwicklung der Fa. Picker, um eine möglichst exakte, aber auch einfach durchführbare Methode für die nichtuniforme Schwächungskorrektur bei der Myokardszintigraphie mit der PRISM-3000-Dreikopf-Gammakamera zu ermöglichen.

Es beruht darauf, anhand einer Transmissionsmessung mittels einer externen Linienquelle die tatsächliche Verteilung der Schwächungskoeffizienten im Körper zu bestimmen.

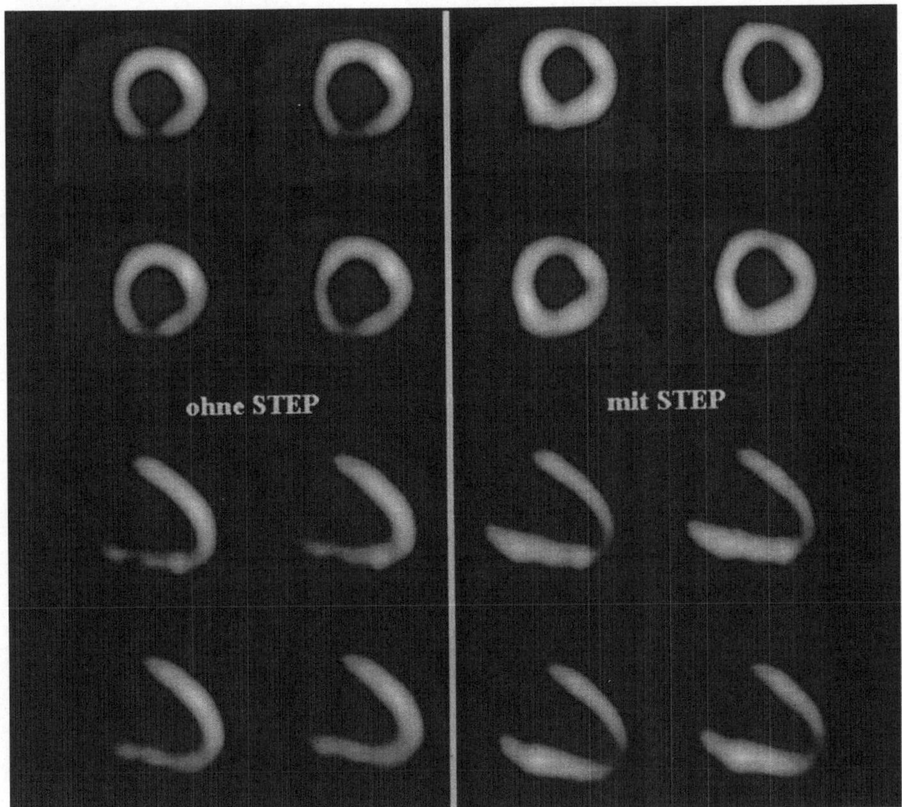

Abb. 4.4. Normalbefund einer ^{99m}Tc-MIBI-SPECT mit *(rechts)* und ohne *(links)* Schwächungs-korrektur. Gut erkennbar ist eine deutlich bessere Darstellung der Hinterwand und eine gerin-gere Betonung der kameranahen Vorderwandanteile im Vergleich zu den unkorrigierten Bildern

Aufgrund der simultanen Messung von Transmission und Emission ergibt sich für den Patienten keine Verlängerung der Aufnahmezeit. Die zusätzliche Strahlenbela-stung durch die Transmissionsquelle ist vernachlässigbar gering.

Mögliche Meßungenauigkeiten durch Inhomogenität der Transmissionsquelle, Crosstalk der Impulse der Transmissions- und Emissionsstrahlung in die jeweiligen Energiefenster, „truncation" (Abschneiden) von lateralen Körperanteilen bei der Transmissionsaufnahme bedingt durch das kleine Gesichtsfeld der verwendeten Fan-beam-Kollimatoren, werden durch mehrere Korrekturverfahren minimiert. Sowohl die Rekonstruktion der Transmissions- als auch der Emissionsbilder erfolgt mittels eines iterativen Algorithmus.

Erste Studien bestätigen, daß STEP zuverlässig die bekannten Schwächungs-artefakte beseitigt. Ob die *klinische* Aussagekraft der Myokardszintigraphie hier-durch wesentlich verbessert werden kann, muß anhand größerer Studien noch gezeigt werden. Die richtige Beurteilung einer Myokard-SPECT bei einem adipösen Patienten wird mit STEP auf jeden Fall erleichtert.

Literatur

1. Chang LT (1978) A method for attenuation correction in radionuclide computed tomography. IEEE Trans Nucl Sci 35: 638–643
2. Sorenson JA (1971) Thesis. Univ Wisconsin
3. Lange K, Bahn M, Little R (1987) A theoretical study of some maximum likelyhood algorithms for emission and transmission tomography. IEEE Trans Med Imag 6: 106–114
4. Huesman RH, Gullberg GT, Greenberg WL, Budinger TF (1977) RECLBL library users manual-donner algorithms for reconstruction tomography. Lawrence Berkeley Lab. Berkeley CA Tech Rep Publ-214
5. Gullberg GT, Huesman RH, Malko JA, Pelc NJ, Budinger TF (1986) An attenuated projector-backprojector for iterative SPECT reconstruction. Phys Med Biol 30 (1): 799–816
6. Tung CH, Gullberg GT, Zeng GL, Christian PE, Datz FL, Morgan HT (1992) Nonuniform attenuation correction using simultaneous transmission converging tomography. IEEE Trans Nucl Sci 39: 1134–1143
7. STEP for PRISM 3000XP. Operators Guide (1995) PICKER International Inc., Nuclear Medical Imaging Systems, Ohio Imaging Division, Bedford Heights
8. Morgan HT, Thornton BG, Shand DC, Ray JS, Maniawski PJ (1994) A simultaneous transmission-emission imaging system: description and performance. Picker International Inc., Nuclear Medical Imaging Systems, Ohio Imaging Division, Bedford Heights
9. Morgan HT, Thornton BG, Shand DC, Ray JS, Maniawski PJ (1994) A simultaneous transmission-emission imaging system: description and performance. J Nucl Med 35: 193 P (Abstr)
10. Maniawski PJ, Morgan HT, Gullberg GT, Zeng GL, Welch AE, Tung CH (1995) Performance evaluation of a transmission reconstruction algorithm with simultaneous transmission emission SPECT-system in a presence of data truncation. IEEE Trans Nucl Sci 42: 1578–1581
11. Stein K, Walser R, Hahn K (1996) Simultane Transmission Emission (STEP) bei der Myocard SPECT. Nucl Med 35: A 103 (Abstr)
12. Knesewitsch P, Walser R, Kantlehner R, Münzing W, Hahn K (1996): ^{201}Tl-Myokard-SPECT. Erste Erfahrungen mit einem simultanen Transmissions-Emissions-Akquisitionsprotokoll zur patientenspezifischen Abschwächungskorrektur. Nucl Med 35: 78–85
13. Schneider-Eicke J, Böning G, Ficaro E, Nekolla S, Weber W, Kretschko J, Schwaiger M (1995) Attenuation correction in cardiac SPECT: An initial validation in a multi-head SPECT-system. Eur J Nucl Med 22: 821 (Abstr)
14. Kluge R, Seese A, Hohdorf K, Engelmann L, Knapp WH (1996): Nonuniforme Schwächungskorrektur verbessert die quantitative Auswertbarkeit myokardialer SPECT-Studien. Nucl Med 35: V141 A48 (Abstr)

5 Gated SPECT (GASPECT)-Radionuklid-ventrikulographie

C. Eilles und J. Marienhagen

5.1
Einleitung

Die Vorteile computertomographischer Rekonstruktionstechniken, nämlich verbesserter Kontrast und überlagerungsfreie dreidimensionale Darstellung untersuchter Organe, machten die Emissionscomputertomographie (ECT) zu einem ähnlich unverzichtbaren Instrument nuklearmedizinischer Diagnostik wie die Transmissionscomputertomographie in der Röntgendiagnostik. So lag mit Beginn klinischer Anwendungen der ECT der Gedanke nahe, die Radionuklidventrikulographie (RNV) mit tomographischen Techniken zu verbinden. Bereits Ende der 70er Jahre wiesen Arbeitsgruppen auf die prinzipielle Möglichkeit einer EKG-getriggerten RNV in SPECT-Technik hin [1].

Vorteile und Nachteile einer EKG-getriggerten RNV in emissionscomputertomographischer Technik liegen im Vergleich zu planaren Methoden auf der Hand. Während planare Techniken – v. a. in Äquilibriumstechnik – quantitative Analysen nur in einer beide Ventrikel separat darstellenden Projektion erlauben, vermag eine tomographische Technik regionale Analysen an allen Herzwänden durchzuführen. Messungen globaler Funktionsparameter wie z.B. der Ejektionsfraktion (EF) oder von absoluten Volumina sind durch die überlagerungsfreie Darstellung der Herzhöhlen relativ einfach möglich. Individuelle Modifikationen gemessener Zählraten durch Absorption wie z.B. durch deformierte Konfiguration des Ventrikels nach Myokardinfarkt oder starke Adipositas von Patienten stellen im Gegensatz zur planaren RNV für die GASPECT keine methodischen Probleme dar. Als gewisser Nachteil emissionscomputertomographischer RNV-Verfahren sind einmal der relativ hohe Zeitaufwand der Auswertung sowie die fehlende Untersuchungsmöglichkeit während definierter ergometrischer Belastung zu nennen. Durch die Einführung von pharmakologischen Belastungsuntersuchungen mit Hilfe von Persantin oder Dobutamin bzw. Adenosin dürfte letzteres Problem jedoch bereits relativiert sein.

Erste quantitative Analysen, validiert durch den Vergleich mit der Lävokardiographie, konnte unsere Arbeitsgruppe bereits Anfang der 80er Jahre vorstellen [2, 3]. Die weitere Entwicklung führte zu Methoden der untersucherunabhängigen Quantifizierung von Wandbewegungsstörungen [4, 5].

5.2
Methodik

Die Gated-SPECT ist eine Kombination aus EKG-getriggerter planarer RNV und tomographischer Aufnahmetechnik, insofern eine Kombination verfügbarer Verfahren. Als Radiopharmakon werden nach einem der üblichen Protokolle in-vivo- oder in-vitro-^{99m}Tc-markierte autologe Erythrozyten verwendet.

5.2.1
Akquisition

In der Literatur sind eine Reihe z.T. unterschiedlicher Methoden publiziert worden [6–8]. Das im folgenden beschriebene Protokoll wurde von unserer Arbeitsgruppe entwickelt und in zahlreichen Phantom- und Patientenstudien validiert [4, 5].

Zur Akquisition wird ein repräsentativer Herzzyklus in 8–16 Bilder unterteilt und die übliche auf die R-Zacke des EKG's gerichtete Triggerung eingesetzt. Bei Verwendung einer rotierenden 1-Kopf-SPECT-Kamera wird in einem anterioren Halbkreis – beginnend etwa bei RAO 30° – bis links posterior akquiriert. Die Zahl der Aufnahmeprojektionen sollte etwa 32 im Halbkreis betragen. Die Akquisitionsdauer pro Projektion beträgt bei Verabreichung einer durchschnittlichen Aktivität von 700–800 MBq zur Erzielung einer ausreichenden Impulsratenstatistik etwa 40 s. Akquiriert wird in einer 64 × 64-Bildmatrix. Als Kollimator sollte ein LEAP oder hochauflösender Kollimator eingesetzt werden. Für eine reproduzierbare quantitative Auswertung ist es wichtig, die Untersuchungsbedingungen – also Kollimation und Rotationsradius – möglichst für alle Patienten konstant zu halten, insbesondere bei intraindividuellen Verlaufsmessungen.

Die Probleme der Variabilität einzelner Herzzyklen (insbesondere bei Arrhythmien) sind bei der GASPECT die gleichen wie bei der planaren Technik. Idealerweise wird daher eine doppelt gepufferte Akquisition mit Registrierung der tatsächlichen jeweiligen Zykluslänge eingesetzt. Genau wie in der planaren Technik muß für den Abfall der Zählrate gegen Ende des repräsentativen Herzzyklus, der sich durch die unterschiedliche Länge der jeweiligen RR-Intervalle ergibt, korrigiert werden. Bei der längeren Aufnahmedauer der GASEPCT sollte dem physikalischen Zerfall des ^{99m}Tc Rechnung getragen werden.

5.2.2
Rekonstruktion und Auswertung

Die Rekonstruktion der GASPECT-Akquisitionsdaten erfolgt in einer der üblichen Techniken (gefilterte Rückprojektion) unter Einsatz eines gering glättenden Filters. Für quantitative Auswertungen ist wiederum entscheidend, die Rekonstruktionsfilter konstant zu halten. Den üblichen Aufnahmeparametern angepaßt ist eine Cut-off-Frequenz von etwa 0,8–1 cm^{-1}. Nach erfolgter Rekonstruktion wird eine Reangulation der Schnitte entsprechend den Herzachsen vorgenommen, die Verwendung eines nachträglichen Zooms im Maßstab 2 : 1 oder 4 : 1 ist für Wandbewegungsanalysen unerläßlich. Trotz der relativ geringen Gesamtauflösung (durchschnittliche FWHM um 13 mm) ist bei der Analyse der Wandbewegung eine Auflösung von etwa 1 mm Verschiebung ohne weiteres zu erzielen, da hierbei nicht die Gesamtauflösung des Systems, sondern die Zählratenstatistik die entscheidende Rolle spielt [9].

Die Berechnung absoluter Volumina erfolgt anhand der einzelnen obliquen Schnitte, wobei nach Definition der freien Herzwände die jeweiligen Flächen aufsummiert, mit der rekonsturierten Schichtdicke multipliziert werden und schließlich über einen Umrechnungsfaktor die Beziehung zwischen Volumenbildelementen und tatsächlichen Volumina hergestellt wird. Bei der Bestimmung der freien Herzwände wird eine untere Schwelle von etwa 40 % des Impulsmaximums im linken Ventrikel gewählt, um für die durch die beschränkte Auflösung des Gammakamerasystems bedingte Verschmierung der Grenzen zu kompensieren. Im Bereich der Herzbasis werden, ausgehend vom Flächenschwerpunkt des linken Ventrikels in Enddiastole, radiäre Profile gebildet. Die Grenze wird als lokales Maximum nach Konvolution mit einem Laplace-Operator angenommen. Die Schnittebene der Herzbasis wird wie von Stadius et al. [10] angegeben definiert als diejenige Schnittebene, in der die Stroke-Counts (enddiastolische Zählrate – endsystolische Zählrate) im koronalen Schnitt gegen 0 fallen oder negative Werte annehmen. Das linksventrikuläre Schlagvolumen ergibt sich aus der absoluten Differenz zwischen dem so berechneten enddiastolischem und endsystolischem Volumen [4].

Analysen der Wandbewegungen sollten untersucherunabhängig erfolgen. Hierzu ist die Definition eines Normalkollektivs erforderlich. Da eine erhebliche Variabilität der Wandbewegung im Normkollektiv zwischen verschiedenen Wandabschnitten vorliegt, empfiehlt sich eine sog. Z-Transformation der gewonnenen Patientenmeßwerte. Wünschenswert wäre eine dreidimensionale Analyse der Wandbewegung, die allerdings mit einem sehr hohen Rechenaufwand verbunden ist. Nach unseren Erfahrungen hat sich daher die Analyse eines dicken Schnittes entlang der Längsachse des linken Herzens bewährt, der etwa 3–4 cm Breite aufweist. In dieser Achse sind v. a. Vorder- und Hinterwand sowie Herzspitze hervorragend zu beurteilen, naturgemäß Septum und laterale Wand wenig. Die Beurteilung der lateralen Wand sollte – falls erforderlich – über koronaloblique Schnitte erfolgen. Die Wahl eines relativ dicken Schnittes beinhaltet zudem den Vorteil, eine Fourier-Analyse durchführen zu können, also ein funktionelles Bild der Amplituden- und Phasenverteilung im Schnitt zu berechnen. Das Phasenbild erlaubt v. a. die Abgrenzung der Herzbasis sowohl zur Berechnung der Volumina als auch zur Wandbewegungsanalyse.

5.3
Validierung der GASPECT

Sämtliche Arbeitsgruppen, die quantitative Ergebnisse der GASPECT vorlegen, zeigen eine hervorragende Korrelation der Volumenbestimmungen zu Referenzverfahren, meist der biplanen Cine-Angiokardiographie [6,7].

In Würzburg wurde die Validierung der Volumenmessungen im direkten Vergleich zur während der Akquisition der GASPECT erfolgten Thermodilution, im Vergleich zur Cine-Angiographie, zur DSA und zum MRT vorgenommen [3–5,11, 12]. Zu

	MRT	GASPECT
EDV	156,8 ± 30,1 ml (113–238)	157,2 ± 32,8 ml (107–253)
ESV	76,3 ± 29,6 ml (37–156)	80,2 ± 34,4 ml (35–169)

Tabelle 5.1. Vergleich linksventrikulärer Volumina in Enddiastole *(EDV)* und -systole *(ESV)*: GASPECT vs. Kardio-MRT

allen Referenzmethoden bestehen hervorragende Korrelationen. So fand sich bei n = 40 Patienten zwischen den Schlagvolumina, ermittelt jeweils durch GASPECT und Thermodilution, eine Korrelation von r = 0.87 (p < 0.001). Hierbei war der Standardfehler der Regression mit 5,4 ml gering. Das Schlagvolumen wird im Vergleich zur Thermodilutionsmethode durch die GASPECT jedoch geringfügig unterschätzt. Diese geringfügige Unterschätzung des Schlagvolumens durch die tomographische Technik ist durch eine Überschätzung des endsystolischen Volumens bedingt, wobei die wahrscheinlichste Erklärung hierfür in der relativ geringen zeitlichen Auflösung liegen dürfte [13]. Es handelt sich letztlich um einen Kompromiß zwischen möglichst hoher Zählratenstatistik und der verabreichten Radioaktivität bei gegebener Akquisitionsdauer. Die von uns zur GASPECT verabreichte Aktivität ist nicht höher als die bei einer planaren RNV (ca. 740 MBq ^{99m}Tc). Bei einer Aufnahmedauer von 40 s/Projektion ergeben sich hieraus Aufnahmezeiten von etwa 3 min, was von allen Patienten gut toleriert wurde. Tabelle 5.1 zeigt einen Vergleich der jeweils durch GASPECT und Kardio-MRT bestimmten endsystolischen und enddiastolischen Volumina. Hier fand sich bei n = 24 Patienten bezogen auf das endsystolische Volumen (ESV) eine Korrelation von 0.96 bei einem Standardfehler von 10,1 ml. Die enddiastolischen Volumina (EDV) waren ebenfalls mit r = 0.96 korreliert, der Standardfehler betrug hier 9 ml.

Nach unseren Erfahrungen beträgt der maximale Fehler in der Volumenbestimmung des linken Ventrikels bei einigermaßen sorgfältiger Bestimmung etwa 7 ml.

Die *Validierung der regionalen Wandbewegungsanalyse* erfolgte im direkten Vergleich zur digitalen Subtraktionsangiographie, die allerdings methodische Differenzen zur GASPECT aufweist, v. a. insofern, als in der DSA-Technik nur einzelne Herzschläge analysiert werden können, während die GASPECT eine Mittelung mehrerer hundert Herzzyklen beinhaltet.

Das in Würzburg entwickelte Verfahren der quantitativen Analyse von Wandbewegungsstörungen ist relativ einfach: Der linke Ventrikel wird im Längsschnitt in 18 gleichwinklige Sektoren unterteilt, hierbei bildet der Flächenschwerpunkt in der Enddiastole das Zentrum der Sektoren. Die prozentuale Flächenänderung zwischen Diastole und Systole der einzelnen Sektoren (ASF = „area shrinkage fraction") wird mit dem Mittelwert des Normalkollektivs verglichen, die Differenz wird durch die 1.96fache Standardabweichung des Normkollektivs dividiert. Dieser Score wird für jeden Sektor mit Ausnahme der Sektoren im Bereich der Herzbasis entwickelt. Der so gewonnene Zahlenwert wird allerdings nur dann ungleich 0 gesetzt, wenn die Normgrenzen (entsprechend einem Konfidenzintervall von 95 %) – d. h. also Mittelwert des Normkollektivs ± 1,96fache Standardabweichung – unter- oder überschritten werden. Die so gewonnenen Scorewerte jedes Sektors werden für den gesamten Ventrikel aufaddiert und bilden ein Maß der gesamten Bewegungsstörung des linken Ventrikels. Die Validierung dieses Scores erfolgte im Vergleich zur Funktion des linken Ventrikels, bestimmt mit planarer RNV und im Vergleich zur Infarktgröße, gemessen mit der [201]Tl- Myokard-SPECT nach der von Tamaki et al. angegebenen Methode [14]. Betrachtet man die Ergebnisse dieser Validierung getrennt nach Infarktlokalisation, so zeigte sich bei n = 18 Patienten mit Zustand nach Vorderwandinfarkt eine Korrelation von r = 0.86 zwischen ASF-Score und Größe des ^{201}Tl-Speicherdefektes in der Myokard-SPECT (p < 0.001), während bei n = 19 Patienten mit Hinterwandinfarkt eine gerinfügig niedrigere Korrelation (r = 0.81, p < 0.001) beobachtet wurde. Dieser Unterschied ist statistisch nicht signifikant. Bezogen auf die EF des linken Ventrikels – bestimmt mit planarer RNV – fand sich bei n = 44 Patienten mit Myokardinfarkt eine Korrelation von 0.82 (p < 0.001) zwischen EF- und ASF-Scores.

5.4
Einsatz der GASPECT

Die GASPECT vermag keine Parameter zu liefern, die andere konkurrierende Untersuchungsverfahren nicht ebenfalls zur Verfügung stellen könnten [15]. Als wesentliche Konkurrenzverfahren sind hierbei die Echokardiographie (auch Streßechokardiographie), die Magnetresonanztomographie und die planare Radionuklidventrikulographie anzusehen. Die *Vorteile* der GASPECT gegenüber der Echokardiographie liegen in der hohen Reproduzierbarkeit und Untersucherunabhängigkeit der gewonnenen Daten, der Exaktheit der Volumenbestimmungen und der problemlosen, ebenso untersucherunabhängigen Wandbewegungsanalyse. Die *Echokardiographie* kann demgegenüber den Vorteil der nahezu beliebigen Wiederholbarkeit aufgrund des Fehlens jeglicher Strahlenexposition in Anspruch nehmen, allerdings mit ihren bekannten Problemen (Blickwinkel, Untersucherabhängigkeit, Repositionierung, deformierte Ventrikel). Als gemeinsamer *Nachteil der Echokardiographie und der Kardio-MRT* ist anzusehen, daß beide Methoden jeweils bestimmte Patientengruppen von der Untersuchung ausschließen (z. B. Herzschrittmacherpatienten in der MRT), während die GASPECT prinzipiell allen Patienten zugänglich ist.

Die *planare Radionuklidventrikulographie* wiederum vermag Funktionsparameter auf globaler wie regionaler Ebene auch unter körperlicher Belastung zu liefern, was der GASPECT bisher vorenthalten bleibt. Die *Magnetresonanztomographie (Kardio-MRT)* ist hinsichtlich ihrer Methodik mindestens genauso aufwendig wie die GASEPCT, vermag jedoch, ebenso wie die Echokardiographie, morphologiebezogene Zusatzinformationen zu liefern, die über die prinzipiellen Aussagemöglichkeiten der GASPECT hinausgehen. Ein gemeinsames Problem aller Untersuchungsverfahren (insbesondere bei EKG-Triggerung) stellen Herzrhythmusstörungen (Arrhythmien) dar. Ein weiterer gemeinsamer Schwachpunkt sowohl der GASPECT als auch der Echokardiographie stellt die Beurteilung des rechten Ventrikels dar, der wiederum in der Kardio-MRT problemlos beurteilbar und auch hinsichtlich seiner funktionellen Parameter auswertbar ist. Ein gemeinsames methodisches Problem der GASPECT und der Kardio-MRT stellt die begrenzte zeitliche Auflösung beider Verfahren dar, die im Fall der GASPECT etwa 25 ms beträgt.

Die Tabellen 2 und 3 dienen zum Vergleich der methodischen Besonderheiten der einzelnen Verfahren.

Tabelle 5.2. GASPECT im Vergleich zu konkurrierenden Verfahren

	GASPECT	MRT	2D-Echo
Methodik	Markierte Erythrozyten im Äquilibrium, EKG-Triggerung (Mittelwert)	FFE, SE, „Flash-shot", „Tagging", EKG-Triggerung (Mittelwert)	„Real Time", Impedanz
Leitkontur	Blut	Myokard, Endokard	Endokard
Volumenanalyse	Schichten	Schichten, Interpolation	Geometrische Annahmen, Schichten, Interpolation
Analyse	Volumina, Wandbewegung (globale und regionale Funktion)	Volumina, Wandbewegung (globale und regionale Funktion), Wanddicke, Myokardmasse, Zusatzinformationen (Klappenfunktion etc.)	Volumina Wandbewegung (globale und regionale Funktion), Wanddicke, Zusatzinformationen (Klappenfunktion etc.)

Tabelle 5.3. GASPECT, Kardio-MRT und 2D-Echo am Beispiel der Analyse der linksventrikulären Wandbewegung

GASPECT	MRT	2D-Echo
Untersucherunabhängig	Untersucherunabhängig	Abhängig v. Untersucher
Quantitativ	Semiquantitativ Quantitativ	Qualitativ Semiquantitativ
Sektoral, Chords	Sektoral, Chords	Quantitativ
3D möglich	3D möglich	
Fourier-Analyse		

Der *Einsatz der GASPECT* liegt also bei denjenigen Fragestellungen, bei denen es auf eine hohe Genauigkeit absoluter wie auch regionaler Funktionsparameter ankommt. Beispielshalber seien hier die prospektive Infarktstudie zum Remodelling nach Myokardinfarkt der Würzburger Arbeitsgruppe genannt [16, 17]. Ziel dieser Studie war es, die Beziehung zwischen der Dilatation des linken Ventrikels und globalen und regionalen kardialen Funktionsparametern bei Patienten mit Myokardinfarkt zu untersuchen, um frühe Prädiktoren einer progressiven linksventrikulären Dilatation und Insuffizienz zu identifizieren. Mit Hilfe der GASPECT wurden die linksventrikulären Volumina und die regionalen ASF-Scores bestimmt. Ferner wurden die globale EF mit Hilfe der planaren RNV im Anschluß an die GASPECT sowie weitere hämodynamische Parameter mittels Links- und Rechtsherzkatheter in Ruhe und unter Belastung zu verschiedenen Zeitpunkten (4 Tage, 4 Wochen, 6 Monate sowie 1,5 und 3 Jahre) nach einem ersten Myokardinfarkt bestimmt. Die Studie umfaßte n = 70 Patienten, die je nach dem Ausmaß der linksventrikulären Dilatation in 3 Gruppen eingeteilt wurden. Hierbei zeigte sich, daß in 20 % mit der Entwicklung einer progressi-

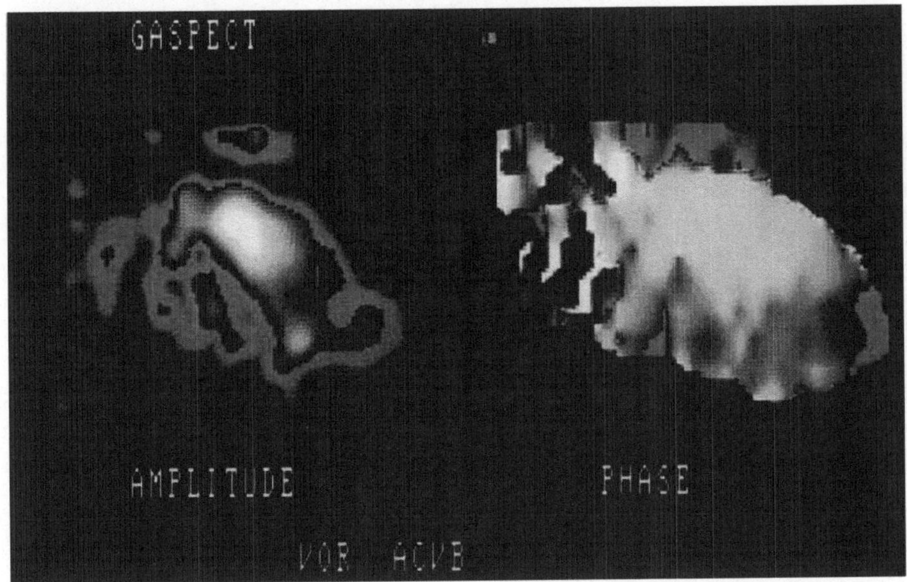

Abb. 5.1. GASPECT bei KHK vor ACVB (parametrische Bilder: Amplitude und Phase)

ven linksventrikulären Dilatation zu rechnen ist, die zunächst kompensatorisch wirkt, bei weiterer Dilatation aber nicht kompensatorisch ist und schließlich zur Herzinsuffizienz führt. Durch multivariate Analysen konnten Risikofaktoren identifiziert werden (u. a. EF, linksventrikuläre Volumina), die eine solche Entwicklung bei Zustand nach Herzinfarkt frühzeitig erkennen lassen. Da Patienten mit progressiver linksventrikulärer Dilatation von einer frühzeitigen Therapie mit ACE-Hemmern profitieren [18, 19], bietet sich die GASPECT zur Erkennung der Patienten, die das Risiko eines solchen klinischen Verlaufs tragen, an.

Ebenso ist es mit der GASPECT möglich, Funktionsverbesserungen, z. B. nach Revaskularisation unmittelbar und quantitativ nachzuweisen (Interventionen, s. Abb. 5.1 und 5.2). In der täglichen Kardiologie wird allerdings meistens eine grobe Abschätzung der Ventrikelfunktion mittels Echokardiographie ausreichen, so daß das Einsatzgebiet der GASPECT derzeit überwiegend in wissenschaftlichen Fragestellungen zu liegen scheint.

Anbieten würde sich die Methode zur Abschätzung des Schweregrades von Klappeninsuffizienzen, z. B. der Aorteninsuffizienz, da über GASPECT das Schlagvolumen genau bestimmbar ist und somit sowohl das linksventrikuläre Volumen wie in Relation hierzu das Regurgitationsvolumen sehr genau bestimmbar würden, falls das Vorwärtsvolumen z. B. über Indikatorverdünnungstechniken („first pass" oder Thermodilution) bestimmt wird.

Entsprechende Arbeiten liegen allerdings bisher nicht vor, so daß diesbezüglich noch keine definitive Aussage zu treffen ist.

Entgegen früheren Hoffnungen konnte sich die GASPECT in der Primärdiagnostik der koronaren Herzerkrankung (KHK) nicht durchsetzen. Durch die breite Einfüh-

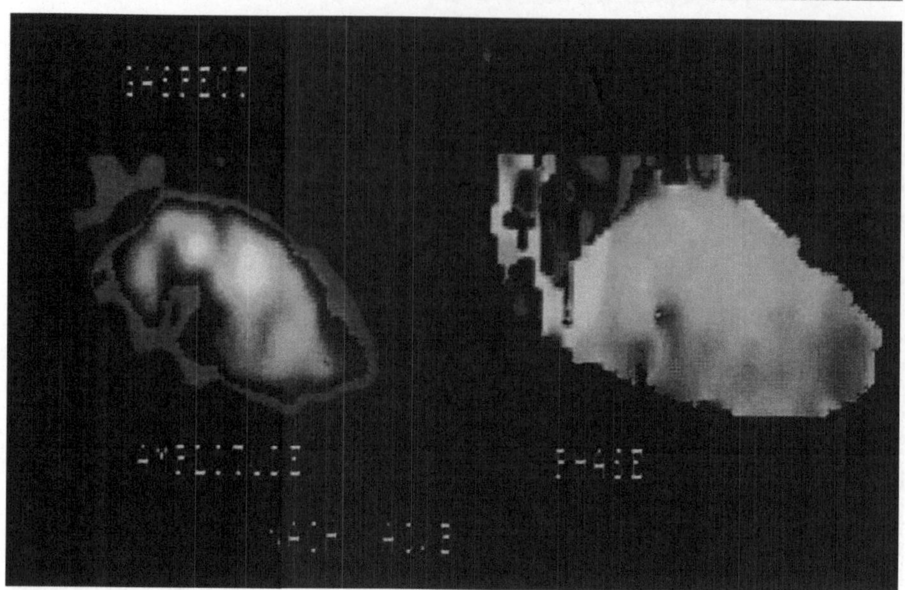

Abb. 5.2. GASPECT nach erfolgtem ACVB. Deutliche Verbesserung der regionalen Kontraktion (Hinterwand und Spitze). Synchroneres Kontraktionsverhalten

rung der Streßechokardiographie dürfte sich dies auch zukünftig nicht ändern. Diese Einschätzung ist nach unserer Meinung auch gültig für andere KHK-bezogene Fragestellungen (z. B. „stunned myocardium"), wenngleich hier sicher die Möglichkeiten der pharmakologischen Belastung (Dobutamin, Adenosin) verbunden mit den oben geschilderten Vorteilen der GASPECT zumindest prinzipiell eine hohe diagnostische Zuverlässigkeit erwarten ließe [20]. Ob es jedoch möglich sein wird, dies durch entsprechende Studien zu erhärten, wird die Zukunft zeigen.

Literatur

1. Moore ML, Murohy PH, Burdine JA (1980) ECG-gated Emission Computed Tomography of the cardiac blood pool. Radiology 134: 233–235
2. Eilles C, Ertl G, Gerhards W, Strauss P, Reiners C, Börner W (1982) Gated Single Photon Emission Computed Tomography (GASPECT) applied to radionuclide ventriculography (RVG). Circulation (Suppl 2): 367
3. Eilles C, Ertl G, Maisch B, Gerhards W, Schick F, Börner W, Kochsiek K (1983) Gated Single Photon Emission Computed Tomography (GASPECT) radionuclide ventriculography (RVG), 2D- echocardiography and thermodilution: heart rate dependent changes of ejection fraction, stroke volume, and ventricular volume. Eur Heart J 4: Suppl E: 72
4. Eilles C (1988) Gated SPECT (GASPECT) in der Analyse der globalen und regionalen linksventrikulären Funktion. Nuklearmediziner 11: 77–87
5. Eilles C, Börner W (1989) Klinische Ergebnisse der SPECT-Radionuklidventrikulographie. Nuklearmediziner 12: 35–51
6. Bourguignon MH, Schindledecker JG, Carey GA, Douglass KH , Burow RD, Camargo EE, Becker LC, Wagner HN (1981) Quantification of left ventricular volume in gated equilibrium radioventriculography. Eur J Nucl Med 6: 349–353
7. Bunker SR, Hartshorne MF, Schmidt WP, Cawthon MA, Karl RD, Bauman JM, Howard WH,

Rubal BJ (1985) Left ventricular volume determination from single-photon emission computed tomography. AJR 144: 295–298

8. Standke R, Hör G, Maul FD (1983) Fully automated sectorial equilibrium radionuclide ventriculography; proposal of a method for routine use: exercise and follow up. Eur J Nucl Med 8: 77–83

9. Chapman DR, Garcia EV, Berman DS, Levy RL, Van Train K, Waxman A (1982) Detection of one-millimeter motion under conditions simulating equilibrium blood pool scintigraphy. J Nucl Med 23: 42–47

10. Stadius ML, Williams DL, Harp G, Cerqueira M, Caldwell JH, Stratton JR, Ritchie JL (1985) Left ventricular volume determination using single-photon emission computed tomography. Am J Cardiol 55: 185–191

11. Eilles C, Gaudron P, Ertl G, Börner W (1991) SPECT- Radionuklid-Ventrikulographie Ergebnisse bei Patienten mit Herzinfarkt. Nuklearmediziner 14: 122–128

12. Eilles C, Krahe T, Gaudron P (1992) Bestimmung linksventrikulärer Volumina durch Kardio-MRT und Gated-SPECT. Nuklearmedizin 31: A16 (Abstract)

13. Bacharach SL, Green MV, Borer JS, Hyde JE, Farkas SP, Johnston GS (1979) Left-ventricular peak ejection rate, filling rate and ejection fraction – frame rate requirements at rest and exercise: concise communication. J Nucl Med 20:179

14. Tamaki S, Nakajima H, Murakami T, Yui Y, Kambara H, Kadota K, Yoshida A, Kawat C, Tamaki N, Mukai T, Ishii Y, Torizuka K (1982) Estimation of infarct size by myocardial emission computed tomography with Thallium-201 and its relation to creatine kinase-MB release after myocardial infarction in man. Circulation 66: 994–1001

15. Hör G (1996) What is the current status of quantification and nuclear medicine in cardiology? Eur J Nucl Med 23: 815–851

16. Gaudron P, Eilles C, Jugler I, Ertl G (1993) Progressive left ventricular dysfunction and remodelling after myocardial infarction. Potential mechanisms and early predictors. Circulation 87: 755–763

17. Gaudron P, Eilles C, Ertl G, Kochsiek K (1990) Early remodelling of the left ventricle in patients with myocardial infarction. Eur Heart J 11: 139–146

18. Pfeffer MA, Pfeffer JM, Steinberg C, Finn P (1985) Survival after an experimental myocardial infarction: beneficial effects of long-term therapy with captopril. Circulation 72: 406–412

19. Sharpe N, Smith H, Murphy J, Greaves S, Hart H, Gamble G (1991) Early prevention of left ventricular dysfunction following myocardial infarction with angiotensin converting enzyme inhibition. Lancet 337: 872–876

20. Port SC (1994) The role of radionuclide ventriculography in the assessment of prognosis in patients with CAD. J Nucl Med 35: 721–725

6 Qualitätskontrolle einer SPECT-Kamera

K. Stein

6.1
Einleitung

Die Single-Photon-Emissions-Tomographie erfordert zur Sicherung eines hohen Untersuchungsstandards und zur Gewährleistung zuverlässiger Untersuchungsergebnisse eine sorgfältige und engmaschige Überwachung der gesamten Betriebsparameter des Kamerasystems. Die Qualitätskontrolle der nuklearmedizinischen Geräte ist in der „Richtlinie Strahlenschutz in der Medizin" [1] gesetzlich geregelt. Diese Richtlinie, am 1. Juni 1989 in Kraft getreten, verweist zur Durchführung der notwendigen Kontrollen in vielen Punkten auf die entsprechenden DIN (DIN 6855, Teil 2 und 3 [2, 3]). Leider stimmen die in der Richtlinie geforderten und die in den DIN empfohlenen Kontrollen nicht immer überein, besonders in bezug auf die Häufigkeit der Messungen, so daß auf seiten der Anwender Unsicherheit bei der Durchführung und Bewertung der geforderten Kontrollen auftritt. In diesem Kapitel wird versucht, die einzelnen Kontrollen näher zu erläutern und generelle Anleitungen zu deren Durchführung zu geben.

6.2
Abnahmeprüfung

Nach Installation einer neuen SPECT-Kamera bzw. nach größeren Reparaturen sollte zusammen mit der Lieferfirma die Leistung der Kamera quantitativ erfaßt und dokumentiert werden. Diese Abnahmeprüfung (nach DIN EN 60789 [4]) gewährleistet einerseits die korrekte Funktion des Systems, andererseits liefert sie die Referenzwerte für die zukünftige Konstanzprüfung der Kamera und dient somit als Bezugspunkt für die vom Betreiber durchzuführende Qualitätskontrolle.

6.3
Konstanzprüfung

Die Konstanzprüfung einer Kamera umfaßt die Überprüfung verschiedener Leistungsparameter mit einfachen Methoden durch den Betreiber und erlaubt so, Veränderungen des Systems gegenüber dem Ausgangszustand aufzuzeigen. Die Ergebnisse der Konstanzprüfung sind aufzuzeichnen, die Aufzeichnungen sind 10 Jahre aufzubewahren [5].

6.3.1
Zeitschema der notwendigen Konstanzprüfungen

Siehe Tabelle 6.1.

Tabelle 6.1. Zeitschema der notwendigen Konstanzprüfungen

Häufigkeit	Art der Prüfung
Arbeitstäglich	Energiefenster, Untergrundzählrate, Kippwinkel
Wöchentlich	Ausbeute, Systeminhomogenität, Rotationszentrum
Halbjährlich	Abbildungsmaßstab, Rastermaßstab, Ortsauflösung, Linearität, Dokumentationseinrichtung, tomographische Inhomogenität, Kontrast

6.3.2
Prüfung der planaren Abbildungseigenschaften

Energiefenster
Für jedes verwendete Isotop ist arbeitstäglich eine Kontrolle des Energiespektrums erforderlich, d.h. es ist die korrekte Lage des oder der Peaks eines Isotops zu überprüfen. Mit Hilfe einer nicht kollimierten Punktquelle, z.B. einer für einen Patienten bestimmten Spritze des jeweiligen Radionuklids, wird ein Energiespektrum aufgenommen. Abweichungen können ihre Ursache in der Energiekorrektur oder der Elektronik des Systems haben.

Untergrundzählrate
Die Untergrundzählrate (Nulleffekt) ist im meistbenutzten niederenergetischen Energiefenster, üblicherweise also im ^{99m}Tc-Fenster, arbeitstäglich zu überprüfen und zu dokumentieren. Hierzu wird eine statische Aufnahme mit stets gleicher Meßgeometrie (gleiche Kamera- und Aufnahmeparameter) und ausreichender Zählstatistik (z.B. 120 s) angefertigt. Erhöhte Meßwerte können auf einer Kontamination des Raums oder des Kamerasystems, auf Fremdquellen im Raum oder einer Fehlfunktion des Kamera-Rechner-Systems beruhen.

Ausbeute
Das Verhältnis zwischen gemessener Impulsrate und bekannter Aktivität einer radioaktiven Quelle wird als Ausbeute bezeichnet. Sie ist wöchentlich mit einem Referenzstrahler, dessen Energie $\leq$ 200 KeV ist, bei stets gleicher Meßgeometrie zu prüfen. Hierbei ist die Quelle senkrecht zur Detektorachse anzuordnen. Die so ermittelte Ausbeute, angegeben als Impulsrate pro Aktivität, also in s^{-1}/Bq, wird mit einem Referenzwert verglichen und hat nur Gültigkeit für einen bestimmten Kollimator, ein bestimmtes Radionuklid und ein bestimmtes Energiefenster. Bei Verwendung langlebiger Radionuklide wie z.B. ^{57}Co als Referenzstrahler ist der radioaktive Zerfall der Quelle bei der Berechnung der Ausbeute unbedingt einzubeziehen. Eine Abweichung

der Ausbeute kann u.a. folgende Ursachen haben: Fehler im Szintillationskristall, Defekt eines oder mehrerer Photomultiplier, dejustierte Photomultiplier, unzureichende Energieauflösung und Fehler in der nachgeschalteten Elektronik.

Inhomogenität

Unter Homogenität versteht man die Eigenschaft einer Kamera, bei homogener Einstrahlung bezüglich Intensitäts- und Energieverteilung ein Szintigramm homogener Schwärzung zu erzeugen. Die Ausbeute der Kamera ist jedoch nicht an jeder Stelle des Gesichtsfelds gleich, sondern nur innerhalb gewisser Grenzen, die durch die Inhomogenität gegeben sind. Diese Unterschiede der Impulsinhalte werden integral und differential angegeben. Die integrale Inhomogenität bezeichnet Veränderungen bezogen auf das volle Gesichtsfeld der Kamera. Bestimmt wird der maximale und der minimale Impulsinhalt. Die Differenz dieser Werte wird durch ihre Summe dividiert und ergibt nach Multiplikation mit 100 die integrale Inhomogenität in %.

$$\text{Integrale Inhomogenität} = 100\,\% \cdot \frac{\text{Max} - \text{Min}}{\text{Max} + \text{Min}}$$

Die differentiale Inhomogenität bezeichnet die maximale Abweichung der registrierten Impulse innerhalb benachbarter Pixel. Ermittelt wird sie mittels einer ROI von 5 Pixeln, die jeweils in Schritten verschoben das gesamte Gesichtsfeld abtastet. Die ROI mit der größten Abweichung zwischen Maximal- und Minimalwert wird für die Berechnung der differentialen Inhomogenität herangezogen.

$$\text{Differenziale Inhomogenität} = 100\,\% \cdot \frac{\text{Max} - \text{Min}}{\text{Max} + \text{Min}}$$

Die Homogenität ist eines der wesentlichsten Qualitätsmerkmale der SPECT-Bildgebung. Homogenitätsschwankungen der einzelnen Projektionen werden bei der

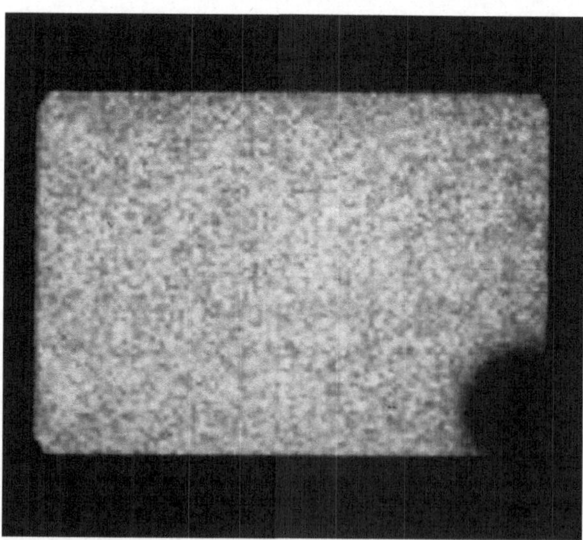

Abb. 6.1. Kontrollaufnahme der Homogenität: Ausfall eines Photomultipliers

Rekonstruktion der tomographischen Schichten verstärkt und sind häufig die Ursache für Ringartefakte in den rekonstruierten Schnitten. Einfluß nehmen eine Reihe kamerainhärenter und kameraunabhängiger Faktoren wie z.B. Energiesignalschwankungen, Ausfall eines Photomultipliers (s. Abb. 6.1), Nichtlinearitäten des Kollimators, unkorrekte Energiefensterlage und Fehler des Bildregistriersystems. Zur Korrektur der Inhomogenität schreibt die Richtlinie Strahlenschutz in der Medizin die Erstellung von Korrekturmatrizen vor, die eine ausreichende statistische Sicherheit aufweisen (30 Mio. cts/Aufnahme bei einer 64 × 64-Matrix oder 120 Mio. cts/Aufnahme bei einer 128 × 128-Matrix). Eine solche Matrix ist für jede Konfiguration Kollimator/Radionuklid separat anzufertigen. Die erstellten Korrekturmatrizen erlauben eine rechnerische Korrektur der Patientendaten und sind für eine artefaktfreie Rekonstruktion unerläßlich. Bezüglich der Qualitätskontrolle wird für eine Kamera mit rotierendem Meßkopf die wöchentliche Bestimmung der Systeminhomogenität für eine Kollimator-Radionuklid-Kombination gefordert. Die DIN schreibt hier die Verwendung einer homogenen Flächenquelle vor, deren Maße 20 mm größer sind als die des Sichtfeldes der Kamera. Die Gesamtdicke der Quelle (aktive Flüssigkeit, Boden und Deckel) muß größer als 8 cm sein, um einen ausreichend hohen Streustrahlenanteil entsprechend einer Patientenstudie zu gewährleisten. Bei homogener Aktivitätsverteilung in der Flüssigkeitsschicht muß die Dicke der Flüssigkeitsschicht auf ± 1% konstant sein. Das Phantom ist dicht vor dem Kamerakopf zu positionieren. Als Radionuklid wird jenes gewählt, das auch am Patienten eingesetzt wird. Die Fensterbreite ist auf ± 10% einzustellen. Mindestens 10 000 Impulse pro Pixel sollte die anzufertigende statische Aufnahme enthalten, wobei die Impulsrate nicht größer als 20 000 s^{-1} sein darf (Totzeit der Kamera). Die integrale Inhomogenität muß laut IEC 789 bei einer Gammakamera mit nachgeschalteter Datenverarbeitung quantitativ bestimmt werden [6].

Abbildungsmaßstab
Der Abbildungsmaßstab ist der Quotient aus der Entfernung zweier Bildpunkte im Szintigramm zum Abstand der dazugehörigen Punktquellen im Objekt. Bei der Gammakamera ist er < 1 und abhängig von der Kamera selbst, z.B. dem Ausgabeformat sowie dem Abbildungsmaßstab des Kollimators. Halbjährlich ist dieser Maßstab in einer 256 × 256 Matrix für die x- und y-Achse der Kamera zu bestimmen. Die Messung kann mit Hilfe zweier Punkt- oder Linienquellen, die in definiertem Abstand, mindestens jedoch dem halben Sichtfelddurchmesser, auf der Detektoroberfläche parallel angeordnet werden, durchgeführt werden. Bleistreifen- oder Orthogonallochphantom eignen sich bei Verwendung eines Parallellochkollimators.

Rastermaßstab
Der Rastermaßstab ist der Quotient aus dem Abstand zwischen zwei Punktbildern in der Bildmatrix des Rechners, ausgedrückt in Pixeln, und dem tatsächlichen Abstand der dazugehörigen Punktquellen im Objekt, angegeben in cm. Meßanordnung und Akquisition zur Bestimmung des Rastermaßstabs entsprechen denen zur Bestimmung des Abbildungsmaßstabs. Daher ist eine halbjährliche Messung ausreichend, um beide Größen zu ermitteln.

Ortsauflösung und Linearität

Die räumliche Auflösung, die weitgehend von den Abbildungseigenschaften des Kollimators bestimmt wird, ist bei einer Gammakamera von großer Bedeutung. Sie bezeichnet die Fähigkeit, eine Punktquelle im Bild so weit wie möglich als Punkt darzustellen, sie so „scharf" wie möglich abzubilden. Ein Maß für die Auflösung ist die aus der Linienbildfunktion abgeleitete Halbwertsbreite (FWHM). Die inhärente Halbwertsbreite (etwa 4 mm) ist ein Maß für die Genauigkeit der Ortsbestimmung im Kristall. Die Halbwertsbreite des Kollimators ist sehr stark vom Meßabstand abhängig (LEHR-Kollimator, Abstand 10 cm FWHM = ca. 8 mm) und bestimmt die resultierende Systemauflösung. Der Einfluß der inhärenten Auflösung ist von geringer Bedeutung.

Ähnlich wie bei der Homogenität wird die Linearität durch die Nichtlinearität beschrieben. Man versteht darunter die räumliche Verzerrung des abgebildeten Objektes. Bei SPECT-Systemen mit mehreren rotierenden Meßköpfen nimmt der ansonsten geringe unmittelbare Einfluß der Linearität auf die Bildqualität zu. Durch Nichtlinearitäten erzeugte Verschiebungen von Bildinformationen führen bei der Zusammenfassung der einzelnen Meßkopfinformationen zu Artefakten.

Im Gegensatz zur Richtlinie Strahlenschutz fordert die DIN eine visuelle halbjährliche Kontrolle der inhärenten Auflösung und Linearität der Kamera. Ein einfaches visuelles Verfahren stellt die Messung von Transmissionsphantomen dar: Bleistreifen- und Orthogonallochphantom (s. Abb. 6.2 und 6.3). Das Phantom wird direkt auf den Detektorkopf aufgelegt und von einer Punktquelle in großem Abstand (mindestens das 5fache der Diagonalen des Kameragesichtsfeldes) oder von einer Flächenquelle (z. B. ^{57}Co-Flächenphantom) bestrahlt. Nichtlinearitäten stellen sich als Krümmungen und Verzerrungen der Streifen bzw. Löcher des Phantoms dar.

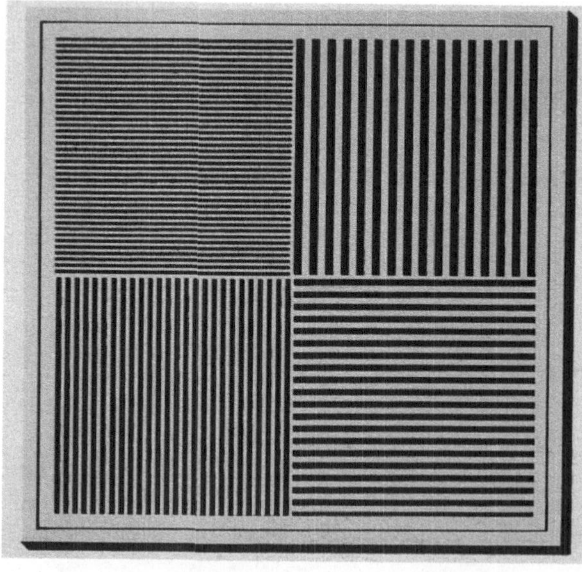

Abb. 6.2. 90°-Bleistreifen-Quadranten-Phantom (2, 3, 4 und 5 mm breite Bleistreifen)

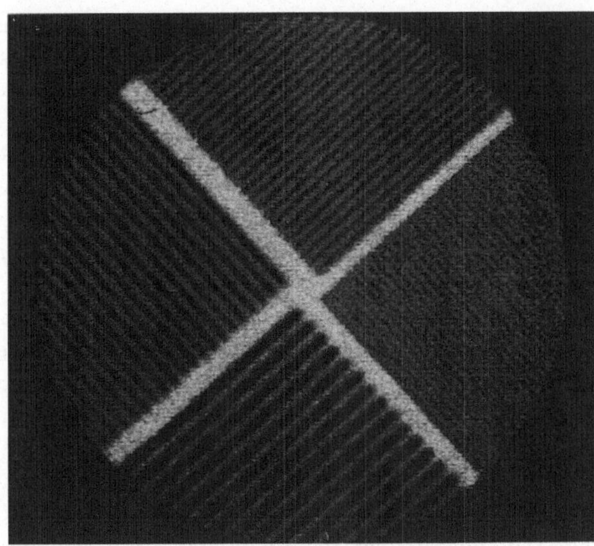

Abb. 6.3. Kontrolle von Ortsauflösung und Linearität unter Verwendung eines Bleistreifenphantoms

Dokumentationseinrichtung

Dokumentationseinrichtungen der Kamera wie Filmbelichter und Drucker bedürfen aufgrund der sich langsam einschleichenden Verschiebung ihrer Einstellwerte (Veränderung der Grau- und Farbskala, geometrische Verzeichnungen) einer halbjährlichen Kontrolle. Sie wird mit entsprechenden computergenerierten Testbildern oder auch einer einfachen Testaufnahme unter Verwendung eines Stufen- oder Keilphantoms durchgeführt.

6.3.3
Prüfung der mechanischen und elektronischen Eigenschaften

Kippwinkel

Die genaue Ausrichtung des Kamerakopfes parallel zur Systemachse übt erheblichen Einfluß auf die Bildqualität aus und muß vor jeder Aufnahme kontrolliert werden. Gegenüberliegende Projektionsdaten einer 360°-Rotation stimmen ansonsten bei der anschließenden Rekonstruktion nicht mehr überein. Informationsverluste sind die Folge.

Rotationszentrum

Das mechanische Rotationszentrum der Akquisition wird bestimmt durch das Stativ und das motorische Antriebssystem der Kamera. Durch die Elektronik des Meßkopfes, die Analog-Digital-Konverter und die nachgeschaltete Datenverarbeitung wird das elektrische Rotationszentrum festgelegt. Für eine artefaktfreie Rekonstruktion ist es wichtig, daß das tatsächliche Rotationszentrum der Akquisition mit dem bei der Rekonstruktion angenommenen elektrischen Zentrum übereinstimmt. Mechanische Schwankungen bei der Rotationsbewegung, Abnutzung von Getriebe, Ketten und Lagern im Laufe der Zeit, Verschiebungen von Kristall, Kollimator und Photomultiplier in verschiedenen Meßkopfpositionen und elektronische Instabilitäten führen jedoch zu einer Abweichung der Lage der beiden Zentren (Offset). Es entstehen sog. „verwaschene Bilder" durch einen hohen Verlust an Auflösung und Kontrast. Eine bekannte Inkonstanz des Offsets kann durch den Rechner korrigiert werden.

Wöchentlich fordert die Richtlinie Strahlenschutz die Messung dieser Parallelverschiebung. Für jeden in der SPECT-Bildgebung verwendeten Kollimator wird mit Hilfe einer Punkt- oder Linienquelle, die azentrisch zur Systemachse (Abstand etwa 5 cm) angeordnet wird, eine Kontrolle durchgeführt. Dabei sind mindestens 32 Projektionen über einen Rotationswinkel von 360° aufzunehmen. Der maximale nichtkorrigierte Offset sollte nicht mehr als 6 mm betragen, der korrigierte darf maximal $\pm$ 1,5 mm betragen. Die Sinogrammdarstellung der Akquisition erlaubt eine Beurteilung des mechanischen Rundlaufs und eventueller Schwankungen der Sensitivität der Kamera. Ist der Offset nicht so, wie es die Rekonstruktionssoftware verlangt, erscheint das Sinogramm nicht symmetrisch in einem bestimmten Projektionswinkel, sondern ist um den Offset nach rechts oder links verschoben. Da Pixelgröße, Offset und Matrixmittelpunkt computerbezogen das Rotationszentrum beeinflussen, ist sowohl nach Kamera- als auch nach Computerservice eine neue Bestimmung des Offsets erforderlich.

6.3.4
Prüfung der tomographischen Eigenschaften

Tomographische Inhomogenität
Die halbjährliche visuelle Beurteilung der Inhomogenität in den rekonstruierten Schichten ist als eine übergeordnete Kontrolle zu bewerten. Ein homogen mit radioaktiver Flüssigkeit gefülltes Volumenphantom wird in tomographischen Schichten dargestellt und mit einer Referenzaufnahme verglichen. Äußerst wichtig sind hier exakt gleiche Aufnahmeparameter wie Impulsdichte, Position des Phantoms, Rotationsradius, Abtastwinkel und Kollimator und exakt gleiche Rekonstruktionsparameter wie Schwächungskorrektur und Filterung.

Kontrast
Zur qualitativen Prüfung des Kontrastes wird ein Volumenphantom eingesetzt, in dem sich inaktive Kugeln von unterschiedlichem Durchmesser (10–40 mm) befinden. Bei der visuellen Auswertung der Aufnahme ist festzustellen, ob geometrische Verzeichnungen in den rekonstruierten Schichten aufgetreten sind. Daneben liefert der Durchmesser der kleinsten noch darstellbaren Kugel einen Hinweis auf die tomographische Auflösung. Der Kontrast sollte halbjährlich beurteilt werden.

6.4
Transmissionsquelle

Moderne Mehrdetektor-SPECT-Systeme ermöglichen eine patientenspezifische Schwächungskorrektur mittels Transmissionsmessung. In Abhängigkeit von der Energie des zur Emissionsmessung eingesetzten Isotops werden verschiedene Iso-

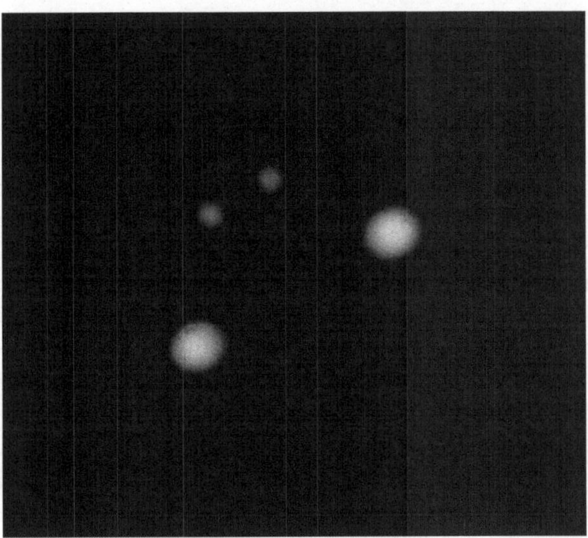

Abb. 6.4. Kontrolle der tomographischen Eigenschaften mit Hilfe eines SPECT-Volumenphantoms

tope als Transmissionsquelle verwendet. So wird bei der Myokardszintigraphie mit ^{201}Tl eine ^{99m}Tc- oder ^{57}Co-Linienquelle, bei der Verwendung von ^{99m}Tc-markierten Radiopharmazeutika ^{153}Gd zur Akquisition der Transmissionsdaten benutzt.

Eine integrale Homogenität von < 20 % im zentralen Aufnahmefeld und eine ungeschwächte Signalstärke von 90- 140 kcts/s sind die Forderungen, die bezüglich der Qualitätssicherung an eine Transmissionsquelle gestellt werden. Erstere wird erreicht durch die Erstellung einer speziellen Korrekturmatrize, täglich für eine ^{99m}Tc-Quelle, wöchentlich für die längerlebigen Isotope ^{57}Co und ^{153}Gd (10 Mio. cts/ Aufnahme bei einer 64 × 64-Matrix). Die Signalstärke der ungeschwächten Quelle kann mit einer einfachen statischen Aufnahme überprüft werden. Eine Stärke von mindestens 90 kcts/s ist zur optimalen Durchführung der Untersuchung erforderlich. Bei niedrigerer Impulszahl ist ein Quellenwechsel erforderlich.

Tomographische Inhomogenität, Kontrast und Auflösung des gesamten Systems zur Erfassung der Transmissions- und Emissionsdaten sollten halbjährlich beurteilt werden. Hierzu wird ein SPECT-Volumenphantom, in das z. B. ein homogen gefülltes Herzphantom mit simulierten Defekten eingebracht wird, in tomographischen Schichten dargestellt. Exakt gleiche Aufnahmeparameter wie Impulsdichte, Position des Phantoms, Rotationsradius und exakt gleiche Rekonstruktionsbedingungen sind für die Vergleichbarkeit der einzelnen Kontrollen dabei äußerst wichtig [7].

6.5
Phantome zur Qualitätskontrolle

Während bei einer Kamera, die nur im planaren Betrieb genutzt wird, die Qualitätskontrolle mit einfachen Hilfsmitteln durchgeführt werden kann, ist bei einer Kamera im SPECT-Betrieb ein größerer Aufwand auch bezüglich der Kosten für benötigte

Hilfsmittel erforderlich. Zur aufwendigen Bestimmung der Systeminhomogenität wird ein Flächenphantom gefordert, dessen Maße allseitig mindestens 2 cm größer sind als die des Kameragesichtsfeldes. Hierdurch wird sichergestellt, daß es nicht zu einer Veränderung des Energiespektrums im Randbereich des Gesichtsfeldes kommt. Zudem erlaubt diese Mindestanforderung Toleranzen in der Positionierung des Phantoms. Ein weiteres Kriterium der Quelle muß sein, daß die Gesamtdicke (aktive Flüssigkeit, Boden und Deckel) größer als 8 cm ist, um einen ausreichend hohen Streustrahlenanteil entsprechend einer Patientenstudie zu gewährleisten. Die homogene Durchmischung der Flüssigkeitsschicht (Aqua dest. und Aktivität) bereitet häufig Probleme. Sie wird erleichtert durch Hilfsmittel wie elektrische Umwälzpumpe oder ausgiebiges Schütteln mit vorhandenen Luftblasen. Bei homogener Aktivitätsverteilung muß die Dicke der Flüssigkeitsschicht auf $\pm$ 1% konstant sein. Dies ist bei geschlossenen Phantomen z.T. abhängig von der Stärke des Plexiglases, bei offenen Küvetten in der Regel nur von der horizontalen Ausrichtung des Phantoms. Wegen des erheblichen Gewichts der Plexiglasphantome ist eine fahrbare Transportvorrichtung, möglichst mit Höhenverstellbarkeit und Schwenkvorrichtung, erforderlich. Diese sollte jedoch nicht aus magnetischem Material bestehen, um eine Veränderung der Kamerahomogenität zu vermeiden.

Zur Überprüfung von Ortsauflösung und Linearität werden sog. Linearitätsphantome gemessen. Dies sind Lochphantome oder Bleistreifenphantome, die auf die Detektoroberfläche aufgelegt und von einer Punktquelle in großem Abstand oder einer Flächenquelle bestrahlt werden. Das 90°-Bleistreifen-Quadranten-Phantom (s. Abb. 6.2) besteht aus unterschiedlich breiten Bleistreifen (z.B. von 2, 3, 4 und 5 mm Breite), die in den 4 Quadranten der quadratischen Phantomfläche in Kunststoff eingebettet sind. Bei der Bestrahlung der Transmissionsphantome mit einer Punktquelle kann der geforderte Abstand, mindestens das 5fache der Diagonalen des Gesichtsfeldes der Kamera, Schwierigkeiten bereiten. Abhilfe schafft die Anbringung einer Spritzenhalterung an der Decke.

Zum Schluß ist noch das SPECT-Volumenphantom zu erwähnen, das zur Überprüfung von Kontrast und Homogenität im tomographischen Bild erforderlich ist. Es handelt sich um einen Plexiglaszylinder, in den verschiedene Einsätze, z.B. Stäbe und Kugeln von unterschiedlichem Durchmesser, oder Organphantome, wie z.B. ein Herzphantom, eingebracht werden können. Das Phantom wird mit radioaktiver Flüssigkeit homogen gefüllt.

Die korrekte Durchführung der Phantommessungen ist ein Vorgang, der mit erheblichem konzentrativem und zeitlichem Aufwand für das durchzuführende technische Personal verbunden ist. Die Strahlenexposition ist nicht unbeträchtlich. Aber SPECT setzt ein hohes Maß an ständiger Qualitätskontrolle voraus, wenn nicht Artefakte die Diagnose bestimmen sollen!

Literatur

1. Kemmer W (1992) Die Neufassung der Richtlinie Strahlenschutz in der Medizin, Hoffmann, Berlin
2. DIN 6855, Teil 2 (1993) Qualitätsprüfung nuklearmedizinischer Meßsysteme - Meßbedingungen für die Einzelphotonen-Emissions-Tomographie mit Hilfe rotierender Meßköpfe einer Gamma-Kamera, Beuth, Berlin
3. DIN 6855, Teil 3 (1992) Qualitätsprüfung nuklearmedizinischer Meßsysteme - Einkristall-Gamma-Kamera zur planaren Szintigraphie und Systeme zur Meßdatenaufnahme und -auswertung, Beuth, Berlin
4. DIN EN 60789 (1994) Merkmale und Prüfbedingungen für bildgebende Systeme in der Nuklearmedizin: Einkristall-Gamma-Kameras, Beuth, Berlin
5. Verordnung über den Schutz vor Schäden durch ionisierende Strahlen (Strahlenschutzverordnung - StrlSchV) Stand 1.5.90. König, München
6. International Standard IEC 789 (1992) Characteristics and test conditions of radionuclide imaging devices, anger typ camera, Bureau Central de la Commission Electrotechnique Internationale, Genf
7. Picker International (1995) STEP^{TM} Simultaneous Transmission Emission Protocol, Cleveland, Ohio
8. Roedler H D (1993) Qualitätskontrolle nuklearmedizinischer Meßgeräte, Z Med Phys 3: 110–115
9. Jordan K, Knopp B, Harke H (1994) Qualitätssicherung nuklearmedizinischer Meßsysteme: Was sagen die neuen Vorschriften? Nucl Med 33:49–60
10. Kretschko J, Nieland P (1991) Apparative Qualitätsprüfung bei der Einzel-Emissions-Tomographie mittels einer Gammakamera mit rotierenden Meßköpfen. Nuklearmediziner 14:113–120

7 Untersuchungsprotokolle für die Myokardszintigraphie mit MIBI und Thallium

A. André

7.1
Einleitung

Die in diesem Kapitel vorgestellten Untersuchungsprotokolle für die [201]Thallium (^{201}Tl)- und [99m]Technetium (^{99m}Tc)-MIBI-SPECT wurden ausgesucht, um einen Überblick über die derzeit gängigen und bewährten Verfahren zu geben. Es wird nicht auf alle Varianten der Herz-SPECT eingegangen, um den Charakter einer straffen, praktischen Anleitung zu erhalten. Aus diesem Grund wurden auch „banale" – aber für die Praxis hilfreiche – Informationen, wie Beispiele eines Textes für die Patientenaufklärung bzw. eines Vordrucks für die Dokumentation der Untersuchung nach den Vorschriften der Strahlenschutzverordnung, hinzugefügt.

7.2
Allgemeine Patientenvorbereitung

Der Patient sollte nüchtern zur Untersuchung erscheinen und für die fahrradergometrische Belastung am besten Sportbekleidung mitbringen. Je nach Fragestellung und kardialer Erkrankung müssen koronarwirksame Medikamente für die Untersuchung abgesetzt oder beibehalten werden (s. auch Kap. 14).

Die Vorfelddiagnostik bei fraglicher koronarer Herzkrankheit (KHK) erfordert in der Regel das Absetzen koronarwirksamer Medikamente 24 h vor der Untersuchung (Absetzen von β-Blockern 48–72 h vorher) [1, 2, 3]; Antiarrhythmika, Digitalis und Diuretika sollten weiter eingenommen werden.

Häufig steht aber eine andere Fragestellung im Vordergrund (Kontrolle der Wirksamkeit einer antianginösen Therapie, Ischämienachweis trotz laufender Medikation, Klärung der Notwendigkeit einer invasiven Therapie), die *kein* Absetzen der koronarwirksamen Herzmedikation erfordert. In Zweifelsfällen sollte bezüglich der genauen Fragestellung daher immer eine Rücksprache mit dem überweisenden Arzt erfolgen. Wenn die Belastung pharmakologisch (z. B. mit Dipyridamol) durchgeführt wird, ist eine Koffeinpause beginnend 12 h vor der Untersuchung angebracht.

Vor jeder Untersuchung sollte mit dem Patienten ein Aufklärungsgespräch geführt werden, das schriftlich festgehalten wird. Hierzu verwendet man praktischerweise einen Aufklärungsbogen, den der Patient sich vor dem Gespräch in Ruhe durchlesen kann. Ein Beispiel eines solchen Aufklärungsbogens ist in Abschn. 7.7 wiedergegeben.

Außerdem empfiehlt es sich, eine kurze Anamnese bezüglich der kardialen Erkrankung zu erheben, wobei auch die aktuelle Medikation und die Risikofaktoren

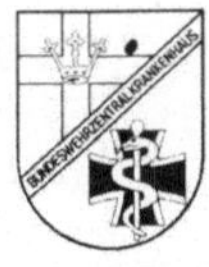 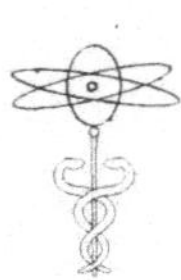

BUNDESWEHRZENTRALKRANKENHAUS KOBLENZ

Akademisches Lehrkrankenhaus der
Johannes-Gutenberg-Universität Mainz

Abteilung XV - Nuklearmedizin

Leiter: OTA Priv.-Doz. Dr.med. H. Wieler
Stellv.Leiter: OFA Dr.med. K.P. Kaiser

CARDIOLITE-PROTOKOLL

Patienten-Aufkleber

Anamnese:

Größe: _________ cm

Gewicht: _________ kg

Beschwerden:

Medikation:

Ruhe-EKG:

Belastungs-EKG:

Echo:

Coronarangiographie:

Risikofaktoren: I. Ordnung   - Hypercholesterinämie   --
                               - Nikotin   --
                               - Hypertonie   --

             II. Ordnung: - Diabetes mellitus   --
                               - Hyperurikämie   --
                               - Adipositas   --

Belastung: Watt: _______ - _______   Persantin^R _______ mg

                Puls: _______ / min.   Blutdruck: _____ / _____ mmHg

1. Injektion: _______ Uhr _______ MBq   **Beginn der Stressaufnahme:** __________ Uhr

2. Injektion: _______ Uhr _______ MBq   **Beginn der Ruheaufnahme:** __________ Uhr

Abb. 7.1. Beispiel eines Anamnesebogens für nuklearmedizinische Herzuntersuchungen (Abt.
XV – Nuklearmedizin, Bundeswehrzentralkrankenhaus Koblenz)

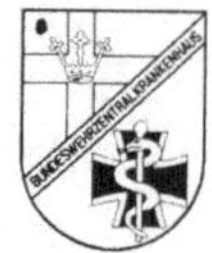
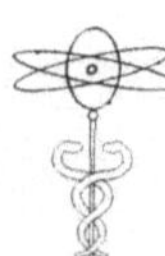

BUNDESWEHRZENTRALKRANKENHAUS KOBLENZ

Akademisches Lehrkrankenhaus der
Johannes-Gutenberg-Universität Mainz

Abteilung XV - Nuklearmedizin

Leiter: OTA Priv.-Doz. Dr.med. H. Wieler
Stellv.Leiter: OFA Dr.med. K.P. Kaiser

Name: _______________________________________

Art der Untersuchung		O Schilddrüse
O Skelett	O Herz	O Hirn
O Knochenmark	O Niere	O Hoden
O Lunge	O Leber/Milz	O Entzündung
O MUGA (Herzfunktion)	O Blutungssuche	O Liquor
O Knochendichte	O **Sonstiges :**	

O statisch	O Perfusion	O Sequenz
O SPECT	O Ganzkörper	O Ganzkörper früh

Mark.-Kit:	Charge/Lot-Nr.:	
Mixer :	**Applikation / Aktivität**	
Uhrzeit :	intravenös :	MBq
	oral :	MBq
Arzt :	intrathekal:	MBq

ab hier vom Patienten auszufüllen :

(Nach § 43 der Strahlenschutzverordnung vom 01.05.1990 müssen vor Beginn jeder nuklearmedizinischen Untersuchung folgende Fragen gestellt und beantwortet werden.)

Wurden Sie früher mit Röntgenstrahlen oder radioaktiven Stoffen untersucht bzw. behandelt ? O ja O nein		
Wenn ja : Organ oder Körperteil	Datum	wo ?

Nur bei Frauen:

Besteht Schwangerschaft ?   O ja   O nein

____
Unterschrift des Patienten

Abb. 7.2. Beispiel eines Formblattes zur Erfüllung der Vorschriften nach § 43 StrlSchV (Abt. XV – Nuklearmedizin, Bundeswehrzentralkrankenhaus Koblenz)

für eine KHK miterfaßt werden sollten. Abbildung 7.1 zeigt als Beispiel den Anamnesebogen unserer Abteilung.

Nach § 43 der Strahlenschutzverordnung [4] müssen vor Beginn jeder nuklearmedizinischen Untersuchung die Patienten über frühere Untersuchungen mit Röntgenstrahlen und radioaktiven Stoffen befragt werden. Diese Befragung, die Art der nuklearmedizinischen Untersuchung, der Markierungskit, die Form und Menge der applizierten Aktivität müssen ebenso aufgezeichnet werden. In unserer Abteilung verwenden wir zur Dokumentation das in Abb. 7.2 gezeigte Formblatt.

Zum Schutz der Schilddrüse erhält der Patient mindestens 15 min vor der Untersuchung 1000 mg Natrium-Perchlorat (z. B. Irenat, 50 Trpf. – Fa. Bayer).

7.3
Belastung

Sowohl bei der ergometrischen als auch bei der pharmakologischen Belastung wird eine venöse Verweilkanüle gelegt. Nach Anlegen von EKG-Elektroden und einer Blutdruckmanschette erfolgt die Dokumentation der Ausgangswerte von Blutdruck, Puls und Ruhe-EKG. Bei der ergometrischen Belastung erfolgt die stufenweise (25-W-Stufen/2–3 min Dauer) Ausbelastung des Patienten. Etwa 2 min vor Ende der Belastung wird das Radiopharmakon injiziert.

Abbruchkriterien für die Ergometerbelastung sind z. B. Angina pectoris, Ischämiezeichen im EKG, Herzrhythmusstörungen, Blutdruckabfall, Blutdruckwerte bis maximal 250 mm Hg systolisch bzw. 130 mm Hg diastolisch. Die maximale Ausbelastung erreicht man in der Regel bei einer Pulsfrequenz von 220 minus Lebensalter, submaximal bei 200 minus Lebensalter.

Eine Alternative zur Ergometrie besteht in der pharmakologischen Belastung, z. B. mit Dipyridamol (Persantin – Fa. Dr. Karl Thomae), die angewandt werden sollte, wenn der Patient auf dem Ergometer keine ausreichende Belastung erzielen würde (z. B. bei einer arteriellen Verschlußkrankheit, Kniegelenkarthrose, Zustand nach Beinamputation etc.).

Es werden 0,56 mg Dipyridamol/kg KG auf 20 ml 0,9 % NaCl aufgezogen und über 4 min in die bereits liegende Verweilkanüle gespritzt. Nach der 7. min wird das Radiopharmakon injiziert. Der Patient wird dann weitere 5–10 min überwacht, da bis zur 12. min nach Dipyridamolinjektion noch Nebenwirkungen auftreten können (RR-Abfall, Pulsfrequenzanstieg, Kopfschmerzen, Angina pectoris). Als Antidot empfiehlt sich die i.v.-Gabe von Theophyllin. Eine Kontraindikation für die Gabe von Dipyridamol besteht bei Asthma bronchiale und bei einer signifikanten Carotis-Stenose.

Dobutamin (Dobutamin, Fa. Hexal) und Adenosin (Adrekar, Fa. Sanofi bzw. Adenoscan, Fa. Fujisawa) eignen sich auch für die pharmakologische Belastung (s. auch Kap. 13), aber Adenosin ist derzeit (Stand 01.02.1997) in Deutschland für diagnostische Zwecke bei der Myokardszintigraphie nicht explizit zugelassen – ein Einsatz ist aber nach sorgfältiger Nutzen-Risiko-Abwägung im Rahmen der ärztlichen Therapiefreiheit möglich. Für den Einsatz von Dobutamin bei der nuklearmedizinischen Herzdiagnostik gelten die gleichen Bedingungen wie bei Adenosin (s. oben).

7.4
Radiopharmaka

7.4.1
^{99m}Tc-Methoxy-Isobutyl-Isonitril (MIBI)

Eintagesprotokoll

Die Injektion von 260 MBq ^{99m}Tc-MIBI (Cardiolite, Fa. DuPont) erfolgt 2 min vor Ende der Belastung. 1 h später wird mit den Streßaufnahmen begonnen. Diese Wartezeit zwischen Belastung und Aufnahme verbessert die Bildqualität (günstigeres Verhältnis der Impulszahl im Herzen in Relation zur Hintergrundaktivität).

Etwa 30 min nach der Belastung soll der Patient 1/2 Tafel Schokolade (keine mit Koffein) essen. Als Getränke sind nur Wasser oder Tee (kein schwarzer Tee, kein Kaffee) erlaubt. Die Schokolade dient zur Anregung der Gallenblase und des Magen-Darm-Traktes.

Wenn die Streßaufnahmen einen eindeutigen Normalbefund zeigen, kann auf die Ruheaufnahme verzichtet werden [2].

Nach der Streßaufnahme erhält der Patient die zweite Injektion für die Ruhestudie, diesesmal 660 MBq ^{99m}Tc-MIBI. 2–3 h später folgen dann die Ruheaufnahmen des Herzens.

Zwischen den Streß- und Ruheaufnahmen kann der Patient eine leichte Mahlzeit und die zweite Hälfte der Schokolade zu sich nehmen.

Zweitagesprotokoll

Am 1. Untersuchungstag erfolgt die ergometrische bzw. pharmakologische Belastung des Patienten. Die Aktivität von 460 MBq ^{99m}Tc-MIBI wird wie oben beschrieben appliziert. Die Streßaufnahmen sollten ca. 1–2 h nach der Injektion der Substanz erfolgen. Zu den Ruheaufnahmen kann der Patient dann am nächsten Tag oder zu einem späteren Termin einbestellt werden. Hierbei erhält er unter Ruhebedingungen die gleiche Aktivität von 460 MBq ^{99m}Tc-Cardiolite i.v. injiziert. Die Ruheaufnahmen sollten dann wieder in gleichem Abstand (ca. 1–2 h p.i.) wie die Streßaufnahmen erfolgen.

Vorteil des Zweitagesprotokolls ist die etwas bessere Bildqualität der (wichtigeren) Streßaufnahme, da hierzu eine höhere Aktitvitätsmenge verwendet werden kann. Weiterhin ist die Ruheaufnahme unbeeinflußt von der für die Streßaufnahme vorinjizierten Nuklidmenge.

Probleme ergeben sich durch die notwendige Wiedereinbestellung der Patienten. Die klinische Aussagekraft der Ergebnisse ist mit der des Eintagesprotokolls vergleichbar [2].

7.4.2
Thallium

74 MBq ^{201}Tl werden 2 min vor Ende der Belastung i.v. injiziert. Die Streßaufnahmen beginnen 5 bis spätestens 10 min p.i. (werden die Aufnahmen zu spät gestartet, wird

die Aufnahme durch die Thallium-Redistribution bzw. „wash-out" bereits verfälscht) [1]. 3–4 h p.i. werden die Ruhe(= Redistributions)-aufnahmen angefertigt.

Zwischen den Aufnahmen sollte der Patient nüchtern bleiben, um störende Aktivitätsanreicherungen im Gastrointestinaltrakt zu minimieren. Darüber hinaus bewirkt ein Anstieg des Glukosespiegels nach Nahrungsaufnahme, daß die ^{201}Tl-Konzentration im Blut vermindert wird [5] mit der Folge einer höheren falsch-positiven Rate von irreversiblen Defekten in den Redistributionsaufnahmen.

Finden sich im Redistributionsszintigramm noch persistierende Speicherminderungen, so können sog. „Ruhespätaufnahmen" zur weiteren Klärung beitragen und eine mögliche Spätredistribution von einer tatsächlichen Infarktnarbe unterscheiden helfen. Diese Aufnahmen werden 24 h nach Belastung ohne oder mit (dann 30 min p.i. [6]) erneuter Injektion von ^{201}Tl gemacht.

Sofern eine antianginöse Therapie bestand, sollte der Patient diese Medikation auch am Tag der „Ruhespätaufnahme" einnehmen bzw. diese Therapie wiederaufnehmen.

Zur Unterscheidung von Narbengewebe und noch vitalem Herzmuskel (z.B. bei „stunned" oder „hibernating" Myokard, s. auch Kap. 8, 12, 20) kann es notwendig sein, sog. Ruheredistributionsaufnahmen durchzuführen [7], die je eine SPECT-Aufnahme ca. 30 min und 4 h nach der Injektion von ^{201}Tl unter Ruhebedingungen erfordern.

7.5
Aufnahmeparameter

- 180°-(RAO 45° bis LPO 45°) oder 360°-Rotation mit der SPECT-Kamera, falls vorhanden, Anwendung einer Schwächungskorrektureinrichtung,
- 64 × 64-Matrix,
- falls vorhanden, Anwendung einer Body-Kontur,
- 3–5°-Winkelschritte oder kontinuierliche Rotation,
- 30 s/Frame, Gesamtuntersuchungszeit einer SPECT-Aufnahme etwa 20 min, -LEAP-, LEHR- oder, falls vorhanden, spezieller Cardio-fan-Kollimator; durch die fächerförmigen Septen des „cardio-fan" wird das „kleine" Herz vergrößert dargestellt und die Countstatistik verbessert. Bei schwer positionierbaren Patienten kann es aber dadurch zu Artefakten kommen (z.B. unvollständige Abbildung/ Abschneiden der Herzspitze).
- Untersuchungstisch, falls möglich, in „Off-center-Position" bringen, damit das Herz in der Rotationsachse liegt,
- Während der Aufnahme hat der Patient die Arme hinter dem Kopf verschränkt oder in spezielle Lagerungskissen gebettet (Abb. 7.3).

7.6
Auswertung

Die Rekonstruktion des Herzens erfolgt bezogen auf die Herzachsen. Hierzu werden an der Auswertekonsole nach manuell interaktiver Bestimmung dieser Achsen entsprechende oblique transversale, sagittale und koronale Schichten berechnet. Die

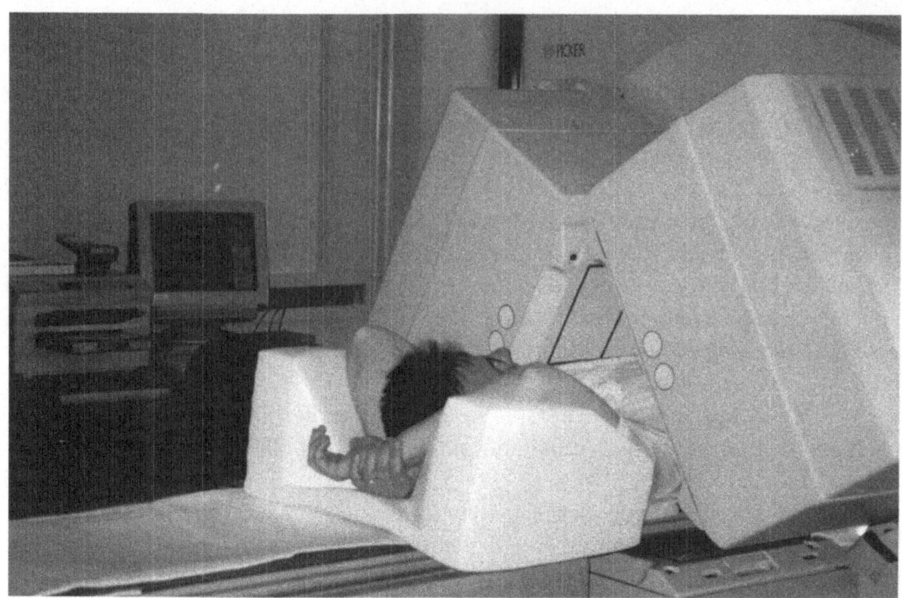

Abb. 7.3. Beispiel der Patientenlagerung bei der Myokardszintigraphie, Feet-first-Position, PIK-KER PRISM 3000, relativ bequeme Position der Arme des Patienten in einem Schaumstofflagerungskissen

Wahl des Filters bei der gefilterten Rückprojektion und die Schichtdicke ist anwenderspezifisch. Wichtig ist es, die Filterparameter bei der Auswertung der Streß- und der Ruhestudie gleich zu halten. Generell sollte man sich in der Abteilung auf eine einheitliche Wahl von Filter und Filterparametern für die Auswertung von Herzstudien festlegen, damit eine Vergleichbarkeit auch über längere Zeit gewährleistet ist und ein „Lerneffekt" bei der Beurteilung der Ergebnisse genutzt werden kann. Ebenso verhält es sich mit der Darstellungsform der Ergebnisse. Die Wahl einer schwarz-weißen oder farbigen Abbildung hängt von der Qualität der vorhandenen Dokumentationseinheiten und mehr oder weniger von der Vorliebe des Beurteilers ab. Man sollte bedenken, daß anhand einer Schwarz-weiß-/Graustufendarstellung die Unterschiede der Aktivitätsverteilung *realistisch* eingeschätzt werden können und die vermeintlich „bessere" Farbdarstellung manche Befunde durch einen Farbsprung suggestiv überbetonen kann – ein für die *Befunddemonstration* allerdings manchmal beabsichtigter Effekt.

Sinnvoll ist es, die korrespondierenden Schichten der Streß- und Ruheaufnahmen untereinander zu dokumentieren. Unter keinen Umständen darf die Einstellung des Schwarz-weiß- bzw. Farb-Windows (Background-cut-off und 100%-Wert) der Streßaufnahme anders gewählt werden als bei der Ruheaufnahme – eine Selbstverständlichkeit, die aber leider von manchen Auswerteprogrammen nicht automatisch gewährleistet wird. Eine Ausnahme stellen Herzaufnahmen mit hoher parakardialer Aktivitätsspeicherung dar, bei denen der Window-Top-Wert solange erniedrigt werden sollte, bis das Count-Maximum tatsächlich im Herzen erkennbar wird.

Aufklärungsbogen - HERZ-SPECT unter Belastung

Patientenaufkleber
MIBI - MYOCARD

Lieber Patient!

Heute soll eine nuklearmedizinische Untersuchung Ihres Herzens durchgeführt werden, eine **Myokardszintigraphie**. Der **Sinn** dieser Untersuchung ist, eventuelle Durchblutungsstörungen in Ruhe oder Belastung, sowie Narben (nach einem Herzinfarkt) nachzuweisen oder auszuschließen.

Untersuchungsablauf: Nach einer kurzen **Fahrradergometer-Belastung** (wie bei einem Belastungs-EKG) **oder** alternativ einer **pharmakologischen Belastung** (Steigerung der Herzdurchblutung mit dem Medikament Dipyridamol) spritzen wir eine radioaktive Substanz in eine Armvene ein. Diese Substanz verteilt sich entsprechend der Durchblutung im Herzmuskel, so daß Durchblutungsstörungen mit einer sog. Gamma-Kamera sichtbar gemacht werden können. Die ersten Aufnahmen des Herzens auf der Gamma-Kamera erfolgen dann ca. eine Stunde später. In der Zwischenzeit, also etwa 30 Min. nach der Belastung, essen Sie bitte 1/2 Tafel Schokolade, dazu ist als Getränk Wasser oder Pfefferminztee erlaubt (kein Kaffee, kein schwarzer Tee !). Die Schokolade dient zur Anregung der Gallenblase und des Magen-Darm-Traktes, damit die applizierte radioaktive Substanz schneller den Körper verläßt.

Falls Sie sich keine Tafel Schokolade zur Untersuchung mitgebracht haben, sollten Sie sich diese im Kiosk am Haupteingang besorgen - in der ersten Untersuchungspause ist hierzu genug Zeit.

Nach der ersten Aufnahme, die ca. 20 Minuten dauert, wird Ihnen der zweite Teil der radioaktiven Substanz injiziert. Bis zu den Aufnahmen unter Ruhebedingungen haben Sie ca. 2 Stunden Pause und können in dieser Zeit eine leichte Mahlzeit incl. der 2. Hälfte der Tafel Schokolade zu sich nehmen.

10 Min. Belastung	1 Std. Pause (Schokolade)	20 Min. 1. Aufnahme	2 Std. Pause (Frühstück)	20 Min. 2. Aufnahme

Die Gesamtuntersuchungsdauer beträgt also ca. 4 Stunden.

Risiken und Nebenwirkungen:
Durch die radioaktive Substanz werden Sie, wie bei jeder Röntgenuntersuchung auch, einer gewissen Strahlenbelastung ausgesetzt. Nebenwirkungen wie etwa Übelkeit oder Schwäche treten hierdurch nicht auf.

Außerdem können durch die Fahrradbelastung bzw. die pharmakologische Belastung bei vorgeschädigtem Herzen Komplikationen wie Rhythmusstörungen oder schlimmstenfalls ein Herzinfarkt auftreten (wie bei jeder körperlichen Anstrengung).

Bei der pharmakologischen Belastung kann es zu kurzfristigen Symptomen wie Kopfschmerzen, Absinken des Blutdrucks, Erhöhung des Pulsfrequenz, selten auch Übelkeit, Erbrechen, Durchfall, Hautrötung oder Muskelschmerzen kommen.

Das obengenannte, sehr seltene Risiko müssen Sie abwägen gegen das Risiko, daß bei einer unterlassenen Untersuchung eventuelle Krankheiten des Herzens nicht endeckt und behandelt werden können.

Erklärung: Hiermit erkläre ich mich mit der Durchführung einer Myokardszintigraphie einschließlich des Belastungs-EKG bzw. der pharmakologischen Belastung einverstanden.
Ich hatte ausreichend Zeit und Gelegenheit, meine Entscheidung zu überdenken und habe keine weiteren Fragen mehr, nachdem die von mir gestellten Fragen vollständig und verständlich beantwortet wurden.

Koblenz, den ___________________

____
(Patient)

Dr. ___________________
(Aufklärender Arzt)

Abb. 7.4. Aufklärungsbogen – Herz-SPECT unter Belastung, der für die Patienten des Bundeswehr-Zentralkrankenhauses Koblenz verwendet wird

Weitere Zusatzinformationen und Sicherheit bei der Beurteilung der Ergebnisse erreicht man durch eine semiquantitative Auswertung. Zur Quantifizierung wird häufig die sog. „Bull's-eye-Darstellung" verwendet, die die Aktivitätsverteilung im Myokard mittels Polkarten darstellt (z. B. Abb. 8.2). Hierfür stehen häufig auch Daten von Normkollektiven zum Vergleich zur Verfügung, wobei aber beachtet werden muß, daß ein Vergleich mit einem solchen Normkollektiv nur dann Gültigkeit besitzt, wenn exakt das gleiche Radiopharmakon, das gleiche Untersuchungsprotokoll und die gleichen Auswerte-/Filterparameter wie bei der Erstellung des Normkollektivs verwendet wurden. Ist dies nicht gewährleistet, kann man auch versuchen, für das gewählte Protokoll ein eigenes Normkollektiv aufzustellen.

7.7
Beispieltext für einen Patientenaufklärungsbogen

Abbildung 7.4 zeigt einem im Bundeswehr-Zentralkrankenhaus Koblenz verwendeten Patientenaufklärungsbogen zur Herz-SPECT unter Belastung.

Literatur

1. Büll U, Kleinhans E, Reske SN in Büll U, Schicha H, Biersack H J, Knapp WH, Reiners C, Schober O (1996) Nuklearmedizin. Thieme, Stuttgart, S 203–246
2. Larock M-P, Bratt SH, Sochor H, Maisey M, Rigo P (1993) Neue Entwicklungen der Myocard-Szintigraphie, Technetium - 99m Sestamibi. Dunitz, The Livery House, 7–9 Pratt Street, London NW 1 OAE.
3. Schicha H (1993) Nuklearmedizin, Compact Lehrbuch, 2. Aufl. Schattauer, Stuttgart
4. Verordnung über den Schutz vor Schäden durch ionisierende Strahlen (Strahlenschutzverordnung – StrlSchV) Stand 1.5.1990. König, München
5. Angello DA, Wilson RA, Palme RT (1987) Effect of eating on Tl-201 moycardial redistribution after myocardial ischemia. Am J Cardiol 60: 528
6. Marzullo P, Gimelli A, Cuocolo A, Pace L, Marcassa C, Sambuceti G, Galli M, Giorgetti A, Stefanini S, Parodi O, L'Abbate A (1996) Thallium-201 reverse redistribution at reinjection imaging correlated with coronary lesion, wall motion abnormality and tissue viability. J Nucl Med 37: 735–741
7. Maddahi J, Schelbert H, Brunken R, Di Carli M (1994) Role of Thallium-201 and PET imaging in evalution of myocardial viability and management of patients with coronary artery disease and left ventricular dysfunction. J Nucl Med 35:707–715

Radiopharmaka

8 ^{201}Thallium (^{201}Tl)

H.J. Wieler

8.1
Physikalische Eigenschaften

Lebowitz et al. [1] haben ^{201}Tl 1973 in die klinische Anwendung eingeführt. ^{201}Tl ist ein im Zyklotron hergestelltes Radionuklid. Bei der Herstellung kommt es durch Protonenbeschluß eines inaktiven Thallium-Targets zur Bildung von radioaktivem ^{201}Blei (^{201}Pb), vom dem ^{201}Tl abgetrennt wird. Die physikalische Halbwertszeit (HWZ) von ^{201}Tl beträgt 73,1 h, wobei es durch Elektroneneinfang in ^{201}Quecksilber (^{201}Hg) unter Aussendung von γ- und Röntgenstrahlung zerfällt. Die γ-Strahlung hat Energiebereiche von 135 und 167 keV, die Röntgenstrahlung liegt im 65- bis 85-keV-Bereich. Bei dieser Bestrahlung entstehen – durch Optimierung des Produktionsverfahrens auf ein Minimum reduzierte – "Verunreinigungen" in Form von ^{200}Pb und ^{202m}Pb, die in ^{200}Tl (HWZ 26,1 h) und ^{202}Tl (HWZ 288 h) zerfallen.

Die Kenntnis des Zerfallschemas von ^{201}Tl (Tabelle 8.1) erleichtert der MTA die Kalibrierung der Spritzenaktivität.

Die suboptimalen physikalischen Eigenschaften des Radionuklids mit den nicht ideal-niedrigen Photonenenergien (s. oben) und der langen HWZ sind die wesentlichen *Limitierungen* der ^{201}Tl-Szintigraphie. Die niedrige Energie verursacht erhöhte Streustrahlung und Schwächung, etwa im Vergleich zu ^{99m}Tc-Agenzien. Die zur Registrierung mit der γ-Kamera benutzte Röntgenstrahlung (65–85 keV) hat eine Halbwertsdicke für biologisches Gewebe von 3,6 cm. Die lange HWZ (biologisch etwa 10 Tage, effektive etwa 2,3 Tage) limitiert mit Rücksicht auf die Strahlenbelastung die injizierbare Dosis, wodurch wiederum verlängerte Kameraakquisitionszeiten bzw.

Tabelle 8.1. ^{201}Tl-Zerfall, Korrekturtabelle

Zeitraum vor (+)/ nach (−) Kalibrierzeitpunkt (Tage)	Faktor
+ 3,0	1,978
+ 2,5	1,765
+ 2,0	1,576
+ 1,5	1,406
+ 1,0	1,255
− 0,5	0,893
− 1,0	0,797
− 1,5	0,712
− 2,0	0,635
− 2,5	0,567

verringerte Countraten (im Vergleich zu ^{99m}Tc-Agenzien) hervorgerufen werden. Die Bildqualität ist aber ganz wesentlich abhängig von der Countrate. Die Qualität von ^{201}Tl-Szintigraphien ist dementsprechend höchst variabel und v. a. bei übergewichtigen Patienten oder Patientinnen mit großen Mammae oft unbefriedigend.

8.2
Radiochemische Eigenschaften

Tl ist ein metallisches Element in der Gruppe III A der Periodentafel. Der Ionenstatus von Tl ähnelt sehr dem von Kalium.

Von der radiopharmazeutischen Industrie (z. B. Amersham Buchler GmbH & Co. KG, Braunschweig; Cis Diagnostik GmbH, Dreieich; DuPont Pharma, Bad Homburg v. d. H.; Mallinckrodt Radiopharma GmbH, Hennef/Sieg) wird ^{201}Tl als Thallium-(I)-chloridlösung zur intravenösen Injektion als klare, farblose, sterile, isotonische wäßrige Lösung mit einem pH-Wert von 5,0–7,0 geliefert. Die auf dem Lieferschein angegebene Aktivität bezieht sich auf den ebenfalls dort angegebenen Referenzzeitpunkt (s. Tabelle 8.1). Die gelieferte Substanz hat eine spezifische Aktivität von mehr als 18,5 GBq/mg. Sie enthält (zum Referenzzeitpunkt) weniger als 1 % ^{200}Tl und weniger als 0,5 % ^{202}Tl. Die Hersteller geben eine Stabilität von 1 Woche ab dem Referenzzeitpunkt an. Die Lagerung kann bei Raumtemperatur erfolgen.

8.3
Biologische Eigenschaften, Pharmakokinetik

Die biologischen Eigenschaften von Tl sind ähnlich (nicht identisch) denen von Kalium (K). Ähnlich der Schwestersubstanz, erfolgt die Verteilung des Tl-Ions nach intravenöser Injektion primär intrazellulär [2].

Der Transport von Tl durch die Zellmembran ist nach Untersuchungen an Zellkulturen z. T. abhängig von der Aktivität der Natrium-Kalium-ATPase, wobei diese „Pumpe" durch Ouabain inhibierbar ist. Untersuchungen von Zimmer et al. [3] und Maublant et al. [4] zeigten jedoch, daß der wohl wichtigste Uptakemechanismus in die Myokardzelle die passive Diffusion ist, daneben spielen jedoch auch das Ionenmilieu (pH-Wert) und die Menge des durch Glykolyse anfallenden ATP eine modulierende Rolle.

Die Kenntnis der Kinetik von Tl nach intravenöser Injektion ist essentiell zur regelrechten Durchführung und Beurteilung der mit der Substanz erhaltenen Myokardszintigraphien. Die *initiale Verteilung* im Myokard wird bestimmt durch das Produkt aus regionalem Blutfluß und der Extraktionsfraktion, wobei zu bemerken ist, daß Veränderungen der Extraktionsfraktion nicht streng mit Veränderungen des myokardialen Blutflusses parallelisieren [5].

Bei durchschnittlichen Blutflußraten liegt die Extraktionsfraktion in Ruhe zwischen 85 und 95 % [6]. Bei sehr niedrigem Blutfluß kommt es zu einem *relativen* Anstieg der Extraktionsfraktion, wohingegen es bei hohen Flußraten (dem Doppelten der Norm) zu einem Abfall der Extraktionsfraktion kommt [7, 8]. Bei hohen Flowsituationen unterschätzt Tl den wahren myokardialen Blutfluß [9]. Die *initialen* Speicherdefekte Tl-myokardszintigraphischer Bilder sind also im wesentlichen abhängig vom Blutfluß, während die zusätzlichen Effekte von z. B. Ischämie, Medikamenten etc. nur sekundär sind [10].

Beachtenswert ist, daß die Situation der initialen Distribution sehr schnell durch die der frühen *Redistribution* (Wiederverteilung) überlagert wird, d. h. die Verteilung von Tl im Myokard verändert sich nach der Belastung konstant. Die frühe Redistribution limitiert die Anwendung von ^{201}Tl-Szintigraphie in akuten ischämischen Situationen, weil die Substanz in die Ischämiezonen redistribuiert. Die Kameraaufnahmen müssen dementsprechend zügig und umgehend durchgeführt werden, eine gewisse zeitliche Flexibilität im Untersuchungsablauf, wie z. B. bei MIBI, ist damit nicht gegeben. Spätestens 10 min nach Injektion muß mit den szintigraphischen Aufnahmen begonnen werden. SPECT-Aufnahmen dauern jeweils 20–30 min.

8.4
Dosierung

Erwachsene erhalten 37–74 MBq ^{201}Tl durch intravenöse Injektion, wobei bei Durchführung der Reinjektionstechnik erneut 37 MBq zu verabreichen sind. *Nebenwirkungen*, die nachweisbar im ursächlichen Zusammenhang mit der Anwendung von Thallium-(I)-chlorid stehen würden, sind ebensowenig bekannt wie *spezielle* Gegenanzeigen für ^{201}Tl, die über die von der Strahlenschutzverordnung gegebenen Limitierungen hinausgehen.

8.5
Durchführung, Auswertung

Patienten zur ^{201}Tl-Szintigraphie sollen am Tag der Untersuchung und während des Intervalls zwischen *Belastungs- und Ruheuntersuchung* nüchtern bleiben. Diese Empfehlung resultiert z. B. aus Untersuchungen, die zeigen konnten, daß Glukose die ^{201}Tl-Konzentration im Blut reduziert, was zu einer falsch-positiven Rate nichtreversibler Defekte in den Spätaufnahmen (Ruheaufnahmen) führt [11]. Der nüchterne Zustand vermeidet zudem eine erhöhte (störende) Aktivität im Magen-Darm-Kanal, insbesondere im Magen. Die Untersuchungsabläufe der ^{201}Tl-Szintigraphie differieren v. a. abhängig von der Fragestellung, aber auch von der durchführenden Institution. Die „klassische" Tl-Untersuchung zur Evaluierung der KHK erfolgt in Form einer Belastungs-/Redistributionsszintigraphie. Die Aufnahmen werden möglichst innerhalb von 5–10 min nach der Injektion, die 60–90 s vor Ende der ergometrischen Belastung erfolgte, angefertigt und dann nach 2–4 h während der *Redistribution* (Rückverteilung) wiederholt. Vorzugsweise sollten *nur noch* Myokardszintigraphien unter Verwendung der *SPECT* vorgenommen werden, wobei das Myokard üblicherweise entsprechend den Herzachsen in obliquen Transversal-, Koronal- und Sagittalschnitten dargestellt wird. Bei Patienten mit KHK weist eine Aktivitätsminderung im Belastungsszintigramm, die nach Rückverteilung nicht mehr nachweisbar ist, auf eine regionale Belastungsischämie hin. Defekte im Belastungs- und Rückverteilungsszintigramm sprechen zunächst einmal für ein Infarktareal. Pohost et al. [6] zeigten dann, daß bei einigen Patienten die belastungsinduzierten Speicherdefekte in späten

Aufnahmen (4–6 h p.i.) verschwanden. Die Reversibilität der initialen Speicherdefekte ist das Resultat einer langsameren Clearance von ^{201}Tl aus der „Defektregion" im Vergleich zu einer unauffälligen Myokardzone. Eine solche Zone mit Wiederauffüllung in späten Bildern wurde als *„vital"* deklariert und folgerichtig ein sog. *Ruheredistributionsprotokoll* zur Darstellung vitalen Myokards konzipiert: Injektion von ^{201}Tl in Ruhe, initiale Bilder 15–35 min nach Injektion, Redistributionsbilder 4–5 h p.i. Die Reversibilität der Defekte einer Ruhe-/Redistributionsstudie soll das Resultat der Clearance von ^{201}Tl aus der „normalen" Myokardregion und der Nettoakkumulation in der primären Defektregion während der Untersuchungszeit sein [12]. Das sog. *winterschlafende („hibernating") Myokard* erscheint im *Ruheredistributionsprotokoll* also als Zone reduzierter ^{201}Tl-Speicherung in den frühen Ruhebildern, da die initiale Verteilung primär MBF-abhängig erfolgt, während die Redistribution in diese Zone nur dann erfolgt, wenn noch Vitalität vorliegt. Eine transmurale, dyssynergische Myokardnarbe wäre hingegen nicht in der Lage, ^{201}Tl in der Rückverteilungsphase aufzunehmen.

Weitere Varianten in der Durchführung der Szintigraphien erfolgten durch Einführung der *Reinjektionstechnik.* Hierbei wird eine erneute Szintigraphie nach Injektion von z. B. 37 MBq ^{201}Tl nach antianginöser Medikation nach mehreren Stunden Wartezeit oder besser am nächsten Tag durchgeführt, um vitales Gewebe zu konstatieren.

Problematisch ist häufig die Interpretation des Befundes einer sog. *paradoxen (reversen) Redistribution.* Hierbei findet sich ein Speicherdefekt im Rückverteilungsszintigramm, der im Belastungsszintigramm nicht nachweisbar war. Oft wird die paradoxe Redistribution nach koronarer Thrombolyse beobachtet, hier häufig assoziiert mit Eröffnung der infarktbezogenen Arterie [13]. Das Phänomen wird ebenfalls nach Angioplastie und Bypass beschrieben [14]. Häufig liegt wohl eine KHK vor, aber ebenso wird über das Vorhandensein bei Kardiomyopathien und Sarkoidosen berichtet [15], was den Befund äußerst unspezifisch und wenig aussagefähig macht. Zur Unterstützung der visuellen Befundung sollte stets eine *quantitative* vergleichende Auswertung der Countraten in korrespondierenden Myokardabschnitten der Belastungs- und Redistributionsaufnahmen erfolgen. Bewährt und etabliert hat sich die Rückführung der dreidimensionalen Tomographiedaten in eine zweidimensionale Darstellung *(Bull's-eye-Analyse)*, wozu kommerziell erhältliche Softwarepakete auf dem Markt sind (Abb. 8.1). Zusätzlich können Computerprogramme die Streßbilder von den Ruhebildern subtrahieren und so die Zonen der ^{201}Tl-Redistribution bildlich darlegen.

8.6
Klinische Anwendung, Resultate

Die *koronare Herzkrankheit (KHK)* ist die häufigste Ursache von Morbidität und Mortalität in der westlichen Welt. Die Beurteilung der Güte einer Methode zur Erkennung einer Krankheit wird zumeist im Zusammenhang mit den Angaben „Sensitivität" und „Spezifität" gesehen. Gerade bei der ^{201}Tl-Szintigraphie zeigt sich die Problematik einer solch inexakten, oft zu Unschärfen und Verallgemeinerungen führenden Begrifflichkeit. Sensitivität und Spezifität der Untersuchung sind ganz wesentlich beeinflußt von der technischen Art der Datenakquisition (planare/tomographische),

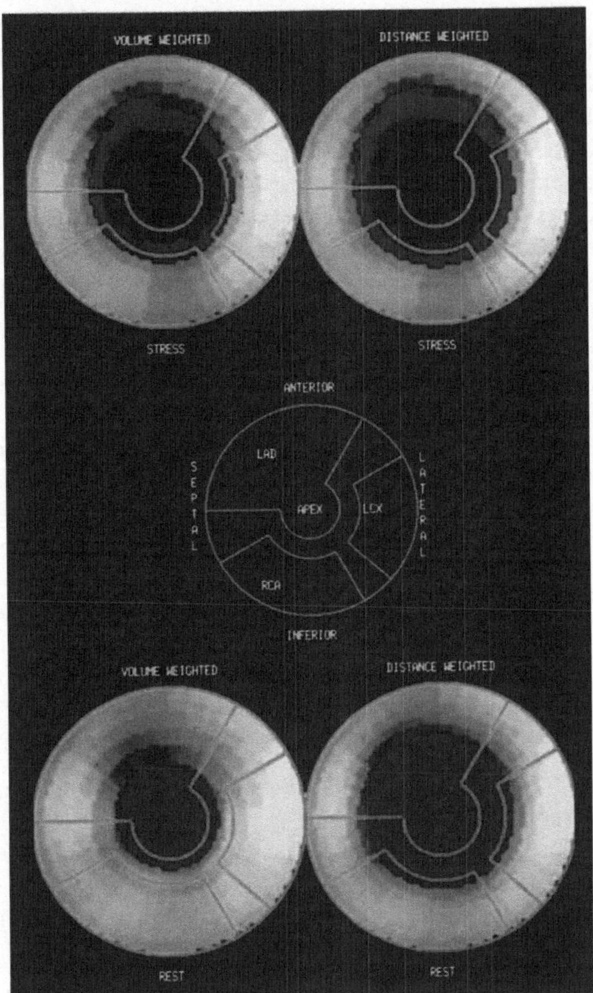

Abb. 8.1. Bull's-eye-Darstellung der Perfusion des linksventrikulären Myokards mit schematischer Zuordnung zu den Versorgungsgebieten der Koronarien (Programm CEQUAL, Cedars Sinai), *obere Reihe* Belastungsaufnahmen, *untere Reihe* Ruheaufnahmen. Patient mit LAD-Stenose, Zustand nach einem Infarkt, der sich von der Herzspitze bis zur apikalen Vorderwand erstreckt. Randischämie unter Belastung im basalen Anteil der Vorderwand

der Durchführungsmodalität (Fahrradergometrie, pharmakologischer Test und Untersuchungsprotokoll) und der Art der Auswertung (visuell/semiquantitativ).

Hinzu kommt, daß die unterschiedlichen Populationen der einzelnen Studien („pre-test probability", „referral bias") eine Vergleichbarkeit nur bedingt (wenn überhaupt) zulassen. Der als *"referral bias"* bezeichnete Effekt bedeutet, daß die Spezifität einer Studie mit zunehmendem Anteil gesunder Patienten steigt. Das *Bayes-Theorem* drückt die Wahrscheinlichkeit der Erkennung einer Erkrankung als Funktion von Sensitivität und Spezifität des Tests und der Prävalenz der Erkrankung innerhalb der untersuchten Population aus, d.h. die positive (PA) und negative prädiktive Genauigkeit (NA) der ²⁰¹Tl-Szintigraphie im Erkennen des Vorliegens einer KHK hängen ab von der Prävalenz der Erkrankung in der untersuchten Population. Noch exakter ausgeführt heißt dies, daß PA und NA von der Vor-Test-Wahrscheinlichkeit (Prävalenz) angiographisch als signifikant koronarstenosiert beschriebener Patienten abhängen. Hier wird ein weiteres Dilemma deutlich: der „Goldstandard" Koronarangiographie ist ein Hilfsvehikel und kein eigentlicher Standard. Mögliche Fehlerquellen sind inkorrekte Beurteilung der Koronarangiogramme bzw. fehlerhafte Graduierung von Stenosen. Die Einführung der intrakoronaren Ultraschalltechnik hat erhebliche koronarangiographische Fehleinschätzungen der lokalen Stenosesituation deutlich gemacht. Eine sich der koronarangiographischen Diagnostik entziehende „small vessel disease", aber auch das Vorliegen zusätzlicher, pathophysiologisch wirksamer Komponenten wie eine Kardiomyopathie oder ein Zustand nach Myokarditis führen zwangsläufig zu Diskrepanzen zwischen dem „Goldstandard" und dem Myokard-SPECT-Ergebnis.

Kollateralen lassen sich angiographisch zwar nachweisen – inwieweit sie die Durchblutungssituation aber tatsächlich verbessern, kann nicht beurteilt werden. Verminderte endothelabhängige Vasodilatationen sind angiographisch nicht erkennbar und weisen auf Frühstadien der Arteriosklerose hin. Gestörte Kontraktilitäten z. B. in Form von Koronarspasmen können zu akuten ischämischen Syndromen führen, die einer rein morphologisch orientierten Deskription angiographischer Befundungen entgehen. Wenig beachtet wird zudem häufig, daß eine nichtlineare Abhängigkeit der Gefäßreagibilität vom Gefäßdiameter besteht. Kleinere distale Gefäßsegmente zeigen meist eine größere relative Änderung als proximale Segmente.

Diese Imponderabilien gilt es zu bedenken, wenn man Anwendungen und Ergebnisse myokardszintigraphischer Untersuchungen mit ^{201}Tl bewertet.

Die *Indikationen* zur ^{201}Tl-Szintigraphie lassen sich grob unterteilen in

1) Diagnose der KHK bei Patienten mit Brustschmerzen und/oder nicht verwertbarem EKG;
2) Risikobeurteilung von Patienten mit vermuteter oder bekannter KHK zur Bewertung der Prognose;
3) Untersuchung der myokardialen Vitalität bei Patienten mit eingeschränkter linksventrikulärer Funktion (Abb. 8.2).

Eine umfassende Metaanalyse von 147 nacheinander publizierten Studien [16] ergab beim Vergleich der belastungsinduzierten ST-Streckensenkung mit der Koronarangiographie eine mittlere Sensitivität von 68 % und eine Spezifität von 77 % für das Belastungs-EKG. Für planare ^{201}Tl-Szintigramme, die allein *visuell* beurteilt wurden, finden sich Werte von 80–85 % für Sensitivität und 85–90 % für Spezifität, die laut Literatur angemessen erscheinen, wenn man bedenkt, daß Kotler u. Diamond [17] von einer durchschnittlichen Sensitivität von 84 % bzw. Spezifität von 87 % für die Erkennung der KHK sprechen, die sich in 33 publizierten Studien fanden, bei denen *qualitative* Bewertungskriterien Verwendung fanden.

Beller [18] berichtet in einem Review über 4 große Studien, bei denen zusätzlich *quantitative* Bewertungskriterien verwendet wurden. Hier finden sich Durchschnittswerte von 91 % für Sensitivität und 89 % für Spezifität. Die quantitative Szintigraphie (s. Kap. 17) verbessert wohl v. a. die Erkennung individueller Koronararterienstenosen bei Mehrgefäßerkrankungen [19]. *SPECT* verbessert die Sensitivität, führt allerdings wohl gelegentlich zu einem Spezifitätsverlust [20–23].

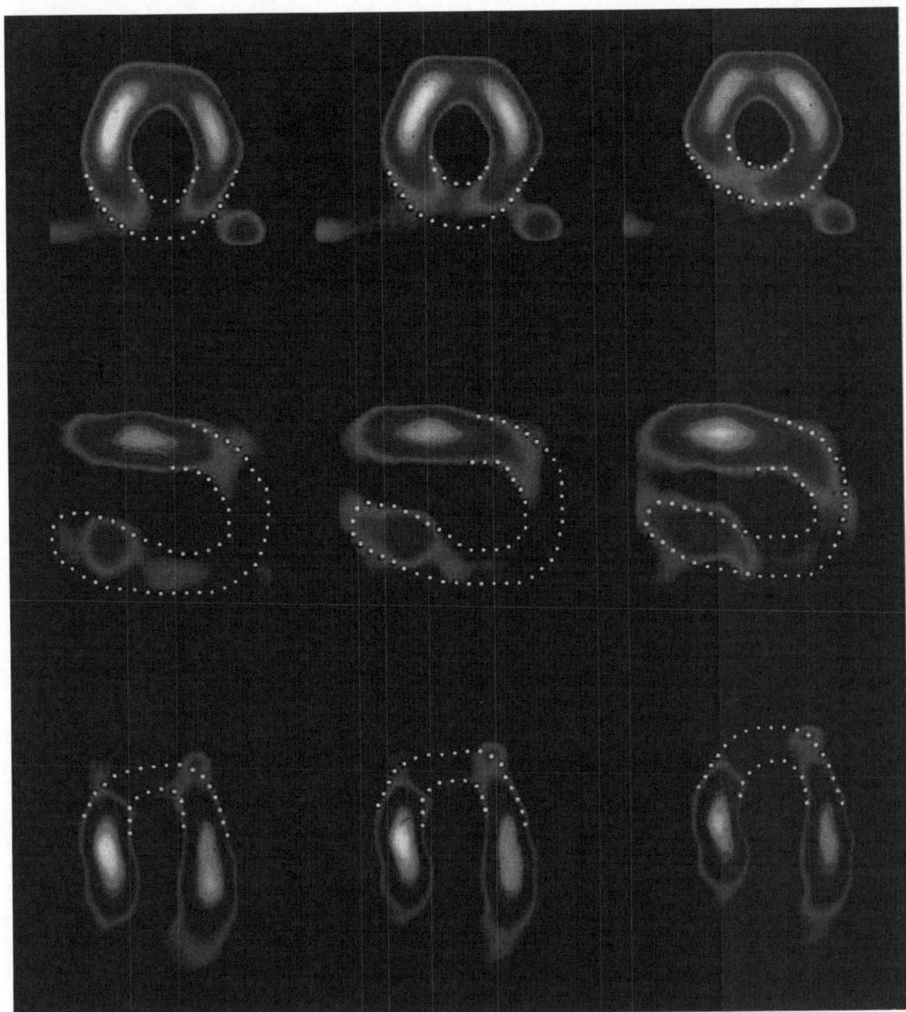

Abb. 8.2. ^{201}Tl-SPECT unter Ruhebedingungen zur Klärung der Frage nach Gebieten mit erhaltener Vitalität bei Zustand nach Infarkt. Dargestellte Schnittebenen: *oben* koronal, *Mitte* sagittal, *unten* transversal. Es zeigt sich eine große, die Herzspitze und die apikalen $2/3$ der Hinterwand umfassende Infarktnarbe, verminderte Perfusion, aber erhaltene Vitalität in den Randgebieten der Narbe septal, lateral und posterior basal

Wichtige Nebenbefunde bei der ^{201}Tl-Szintigraphie sollten im Arztbericht stets Erwähnung finden, z. B.

- verstärkte Lungenaufnahme des Nuklids (ggfs. quantifiziert durch vergleichende ROI Lunge/Herz) ($\rightarrow$ Hauptstammstenosehinweis);
- belastungsinduzierte Dilatation des Herzens ($\rightarrow$ Insuffizienz, High-risk-KHK);
- überdeutliches Erscheinen des rechten Ventrikels ($\rightarrow$ Hypertrophie).

Iskandrian et al. [24] konnten zeigen, daß die Anzahl myokardszintigraphischer Segmente mit gestörter Perfusion (reversible oder fixierte Defekte) der beste Prädiktor für zukünftige kardiale Ereignisse (Infarkte) war.

Mehrere Studien haben gezeigt, daß mit Hilfe des Ruhe-/Redistributionsprotokolls *vitales Myokardgewebe* diagnostiziert werden kann, um so eine Erholung der regionalen linksventrikulären Dyssynergie nach revaskularisierenden Maßnahmen vorhersagen zu können [25–27]. Die aufgeführten 3 Studien fanden positive Vorhersagewerte zwischen 57–92 % für die Erholung bzw. negative prädiktive Werte von 62–100 % für die Nichterholung myokardialer Segmente nach Revaskularisation. Insgesamt aber liegen die Ergebnisse der Tl-SPECT unter denen der PET mit einem Perfusionsmarker in Kombination mit FDG [28–33].

8.7
Dosimetrie

Tabelle 8.2 zeigt die absorbierte Strahlendosis nach Injektion von 75 MBq [201]Tl.

Organ	Absorbierte Strahlendosis [mGy]
Gonaden	9,3
Knochenmark	10,1
Leber	10,1
Milz	8,7
Nieren	17,25
Schilddrüse	8,7
Skelett	6,3
Ganzkörper	4,5
Effektive Äquivalentdosis	9,6[a]/17[b]

Tabelle 8.2. Absorbierte Strahlendosis nach Injektion von 75 MBq [201]Tl (in mGy)[a]

[a] Quelle: Berechnung nach der MIRD-Methode, Grundlagen veröffentlicht in J Nucl Med 1977 (18): 1047–1048. Daten über die Verteilung beim Menschen wurden durch Autopsie gewonnen und mit den Ergebnissen von Verteilungsstudien bei Tieren verglichen.
[b] Quelle: [34] (Bezug: ICRP 53, 1988).

Literatur

1. Lebowitz E, Greene MW, Bradley-Moore P et al. (1973) Tl-201 for medical use. J Nucl Med 14: 421
2. Gehring PJ, Hammond PB (1967) The interrelationship between thallium and potassium in animals. J Pharmacol Exp Ther 155: 187
3. Zimmer L, Mc Dall D, D'Addabbo L et al. (1979) Kinetics and characteristics of thallium exchange in cultured cells. Circulation 59 (11): 138
4. Maublant JC, Gachon P, Moins N (1988) Hexakis (2-methoxy isobutylisonitrile) technetium-99m and thallium-201 chloride: uptake and release in cultured myocardial cells. J Nucl Med 29: 48–54
5. Melin JA, Becker LC (1986) Quantitative relationship between global left ventricular thallium uptake and blood flow: effects of propranolol, ouabain, dipyridamole, and coronary artery occlusion. J Nucl Med 27: 641–652
6. Pohost GM, Zir LM, Moor RH (1977) Differentiation of transiently ischemic from infarcted myocardium by serial imaging after single dose of Tl-201. Circulation 55: 294–302

7. Strauss HW, Pitt B (1977) Noninvasive detection of subcritical coronary arterial narrowings with a coronary vasodilator and myocardial perfusion imaging. Am J Cardiol 39: 403

8. Gould KL (1978) Noninvasive assessment of coronary stenoses by myocardial perfusion imaging during pharmacologic coronary vasodilation. Am J Cardiol 41: 267

9. Beanlands B, Muzik O, Nguyen N, Schwaiger M (1991) Comparison of the myocardial retention of technetium-99m-teboroxime and thallium-201. J Am Coll Cardiol 17 (2): 252 A (Abstr)

10. Melin JA, Becker LC, Bulkley BH (1983) Differences in thallium-201 uptake in reperfused and nonreperfused myocardial infarction. Circ Res 53: 414–419

11. Angello DA, Wilson RA, Palme RT (1987) Effect of eating on Tl-201 myocardial redistribution after myocardial ischemia. Am J Cardiol 60: 528

12. Maddahi J, Schelbert HR, Brunken R, Di Carli M (1994) Role of thallium-201 and PET imaging in evaluation of myocardial viability and management of patients with coronary artery disease and left ventricular dysfunction. J Nucl Med 35: 707–715

13. Weiss AT, Maddahi J, Lew AS et al (1986) Reverse redistribution of thallium-201: a sign of non-transmural myocardial infarction with patency of the infarct-related coronary artery. J Am Coll Cardiol 7: 61–67

14. Silberstein EB, De Vries DF (1985) Reverse redistribution phenomenon in thallium-201 stress tests: angiographic correlation and clinical significance. J Nucl Med 26: 707–710

15. Fields CL, Ossovio MA, Roy TM, Denny DM, Varga DW (1990) Thallium-201 scintigraphy in the diagnosis and management of myocardial sarcoidosis. South Med J 83: 339–842

16. Gianrossi R, Detrano R, Mulvihill D et al. (1989) Exercise-induced ST depression in the diagnosis of coronary artery disease. A meta-analysis. Circulation 80: 87–98

17. Kotler TS, Diamond GA (1990) Exercise thallium-201 scintigraphy in the diagnosis and prognosis of coronary artery disease. Ann Intern Med 113: 684–702

18. Beller GA (1991) Current status of nuclear cardiology techniques. Curr Probl Cardiol 16: 449–535

19. Berger BC, Watson DD, Taylor GJ et al. (1981) Quantitative thallium-201 exercise scintigraphy for detection of coronary artery disease. J Nucl Med 22: 585–593

20. De Pasquale EE, Nody AC, De Puey EG et al. (1988) Quantitative rotational thallium-201 tomography for identifying and localizing coronary artery disease.
Circulation 77: 316–327

21. Mahmarian JJ, Boyce TM, Goldberg RK, Cocanougher MK, Roberts R, Verami MS (1990) Quantitative exercise thallium-201 single photon emission computed tomography for the enhanced diagnosis of ischemic heart disease. J Am Coll Cardiol 15: 318–329

22. Van Train RF, Maddahi J, Berman DS, Kiat H, Areeda J, Prignet F, Friedman J (1990) Quantitative analysis of tomographic stress thallium-201 myocardial scintigrams: a multicenter trial. J Nucl Med 31: 1168–1179

23. Tamaki N, Yonekura Y, Mukai T et al. (1984) Stress thallium-201 transaxial emission computed tomography: quantitative versus qualitative analysis for evaluation of coronary artery disease. J Am Coll Cardiol 4: 1213–1221

24. Iskandrian AS, Hakki AH, Kaul-Morsch S (1985) Prognostic implications of exercise thallium-201 scintigraphy in patients with suspected or known coronary artery disease. Am Heart J 110: 135–143

25. Mori T, Minamiji K, Kurongane H, Ogawa K, Yoshida J (1991) Rest-injected thallium-201 imaging for assessing viability of severe asynergic regions. J Nucl Med 23: 1718–1724

26. Alfieri O, La Canna G, Guibbini R, Pardini A, Zogno M, Fucci C (1993) Recovery of myocardial function. Eur J Cardio Thorac Surg 7: 325–330

27. Ragosta M, Beller GA, Watson DD, Kaul S, Gimple W (1993) Quantitative planar rest-redistribution Tl-201 imaging in detection of myocardial viability and prediction of improvement in left ventricular function. Circulation 86: 1630–1641

28. Carrel T, Jenni R, Haubold-Reuter S, von Schulthess G, Pasic M, Turina M (1992) Improvement of severely reduced left ventricular function after surgical revascularization in patients with preoperative myocardial infarction. Eur J Cardiothorac Surg 6: 479–484

29. Gropler RJ, Siegel B, Sampathkumaran K et al. (1992) Dependence of recovery of contractile function on maintenance of oxidative metabolism after myocardial infarction. J Am Coll Cardiol 19: 989–997

30. Gropler RJ, Geltman EM, Sampathkumaran K et al. (1993) Comparison of carbon-11-acetate with fluorine-18-fluorodeoxyglucose for delineating viable myocardium by positron emission tomography. J Am Coll Cardiol 22: 1587–1597

31. Lucignani G, Paolini G, Laudoni C, Zuccari M, Paganelli G, Galli L, Di Credico G, Vanoli G, Rosetti C, Mariani MA, Gilardi MC, Colombo F, Grossi A, Fazio F (1992) Presurgical identification of hibernating myocardium by combined use of technetium-99m hexakis 2-methoxy isobutylisonitrile single photon emission tomography and fluorine-18 fluoro-2-deoxy-D-glucose positron emission tomography in patients with coronary artery disease. Eur J Nucl Med 19: 874–881
32. Tamaki N, Yonekura J, Yamashita K et al. (1989) Positron emission tomography using fluorine-18 deoxyglucose in evaluation of coronary artery bypass grafting. Am J Cardiol 64: 860–865
33. Tillisch JH, Brunken R, Marshall R et al. (1986) Reversibility of cardiac wall motion abnormalities predicted by positron tomography. N Engl J Med 314: 884–88
34. Schicha H (1991) Kompendium der Nuklearmedizin. Schattauer, Stuttgart

9 MIBI

H.J. Wieler

9.1
Tc-MIBI – ein Perfusions- oder ein Vitalitätstracer?

Die Entwicklung der mit ^{99m}Technetium (^{99m}Tc) markierten Isonitrile zur Einführung in die klinische Routine der Myokardszintigraphie wurde v. a. deshalb mit hohem (finanziellem und logistischem) Aufwand vorangetrieben, um die Nachteile des etablierten ^{201}Thallium (^{201}Tl – hohe Schwächung und Streustrahlung, lange HWZ, fehlende Ad-hoc-Verfügbarkeit) zu überwinden. Die Fixierung von ^{99m}Tc-Hexakis-2-methoxy-2-methylpropyl-1-isonitril (Tc-MIBI) in der Myokardzelle ohne relevante Redistribution (s. Abschn. 9.3) ermöglicht es, mit dieser Substanz (im Gegensatz zu ^{201}Tl) nicht nur qualitativ hochwertige Bilder der regionalen myokardialen Perfusion (Abb. 9.1–9.3), sondern auch EKG-getriggerte Bilder zu erhalten, die simultan Aussagen zur ventrikulären Funktion und regionalen Wandbewegungsanalyse zulassen [1]. Die Frage, ob MIBI aufgrund seines Uptakemechanismus ein Perfusions- und/oder Vitalitätsmarker ist, wird kontrovers diskutiert. Es ist grundsätzlich festzuhalten, daß die Akkumulation *eines idealen Perfusionstracers* proportional zum myokardialen Blutfluß (MBF) unabhängig von der Gewebsvitalität erfolgen sollte. Tatsächlich aber ist der MBF durch die Stoffwechselvorgänge des Myokards aufgrund *lokaler Autoregulation* beeinflußt. Selbst die Verteilung markierter Mikrosphären, die als Goldstandard eines quasi „reinen Perfusionsmarkers" gelten, erfolgt in enger Abhängigkeit von der Dichte funktionstüchtiger vitaler Zellen. Die gebräuchlichen Perfusionstracer wie ^{201}Tl oder Rubidium-82 (^{82}Rb) weisen auch einen aktiven zellulären Aufnahme- bzw. Trappingmechanismus auf, d. h. der Uptake ist immer auch durch zelluläre Vitalität reguliert.

Der *ideale Vitalitätstracer* sollte in der Art seiner Deposition nur abhängig sein von der Dichte lebendiger Zellen und unabhängig vom metabolischen Zustand der Zelle, d. h. von Hypoxie und Ischämie, vom ATP-Level, pH-Wert oder Elektrolytzuständen. Tatsächlich aber ist der Uptake eines (nicht existenten) noch so idealen Vitalitätstracers entscheidend moduliert von seiner Zufuhr, sprich dem MBF. Dieser Einfluß sinkt in seiner Bedeutung mit zunehmendem Zeitabstand zwischen Injektion und Akquisition. Alle Vitalitätstracer sind also abhängig von energiebedürftigen Mechanismen, was zur Folge hat, daß die Vitalität oft unterschätzt wird. Die gewöhnlich enge Beziehung zwischen MBF und Vitalität bricht zusammen bei:

a) koronarer Reperfusion akut irreversibel geschädigten Myokards: hier kommt es zu einer Überschätzung der Vitalität,

b) schwerer chronischer Ischämie: hier kommt es meist zu einer Unterschätzung der Vitalität.

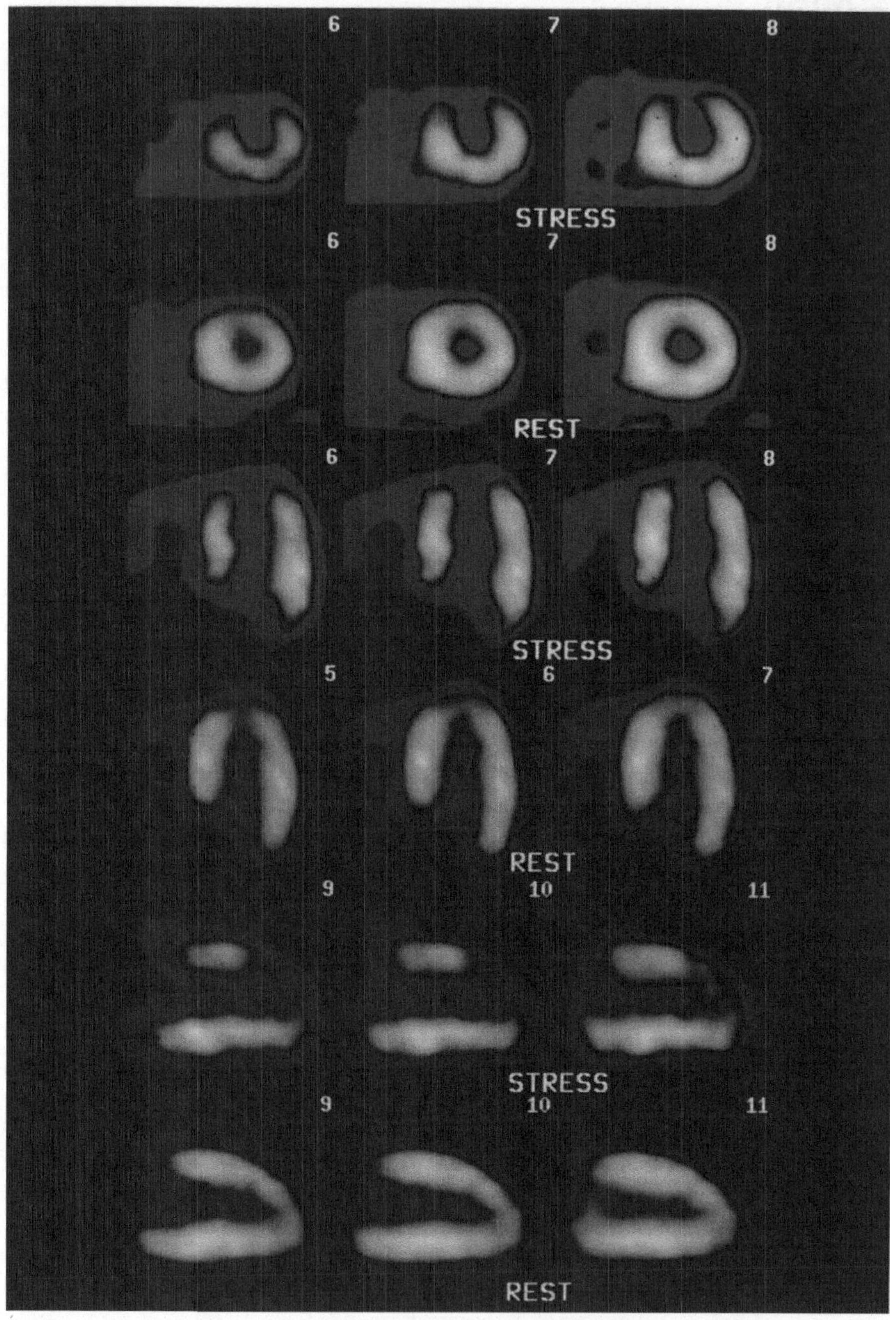

Abb. 9.1. ^{99m}Tc-MIBI-SPECT eines Patienten mit LAD-Stenose. *Obere 2 Reihen:* koronale Schnitte, *mittlere 2 Reihen:* transversale Schnitte, *untere 2 Reihen:* sagittale Schnitte. Aufnahmen nach fahrradergometrischer Belastung (*STRESS*) und unter Ruhebedingungen (*REST*). Ausgeprägte Ischämie im apikalen Anteil der Vorderwand unter Belastung, unauffällige Perfusion in Ruhe

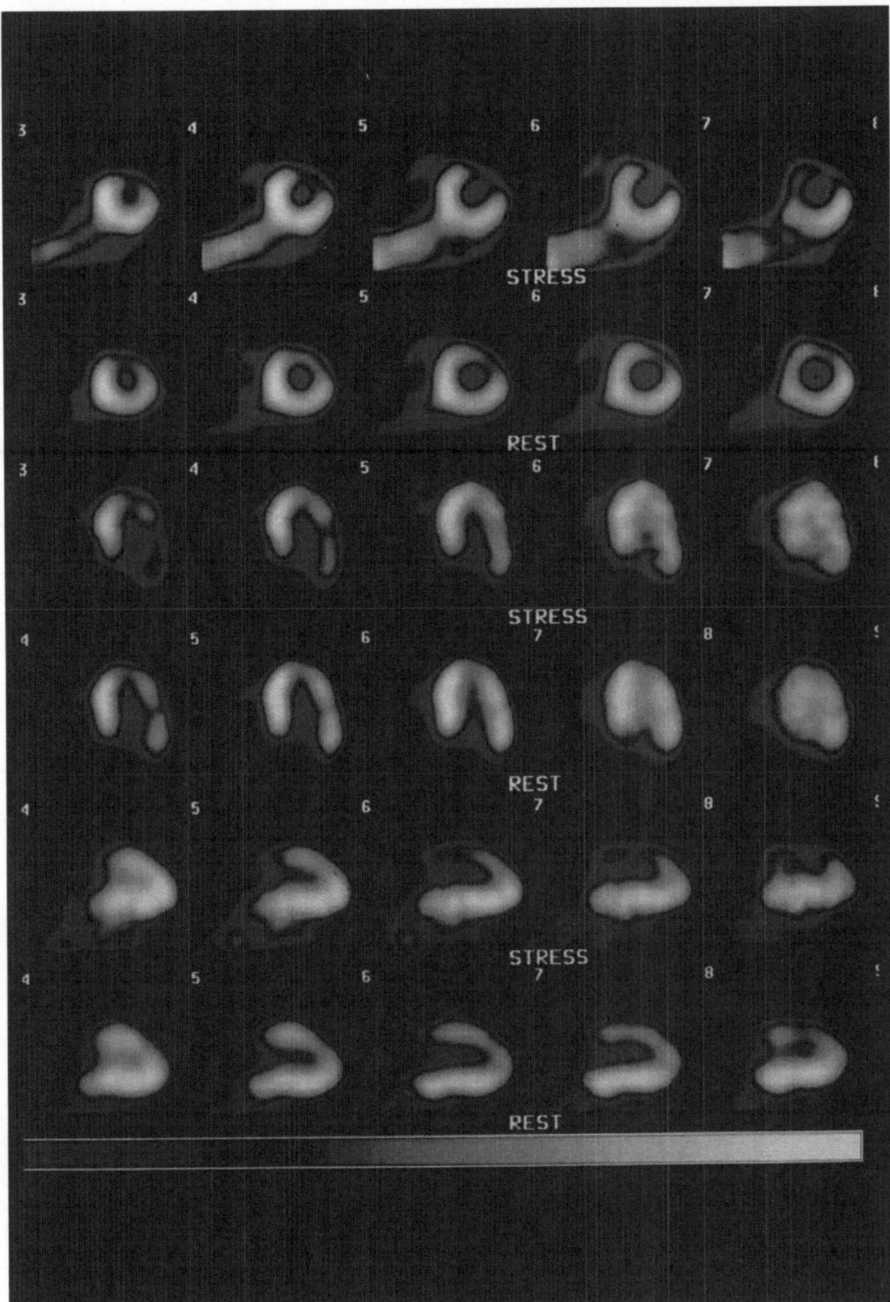

Abb. 9.2. ^{99m}Tc-MIBI-SPECT eines Patienten mit LAD-Stenose und Zustand nach Anterolateral-infarkt. *Obere 2 Reihen:* koronale Schnitte, *mittlere 2 Reihen:* transversale Schnitte, *untere 2 Reihen:* sagittale Schnitte. Aufnahmen nach fahrradergometrischer Belastung (*STRESS*) und unter Ruhebedingungen (*REST*). Deutliche Belastungsischämie im Randbereich einer relativ kleinen Narbe in der Anterolateralwand

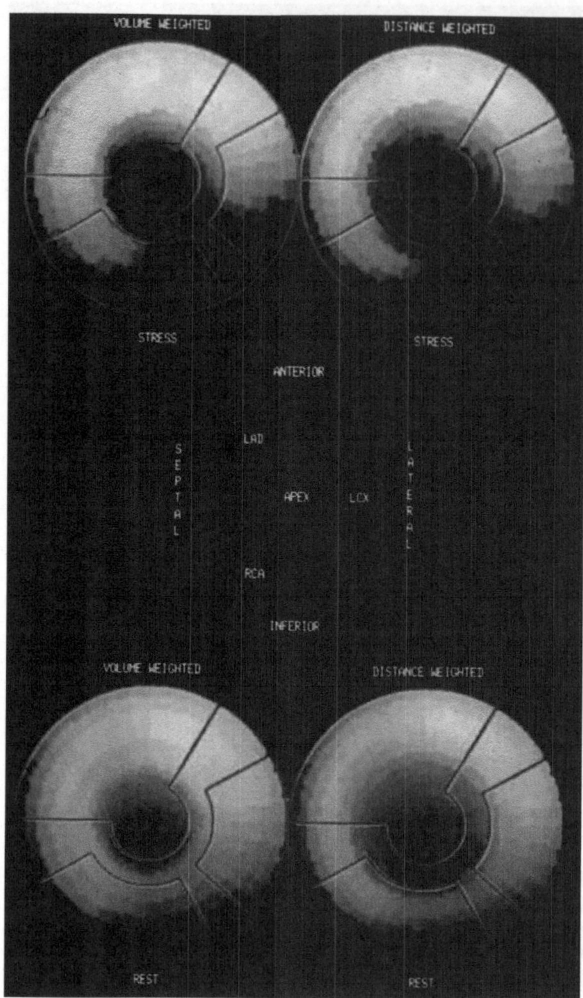

Abb. 9.3. Unterstützende semiquantitative Analyse (Programm CEQUAL, Cedars Sinai, Fa. Picker) zur Unterstützung der visuellen Bildinterpretation

Von daher wäre zumindest diskutabel, daß als *Goldstandard für Vitalität* eigentlich nur die *erhaltene myokardiale Wandbewegung* gelten könnte, denn auch für die PET-Untersuchungen mit 2-(^{18}F) fluoro-2-desoxy-D-glukose (FDG), die oft als Referenzmethode postuliert wird, gelten vom Grundsatz her die gleichen Überlegungen. Andererseits „versagt" auch der Standard Wandbewegung bei protrahiertem „stunning".

MIBI hat sowohl Eigenschaften eines guten Perfusionstracers als auch solche eines Vitalitätsmarkers, was durch umfangreiche Studien Bestätigung findet [2, 3], wobei Studien zeigten, daß MIBI im Vergleich zu PET mit FDG das Ausmaß vitalen Gewebes bei KHK-Patienten wohl unterschätzt [4].

9.2
Radiochemische Eigenschaften

Klinische Studien von Holman et al. [5] haben gezeigt, daß ^{99m}Tc-Hexakis-t-butyl-isonitril (TBI) ein mögliches, jedoch nicht ideales Agens zur Durchführung der Perfusionsszintigraphie des Myokards ist. Daraufhin wurde eine Reihe von weitgehend strukturanalogen *Isonitrilen* synthetisiert mit dem Ziel, die myokardiale Spezifität und die schnelle Blutclearance von TBI beizubehalten, aber die pharmakokinetischen Probleme der hohen (frühen) Lungen- (30–40 %!) und (späten) Leberaktivität zu umgehen, die die Bildakquisition und -evaluierung empfindlich störten. Als vielversprechendste Substanzen stellten sich die aliphatischen (C-4, C-5) Äther heraus, von denen 6 pharmakologisch evaluiert wurden. ^{99m}Tc-Hexakis-2-methoxy-2-methylpropyl-1-isonitril (Tc-MIBI) und ^{99m}Tc-Hexakis-1-methoxypropyl-2-isonitril hatten die insgesamt besten Charakteristika. Tc-MIBI setzte sich schließlich als Imagingagens durch. Im Tierversuch (Meerschwein) zeigte sich ein Herzuptake von 1,9 % bei einer biologischen HWZ von 4 h, eine schnelle und komplette Clearance aus dem Blut von 1–2 min, eine geringe Lungenaktivität (1,5 %), eine relativ geringe Leberaktivität (Peak 11 %) bei einer substantiell hepatobiliären Clearance (HWZ 70 min).

Die Substanz ist unter dem Namen Cardiolite® (Fa. Dupont Pharma GmbH, Bad Homburg) im Handel. Sie liegt in Form einer Trockensubstanz vor:

- Tetrakis (2-methoxy-2-methyl-propanisocyanid) Kupfer(1+)-tetra-fluoroborat, 1 mg,
- Zinn (II)-Chlorid 2 H_2O, 0,075 mg,
- Cysteinhydrochlorid-Monohydrat, 1 mg,

die nach vorschriftsmäßiger Auflösung (Markierung mit ^{99m}Tc) zur intravenösen Injektion zur Verfügung steht.

Das ^{99m}Tc-markierte Radiopharmakon sollte nur innerhalb von 6 h nach der radioaktiven Markierung i.v. appliziert werden. Wechselwirkungen mit Arzneimitteln oder andere Wechselwirkungen sind nicht bekannt.

Der Hersteller offeriert in seinem Beipackzettel eine exakte Anleitung zur Herstellung des Präparates.

Vor Injektion muß (bei ausreichendem Strahlenschutz) geprüft werden, ob das fertige Präparat im Fläschchen farblos und frei von sichtbaren Fremdpartikeln ist.

Obligat ist ebenso die Prüfung der *radiochemischen Reinheit* vor der Verabreichung mit Hilfe einer dünnschichtchromatographischen (DC) Methode.

Der Hersteller gibt für die *DC-Methode* folgendes Procedere an:

1	*Material*
1.1	Baker-Flex-Aluminiumoxidplatten, 1 B-F, vorgeschnitten auf 2,5 × 7,5 cm.
1.2	Ethanol, absolut, als Fließmittel.
1.3	Capintec oder ein gleichwertiges Instrument zur Radioaktivitätsmessung im Bereich von 0,74–11,12 GBq.
1.4	1-ml-Spritze mit Nadel (Größe 22–26).
1.5	DC-Wanne (ca. 100 ml verschlossen mit Parafilm).

2	*Methode*
2.1	Das Ethanol wird bis zu einer Höhe von ca. 3–4 mm in die DC-Wanne eingefüllt und diese daraufhin mit Parafilm verschlossen. Anschließend wird die verschlossene DC-Wanne ca. 10 min stehen gelassen, um zu bewirken, daß eine Kammersättigung eintritt.
2.2	Mit Hilfe der Nadel und Spritze wird ein Tropfen Ethanol auf die Startlinie (1,5 cm) der Platte aufgebracht.
2.3	An der Spitze des Ethanoltropfens wird jetzt 1 Trpf. der ^{99m} Tc MIBI-Lösung aufgebracht. Dabei ist darauf zu achten, daß der Ethanoltropfen zwischenzeitlich nicht antrocknet. Nach diesem Vorgang wird der mit ^{99m}Tc MIBI-Lösung versetzte Ethanoltropfen ohne Erhitzen getrocknet.
2.4	Über eine Distanz von 5 cm wird die Platte entwickelt.
2.5	Die Platte wird in einem Abstand von 4 cm vom Boden geschnitten und jeder Teil einer Radioaktivitätsmessung unterzogen.
2.6	Die radiochemische Reinheit wird wie folgt berechnet:

$$\% \ ^{99m}\text{Tc MIBI} = \frac{\text{Aktivität des oberen Teils}}{\text{Aktivität beider Teile}} \cdot 100$$

2.7	Die radiochemische Reinheit muß größer als 90 % sein.

9.3
Biologische Eigenschaften, Pharmakokinetik

Tc-MIBI hat eine First-pass-Extraktionsfraktion von ca. 40 % in Ruhe [6]. Das mittlere kapilläre Permeability-surface-area(PSA)-Produkt (ml/g/min) beträgt 0,43 und ist damit 3mal niedriger als das von Thallium [7]. Die initiale Verteilung von Tc-MIBI ist proportional dem myokardialen Blutfluß (MBF) [8]. Canby u. Pohost [9] zeigten eine *lineare* Beziehung zwischen MBF und initialer Tc-MIBI-Verteilung. Die myokardiale Clearance nach dem initialen Uptake ist minimal und differiert nicht signifikant zwischen normal perfundierten und ischämischen Arealen [8]. Für den Kliniker ist dies bedeutsam, denn die Bildqualität ist über mehrere (ca. 4) h konstant, was eine hohe Flexibilität im Untersuchungsablauf, sprich in der Tagesroutine, offeriert.

Eine signifikante „Redistribution" (Wiederverteilung) findet über Stunden hinweg nicht statt [8], eine minimale Redistribution nach ca. 2 h [10] beeinflußt erkennbare MIBI-Defekte nicht. Mousa et al. [11] konnten zeigen, daß MIBI mit hoher Affinität an ein zytosolisches Protein mit kleinem Molekulargewicht bindet. Die Bindung reagiert sensibel auf schwere Hypoxie. Die relativen myokardialen Uptakes von Tc-MIBI und ^{201}Tl waren unter den (experimentellen) Bedingungen eines niedrigen koronaren Flusses und während einer Reperfusion 15 min nach koronarer Okklusion vergleichbar [12].

Die Injektion von Tc-MIBI löst keine hämodynamischen Effekte aus [13]. Der initiale myokardiale Uptake beträgt 2,84 % der injizierten Dosis in Ruhe und 3,2 % nach Belastung. Der initiale Tc-MIBI-Uptake in Ruhe ist am höchsten in der Leber [14]. Nach Belastung ist der MIBI-Uptake im Herzen über 120 min hinweg höher als in allen anderen Organen. Die myokardialen und die Gesamtkinetikdaten zeigen an, daß die optimale Zeit des Studienbeginns etwa 60 min nach Injektion der Aktivität ist.

27 % der injizierten Tc-MIBI-Aktivität werden innerhalb von 24 h renal, ca. 33 % über die Fäzes ausgeschieden. 5 min nach Injektion befinden sich nur noch ca. 8 % der injizierten Dosis im Blutkreislauf.

Eine in den USA durchgeführte Multicenterstudie [15] zeigte, daß der hohe Leberuptake in den Ruhebildern deren Interpretation nicht störte. Allerdings findet die bei ^{201}Tl akzeptierte und beliebte interpolative Hintergrundsubtraktion durch die hohe subdiaphragmale Aktivität bei MIBI Limitierungen, da überstarke Subtraktionen und Artefaktbildungen größere Bildungenauigkeiten erzeugen.

Die hohe subdiaphragmale Aktivität versuchen wir durch die Einnahme von ½ Tafel Schokolade in der Stunde nach Injektion zu minimieren, andere Untersucher geben ihren Patienten z. B. Milch [15], um so eine Entleerung der Gallenblase herbeizuführen.

9.4
Dosierung (Nebenwirkungen, Gegenanzeigen)

Zur Diagnostik der myokardialen Perfusion werden für einen Erwachsenen (70 kg) 185–740 MBq Tc-MIBI empfohlen. Es sind 2 Injektionen sowohl für das Eintagesprotokoll als auch für das Zweitagesprotokoll (s.Kap. 7) erforderlich, um eine Ischämie von einer Narbe unterscheiden zu können. Erfolgt gleichzeitig eine First-pass-Untersuchung zur Beurteilung der Ventrikelfunktion, so werden 740–925 MBq i.v. als Bolusinjektion verabreicht. Eine Maximaldosis von 925 MBq (für beide Injektionen)

Tabelle 9.1. Altersabhängige Korrekturfaktoren für die Dosierung von Tc-MIBI

Altersgruppe	Korrekturfaktor
Erwachsene	1,0
15 Jahre	0,94
10 Jahre	0,80
5 Jahre	0,63
1 Jahr	0,43
Neugeborene	0,29

sollte nicht überschritten werden. Bei der Untersuchung von Kindern finden altersabhängige Korrekturfaktoren Anwendung (Tabelle 9.1).

Akute *toxische Erscheinungen* nach Applikation von MIBI werden im Tierversuch erst ab ca. 7 mg/kg KG festgestellt. Dies entspricht der 500fachen Menge der üblichen Dosis von 0,014 mg/kg KG für einen Erwachsenen von 70 kg KG. Die Substanz zeigte im Genmutationstest *keine mutagenen* Wirkungen. In hohen Konzentrationen werden in vitro in menschlichen Lymphozyten Chromosomenmutationen induziert. Ein entsprechender In-vivo-Test verlief negativ.

9.5
Untersuchungsprotokolle

Da MIBI keine relevante Redistribution besitzt, sind zur Beurteilung der myokardialen Perfusion sowie von Ischämien und Narben mit dieser Substanz *2 separate Injektionen* notwendig. Es existieren verschiedene Untersuchungsprotokolle. Unter Berücksichtigung der physikalischen HWZ von 6 h wäre ein Abstand von 24 h zwischen den beiden Injektionen ideal, um die Hintergrundaktivität zu minimieren. Dieses vom technischen Standpunkt aus zu präferierende Procedere ist nach hiesiger Auffassung weit entfernt von der klinischen Praxis, bei der die gesamte Information, die eine Untersuchung bietet, möglichst an einem Tag erhalten werden sollte. Daher wurden neben den o. g. Zweitagesprotokoll auch mehrere *Eintagesprotokolle* entwickkelt. Bei den Eintagesprotokollen gibt es 3 bedenkenswerte Variable:

1. das Zeitintervall zwischen Ruhe- und Streßinjektion (vice versa),
2. die zu injizierende Aktivitätsmenge (in MBq),
3. die Sequenz der Injektionen (Ruhe-Belastung oder Belastung-Ruhe).

Eine vergleichende Untersuchung von Taillefer et al. [16] zeigte in 87,5 % der Myokardsegmente eine Übereinstimmung zwischen den Ergebnissen der Ruhe-Belastungs- bzw. der Belastungs-Ruhe-Studie. Trotzdem präferiert der Autor die Reihenfolge Ruhe-Belastung, da das Ruhebild eine „wirkliche Ruhestudie" repräsentiere, welche nicht notwendigerweise bei der Reihenfolge Belastung-Ruhe gegeben sei. Er begründet dies mit 7,4 % diskordanter Segmente, die als ischämisch im Ruhe-Belastungs-, jedoch als narbig im Belastungs-Ruhe-Protokoll bezeichnet wurden. Das Belastungs-Ruhe-Protokoll, in unserer Abteilung angewandt, hat den Vorteil, daß man bei unauffälliger Belastungsstudie (nach Injektion von ca. 260 MBq Tc-MIBI) auf eine Ruhestudie verzichten und damit zu einer erheblichen Reduktion der Strahlenbelastung beitragen kann (lediglich 260 statt bis zu 925 MBq), die dann sicher um den Faktor 4 unter der einer ^{201}Tl-Szintigraphie liegt. In diesem Sinne wird dem Strahlenminimierungsgebot der gültigen Strahlenschutzverordnung Rechnung getragen. Darüber hinaus gibt es verschiedene Protokolle, bei denen Tc-MIBI im Rahmen der *Vitalitätsdiagnostik* Anwendung findet, so etwa eine duale Isotopenmethode mit einer ^{201}Tl-Ruheuntersuchung und einer ^{99m}Tc-MIBI-Belastungsstudie, die optimal die Eigenschaften einer Belastungsperfusionsuntersuchung mit der Suche nach reversiblen Defekten kombiniert. Nach hiesiger Erkenntnis nutzen nur recht wenige nuklearmedizinische Abteilungen die potentielle Möglichkeit zur simultanen Radionuklidangiographie aus, die Daten über die ventrikuläre Funktion (Ejektionsfraktion) unter Belastung liefert.

9.6
Anwendung, klinische Resultate

Der Schwerpunkt des Einsatzes nuklearmedizinischer Verfahren in der Kardiologie hat sich in den letzten Jahren gewandelt. Wurden vor Jahren Perfusionsszintigraphien mit ^{201}Tl und ^{99m}Tc-MIBI überwiegend zur nichtinvasiven Diagnostik der KHK eingesetzt, so stehen jetzt Fragen zur *Planung* von *Behandlungsstrategien* in der interventionellen Kardiologie/Kardiochirurgie im Vordergrund.
Wichtigste Fragestellungen sind

- Beurteilung der funktionellen Wertigkeit von Koronarstenosen,
- Identifizierung der „führenden" Stenosen bei Mehrgefäßerkrankungen,
- Beurteilung der Erholung der myokardialen Durchblutung, z. B. nach PTCA oder Bypass,
- myokardiale Vitalitätsdiagnostik.

Zur *nichtinvasiven KHK-Diagnostik* ist die Indikation vorwiegend bei Patienten mit intermediärer Krankheitswahrscheinlichkeit gegeben und bei Patienten mit einem

Tabelle 9.2. Sensitivität der Myokardszintigraphie mit Tc-MIBI hinsichtlich des *Nachweises* und der *Ausdehnung* einer KHK (= koronarangiographisch Stenose > 50 %) (*LAD* Ramus interventricularis anterior der linken Koronararterie, *LCX* Ramus circumflexus der linken Koronararterie, *RCA* rechte Koronararterie)

	Sensitivität [%] – gesamt –	Sensitivität [%] – individuelles Gefäß –	Spezifität [%] – gesamt –	Spezifität [%] – individuelles Gefäß –
Kiat et al.[a] [20]	14/15 (93 %)	31/35 (87 %)	20/21 (95 %)	19/22 (86 %)
Kahn et al.[a] [21]	36/38 (95 %)	59/75 (79 %)	–	28/39 (76 %)
Iskandrian et al.[a] [22]	23/28 (82 %)	–	11/11 (100 %)	–
Larock et al.[a] [23]	22/22[d] (100 %)	36/41 (88 %) 81 % (LCX) bis 100 % (RCA)	–	–
Ell et al.[a] [24]	80 %	59 % (LCX) bis 86 % (LAD)	86 %	57 % (RCA) bis 100 % (LAD)
Maisey et al.[c] [25]	54/56 (96 %)	62 % (LAD) bis 77 % (LCX)	58 %	–
Van Train et al.[b] [26]	53/59 (90 %)	70 % (LCX) bis 74 % (LAD)	5/12 (42 %)	82 % (LAD) bis 88 % (LCX)
Wackers et al.[c] [15]	32/36 (89 %)	25 % (LCX) bis 73 % (RCA)	100 %	78 %
Wieler et al.[c] [27]	21/22 (96 %)	33 % (LCX) bis 87 % (LAD)	56 %	69 % (LAD) bis 92 % (LCX)

[a] = Zweitagesprotokoll
[b] = Eintagesprotokoll Ruhe/Belastung
[c] = Eintagesprotokoll Belastung/Ruhe
[d] = Nur Subgruppe ohne vorausgegangenen Infarkt

EKG ohne sichere diagnostische Aussagefähigkeit (Linksschenkelblock, Digitalismedikation, Schrittmacherpatienten etc.). Seltener ist die Anwendung der Myokardszintigraphie bei der Bestätigung einer stummen Myokardischämie oder eines Infarktes (Tabelle 9.2 gibt eine Literaturübersicht zur Sensitivität und Spezifität der Myokardszintigraphie mit Tc-MIBI hinsichtlich des Nachweises und der Ausdehnung einer KHK).

Vergleichende Studien [17–19] zeigten, daß offensichtlich mit Hilfe der ^{201}Tl-Reinjektionsmethode stark ischämisches aber *vitales Myokard* bei chronischer KHK besser erkannt wird als mit ^{99m}Tc-MIBI, so daß diese Substanz hier kaum Einsatz findet. Zur Frage der Beurteilung der Vitalität wird u. a. in Kap. 11, 12 und 15 ausführlich Stellung genommen.

9.7
Dosimetrie

Tabelle 9.3 zeigt die absorbierte Strahlendosis nach Injektion von Tc-MIBI.

Organ	In Ruhe [µGy/MBq]	Nach Belastung [µGy/MBq]
Brüste	1,9– 2,0	1,8– 2,0
Gallenblasenwand	20,0–25,6	24,9–28,9
Dünndarmwand	26,6–30,0	21,6–24,4
Dickdarmwand	36,4–55,5	29,3–44,4
Magenwand	5,8– 6,1	5,2– 5,3
Herzmuskel	4,2– 5,1	4,8– 5,6
Nieren	18,0–20,0	14,9–16,7
Leber	5,2– 5,8	3,7– 4,2
Lungen	2,2– 2,8	2,2– 2,6
Knochenoberflächen	6,4– 6,8	6,0– 6,2
Schilddrüse	6,8– 7,4	2,4– 6,4
Ovarien	13,8–15,5	11,6–13,3
Testes	3,2– 3,9	3,1– 3,4
Knochenmark	4,3– 5,1	4,0– 4,6
Harnblasenwand	Stark abhängig von Diurese und Blasenentleerung 20 –41,1	15,5–30,0
Ganzkörper	4,1– 4,8	3,8– 4,2

Tabelle 9.3. Absorbierte Strahlendosis nach Injektion von Tc-MIBI; Patient von 70 kg. (Quellen: 1) Zulassungsbescheid, Zul.-Nr. 20930.00.00, Präparat Cardiolite®, Fa. DuPont Pharma GmbH, Bad Homburg; 2) Radiopharmaceutical Internal Dose Information Center, July, 1990, Oak Ridge Associated Universities, P.D. Box 117, Oak Ridge, TN 37831, USA)

Literatur

1. Naijm YC, Timmis AD, Maisey MN et al. (1989) The evaluation of ventricular function using gated myocardial imaging with Tc-99m sestamibi. Eur Heart J 10: 14–148
2. Dilsizian V, Rocco TP, Strauss HW, Boucher CA (1989) Technetium-99m isonitrile myocardial uptake at rest. I. Relation to severity of coronary artery stenosis. J Am Coll Cardiol 14: 1673–1677
3. Rocco TP, Dilsizian V, Strauss HW, Boucher CA (1989) Technetium-99m isonitrile myocardial uptake at rest. II. Relation to clinical markers of potential viability. J Am Coll Cardiol 14: 1678–1684

4. Altehoefer C, vom Dahl J, Biedermann M, Uebis R, Beilin I, Sheehan F, Hanrath P, Büll U (1994) Significance of defect severity in technetium-99m-mibi spect at rest to assess myocardial viability: comparison with fluorine-18-FDG PET. J Nucl Med 35: 569–574

5. Holman BL, Jones AG, Lister-James J, Davison A, Abrams MJ, Kirschenbaum JM, Tumeh SS, English RJ (1984) A new technetium 99m labelled myocardial imaging agent, hexakis (T-butylisonitrile)-technetium (I): initial experience in the human. J Nucl Med 25: 1350–1355

6. Mousa SA, Williams SJ (1986) Myokardial uptake and retention of Tc-99m Hexakis-aliphatic isonitriles: evidence for specificity. J Nucl Med 27: P 995 (Abstr)

7. Leppo JA, Moring AF (1986) An evaluation of a technetium-labeled isonitrile analog as a myocardial imaging agent and comparison to thallium. Circulation 74 (Suppl II). II-297 (Abstr)

8. Okada RD, Glover D, Gaffney T, Williams S (1988) Myocardial kinetics of technetium-99m-hexakis-2-methoxy-2 methylpropyl isonitril. Circulation 77: 491–498

9. Canby RC, Pohost GM (1986) Dependence of the distribution of a technetium isonitrile on myocardial viability after an ischemic insult. Circulation 74 (Suppl II): II-296 (Abstr)

10. Sinusas AJ, Bergin JD, Edwards NC, Watson DD, Ruiz M, Smith WH, Beller GA (1990) Comparison of Tc-99m Methoxyisobutyl Isonitrile and Tl-201 Uptake during low flow ischemia. J Nucl Med 31: 713 (No 25, Abstr)

11. Mousa SA, Williams SJ, Sands H (1987) Characterization of in vivo chemistry of cations in the heart. J Nucl Med 28: 1351–1357

12. Sinusas AJ, Watson DD, Cannon JM, Beller GA (1989) Effect of ischemia and postischemic dysfunction on myocardial uptake of technetium-99m-labeled methoxyisobutyl isonitrile and thallium-201. J Am Coll Cardiol 14: 1785–1793

13. McKusick K, Beller G, Berman B et al. (1987) Initial clinical results with Tc-99m-methoxy isobutyl isonitrile. J Am Coll Cardiol 9: 28A (Abstr)

14. Wackers FJ, Kayden D, Lange RC, Mattera J (1987) Rest-exercise organ distribution of RP-30, a new Tc-99m-labelled myocardial perfusion imaging agent.
J Am Coll Cardiol 9: 27 A (Abstr)

15. Wackers FJ, Berman DS, Maddahi J, Watson DD, Beller GA, Strauss HW, Boucher CA et al. (1989) Technetium-99m hexakis 2-methoxyisobutyl isonitrile: human biodistribution, dosimetry, safety, and preliminary comparison to thallium-201 for myocardial perfusion imaging. J Nucl Med 30: 301–311

16. Taillefer R, Gagnon A, Laflamme L et al. (1989) Same day injections of Tc-99m methoxy isobutyl isonitrile (hexamibi) for myocardial tomographic imaging: comparison between rest-stress and stress-rest injection sequences. Eur J Nucl Med 15: 113–117

17. Maurea S, Cuocolo A, Nicolai E, Salvatore M (1994) Improved detection of viable myokardium with thallium-201 reinjection in chronic coronary artery disease: comparison with technetium-99m-mibi imaging. J Nucl Med 35: 621–624

18. Cuocolo A, Pace L, Ricciardelli B et al. (1992) Identification of viable myocardium in patients with chronic coronary artery disease: Comparison of thallium-201 scintigraphy with reinjection and technetium-99m-methoxyisobutyl isonitrile. J Nucl Med 33: 505–511

19. Dilsizian V, Marin-Neto JA, Arrighi JA, Bacharach SL, Perrone-Filardi P, Bonow RO (1992) Myokardial viability: comparison of thallium reinjection, rest-stress sestamibi, and positron emission tomography. J Am Coll Cardiol 19: 21 A (Abstr)

20. Kiat H, Maddahi J, Roy L et al. (1989) Comparison of Tc-99m methoxy isobutyl isonitrile with thallium-201 imaging by planar and SPECT techniques for assessment of coronary disease. Am Heart J 117 (1): 1–11

21. Kahn J, McGhie I, Akers M et al. (1989) Quantitative rotational tomography with thallium-201 and Tc-99m 2-methoxy-isobutyl-isonitrile: A direct comparison in normal individuals and patients with coronary artery disease. Circulation 79: 1282–1293

22. Iskandrian AS, Heo J, Kong B et al. (1989) Use of technetium-99m isonitrile (RP-30A) in assessing left ventricular perfusion and function at rest and during exercise in coronary artery disease, and comparison with coronary arteriography and exercise thallium-201 SPECT imaging. Am J Cardiol 64: 270–275

23. Larock MP, Cautinen R, Legrand V et al. (1990) 99m Tc-MIBI (RP-30) to define the extent of myocardial ischemia and evaluate ventricular function. Eur J Nucl Med 16 (4-6): 223–230

24. Ell PJ, Mittal RB, Ahmed A, Jarritt PH, Swanton RW (1989) Diagnostic accuracy of ^{99m}Tc-MIBI and ^{201}Tl-SPECT in coronary artery disease: a comparison. Nucl Med Commun 10: 209 (Abstr)

25. Maisey MN, Lowry A, Bischof-Delaloye A, Fridrich R, Inglese E, Khalil MN, van der Shoot JB (1990) European multi-centre comparison of thallium 201 and technetium 99m methoxyisobutyl = isonitrile in ischaemic heart disease. Eur J Nucl Med 16: 869–872
26. Van Train K, Areeda J, Gareia E, Berman DS, Cooke CD, Kiat H, Silagan GT et al. (1992) Quantitation of same day Tc-99m sestamibi myocardial spect: multicenter trial validation. J Nucl Med 33: 876 (Abstr)
27. Wieler H, Kaiser KP, Henkel B, Fallen H (1991) Single-Photon-Emissions-Computertomographie (SPECT) des Myocards mit dem neuen Perfusionsmarker 99mTc-methoxy-isobutylisonitril (MIBI): Vergleich mit den Befunden der Koronarangiographie. Nuc Compact 22: 119–122

10 Tetrofosmin: mit [99m]Technetium markierbares Radiopharmakon als Perfusionsmarker für die Myokardszintigraphie

P. Reuland

10.1
Einleitung

Seit der Entdeckung von [201]Thallium (^{201}Tl) als Perfusionsmarker des Myokards [1] hat sich die Myokardszintigraphie zu einer Routinediagnostik für den Nachweis von Durchblutungsstörungen des Herzmuskels entwickelt. Zunächst als planare Technik in 3 Ebenen (1. anteriore, 2. 45°–60° links anteriore und 3. 70°–90° links laterale Sicht) entwickelt mit der Darstellung von inferiorer Wand, Apex und anterolateraler Wand in der 1. Sicht, des Septums, der inferoapikalen Wand und der Posterolateralwand in der 2. Sicht sowie der anterioren Wand, des Apex, der inferioren und posterioren Wand in der 3. Sicht, verbreitete sich mit der Tomographietechnik die Single-Photon-Emissions-Computertomographie (SPECT) als Methode der Wahl zur Bestimmung der Myokardperfusion [2].

Das Untersuchungsprotokoll mit ^{201}Tl-Chlorid zum Nachweis einer koronaren Herzerkrankung (KHK) umfaßt eine Belastung des Patienten mit ergometrischen Verfahren (Fahrrad- oder Laufbandergometer) oder mit frequenzsteigernden (z.B. Dobutamin) oder gefäßdilatierenden Pharmaka (z.B. Dipyridamol) (s. Kap. 7 und 9) [3]. Unter höchster Belastung werden 80–120 MBq ^{201}Tl-Chlorid i.v. appliziert. Die szintigraphische Messung der myokardialen Verteilung erfolgt dann etwa 5 min nach Belastungsende, das 1–2 min nach Injektion erreicht sein soll. Frühere Aufnahmen sind wegen der Herzlageveränderung („upward creep") problematisch, spätere Aufnahmen zeigen schon eine Umverteilung (Redistribution) der Thalliumaufnahme in den Myokardzellen. Aufgrund dieser Redistribution ist ohne zweite Injektion auch eine Aussage über die Ruheperfusionsverhältnisse möglich, indem nach 3 h eine zweite szintigraphische Untersuchung erfolgt. Nachdem sich diese Methode des Nachweises von ischämischem und infarziertem Myokardgewebe etabliert hatte, zeigte sich durch Messungen des Glukosemetabolismus mit Hilfe der Positronen-Emissions-Tomographie (PET), daß nicht alle durch die Befunde mit der Thalliumszintigraphie als infarziert eingestuften Myokardanteile avital waren. Damit ist das bisherige einfache Schema der Thalliumszintigraphie mit einer Injektion und zwei Aufnahmen im Abstand von 3 h nicht ausreichend zur Differenzierung zwischen Narben und Gebieten mit chronischer Ischämie („hibernating myocardium"). Zur weiteren Abklärung ist entweder eine erneute Injektion von ^{201}Tl unter Ruhebedingungen erforderlich oder eine Nachinjektion von z.B. 40 MBq im Ruhezustand und Aufnahmen nach 6–8 h oder zu einem noch späteren Zeitpunkt [4]. Insgesamt ergeben sich einige Nachteile der Myokardszintigraphie mit ^{201}Tl-Chlorid, die die Entwicklung von anderen Perfusionsmarkern zur Diagnose der KHK empfehlenswert machten.

Nachteile bei der Verwendung von ^{201}Tl-Chlorid als Perfusionsmarker

1) ^{201}Tl besitzt eine relativ lange physikalische Halbwertszeit (HWZ) von 73 h, so daß unter Berücksichtigung der biologischen HWZ eine hohe Strahlenbelastung des Patienten resultiert.

2) Falls zur Differenzierung von Narbengewebe und chronischer Ischämie eine Zweit- oder Nachinjektion erforderlich wird, steigt die Strahlenbelastung des Patienten noch weiter an.

3) Der größte Strahlenanteil besteht aus der relativ niederenergetischen Röntgenstrahlung von 69–83 keV, welche vom ^{201}Hg, einem Zerfallsprodukt von ^{201}Tl, stammt. Dadurch resultiert eine hohe Absorptionsrate im Körper des Patienten, so daß die gemessenen Zählraten niedrig liegen. Während der Anteil der für einen niederenergetischen Kollimator optimalen Photonenstrahlung von 135 keV mit 2,65 % niedrig ist und daher nur wenig Bedeutung für die Messung der Herzanreicherung hat, führen die 10,16 % Anteil der Strahlung mit 167 keV schon zu einer erhöhten Septumpenetration (s. a. Kap. 8).

4) Die geringe Impulsausbeute durch Absorption und Streuung führt wegen der schlechten Bildstatistik zu der Notwendigkeit, bei der Bildbearbeitung eine starke Glättung durchzuführen. Dadurch kommt es zu einer verringerten Sensitivität für den Nachweis leichter und wenig ausgedehnter Perfusionsstörungen. Die diagnostische Spezifität leidet unter der starken Abschwächung der ausgesendeten Strahlung insbesondere im Bereich der Hinterwand des linken Ventrikels (s. auch Kap. 8).

5) Ein logistischer Nachteil des Radiopharmazeutikums ^{201}Tl-Chlorid ist die fehlende ständige Verfügbarkeit, so daß für jeden Patienten die Substanz rechtzeitig in der richtigen Menge bestellt werden muß. Nach- oder Zweitinjektionen müssen im Vorhinein mit einkalkuliert werden, und akut notwendig werdende Untersuchungen können nicht durchgeführt werden. Andererseits entstehen überflüssige Kosten, wenn ein Patient zur Untersuchung nicht erscheint und die Substanz ungenutzt verfällt.

So war es nur folgerichtig, nach einer Verbindung zu suchen, die mit ^{99m}Tc markierbar war, so daß neben der ständigen Verfügbarkeit durch Vorratshaltung und Molybdängenerator auch die optimale Energie für szintigraphische Aufnahmen zur Verfügung stand.

Die Entwicklung von mit Technetium markierbaren Perfusionmarkern umfaßt die Verwendung von Nitrogen-Makroringen (beschrieben in der ersten Publikation über diese Substanzen in [5]) sowie, am häufigsten verwendet, Phosphinkomplexe [6] und weniger häufig Arsine [7]. Problematisch war die fehlende Vorhersagbarkeit einer ausreichenden Anreicherung in menschlichen Myokardzellen aufgrund der durchgeführten Tierversuche [8]. Alternative Ansätze umfaßten Isonitrile [9], Arene [10] und Phosphite [11]. Bis auf den Isonitrilkomplex zeigten die Phosphordonorliganden jedoch eine nur langsame Clearance aus dem Blut sowie den Nachteil einer hohen, anhaltenden Leberspeicherung.

Durch Weiterentwicklung des Isonitrilkonzeptes entstand der erste kommerziell eingesetzte Perfusionsmarker als lipophiles Kation, das ^{99m}Tc-Hexakis-Methoxyisobutylisonitril (MIBI) (s. Kap. 9 [12]). Eine andere Entwicklung führte zu einem weiteren mit [99mTc] markierten Perfusionsmarker, [99mTc]-Teboroxime, der jedoch eine schnelle Clearance auch aus den Herzmuskelzellen zeigt. Beide bis dahin kommerziell eingesetzten, mit Technetium markierten Marker weisen den Nachteil auf, daß sie für die Herstellung des Technetiumkomplexes erhitzt werden müssen, mit anschließend notwendiger Abkühlzeit vor Applikation am Menschen.

Die bisher verfügbaren, mit Technetium markierbaren Perfusionsmarker für das menschliche Myokard zeigen im wesentlichen folgende *Nachteile* [13]:

1) MIBI und Teboroxime müssen für die Markierung mit [99mTc] auf 100 °C erhitzt werden. Dadurch ergibt sich eine verlängerte Manipulationszeit mit entsprechend erhöhter Strahlenbelastung für das technische Personal. Bei niedriger volumenspezifischer Aktivität ist deshalb die maximal mögliche Patientenuntersuchungszahl reduziert.

2) MIBI zeigt eine relativ langsame Clearance aus dem Leberparenchym. Aufgrund der Nähe der Leber zum Myokard besteht eine mehr oder weniger starke Beeinflussung der im Herzmuskel gemessenen Zählrate durch die Leberanreicherung. Die empfohlene Wartezeit bis zur szintigraphischen Aufnahme beträgt daher mindestens 1 h. Problematisch ist dabei, daß aufgrund der Gallenexkretion in den Darm in dieser Zeit eine mehr oder minder starke Darmanreicherung in Nähe des Myokards zu beträchtlichen Überlagerungsartefakten führen kann.

3) Teboroxime zeigt eine rasche Clearance aus den Herzmuskelzellen, so daß der Zeitdruck des Anfangszeitpunktes der Untersuchung nach Belastung noch deutlich größer ist als bei [201Tl]. Weiterhin ändern sich die Zählraten im Myokard wesentlich schon während der erforderlichen Zeit für die szintigraphische Messung. Dies führt zu möglichen Artefakten, die den Vorteil der Information über geänderte Clearancezeiten in pathologischem Myokardgewebe deutlich schmälern.

10.2
Chemische Eigenschaften von Tetrofosmin [14]

Die biokinetischen Probleme der einfachen Alkyl- oder Aryldiphosphine führten zu der Einführung von heterogenen Funktionsgruppen, um die unspezifische Anreicherung in Nichtzielorganen zu beeinflussen.

Es wurde einer dieser Komplexe als ([99mTc](1,2-bis(bis(2-ethoxyethyl) phosphino)-ethan)$_2$ O$_2$)$^+$ entwickelt.
Als Strukturformel, bzw. in chemischer Schreibweise, lautet dieser Komplex

$$
\begin{array}{ccc}
\text{EtO} & & \text{OEt} \\
\diagdown & & \diagup \\
\text{P} & \text{-----} & \text{P} \qquad\qquad \text{bzw.}(C_{18}H_{40}O_4P_2). \\
\diagup & & \diagdown \\
\text{EtO} & & \text{OEt}
\end{array}
$$

Die räumliche Struktur ist durch eine transoktahedrale Anordnung der Donoratome gegeben.

Tetrofosmin wird unter dem Firmennamen Myoview als gefriergetrocknetes Lyophilisat von der Fa. Amersham geliefert.

Das kommerziell gelieferte Pharmakon setzt sich zusammen aus 0,23 mg Tetrofosmin, 0,03 mg Zinn(II)-Chlorid-2H$_2$O sowie als weitere Hilfsstoffe 5-Sulfosalicylsäure, Dinatriumsalz, Natrium-D-Gluconat, Natriumhydrogencarbonat.

Nach der Zugabe von Na-^{99m}TcO$_4$ (Natriumpertechnetat) entsteht durch Komplexbildung das lipophile, kationische Radiopharmakon ^{99m}Tc-Tetrofosmin.

(^{99m}Tc(tetrofosmin)$_2$ O$_2$)$^+$ mit tetrofosmin = (1,2-bis(bis(2-ethoxyethyl)phosphino)ethan) wird über den gleichen Syntheseweg wie (^{99m}Tc(DMPE)$^+$ O$_2$)$^+$ hergestellt. Dadurch entsteht ein kationisches Verhalten mit +4,4 Einheiten gegenüber Bromophtaleinblau mit –10 Einheiten als Standardkontrolle. Sowohl mit HPLC als auch Dünnschichtchromatographie wurde die Reinheit auf über 90 % bestimmt. Durch Einzelkristallröntgenstrukturanalyse wurde die lineare Transoxostruktur nachgewiesen, wobei die 4 Phosphoratome der 2 zweigezähnten Diphosphinliganden eine exakte planare Formation bilden.

Die spezielle Myoview-Kit-Formel ermöglicht eine schnelle Komplexbildung bei Raumtemperatur mit einer niedrigen Ligandenkonzentration von 0,03 mg/ml. Die Präparation ist dann für über 8 h stabil.

10.3
Toxikologie und Mutagenität von Tetrofosmin [14]

10.3.1
Toxikologie

Für die gefriergetrocknete Form von Tetrofosmin wurde die akute Toxizität über einen Zeitraum von 14 Tagen bei 10 Ratten (5 männlich, 5 weiblich) und 6 Kaninchen (3 männlich, 3 weiblich) nach Gabe der 1fachen, 100fachen und 1500fachen maximalen, einmaligen Menschendosis überprüft. Die kumulierte Toxizität wurde bei 20 Ratten und 10 Kaninchen (je zur Hälfte weiblich und männlich) mit der täglichen Gabe der 1fachen, 10fachen, 100fachen und 1000fachen menschlichen Dosis im Zeitraum von 14 Tagen überprüft.

Bis auf eine leichte Gewichtsreduktion der Leber bei Kaninchen nach 14tägiger Gabe der 1000fachen menschlichen Dosis wurden keine auffälligen Befunde erhoben. Die Urinanalysen und hämatologischen Proben waren unauffällig.

10.3.2
Mutagenität

Die Mutagenität wurde durch drei In-vitro-Teste (Ames, Mäuselymphome und menschliche Lymphozyten) mit Standardverfahren und in einem In-vivo-Test (Mäusemikronukleus) kontrolliert. Hier zeigte sich in keinem der Testsysteme ein erkennbares mutagenes Potential.

10.4
Biokinetisches Verhalten in Tiermodellen

10.4.1
Aufnahme von ^{99m}Tc-Tetrofosmin in isolierten Rattenmyozyten [15, 16]

Versuche an ausgereiften isolierten Kardiomyozyten von Rattenventrikeln zeigten, daß die Aufnahmegeschwindigkeit von ^{99m}Tc-Tetrofosmin hoch ist mit einem Konzentrationsverhältnis intrazellulär zu extrazellulär zu den frühesten Meßzeitpunkten von 25 : 1. Diese hohe intrazelluläre Aufnahme ist deutlich höher, als sie durch einfache Diffusion zu erreichen wäre. Die maximale Aufnahme (Plateauphase nach 60 min) ist leicht höher als von ^{99m}Tc-MIBI. Die Auswaschung verläuft langsam mit einem biexponentiellen Verhalten und einem Anteil der Kompartimente von 20 bzw. 80 % sowie einer HWZ von 8,5 bzw. 246 min Im Vergleich dazu liegt Tc-MIBI bei 6 bzw. 90 min

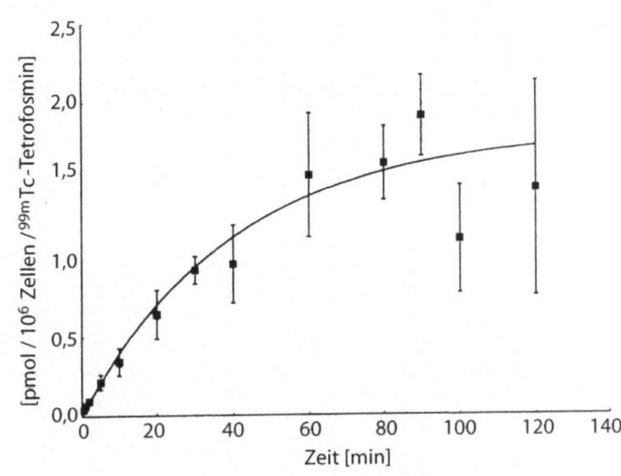

Abb. 10.1. Aufnahmekinetik von ^{99m}Tc-Tetrofosmin in isolierten Kardiomyozyten von erwachsenen Ratten. (Aus: [15])

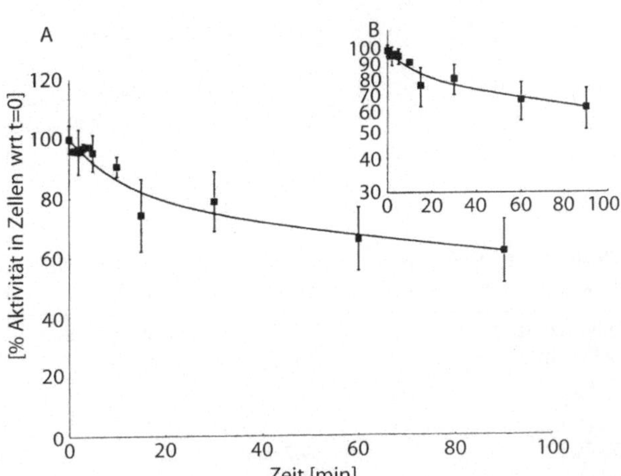

Abb. 10.2. Auswaschverhalten von ^{99m}Tc-Tetrofosmin aus isolierten Kardiomyozyten nach vorheriger Beladung über 30 min. (Aus: [15])

Die Aufnahme von ^{99m}Tc-Tetrofosmin *beruht auf einer Gleichgewichtseinstellung mit dem Extrazellulärraum und erfordert vitale Myozyten.* Die Aufnahme korreliert jedoch nicht mit der Menge an energiereichen Phosphaten (ATP), so daß hier wie auch bei Tc-MIBI und den anderen lipophilen Kationen andere, membranbezogene

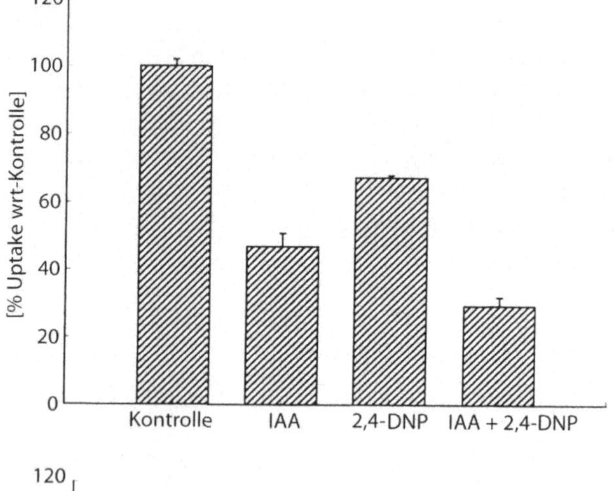

Abb. 10.3. Einfluß von Stoffwechselinhibitoren auf die Aufnahme von ^{99m}Tc-Tetrofosmin in isolierten Kardiomyozyten. (Aus: [15])

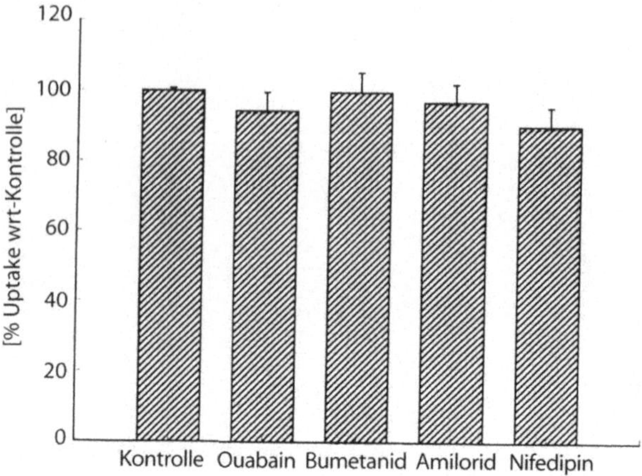

Abb. 10.4. Einfluß von Inhibitoren der Kationenkanäle auf die Aufnahme von ^{99m}Tc-Tetrofosmin in isolierte Kardiomyozyten. (Aus: [15])

Tabelle 10.1. Variation der Aufnahme von ^{99m}Tc-Tetrofosmin in isolierten Kardiomyozyten in Abhängigkeit von der Zellkonzentration. (Nach [15])

Zellkonzentration [Zellen/ml]	^{99m}Tc-Tetrofosmin/cell pellet [fmol]	Uptake/10^6 Zellen/nmol/l ^{99m}Tc-Tetrofosmin [pmol]
10 000	2,8 ± 0,8	1,44 ± 0,20
25 000	4,0 ± 0,0	1,05 ± 0,00
50 000	9,7 ± 4,0	0,97 ± 0,19
100 000	24,9 ± 1,8	1,07 ± 0,08

Veränderungen (Schädigungen), als Ursache für die verminderte Aufnahme unter Stoffwechselblockern diskutiert werden müssen. Ein Transport über die Ionenkanäle, wie sie beim [201]Thallium vorliegt, kann bei Tc-Tetrofosmin wie auch bei den anderen Kationen ausgeschlossen werden. Während die Lipophilität als alleinige Ursache für die intrazelluläre Aufnahme aufgrund der metabolischen Daten auszuschließen ist, scheint ähnlich wie bei ^{99m}Tc-MIBI das Membranpotential eine wichtige Rolle zu spielen. Dies erklärt auch die intrazellulär starke Anreicherung in Mitochondrien, die ein hohes Membranpotential aufweisen. Auch wenn sich der Mitochondrienanteil aufgrund von Artefakten nicht sicher bestimmen läßt, weisen die Versuche mit Stoffwechselsubstraten auf eine wichtige Rolle der Mitochondrien in Bezug auf die Speicherung von ^{99m}Tc-Tetrofosmin hin. Die Retention in Myozyten ist beeinflußt durch die Gewebeperfusion und den metabolischen Zustand der Zelle. Der Zustand von ^{99m}Tc-Tetrofosmin wird in der Zelle nicht geändert (Abb. 10.1–10.4 und Tabelle 10.1).

10.4.2
Biokinetisches Verhalten von Tetrofosmin in isoliert perfundierten Kaninchenherzen [17]

Die Aufnahme von ^{99m}Tc-Tetrofosmin in isoliert perfundierten Kaninchenherzen zeigt ein ähnliches Verhalten wie [201]Tl. Die Flußabhängigkeit beider Substanzen ist linear bei jedoch höherer Gesamt- und Nettoextraktionsrate von [201]Tl (Abb. 10.5). Die Linearität bleibt jedoch wie auch bei ^{201}Tl nicht erhalten, so daß in den Bereichen niedriger Flüsse dieser über- und bei hohen Flüssen dieser unterschätzt wird.

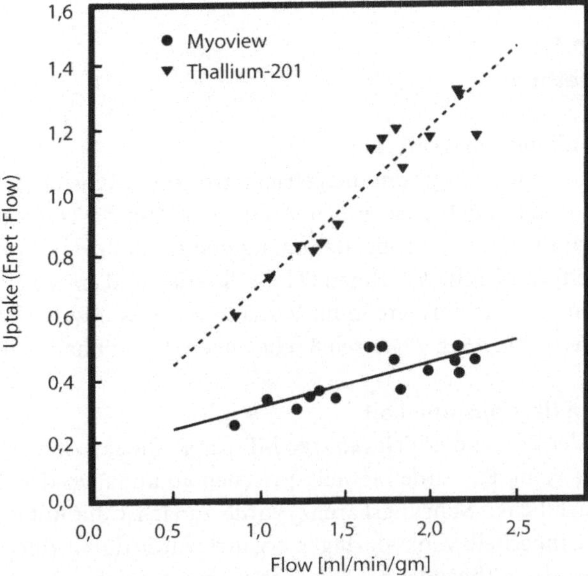

Abb. 10.5. Flußabhängigkeit der Aufnahme von ^{99m}Tc-Tetrofosmin und ^{201}Tl in isolierte Kardiomyozyten. (Mit freundlicher Genehmigung von Amersham International; entnommen aus: Produktmonographie Myoview, S. 6)

10.4.3
Biodistribution in Tiermodellen [14]

Die Verteilung von Tetrofosmin in Ratten und Meerschweinchen wurde nach intravenöser Injektion von 0,1 ml Tetrofosmin und Tötung durch Ausblutung unter Ätheranästhesie, nach 2 min (3 Ratten, 3 Meerschweinchen), 60 min (3 Ratten, 3 Meerschweinchen) und 24 h (6 Ratten) bestimmt. Herz, Blut, Muskelgewebe, Lunge, Leber, Gastrointestinaltrakt, Nieren und Urin wurden entweder als intakte Organe oder Proben im Gammazähler gemessen und der prozentuale Anteil der Radioaktivitätsaufnahme jeweils bestimmt bzw. geschätzt. Dabei zeigte sich eine schnelle Clearance der Nichtzielorgane bei ausreichender und zeitlich stabiler Herzspeicherung. Eine wesentliche Auswaschung aus dem Herzgewebe ergab sich in vivo bis nach 60 min nicht. Nach 24 h konnte noch ein Anteil von 7 % der maximal gemessenen Ausgangsspeicherung zum Zeitpunkt von 2 min nach Injektion nachgewiesen werden. Die Lunge zeigte nach 2 min schon eine niedrigere Aufnahme von ^{99m}Tc-Tetrofosmin als das Herz und anschließend eine rasche Entleerung. Obwohl die Auscheidung im wesentlichen hepatobiliär und nur zu einem kleineren Teil renal erfolgte, zeigte sich eine schnelle Entleerung der Leber, mit einem Rest von 20 % nach 60 min.

10.5
Einsatz von Tetrofosmin in klinischen Studien

Da ^{99m}Tc-Tetrofosmin in mehreren Versuchreihen in Ratten und Meerschweinchen sowie in Zwergschweinen eine auch für szintigraphische Aufnahmen ausreichende Myokardanreicherung gezeigt hatte und toxikologische sowie mutagene Untersuchungen eine ausreichende Sicherheit ergeben hatten, wurden erste Untersuchungen an zwei Zentren auch bei menschlichen, gesunden Probanden durchgeführt [18].

10.5.1
Methode

Radiopharmazeutikum
Zur Anwendung kam die gefriergetrocknete Substanzform (Myoview), die mit 6 ml 0,9 %iger Kochsalzlösung und 190–370 MBq ^{99m}Tc-Pertechnetat und nach leichtem Schütteln für 15 min bei Raumtemperatur inkubiert wurde. Die radiochemische Reinheit wurde mittels Gelman ITL/SG Streifen und einer Lauflösung, bestehend aus Azeton und Dichlormethan im Verhältnis von 35 : 65, bestimmt. Nach 2 h ergaben sich Werte von 96 ± 2 %, nach 8 h betrugen die Reinheitswerte noch über 90 %.

Applikationsprotokoll
Jeder Proband erhielt 140–170 MBq an Radioaktivitätsmenge in einem Volumen von 2,4- 5 ml. Es wurden jeweils zwischen 40 und 87 % des Kit-Inhaltes appliziert. Nach nächtlicher Nahrungskarenz wurde zunächst die Ruheuntersuchung durchgeführt, die innerhalb von 7–14 Tagen ergänzt wurde durch eine submaximale ergometrische Belastung (beendet bei 85 % der altersentsprechenden Maximalbelastung, körperli-

cher Erschöpfung oder Dyspnoe) mit Injektion zum Zeitpunkt der höchsten Belastung und anschließender Fortführung der Belastung für eine weitere Minute. Nach 4 h wurde eine leichte Mahlzeit zugelassen.

Sicherheitsparameter

Herzfrequenz, Blutdruck und Temperatur wurden innerhalb 30 min vor sowie 5, 10, 15, 30 min, 1, 2, 4, 6, 24 und 48 h nach Injektion gemessen. 12-Kanal-EKG-Ableitungen wurden 30 min vor sowie 24 und 48 h nach Injektion gemessen. Umfangreiche Blutlaborparameter wurden vor und nach Injektion ebenso bestimmt wie verschiedene Urinwerte.

Biodistribution

Antikoaguliertes Blut wurde aus der Ellbogenvene der Gegenseite des zur Injektion benutzten Armes 5 min vor sowie 2, 5, 10, 20, 30 min und 1, 2, 4, 12, 24 h nach Injektion entnommen. In Doppelbestimmung wurde der Radioaktivitätsgehalt des Vollblutes und des Blutplasmas im Bohrlochzähler gemessen. Die Urinaktivität wurde gesammelt zwischen 0–2, 2–4, 4–8, 8–12, 12–24 und 24–48 h nach Injektion und zwischen zwei Natriumjodiddetektoren in fester Geometrie gemessen. Ebenso wurde die Ausscheidung über den Stuhl über 24 h gesammelt und gemessen.

Szintigraphische Auswertung

Ganzkörperaufnahmen oder den ganzen Körper abdeckende Teilkörperaufnahmen wurden mit Niederenergie-Parallellochkollimatoren 5 und 30 min sowie 1, 2, 4, 8, 24 und 48 h nach Injektion durchgeführt. Mittels Region-of-interest-Technik wurde die Verteilung der Radioaktivität des Ganzkörpers sowie verschiedener Organe nach Zerfallskorrektur und geometrischer Mittelung der Werte aus dorsaler und ventraler Sicht bestimmt.

Es erfolgte eine qualitative Analyse zur Bestimmung der Organe, die eine relevante Aufnahme von ^{99m}Tc-Tetrofosmin zeigten. Von diesen wurden dann auch quantitative Auswertungen durchgeführt. Die unbearbeitete Bildqualität wurde von unabhängigen Beurteilern bewertet.

Dosimetrie

Die effektive Strahlendosis wurde für die Ruhe- und Belastungsuntersuchungen gemäß der ICRP 53 unter Verwendung der Mittelwerte für Frauen und Männer getrennt bestimmt.

10.5.2
Ergebnisse

Sicherheitsdaten

Ernsthafte Nebenwirkungen wurden nicht berichtet. Ein Proband berichtete von einem leichten Wärmegefühl nach der Injektion von 80 % der Gesamtmenge der Substanz für die Ruheuntersuchung sowie einem leichten Unwohlsein zwischen 12 und 24 h nach intravenöser Applikation. Nach der Gabe von 62 % der Substanzmenge für die

Belastungsuntersuchung gab der gleiche Proband einen metallischen Geschmack im Mund an. Veränderungen im EKG, des Blutdrucks und der Temperatur wurden nicht beobachtet.

Bei den Ruheuntersuchungen wurde bei der Hälfte der Probanden unmittelbar nach Injektion ein leichter Abfall der Pulsfrequenz um 3–12 Schläge beobachtet. Diesem folgte ein leichter Anstieg um 1–12 Schläge nach 10 min. Dieser Effekt ist wahrscheinlich nicht durch die Substanz, sondern durch die ängstliche Erwartungshaltung der Probanden bestimmt gewesen.

Die Leukozytenzahl erhöhte sich leicht zwischen 6 und 24 h nach Injektion sowohl in den Ruhe- als auch in den Belastungsuntersuchungen. Sie verblieben jedoch im Normalbereich und sanken im weiteren Verlauf wieder auf die Ausgangswerte ab. Die übrigen Blut- und Urinwerte zeigten keine gerichteten, substanzkorrelierten Veränderungen.

Biodistribution

Die Clearance aus dem Blut erfolgte schnell mit Nachweis von weniger als 5 % der injizierten Menge 10 min nach Injektion bei allen Probanden. Nach Belastung erfolgte sie zu Beginn schneller als bei den Ruheuntersuchungen.

Die Ausscheidung über den Urin erfolgte umgekehrt zunächst in den Ruhe- wesentlich schneller als bei den Belastungsuntersuchungen, erreichte jedoch nach 48 h nach beiden Konditionen etwa 40 %.

Die Ausscheidung über den Stuhl war nach Belastung mit durchschnittlich 25,2 ± 5,2 % niedriger als nach Ruheuntersuchungen mit 34,2 ± 4,3 %.

Die Verschwinderate aus dem geamten Körper betrug nach 48 h 72 ± 5,5 % nach Ruhestudien und 67 ± 6,3 % nach Belastung. Daran hatten die Ausscheidung über den Urin und den Stuhl jeweils einen etwa 50 %igen Anteil.

Die qualitative Auswertung ergab, daß in den meisten Fällen (10/12 nach Belastung und in Ruhe) die Bildqualität ausreichte, um eine ausreichende diagnostische Sicherheit zu gewährleisten. Nach 30 min waren alle Aufnahmen von sehr guter Qualität. Nach Belastung war die Aufnahme in der beteiligten peripheren Muskulatur deutlich höher als in Ruhe und resultierte in einer wesentlich niedrigeren Aufnahme in der Leber, den Nieren und anderen Organen. Dadurch war die Herzerkennbarkeit in der ersten Stunde in den Belastungsuntersuchungen deutlich besser als in den Ruheaufnahmen.

Die Berechnung der Aufnahme von ^{99m}Tc-Tetrofosmin in den verschiedenen Organen zeigte eine schnelle *myokardiale Aufnahme* mit lange verbleibender Speicherung. Die Speicherwerte lagen in Ruhe und Belastung etwa gleich mit 0,6–1,8 % in Ruhe und 0,6 - 1,7 % unter Belastung, wobei die Aufnahme bei den meisten Probanden über 1,1 % lag (9/12 in Ruhe und 10/12 nach Belastung) und aufgrund geringer Auswaschung auch nach 2 h noch bei etwa 1 % lag.

Die *Lungenaktivität* lag zu Beginn in Ruhe bei 0,7-3,0 % mit etwa zwei Dritteln nach Belastung. Durch schnellen Abfluß war nach 4 h die Aktivität nahezu auf Null abgefallen.

Die anfängliche Aufnahme in der Leber von 4,9–10,6 % in Ruhe und etwa der Hälfte nach Belastung fiel schnell auf weniger als 1,6 % nach 2 h ab und war nach 8 h praktisch nicht mehr nachweisbar.

Die *Ausscheidung aus der Leber in die Gallenblase* resultierte in einem Maximum nach 2 h, mit einem Prozentwert von bis zu 10,7 % (Mittel 5,2 ± 2,4 %) in Ruhe und einem etwas niedrigeren Wert nach Belastung. Der weitere Abfluß in den Darm führte nach ½ bis 1 h zu einer nachweisbaren Darmaktivität, die nach 48 h auf bis zu 30 % akkumulierte. Die Ausscheidung über den Darm lag in der gleichen Größenordnung wie die über den Harntrakt. Eine geringe Schilddrüsenaktivität fiel im weiteren Verlauf weiter schnell ab und war nach 4 h nicht mehr signifikant von Null verschieden. Diese Akkumulation in der Schilddrüse war durch Blockade mit Perchlorat nicht zu beeinflussen, was gegen eine durch abgespaltenes Pertechnetat bedingte Schilddrüsenaktivität sprach.

Organverhältnisse

Die Diagnosesicherheit hängt wesentlich von den Organverhältnissen der Aktivität im Myokard und in den benachbarten Organen ab. Das Herz-Lungen-Verhältnis 5 min nach Injektion betrug in Ruhe 3,1 ± 1,8 % und nach Belastung 4,0 ± 1 % und stieg im Verlauf schnell an. Das Herz-Leber-Verhältnis stieg bis nach 2 h stetig an, war nach Belastung jedoch mit 5,0 ± 3,0 % deutlich besser als in Ruhe mit 3,4 ± 2,4 %.

Dosimetrie

Die auf die Organe wirkende Strahlendosis und die effektive Ganzkörperdosis sind von der verabreichten Aktivität und damit von dem gewählten Untersuchungsprotokoll sowie vom Blasenentleerungsverhalten abhängig. Bei einer Blasenentleerung im Zeitraum von 3,5 h ergibt sich eine effektive Strahlendosis von $8,9 \cdot 10^{-3}$ mSv/MBq für die Ruheuntersuchung und von $7,1 \cdot 10^{-3}$ mSv/MBq nach Belastung. Durch eine verlängerte Blasenentleerung über 4,8 h ergibt sich eine um 13 % erhöhte effektive Dosis.

Die Organe mit der höchsten Strahlenbelastung sind die Ausscheidungsorgane, wobei die Dosis bei den meisten Organen durch die Belastung deutlich abfällt (Tabelle 10.2). Für ein Eintagesprotokoll mit einer ersten Belastungstudie und einer applizierten Aktivität von 370 MBq und einer zweiten Ruheuntersuchung mit 1110 MBq ergibt sich bei einer Blasenentleerungszeit von 3,5 h eine Ganzkörperdosis von 5,5 mSv, wobei die Gallenblase mit 67 mSv das Organ mit der höchsten Dosis für ein Einzelorgan ist. *Die effektive Ganzkörperdosis beträgt dann 12,5 mSv.*

Wird ein Zweitagesprotokoll gewählt, dann kann die erforderliche Gesamtaktivität durch Verteilung auf 2mal 370 MBq für die Ruhe- und Belastungsuntersuchung auf 740 MBq reduziert werden. Dadurch reduziert sich die Ganzkörperdosis auf 2,75 mSv und die effektive Gesamtdosis auf 6,25 mSv.

Der Vergleich mit den Strahlendosiswerten bei Verwendung von ^{201}Tl-Chlorid zeigt deutlich günstigere Werte für ^{99m}Tc-Tetrofosmin. Für eine Belastungsuntersuchung könnte die Aktivitätsmenge für ^{99m}Tc-Tetrofosmin auf 2220 MBq gesteigert werden, ohne die Strahlenbelastung für eine Untersuchung mit ^{201}Tl-Chlorid zu überschreiten. Auch ein Vergleich der Dosiswerte, die sich durch Anwendung von ^{99m}Tc-MIBI ergeben, zeigt Vorteile für ^{99m}Tc-Tetrofosmin.

Tabelle 10.2. Absorbierte Strahlendosis bei Applikation von ^{99m}Tc-Tetrofosmin. Effektive Ganzkörperdosis bei 70 kg KG, bei Applikation von 250 MBq unter Belastung: 2,15 mSv, bei Applikation von 750 MBq in Ruhe: 8,38 mSv. (Mit freundlicher Genehmigung von Amersham International; entnommen aus: Produktmonographie Myoview, S. 28)

Organ	Absorbierte Strahlendosis unter Belastung [μGy/MBq]	Absorbierte Strahlendosis in Ruhe [μGy/MBq]
Gallenblasenwand	33,2	48,6
Obere Dickdarmwand	20,1	30,4
Untere Dickdarmwand	15,3	22,2
Harnblasenwand	15,6	19,3
Dünndarm	12,1	17,0
Nieren	10,4	12,5
Speicheldrüsen	8,0	11,6
Ovarien	7,9	9,6
Uterus	7,3	8,4
Knochenoberfläche	6,2	5,6
Schilddrüse	4,3	5,8
Bauchspeicheldrüse	5,0	5,0
Magen	4,6	4,6
Nebennieren	4,3	4,1
Rotes Knochenmark	4,1	4,0
Herzwand	4,1	4,0
Milz	4,1	3,8
Muskel	3,5	3,3
Hoden	3,4	3,1
Leber	3,2	4,2
Thymus	3,1	2,5
Gehirn	2,7	2,2
Lungen	2,3	2,1
Haut	2,2	1,9
Brust	2,2	1,8
Ganzkörper	3,8	3,7

10.6
Klinischer Einsatz von Tetrofosmin zum Nachweis einer koronaren Herzerkrankung

10.6.1
Vergleich von ^{201}Tl-Chlorid und ^{99m}Tc-Tetrofosmin zur Diagnose der koronaren Herzerkrankung (KHK)

Untersuchungsprotokolle

Die Verwendung von ^{201}Tl-Chlorid erlaubt die Diagnose einer koronaren Herzerkrankung durch eine einmalige Injektion von 80–120 MBq ^{201}Tl-Chlorid unter Belastung und einer direkt anschließenden Untersuchung an einer γ-Kamera mit planarer oder SPECT- Technik. Die Ruheuntersuchung kann dann nach 3 h durchgeführt werden. Dieses Standardprotokoll muß teilweise zur Abgrenzung von Ruheischämien zu infarziertem Gewebe noch durch Spätaufnahmen nach 8–24 h bzw. durch

Nachinjektionen und erneute Aufnahmen ergänzt werden. Auf diese Problematik soll in diesem Kapitel nicht weiter eingegangen werden. Die breitere Anwendung von mit ^{99m}Tc markierten Verbindungen beschränkte sich bisher auf ^{99m}Tc-MIBI. Bei ^{99m}Tc-MIBI bieten Zweitagesprotokolle bei niedriger Strahlenbelastung und befriedigender Bildqualität den logistischen Nachteil eines zweiten Untersuchungstages. Bei der Verwendung von ^{99m}Tc-Tetrofosmin zeigt sich der Vorteil einer schnelleren Leberclearance mit besserer und schnellerer Myokarderkennbarkeit. Ausreichende diagnostische Sicherheit konnte bei einem Eintagesprotokoll durch Injektion von ca. 250 MBq ^{99m}Tc-Tetrofosmin unter Belastung (mit 2minütiger Nachbelastung) und anschließender Aufnahme nach 15 min sowie einer zweiten Injektion von ca. 800 MBq ^{99m}Tc-Tetrofosmin in Ruhe und einer Aufnahme nach 30 min erreicht werden [19].

Vergleich zwischen ^{201}Tl und ^{99m}Tc-Tetrofosmin bei Patienten mit KHK [20]
In einer ersten Studie wurde das Verhalten der beiden Perfusionsmarker ^{201}Tl-Chlorid und ^{99m}Tc-Tetrofosmin bei Patienten mit bekanntem Herzinfarkt oder pektanginöser Schmerzsymptomatik und entweder positivem Belastungs-EKG, nachgewiesener Koronarstenose (> 70 %) in der Koronarangiographie in den zurückliegenden letzten 6 Monaten oder reversibler Defektbildung im Thalliumszintigramm überprüft.

Methodik
Jeder Patient wurde mit 60–100 MBq ^{201}Tl-Chlorid planar nach ergometrischem Streß und nach 4stündiger Redistribution untersucht. Innerhalb von 3–7 Tagen danach wurde ein Eintagesprotokoll nach Belastung mit gleicher Wattzahl sowie Ruheaufnahmen nach 4 h durchgeführt. Weiterhin wurde eine reine Ruheuntersuchung (Zweitagesprotokoll) an einem weiteren Tag angefügt. Dazu wurden nach Belastung und für die am separaten Tag durchgeführte Ruheuntersuchung 300–370 MBq ^{99m}Tc-Tetrofosmin und 888-1110 MBq für die Eintagesprotokoll-Ruheuntersuchung appliziert. Während die Thalliumaufnahmen innerhalb von 10 min nach Injektion und nach 4 h über jeweils 5 min aufgenommen wurden, gewann man die Tetrofosmindaten nach 5, 30, 60, 90, 120 und 240 min jeweils über 5 min. Neben einer qualitativen Beurteilung von 5 linksventrikulären Herzsegmenten mit einer Einteilung in normal, ischämisch und narbig wurde eine quantitative Auswertung der Defekte in bezug auf normales Gewebe vor und nach Untergrundsubtraktion vorgenommen. Weiterhin wurde das Herz-Lungen-Verhältnis zu allen Meßzeitpunkten bestimmt.

Ergebnisse
Das Herz-Lungen-Verhältnis betrug für ^{201}Tl 10 min nach Belastung 0,5 ± 0,08 und 0,43 ± 0,07 nach 4 h. Für ^{99m}Tc-Tetrofosmin lagen die Werte zu allen Zeiten deutlich niedriger und waren im Verlauf weitgehend konstant. Die qualitative Auswertung zeigte leichte Unterschiede für ^{201}Tl und ^{99m}Tc-Tetrofosmin. Eine Übereinstimmung zeigte sich in 8 Normalfällen, 13 reversiblen und 13 fixierten Defekten. Bei 5 Patienten zeigten sich Defekte, die im Thalliumbild fixiert waren, in den Tetrofosminaufnahmen als reversibel. Ein umgekehrter Befund ergab sich bei 7 Patienten. Bei den Tetro-

fosminaufnahmen war das Verhältnis von reversiblen Defekten (n = 13) zu Normalgewebe über die Meßzeitpunkte hinweg weitgehend konstant und signifikant (p< 0,05) kleiner als das Verhältnis bei fixierten Defekten (n = 13). Die Auswaschung von Tetrofosmin war im normalen und ischämischen Gewebe mit 4 bzw. 5% nach 2 h (nach Belastung) und 0,4 bzw. 0,6% (in Ruhe) nicht deutlich verschieden. Das Herz-Untergrund-Verhältnis war nach Belastung ab 5 min, in Ruhe nach 30 min und dann für weitere 4 h gut für szintigraphische Aufnahmen geeignet.

Vergleich von koronarangiographischen Befunden mit der ^{201}Tl-Chlorid- und ^{99m}Tc-Tetrofosmin-Myokardszintigraphie [21]

Patienten und Methodik
In einer Multicenterstudie wurden die Sicherheit und die diagnostische Wertigkeit der Anwendung von ^{99m}Tc-Tetrofosmin bei 252 Patienten mit bekannter oder Verdacht auf KHK untersucht. Das Eintagesuntersuchungsprotokoll bestand aus einer Injektion unter Belastung mit 180–300 MBq ^{99m}Tc-Tetrofosmin und einer Ruheuntersuchung mit Injektion von 555–888 MBq nach 4 h. Innerhalb von 14 Tagen erfolgte eine Thalliumkontrolluntersuchung mit 55–130 MBq nach dem üblichen Schema. Die Aufnahmen wurden in *planarer* Technik durchgeführt und die Traceraufnahme in den 5 anatomischen Standardregionen anterior, septal, inferior, lateral und apikal. Die Einteilung der Traceraufnahme erfolgte in normal, reversibler Defekt, konstanter Defekt oder Mischung aus reversiblem und konstantem Defekt.

Ergebnisse
An Nebenwirkungen wurde einmal ein Brennen im Nasopharyngealbereich angegeben und einmal ein ungewöhnliches Geschmacksereignis unmittelbar nach Injektion. Stärkere Nebenwirkungen wurden nicht angegeben.

Bildinterpretation
Die Bildqualität war in 6 Fällen bei den Thalliumaufnahmen, in 3 Fällen bei den Tetrofosminaufnahmen und einmal in beiden Techniken schlecht. Eine Übereinstimmung in der diagnostischen Einteilung konnte abhängig von der Myokardregion in 64–84% mit beiden Techniken erzielt werden. Die Narbenerkennung war mit 85–95% höher als die von ischämischem Gewebe mit 74–87%.

Vergleich mit koronarangiographischen Untersuchungen
Die Sensitivität sowie der negative und positive Vorhersagewert für Thallium und Tetrofosmin waren für Patienten mit und ohne Infarktanamnese vergleichbar. Die Spezifität für Tetrofosmin war etwas höher als für Thallium. Abhängig vom Ausmaß der KHK mit Ein-, Zwei- und Dreigefäßerkrankung ergab sich für Tetrofosmin jeweils eine Sensitivität von 74%, 80% und 90%. Die diagnostische Sensitivität und Spezifität war für Thallium und Tetrofosmin für die einzelnen Myokardregionen vergleichbar bis auf eine höhere Sensitivität für Tetrofosmin in der inferioren Wand mit 73% gegenüber 51% bei Thallium. Bei einer Untergruppe von 58 Patienten mit niedriger Krankheitswahrscheinlichkeit ergab sich eine hohe Normalitätsrate mit 97%.

10.6.2
SPECT-Untersuchungen mit Patienten in Bauch- und Rückenlage und ^{99m}Tc-Tetrofosmin [22]

Patienten und Methodik
In einer prospektiven Studie wurde der Einfluß der Patientenpositionierung bei der SPECT-Aufnahme des Myokards auf die Diagnose einer KHK bei 123 Patienten untersucht. Die Untersuchung konnte durch Verwendung eines Mehrkopf-Gammakamerasystems innerhalb von 35 min in Rücken- und Bauchlage durchgeführt werden.

Ergebnisse
Von 59 Tracerdefekten in der Hinterwand in Rückenlage normalisierten oder verringerten sich deutlich 15 in Bauchlage.

Bei 48 Defekten in Rückenlage im Bereich der Vorderwand verringerte oder normalisierte sich der Defekt 7mal bei der Untersuchung in Bauchlage.

Im Bereich von Septum und Seitenwand zeigte sich bei 18 bzw. 17 Defekten kein Unterschied in den Ergebnissen zwischen Bauch- und Rückenlage.

Bei einer Untergruppe mit erhöhter Inzidenz für eine KHK wurde immer zusätzlich eine Koronarangiographie durchgeführt. Es ergab sich eine Verbesserung der diagnostischen Spezifität für die Hinterwand bei Männern von 56 auf 67 % (p < 0,05) und für die Vorderwand bei Frauen von 59 auf 63 % (p < 0,05) bei nur geringen, statistisch nicht signifikanten Änderungen der Spezifität in den übrigen Herzabschnitten. Die *diagnostische Sensitivität blieb durch die Änderung der Patientenposition unverändert.*

10.6.3
SPECT mit ^{99m}Tc-Tetrofosmin mit kombinierter ergometrischer und
pharmakologischer Belastung. Vergleich mit Streßechokardiographie [23]

Patienten und Methodik
Die KHK ist eine Erkrankung des älteren Patienten, so daß häufig eine reduzierte körperliche Belastbarkeit vorliegt. Durch Kombination der erreichbaren niedrigen ergometrischen Belastung mit einer Belastung mit Dipyridamol wurde bei 20 Patienten versucht, die Diagnosesicherheit in bezug auf eine KHK zu verbessern. Zusätzlich wurde ein Dipyridamol-Streß-EKG durchgeführt und die Befunde mit denen einer innerhalb von 60 Tagen durchgeführten Koronarangiographie verglichen.

Ergebnisse
Für die SPECT mit ^{99m}Tc-Tetrofosmin ergab sich eine Sensitivität von 91,6 % für den Nachweis einer belastungsinduzierten Ischämie bei einer Spezifität von 100 %. Für die Streßechokardiographie resultierte eine Sensitivität von 83,3 % und eine Spezifität von 87,5 %. Die erhaltenen Werte für die Sensitivität liegen damit höher als bei kombinierter Streßbelastung und *planarer* Thalliumszintigraphie [24] und für submaximale ergometrische Streßechokardiographie [25] bei Vorteilen für die SPECT mit ^{99m}Tc-Tetrofosmin.

10.7
Zusammenfassung

Mit dem Einsatz von ^{99m}Tc-Tetrofosmin ergibt sich ebenso wie mit ^{99m}Tc-MIBI eine verbesserte Bildqualität im Vergleich zu ^{201}Tl-Chlorid, insbesondere bei Verwendung der SPECT-Technik zur Myokarddarstellung. Der Vorteil von Tetrofosmin besteht v. a. in einer vereinfachten Markierung mit ^{99m}Tc, welche im Gegensatz zu MIBI ohne Kochprozeß erfolgt sowie in einer wesentlich schnelleren Leber-Clearance, die bei Belastungsuntersuchungen schon nach 5 min zu einem guten Zielorgan-Untergrund-Verhältnis führt. Bei Ruheuntersuchungen reicht eine Wartezeit von 30 min aus.

Neben der Bestimmung der Myokardperfusion kann im „first pass" die minimale Herztransitzeit errechnet werden und die dynamische Bestimmung der Ejektionsfraktion erfolgen.

Die gute Aufnahme und die geringe Umverteilung von Tetrofosmin im Myokard erlauben die Beurteilung der Herzwandbewegung durch den Einsatz getriggerter SPECT-Technik. Durch Lagerung des Patienten in Bauchlage und/oder zusätzliche planare Aufnahmen verbessert sich die diagnostische Spezifität in der Hinterwand. Die Verwendung von hochauflösenden Mehrkopfsystemen erlaubt eine sichere Bewertung auch leichter Perfusionsveränderungen. Die Anwendung von medikamentöser Belastung führt auch bei Patienten mit schlechter körperlicher Belastbarkeit und entsprechend niedriger diagnostischer Sensitivität in bezug auf koronare Herzerkrankungen zu einer ausreichend hohen diagnostischen Sicherheit.

Literatur

1. Strauss HW, Harrison K, Langan JK, Lebowitz E, Pitt B (1975) Thallium-201 for myocardial imaging:relation of thallium-201 to regional myocardial perfusion. Circulation 51: 641–645
2. Kaul S (1989) A look at 15 years of planar thallium-201 imaging. Am Heart J 118: 581–601
3. Fletcher GF, Froelicher VF, Hartley H, Haskell WL, Pollock ml (1990) Exercise standards: a statement for health professionals from the American Heart Association. Circulation 82: 2286–2321
4. Dilsizian V, Bonow RO (1993) Current diagnostic techniques of assessing myocardial viability in patients with hibernating and stunned myocardium. Circulation 87: 2–20
5. Simon J, Ketring A, Troutner DE, Volkert WA, Holmes RA (1979) Labelling of a macrocyclic tetraaza ligand with technetium-99m. Radiochem Radioanal Lett 38: 133–141
6. Deutsch E, Glavan KA, Ferguson DL, Lukes SJ, Nishiyama H, Sodd VJ (1980) Development of a Tc-99m myocardial imaging agent to replace Tl-201. J Nucl Med 21: 56 (Abstract)
7. Deutsch E, Glavan KA, Sodd VJ, Nishiyama H, Ferguson DL, Lukes SJ (1981) Cationic Tc-99m complexes as potential myocardial imaging agents. J Nucl Med 22: 897–907
8. Deutsch E, Ketring AR, Libson K, Vanderheyden J-L, Hiirth WJ (1989) The Noah's ark experiment: species dependent biodistribution of cationic 99mTc complexes. Int J Rad Appl Instrum (B) 16: 191–232
9. Holman BL, Jones AG, Lister-James J et al (1984) A new Tc-99m-labeled myocardial imaging agent, hexakis(t-butylisonitrile)technetium-(I)(Tc-99m-TBI): initial experience in the human. J Nucl Med 25: 1350–1355
10. Dean RT, Wester DW, Nosco DL et al (1986) Progress in the design, evaluation and development of Tc-99m radiopharmaceuticals. In: Nicolini M,Bandoli G,Mazzi U (eds) Technetium in chemistry and nuclear medicine. Raven, New York, pp 147–154
11. Wester DW, White DH, Miller FW, Dean RT (1984) Synthesis and characterization of a technetium-phosphite complex: hexakis(trimethyl-phsphite-technetium(I) teraphenylborate. Inorg Chem 23: 1501–1502

12. Wackers FJT, Berman DS, Maddahi J et al (1989) Technetium-99m hexakis 2- methoxyisobutyl isonitrile: human biodistribution, dosimetry, safety, and preliminary comparison to thallium-201 myocardial perfusion imaging. J Nucl Med 30: 301–311
13. Leppo JA, DePuey EG, Johnson LL (1991) A review of cardiac imaging with sestamibi and teboroxime. J Nucl Med 32: 2012–2022
14. Kelly JD, Forster AM, Higley B et al (1993) Technetium-99m-tetrofosmin as a new radiopharmaceutical for myocardial perfusion imaging. J Nucl Med 34: 222–227
15. Platts EA, North TL, Pickett RD, Kelly JD (1995) Mechanism of uptake of technetium-tetrofosmin.I: Uptake into isolated adult rat ventricular myocytes and subcellular localization. J Nucl Cardiol 2: 317–326
16. Younes A, Songadele JA, Maublant J, Platts E, Pickett R, Veyre A (1995) Mechanism of uptake of technetium-tetrofosmin.II: Uptake into isolated adult rat heart mitochondria J Nucl Cardiol 2: 327–333
17. Dahlberg ST, Gilmore MP, Leppo JA (1992) Effect of coronary blood flow on the „uptake" of tetrofosmin in the isolated rabbit heart. J Nucl Med 33 (5 Suppl): 846 (Abstract)
18. Higley B, Smith FW, Smith T et al (1993) Technetium-99m-1,2-bis(bis(2-ethoxyethyl)phosphino)ethane: human biodistribution,dosimetry and safety of a new myocardial perfusion imaging agent. J Nucl Med 34: 30–38
19. Jain D, Wackers FJT, Mattera J, McMahon M, Sinusas AJ, Zaret BL (1993) Biokinetics of technetium-99m-tetrofosmin: myocardial perfusion imaging agent: implications for a one-day imaging protocol. J Nucl Med 34: 1254–1259
20. Sridhara BS, Braat S, Rigo P, Itti R, Cload P, Lahiri A (1993) Comparison of myocardial perfusion imaging with technetium-99m tetrofosmin versus thallium-201 in coronary artery disease. Am J Cardiol 72: 1015–1019
21. Zaret BL, Rigo P, Wackers FJT et al (1995) Myocardial perfusion imaging with ^{99m}Tc tetrofosmin: comparison to ^{201}Tl imaging and coronary angiography in a phase III multicenter trial. Circulation 91: 313–319
22. Stiehr Th (1995) Diagnostische Relevanz verschiedener Myokard – SPECT – Techniken. Med Diss, Univ Tübingen
23. Irmer M, Reuland P, Huonker M, Berg A, Keul J (1996) Combined physical and pharmacological stress for diagnosis of coronary heart disease. Comparison of stress-echo and myocardial scintigraphy. Cardiovasc Imag 8: 87
24. Ignaszewski A, McCormick L, Heslip P, McEwan A, Humen DP (1993) Safety and clinical utility of combined intravenous dipyridamole/symptom limited exercise stress test with thallium-201 imaging in patients with known or suspected coronary artery disease. J Nucl Med 34: 2053–2061
25. Marwick Th, Namec JJ, Paschkow FJ et al (1992) Accuracy and limitations of exercise echocardiography in a routine clinical setting. J Am Coll Cardiol 19: 7

Erwartungen des Klinikers

11 Erwartungen des Kardiologen an die SPECT-Untersuchung des Herzens

C. Bickel

11.1
Einleitung

Die Krankheiten des Herz-Kreislauf-Systems stellen unverändert die Todesursache Nummer eins dar. 1994 starben in Deutschland – nach Angaben des statistischen Bundesamtes – von 100 000 Einwohnern (Männern bzw. Frauen) 449 Männer und 601 Frauen an einer Erkankung des Kreislaufsystems, darunter 123 Männer und 91 Frauen an den Folgen eines akuten Myokardinfarktes. Da Behandlungsmaßnahmen den individuellen Krankheitsverlauf bei kardiovaskulären Erkrankungen entscheidend beeinflussen können, ist es wichtig, die Individuen zu identifizieren, die an einer KHK erkrankt sind, um durch effektive Therapiemaßnahmen (Eliminierung der Risikofaktoren, medikamentöse Therapie, ggf. Revaskularisation) Krankheitsverlauf und Prognose zu verbessern.

Dabei stehen die Zunahme der diagnostischen und therapeutischen Möglichkeiten in der Kardiologie und der weiter steigende Kostendruck bei der Finanzierung des öffentlichen Gesundheitswesen in einem starken Spannungsfeld. Neue diagnostische Möglichkeiten (z.B.: NMR, PET, Streßechokardiographie, neue laborchemische Ischämiemarker wie Troponin-T und Troponin-I, neue invasiv-diagnostische Verfahren wie intravaskulärer Ultraschall oder Angioskopie) sowie neue Therapieverfahren (z.B.: neue medikamentöse Therapieansätze, wie die Gabe von Hirudin oder 7E3, neue invasiv-kardiologische Therapieansätze, wie die Stentimplantation, die Rotablation, die Atherektomie und neue kardiochirurgische Methoden, wie die transmyokardiale Laserrevakularisation) ringen auf dem Markt der begrenzten finanziellen Ressourcen um ihre Positionen.

Die neuen therapeutischen Verfahren setzen sich hierbei – wenn der klinische Alltag das hält, was die Theorie verspricht – sehr schnell auch in der täglichen Praxis durch. Der „Siegeszug" des Stents mag hierfür nur ein Beispiel sein. Obwohl die Kosten sehr hoch sind – ein Stent kostet im Mittel etwa 2000 DM –, werden heute schon in vielen Zentren bei 30–40 % aller PTCA-Interventionen Stents implantiert. Die Zahl der jährlich durchgeführten Koronardilatationen ist allein in Deutschland von 2809 im Jahr 1984 auf 69 804 im Jahr 1993 angestiegen [1]. Nach Hochrechnungen sollen 1994 knapp 90 000 Koronarinterventionen in Deutschland durchgeführt worden sein [2]. Überträgt man diese Zahl auch auf das Jahr 1996 und postuliert, daß bei $^1/_3$ der Interventionen (eher unterschätzt) ein Stent (häufig ist es auch mehr als einer) implantiert wird und setzt für diesen Stent Kosten in Höhe von 2000 DM an, so ergibt sich hier ein zusätzlicher Kostenfaktor von 60 Mio. DM pro Jahr in

Deutschland nur allein für diese therapeutische Methode. Nun kann der Einsatz des Stents leicht gerechtfertigt werden, denn die Erfolge lassen sich ja täglich im Herzkatheterlabor demonstrieren und sind auch durch randomisierte Studienergebnisse gesichert [3–5]. Weniger akute Gefäßverschlüsse bei der PTCA, geringere Restenoseraten und somit weniger konsekutive Zweitinterventionen sparen ja auch Kosten ein. Die Erfolge dieser neuen Therapiemethode sind so überzeugend, daß bereits 2–3 Jahre nach ihrer flächendeckenden Anwendung in einem Review-Artikel einer renommierten kardiologischen Zeitschrift festgestellt wird: „the ability to use these devices (coronary stent placement) is mandatory in every modern catheterization laboratory" [6].

Wo also soll der Kardiologe angesichts der begrenzten finanziellen Situation sparen, bei neuen, innovativen Therapieformen oder bei diagnostischen Verfahren? Soll er – in der klinischen Routine – SPECT-Untersuchungen im Rahmen der Diagnostik der KHK anordnen, obwohl er bereits vorher weiß, daß diese Untersuchung in der diagnostischen Kette bei vielen Patienten nicht das letzte Glied sein wird, also zur definitiven Klärung des Verdachtes letztlich immer eine Koronarangiographie erforderlich ist?

11.2
Indikationsstellung zur SPECT-Untersuchung

Die Indikationsstellung zur SPECT-Untersuchung erfolgt mit unterschiedlichen Fragestellungen. Zum einen erfolgt der Einsatz zum Nachweis einer KHK im Rahmen der nichtinvasiven Diagnostik. Zum anderen wird die SPECT-Untersuchung zur Festlegung der Behandlungsstrategie im Rahmen der Revaskularisation durchgeführt. Hierbei sind zwei Fragen von besonderer Wichtigkeit:

- Liegt eine hämodynamische Relevanz einer Koronarstenose vor?
- Sind im Myokard ischämische, aktuell funktionsunfähige, aber noch vitale Bereiche („hibernating myocardium") nachweisbar, die nach einer Revaskularisation mit hoher Wahrscheinlichkeit in ihrer Funktionalität verbessert würden?

11.3
SPECT-Untersuchung im Rahmen der nichtinvasiven Diagnostik der KHK

Als Suchmethode zum Nachweis oder Ausschluß einer KHK ist der Einsatz der SPECT-Untersuchung zwar möglich, aber nur bedingt sinnvoll. In der Regel läßt sich bereits mittels der Anamnese der hochgradige Verdacht auf eine KHK äußern oder widerlegen. Ruhe- und Belastungs-EKG geben weitere entscheidende Hinweise zur Klärung dieser Frage. In manchen Situationen ist aber die Diagnostik der KHK mit dem Belastungs-EKG nur mit eingeschränkter Aussagekraft oder gar nicht möglich. Das Belastungs-EKG ist insbesondere bei Frauen häufig falsch-positiv, bei Patienten mit Linksschenkelblock bezüglich der Endstreckenveränderungen nicht verwertbar. Auch bei Patienten unter Digitalismedikation sind die Endstreckenveränderungen nur eingeschränkt interpretierbar. Bei Patienten, die fahrradergometrisch nicht belastbar sind, z.B. Patienten mit einer arteriellen Verschlußkrankheit, kann diese Untersuchungsmethode gar nicht eingesetzt werden. In dieser Situation sind ergänzende Untersuchungsmethoden wie z.B. die Streßechokardiographie oder die SPECT-Untersuchung erforderlich.

Grundsätzlich sind an ein methodisches Verfahren, das im Rahmen der Diagnostik der KHK eingesetzt wird, folgende Forderungen zu erheben: Es sollte rasch, auch im Notfall, bettseitig einsetzbar sein, die Untersuchung sollte keinen hohen Zeitaufwand erfordern und möglichst standardisiert ohne Untersucherabhängigkeit durchgeführt werden. Mit dieser Methode sollten Informationen sowohl zur kardialen Morphologie als auch zur Funktion und Perfusion zu gewinnen sein. Sie sollte bei geringen Kosten einen hohen klinischen Informationsgehalt besitzen und ohne Strahlenexposition durchführbar sein. Weder die echokardiographischen noch die nuklearmedizinischen Untersuchungsverfahren erfüllen alle diese Anforderungen (Tabelle 11.1).

Die *Echokardiographie* als schnell verfügbare, auch bettseitig und im Notfall durchführbare, nicht strahlenbelastende, direkt vom Kardiologen einsetzbare Untersuchungsmethode stellt eine sehr wichtige diagnostische Bereicherung im Untersuchungsspektrum des Kardiologen dar. Bei Bedarf kann eine *Streßechokardiographie* mittels Ergometrie oder pharmakologischem Streß angeschlossen werden [7]. Durch die Erfassung der linksventrikulären Funktion in Ruhe und unter Streßbedingungen können indirekt auch Rückschlüsse auf die Perfusion des Myokards gezogen werden. Der klinische Alltag zeigt jedoch, daß u.U. auch durch diese Untersuchungsmethode keine ausreichende Klärung des Verdachts auf eine KHK erreichbar ist. Bringt die SPECT-Untersuchung hier Vorteile in der Routinediagnostik zur Klärung der Frage, ob bei einem Patienten eine KHK vorliegt?

Szintigraphische Untersuchungsmethoden mit einer Sensitivität um 80–90% sind als Suchmethode zur Diagnostik der KHK nur eingeschränkt geeignet [8]. Dies läßt sich aus dem Bayes-Theorem ableiten [8, 9]. Bei Patienten mit niedriger Prävalenz für das Vorhandensein einer KHK (weniger als 20–30%, z.B. jüngere Frauen mit

Tabelle 11.1. Erwartungen an ein methodisches Verfahren im Rahmen der Diagnostik der KHK

	Echokardiographische Verfahren	SPECT
Rasche, auch bettseitige Verfügbarkeit, auch im Notfall einsetzbar	+	(–)
Geringer Zeitaufwand	–	–
Keine Untersucherabhängigkeit	–	(+)
Erfassung von		
– Morphologie	+	–
– Funktion	+	(–)
– Perfusion	(–)	+
Geringe Kosten bei hohem klinischem Informationsgehalt	(+)	–
Ohne Strahlenexposition	+	–

atypischer Angina pectoris bei pathologischem Belastungs-EKG) ist die Wahrscheinlichkeit, daß ein pathologischer Befund falsch-positiv ist, höher, als daß er richtig-positiv ist. Die SPECT Untersuchung – eingesetzt als Suchverfahren im Rahmen der Diagnostik der KHK – bringt somit in dieser Patientengruppe keinen entscheidenden Zugewinn an Informationen.

Bei hoher Prävalenz zur KHK (über 70%, z.B. ältere Patienten mit typischer Angina pectoris und pathologischem Belastungs-EKG) ist der Einsatz der SPECT-Methode als nuklearmedizinisches Suchverfahren im Rahmen der Diagnostik der KHK wenig sinnvoll. Hierdurch wird die dringend indizierte Koronarangiographie nur verzögert und vermehrt Kosten produziert. Negative SPECT-Befunde sind in dieser Patientengruppe oft falsch-negativ [9], was im Einzelfall – aufgrund einer dann evtl. nicht durchgeführten invasiven Abklärung – fatale Folgen haben kann.

Als Suchmethode im Rahmen der Diagnostik der KHK ist die SPECT-Untersuchung in Patientengruppen mit mittlerer Prävalenz (30–60%, z.B. jüngere Frauen mit typischer Angina pectoris bei pathologischem Belastungs-EKG, ältere Patienten mit atypischer Angina pectoris und nicht eindeutiger Ischämiereaktion im Belastungs-EKG) geeignet. Das Alter ist hierbei ein wichtiges Kriterium in der Prävalenzzuordnung des Patienten [10]. In den „Guidelines for Clinical Use of Cardiac Radionuclide Imaging" des American College of Cardiology und der American Heart Association, die in Zusammenarbeit mit der American Society of Nuclear Cardiology erstellt wurden, wird daher auch empfohlen: „Thus, exercise myocardial perfusion should generally not be used for routine diagnostic purposes in patients with a very low or very high likelihood of disease" [9].

Patienten, die zur Gefäßoperation vorgesehen sind, weisen ein besonders hohes Risiko für eine begleitende KHK auf. Die Inzidenz einer gleichzeitig bestehenden, angiographisch signifikanten KHK beträgt bis zu 75% [11, 12]. Peri- und postoperative kardiale Komplikationen sind daher häufig. Die Diagnostik der KHK ist dadurch erschwert, daß bei diesen Patienten häufig ein Belastungs-EKG nicht durchführbar ist (arterielle Verschlußkrankheit). Als nichtinvasive Diagnostikverfahren bei dieser Patientengruppe bieten sich dann pharmakologische Streßbelastungen in Kombination mit Echokardiographie oder Myokardszintigramm präoperativ an, um das perioperative Risiko möglichst gering zu halten. Eine 1996 publizierte Metaanalyse (analysiert: 10 Dipyridamol-^{201}Tl-Szintigraphiestudien mit insgesamt 1994 Patienten und 5 Dobutamin-Streßechokardiographie-Studien mit insgesamt 445 Patienten) zeigt, daß bei einer unauffälligen ^{201}Tl-Szintigraphie das Risiko eines perioperativen kardialen Ereignisses bei 3% liegt, bei Patienten mit einem reversibelen Speicherdefekt unter Streß hingegen 18% beträgt und durch Revaskularisation auf 6% gesenkt werden kann. Bei unauffälligem Dobutamin-Streßechokardiogramm lag das perioperative Risiko für ein kardiales Ereignis unter 1%. Bei Dobutam-ininduzierter neu aufgetretener oder zunehmender Wandbewegungsstörung im Echokardiogramm betrug das Risiko eines perioperativen ischämischen Ereignisses 26% ohne Revaskularisation, nach Revaskularisation trat hingegen kein Ereignis auf [13]. Aber auch für die Patienten, die zur Gefäßoperation vorgesehen sind, gilt, daß – bei nach klinischen Kriterien hoher bzw. niedriger Wahrscheinlichkeit einer begleitenden KHK – diese Nachweismethoden häufig zu falsch-negativen bzw. falsch-positiven Ergebnissen führen können [14]. Daher sollte, zumindest bei den Patienten, die zur Gefäßoperation anstehen und bei denen aufgrund der Anamnese eine hohe Prävalenz für eine begleitende KHK vorliegt, direkt eine Koronarangiographie durchgeführt werden.

11.4
SPECT-Untersuchung zur Festlegung der Behandlungsstrategie bei der Revaskularisation ischämischen Myokards

Von zunehmender Wichtigkeit wird im Rahmen der Revaskularisation von ischämischem Myokard die Beurteilung der funktionellen Wertigkeit bereits invasiv diagnostizierter Koronarstenosen und die Frage nach der Vitalität des betroffenen Myokards sein. Nuklearmedizinische Untersuchungsverfahren, die diese Fragen zuverlässig beantworten, werden in der kardiologischen Diagnostik ihren Stellenwert behaupten. Sowohl die PTCA als auch die Bypassoperation streben eine Revaskularisierung ischämischen Myokards an, ihr Therapieansatz ist aber ein anderer. Die Bypassoperation strebt bei vorliegender Ischämie eine komplette Revaskularisation aller stenosierten Koronararterien an, die Frage, ob eine einzelne Koronarstenose bei einer Mehrgefäßerkrankung nun Ischämie induziert, ist dabei von untergeordneter Bedeutung. Im Rahmen der PTCA wird hingegen nur die Revaskularisation der hämodynamisch relevanten Koronarstenose angestrebt. Bei dem stark ansteigenden Anteil von PTCA-Patienten mit Mehrgefäßerkrankungen ist stets die Frage nach der „culprit lesion" zu beantworten, also nach der Stenose, die in der Beschwerdesymptomatik führend ist und Ischämie induziert. Diese Stenose ist zu identifizieren und als erste zu dilatieren. Daneben muß stets geklärt werden, ob noch andere Stenosen eine funktionelle Relevanz besitzen und Ischämie induzieren, auch wenn sie momentan nicht symptomführend sind. Auch diese Stenosen sollten – je nach Situation ein- oder zweizeitig – revaskularisiert werden. Die PTCA strebt also – im Gegensatz zur Bypassoperation – stets nur eine inkomplette Revaskularisation an, da nur die funktionell relevanten Koronarstenosen therapeutisch angegangen werden. Dieser unterschiedliche Therapieansatz wird bedingt durch die leichte Wiederholbarkeit der PTCA – im Gegensatz zur Bypassoperation. Mit zunehmender Zahl der Mehrgefäßerkrankungen bei der PTCA ist somit die Frage nach der funktionellen Relevanz der einzelnen Stenosen immer wichtiger geworden. Daher hat sich auch die Indikationsstellung zur SPECT-Untersuchung aus kardiologischer Sicht entscheidend geändert. Während früher der Ischämienachweis im Rahmen der Primärdiagnostik der KHK im Vordergrund stand, um die Fragen zu beantworten, ob eine Herzkatheteruntersuchung indiziert ist, wird heute der Einsatz dieser Diagnosemethoden im Rahmen der Festlegung einer optimalen, individuellen Behandlungsstrategie bei bereits nachgewiesener koronarer Herzkrankheit immer wichtiger (Abb. 11.1 und 11.2).

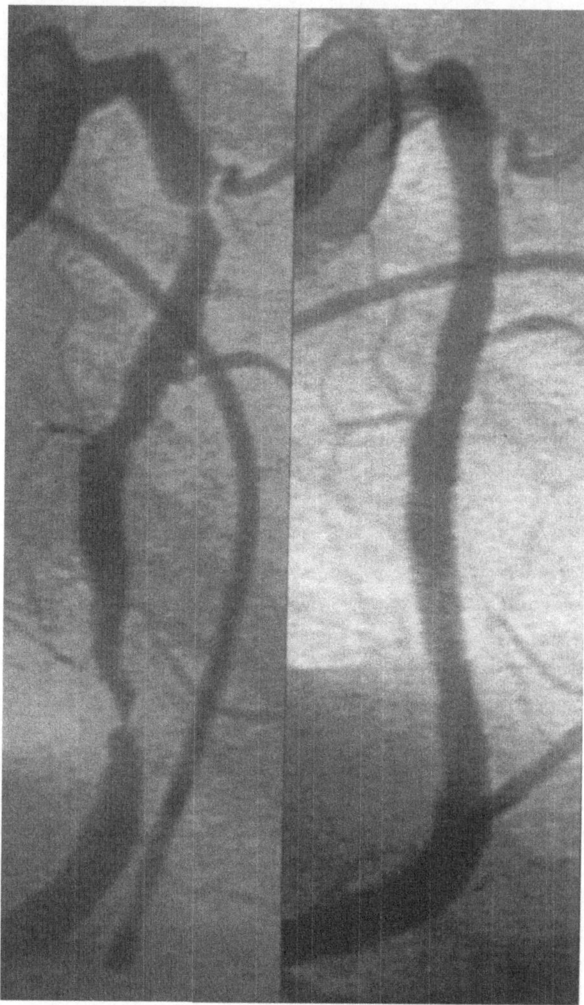

Abb. 11.1. 46jähriger Patient, langstreckige RCA-Restenosierung einer dominanten RCA mit filiformer Lumeneinengung am Anfang und Ende der Stenose (Zustand nach Hinterwandinfarkt, erfolgreiche mechanische Rekanalisation der RCA 2 Monate zuvor bei kollateralisiertem RCA-Verschluß nach erfolgloser Thrombolysetherapie und jetzt erneut Angina pectoris bei geringster körperlicher Belastung). Da im RIVA und RD1 jeweils eine 40- bis 50%ige Stenosierung vorlag, wurde zur Auswahl des geeigneten Revaskularisationsverfahrens (Bypassoperation oder PTCA) nach der Koronarangiographie eine Myokardszintigraphie durchgeführt, hier Nachweis einer ausschließlich posterolateral gelegenen, belastungsinduzierten Ischämie (s. Abb. 11.2). Daher PTCA der RCA-Stenose in OP-Bereitschaft. Da es sich um eine Restenose handelt, elektive Implantation zweier Stents zur Reduktion des Risikos einer erneuten Restenosierung (AVE-Microstent 3,5 mm Durchmesser, 39 mm Länge im mittleren und distalen Stenoseanteil; AVE-Microstent 3,5 mm Durchmesser, 12 mm Länge im Bereich der filiformen proximalen Stenose, jeweils nach Vordehnung mit einem 3,0-mm-Ballon) mit sehr gutem postinterventionellem Ergebnis

11.5
SPECT-Untersuchung im Rahmen der myokardialen Vitalitätsdiagnostik

Die Erkennung von reversibel dysfunktionierendem Myokard („hibernating" und „stunning") ist klinisch von erheblicher Bedeutung, da sich hier – im Gegensatz zum irreversibel dysfunktionierenden Myokard – die regionale und somit auch die globale Myokardfunktion verbessern läßt [15–17]. Bei einer nicht zu unterschätzenden Anzahl von Patienten mit KHK und linksventrikulärer Dysfunktion handelt es sich nicht um eine linksventrikuläre Schädigung bei irreversibel infarzier-

Abb. 11.2. ^{99m}Tc-MIBI Szintigraphie bei einem 46jährigen Patienten mit hochgradiger, langstreckiger RCA-Restenose bei Zustand nach Hinterwandinfarkt (Koronarangiogramm s. Abb. 11.1). Mit Hilfe des Myokardszintigramms (*obere Bildhälfte:* kurze Achse basisnah, *oben* Vorderwand, *unten* Hinterwand; *untere Bildhälfte:* lange Achse, Septum *links*, Lateralwand *rechts; oben* jeweils Belastungsaufnahmen (STRESS), *unten* jeweils Ruheaufnahmen (REST)) konnte nachgewiesen werden, daß es sich bei dem Myokard im Hinterwandbereich, trotz abgelaufenem Hinterwandinfarkt (initial lag ein gut kollateralisierter RCA-Verschluß vor) um überwiegend vitales Myokard handelt, das in der Ruhephase bis auf ein kleines Hinterwandareal weitgehend normal speichert. Außerdem konnte durch die Myokardszintigraphie die weitere Behandlungsstrategie festgelegt werden: bei zusätzlich vorhandenen 40- bis 50%igen RIVA und RD1-Stenosen wurde gezeigt, daß lediglich die RCA-Stenose eine posterolaterale Ischämie induziert. Somit Entschluß zur PTCA der RCA-Stenose anstelle einer Bypassoperation

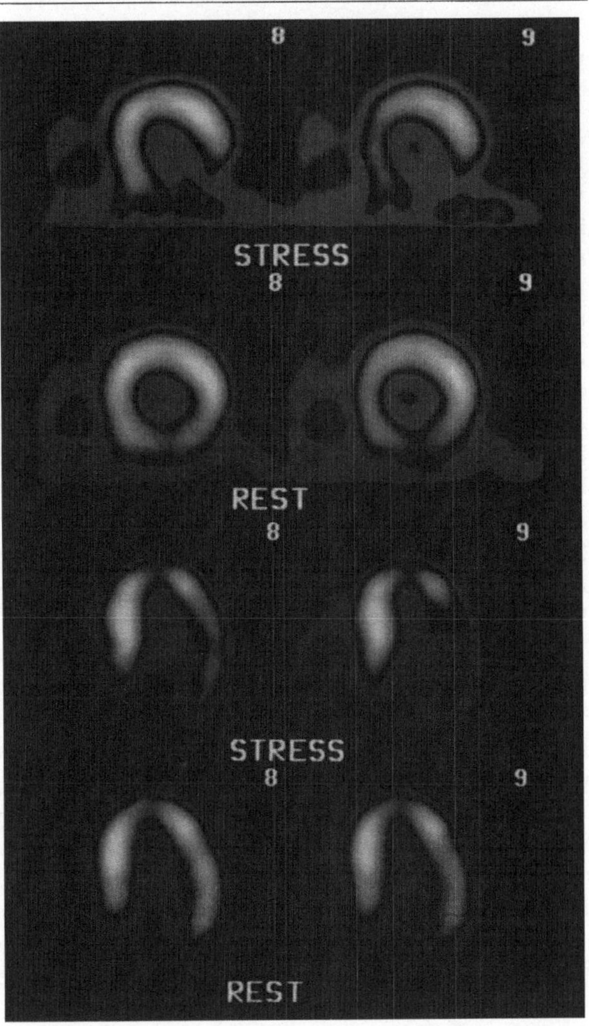

tem Myokard, sondern um ischämisch dysfunktionierendes, aber noch vitales Myokard [18].

Hierbei versteht man unter *„hibernating"* (im Winterschlaf befindliches) Myokard vitales, aber ischämisches Myokard mit anhaltender, kontraktiler Dysfunktion, dessen Funktion sich nach Reperfusion normalisiert. Dieser Begriff wurde 1985 von Rahimtoola geprägt [19, 20]. Myokardiales *„stunning"* stellt eine reversible, postischämische Dysfunktion dar, bei der das Myokard trotz Wiederherstellung der Perfusion nur verzögert seine kontraktile Funktion wieder aufnimmt. Der Begriff „myocardial stunning" (benommenes Myokard) wurde 1982 von Braunwald u. Kloner eingeführt [21]. Trotz Wiederherstellung der Koronarperfusion nach Koronarverschluß – durch PTCA, Lysetherapie oder Bypassoperation – kommt es erst zeitverzögert zu einer Wiederherstellung der Myokardfunktion. Per definitionem handelt es sich sowohl beim „hibernating" als auch beim „stunned myocardium" um eine reversible, kontraktile Dysfunktion des Myokards, im Gegensatz zum „hibernating" ist beim „stunned myocardium" aber die Perfusion wiederhergestellt.

Hierbei ist es insbesondere präinterventionell wichtig, den Patienten mit „hibernating myocardium" zu erkennen. So sollte man bereits präinterventionell die Patienten herausfinden, bei denen eine Revaskularisation zu einer Verbesserung der linksventrikulären Funktion führen wird. Andererseits zeigt sich so auch, bei welchem Patienten durch PTCA oder Bypassoperation keine Verbesserung der Myokardfunktion zu erreichen sein wird, die Patienten aber u.U. einem Eingriff mit hohem Morbiditäts- und Mortalitätsrisiko ausgesetzt werden. Zu diesem Zweck können Streßechokardiographie, SPECT- und PET-Untersuchungen im Rahmen der präoperativen Diagnostik durchgeführt werden. Für den Kardiologen ist es von besonderer Wichtigkeit, präinterventionell eine diagnostische Methode an die Hand zu bekommen, die eine zuverlässige Erkennung des „hibernating myocardiums" erlaubt. Als Goldstandard wird hier die Positronen-Emissions-Tomographie (PET) angesehen, diese Methode ist jedoch teuer und nur in wenigen Zentren anwendbar [22–25]. Daher werden häufig auch die ^{201}Tl-Szintigraphie mit Spätaufnahme oder Reinjektion, die ^{99m}Tc-MIBI-Szintigraphie oder die Streßechokardiographie zum Nachweis vitalen Myokards eingesetzt.

Die szintigraphisch aufgezeichnete Speicherung von Thallium im Myokard 3–4 h nach Injektion ist Ausdruck eines aktiven Prozesses der Myokardzelle bei erhaltener Vitalität und Zellmembranintegrität, beweist also das Vorliegen vitalen Myokards [9]. Jedoch hat sich gezeigt, daß nur in 50 % eine Verbesserung der regionalen Funktion, also das „hibernating myocardium", korrekt nachgewiesen wird [26]. Die konventionelle ^{201}Tl-Szintigraphie mit einer Ruheaufnahme nach 3–4 h ist also zum zuverlässigen Nachweis vitalen Myokards ungeeignet. Verbesserte Protokolle mit Spätaufnahmen nach 24–72 h sind in der Lage, auch sehr reduzierten myokardialen Metabolismus zu erfassen [27]. Die myokardiale Funktion solcher Defekte verbessert sich in über 90 % nach Revaskularisation [28]. Auch die Thallium-Reinjektions-Protokolle optimieren den Nachweis des „hibernating myocardium" gegenüber der konventionellen Thalliumszintigraphie [29, 30].

Neben ^{201}Tl wird auch ^{99m}Tc-MIBI zum Nachweis vitalen Myokardgewebes eingesetzt, denn auch ^{99m}Tc-MIBI wird nur in vitalen Myokardzellen mit erhaltenem Energiestoffwechsel gespeichert, so daß der ^{99m}Tc-MIBI-Speichernachweis einem Vitalitätsnachweis entspricht [29]. Bei der ^{99m}Tc-MIBI-Szintigraphie werden grundsätzlich zwei Injektionen benötigt (Streß- und Ruheaufnahme), da ^{99m}Tc-MIBI nach initialer Aufnahme unter Streßbedingungen nur eine geringe Kinetik aufweist und so zur Darstellung der Verteilung in Ruhe eine erneute Injektion erforderlich ist [9]. Ob die relativ neue Substanz ^{99m}Tc-MIBI Vorteile beim Vitalitätsnachweis, verglichen mit ^{201}Tl bringt, bleibt abzuwarten. Bisherige Studienergebnisse sind z.T. widersprüchlich [32–36].

Der interventionell tätige Kardiologe wird bereit sein, jede Methode zu akzeptieren, die ihm rasch, kostengünstig und mit hoher Zuverlässigkeit die Diagnose des „hibernating myocardium" ermöglicht.

Literatur

1. Gleichmann A, Mannebach H, Lichtlen P (1995) 10. Bericht über Struktur und Leistungszahlen der Herzkatheterlabors in der Bundesrepublik Deutschland. Z Kardiol 84: 327–330
2. Hanrath P, Meyer J (1995) Anhang der Kommission für Klinische Kardiologie zum 10. Bericht über Struktur und Leistungszahlen der Herzkatheterlabors in der Bundesrepublik Deutschland. Z Kardiol 84: 330–332
3. Fischman DL, Leon MB, Baim DS, Schatz RA, Savage MP, Penn I, Detre K, Veltri L, Ricci D, Nobuyoshi M, Cleman M, Heuser R, Almond D, Teirstein PS, Fish RD, Colombo A, Brinker J, Moses J, Shaknovich A, Hirshfeld J, Bailey S, Ellis S, Rake R, Goldberg S, for the Stent Restenosis Study Investigators (1994) A randomized comparison of coronary-stent placement and ballon angioplasty in the treatment of coronary artery disease. N Engl J Med 331: 496–501
4. Serruys PW, De Jaegere P, Kiemeneij F, Macaya C, Rutsch W, Heyndrickx G, Emanuelsson H, Marco J, Legrand A, Materne P, Belardi J, Sigwart U, Colombo A, Goy JJ, Van Den Heuvel P, Delcan JD, Morel MA, for the Benestent Study Group (1994) A comparison of ballon-expandable-stent implantation with ballon angioplasty in patients with coronary artery disease. N Engl J Med 331: 489–495
5. Cohen DJ, Krumholz HM, Sukin CA, Kalon KL, Siegrist RB, Cleman M, Heuser RR, Brinker JA, Moses JW, Savage MP, Detre K, Leon MB, Baim DS, for the Stent Restenosis Study Investigators (1995) In-hospital and one-year economic outcomes after coronary stenting or ballon angioplasty, results from a randomized clinical trial. Circulation 92: 2480–2487
6. Eeckhout E, Kappenberger L, Goy JJ (1996) Stents for intracoronary placement: current status and future directions. J Am Coll Cardiol 27: 757–765
7. Schartl M, Beckmann S, Bocksch W (1994) Streßechokardiographie – eine Standortbestimmung. Z Kardiol 83: 531–547
8. Schicha H, Voth E (1994) Qualitätssicherung in der Kardiologie: Nuklearmedizin. Z Kardiol 83 (Suppl 6): 27–36
9. Ritchie JL, Bateman TM, Bonow RO, Crawford MH, Gibbons RJ, Hall RJ, O'Rourke RA, Parisi AF, Verani MS (1995) Guidelines for clinical use of cardiac radionuclide imaging. Rep American College of Cardiology/American Heart Association Task Force on Assessment of Diagnostic and Therapeutic Cardiovascular Procedures (Comittee on Radionuclide Imaging), developed in collaboration with the American Society of Nuclear Cardiology. J Am Coll Cardiol 25: 521–547
10. Diamond AG, Forrester JS (1979) Analysis of probability as an aid in the clinical diagnosis of coronary-artery disease. N Engl J Med 300: 1350–1358
11. Nicolaides AN (1985) The diagnosis and assessment of coronary artery disease in vascular patients. J Vasc Surg 2: 501–505
12. Tomatis LA, Fierens EE, Verbrugge GP (1972) Evaluation of surgical risk in peripheral vascular disease by coronary arteriography. Surgery 71: 429–435
13. Shaw LJ, Eagle KA, Gersh BJ, Miller DM (1996) Meta-analysis of intravenous dipyridamole-thallium-201 imaging (1985–1994) and dobutamine echocardiography (1991 to 1994) for risk stratification before vascular surgery. J Am Coll Cardiol 27: 787–798
14. Goldman L (1996) Cardiac risk for vascular surgery, editorial comment. J Am Coll Cardiol 27: 799–802
15. Heusch G, Schulz R (1993) Chronische Myokardischämie – Hibernating Myocardium: Merkmale und Grenzen. Z Kardiol 82, (Suppl 5): 133–141
16. Erdmann E, Kirsch CM (1993) „Stunned" und „Hibernating myocardium" – Diagnostik und klinische Implikationen. Z Kardiol 82 (Suppl 5): 143–147
17. Heusch G, Schulz R (1995) Pathophysiologie des „hibernating" und „stunned" Myokards, aus: Interventionen am Herzen, Springer, Berlin Heidelberg New York, S 367–383
18. Dilsizian V, Bonow RO (1993) Current diagnostic techniques of assessing myocardial viability in hibernating and stunned myocardium. Circulation 87: 1–20
19. Rahimtoola SH (1985) A perspective on the three large multicenter randomized clinical trials of coronary bypass surgery for chronic stable angina. Circulation 72 (Suppl V): V123–V125
20. Rahimtoola SH (1989) The hibernating myocardium. Am Heart J 117: 211–212
21. Braunwald E, Kloner RA (1982) The stunned myocardium: prolonged, postischemic ventricular dysfunction. Circulation 83: 26–37

22. Tamaki N, Kawamoto M, Tadamura E, Magata Y, Yonekura Y, Nohara R, Sasayama S, Nishimura K, Ban T, Konishi J (1995) Prediction of reversible ischemia after revascularisation, perfusion and metabolic studies with positron emission tomography. Circulation 91: 1697–1705
23. Schneider CA, Voth E, Theissen P, Wienhard K, Wagner R, Baer FM, Sechtem U, Schicha H (1994) Vitalitätsbeurteilung chronischer Myokardinfarkte durch ^{18}F-Fluro-D-Glukose-Positronenemissionstomographie und ^{99m}Tc-MIBI-SPECT. Z Kardiol 93: 124–131
24. Sawada SG, Allman KC, Muzik O, Beanlands RSB, Wolfe ER, Gross M, Fig L, Schwaiger M (1994) Positron emission tomography detects evidence of viability in rest technetium-99m sestamibi defects. J Am Coll Cardiol 23: 92–98
25. Patterson RE, Eisner RL, Horowitz SF (1995) Comparison of cost-effectiveness and utility of exercise ecg, single photon emission computed tomography, positron emission tomography, and coronary angiography for diagnosis of coronary artery disease. Circulation 91: 54–65
26. Brunken R, Schwaiger M, Grover-McKay M, Phelps M, Tillisch J, Schelbert H (1987) Positron emission tomography detects tissue metabolic activity in myocardial segments with persistent thallium perfusion defects. J Am Coll Cardiol 10: 557–567
27. Dilsizian V, Bonow R (1993) Current diagnostic techniques of assessing myocardial viability in patients with hibernating and stunned myocardium. Circulation 87: 1–20
28. Kiat H, Berman DS, Maddahi J et al. (1988) Late reversibility of tomographic myocardial thallium-201 defects: an accurate marker of myocardial viability. J Am Coll Cardiol 12: 1456–1463
29. Dilsizian V, Rocco TP, Freedmann NMT, Leon MB, Bonow RO (1990) Enhanced detection of ischemic but viable myocardium by the reinjection of thallium after stress-redistribution imaging. N Engl J Med 323: 141–146
30. Othani H, Tamaki N, Yonekura Y, Mohiuddin IH, Hirata K, Ban T, Konishi J (1990) Value of thallium-201 reinjection after delayed SPECT imaging for predicting reversible ischemia after coronary artery bypass grafting. Am J Cardiol 66: 394–399
31. Crane P, Laliberte R, Hemingway S, Thoolen M, Orlandi C (1993) Effect of mitochondrial viability and metabolism on technetium-99m sestamibi myocardial retention. Eur J Nucl Med 20: 20–25
32. Sinusas AJ, Watson DD, Cannon JM, Beller GA (1989) Effect of ischemia and postischemic dysfunction on myocardial uptake of technetium-99m-labeled methoxyisobutyl isonitrile and thallium-201. J Am Coll Cardiol 14: 1785–1793
33. Cuocolo A, Pace L, Ricciardelli B, Chiariello M, Triamarco B, Salvatore M (1992) Identification of viable myocardium in patients with chronic coronary artery disease: comparison of thallium-201 scintigraphy with reinjection and technetium-99m-methoxyisobutyl isonitrile. J Nucl Med 33: 505–511
34. Marzullo P, Sambuceti G, Parodi O (1992) The role of sestamibi scintigraphy in radioisotopic assessment of myocardial viability. J Nucl Med 33: 1925–1930
35. Sawada SG, Allmann KC, Muzik O, Beanlands RSB, Edwin R, Wolfe ER, Gross M, Fig L, Schwaiger M (1994) Positron emission tomography detects evidence of viability in rest technetium-99m sestamibi defects. J Am Coll Cardiol 23: 92–98
36. Dilsizian V, Arrighi JA, Diodati JG et al (1994) Myocardial viability in patients with chronic ischemic left ventricular dysfunction: comparison of ^{99m}Tc-sestambi, ^{201}Thallium, and ^{18}F-fluorodeoxyglucose. Circulation 89: 578–587

12 Erwartungen des Kardiochirurgen an die SPECT des Herzens

A. Markewitz und C. Weinhold

12.1
Einleitung

Die Frage, was der Herzchirurg von der Myokard-SPECT erwartet, läßt sich relativ einfach beantworten: Er erwartet zusätzliche Informationen, die von anderen Untersuchungsmethoden nicht oder nicht in der gewünschten Qualität geliefert werden. Dies impliziert, daß es sich bei der SPECT um eine additive Untersuchung handelt, die jedoch bei einer nicht unbeträchtlichen Anzahl von Patienten wesentlich zur Entscheidungsfindung über das operative Vorgehen beitragen kann. In bestimmten Fällen ist die SPECT zudem die einzige Untersuchungsmethode, die die gewünschten Informationen in der erforderlichen Genauigkeit liefern kann.

Wenn im folgenden auf die klinischen und wissenschaftlichen Fragestellungen eingegangen wird, deren Beantwortung sich der Herzchirurg von der SPECT des Herzens erhofft, so werden die technischen, apparativen und radiopharmazeutischen Grundlagen der vorangegangenen Kapitel vorausgesetzt.

12.2
Klinische Fragestellungen

12.2.1
Präoperativ

Die Domäne der Nuklearkardiologie und hier der SPECT ist die Diagnostik der koronaren Herzerkrankung (KHK). Damit trägt die SPECT Informationen bei, die die Planung des häufigsten chirurgischen Eingriffes überhaupt, der koronaren Bypassoperation [1], richtungsweisend beeinflussen kann.

Der entscheidende Vorteil der SPECT gegenüber alternativen Untersuchungsmethoden liegt darin, daß die Untersuchungen nicht nur, wie sonst üblich, in Ruhe, sondern auch unter definierter Belastung durchgeführt werden können. Dadurch kommen ischämische Myokardareale zur Darstellung, deren Durchblutung in Ruhe noch ausreicht, bei Belastung jedoch nicht (Abb. 12.1). Diese Information trägt zur Entscheidungsfindung für oder gegen eine Revaskularisation bei, insbesondere wenn die Koronarangiographie grenzwertige Befunde zeigt, die eine eindeutige Indikationsstellung ohne Zusatzinformationen nicht zulassen [2–4].

Ein weiterer, und der für den Herzchirurgen wichtigste Vorteil liegt darin, daß mit der Myokard-SPECT die *Darstellung von vitalem Myokard* mit hoher Sensitivität von

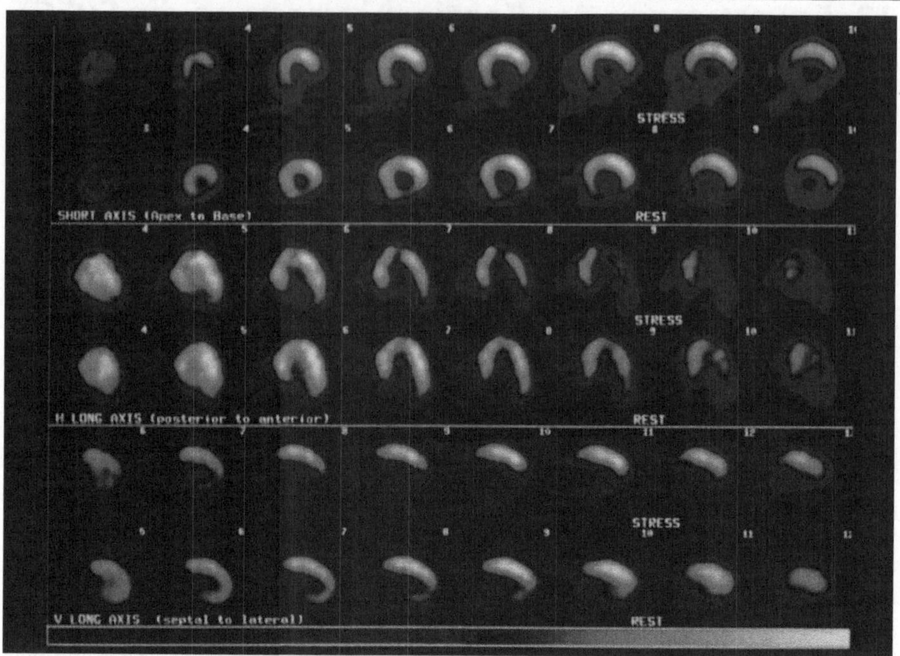

Abb. 12.1. ^{99m}Tc-MIBI-Herz-SPECT eines Patienten mit RCA-Stenose und Zustand nach Hinterwandinfarkt. *Obere zwei Reihen:* koronale Schnitte, *mittlere zwei Reihen:* transversale Schnitte, *untere zwei Reihen:* sagittale Schnitte. Aufnahmen nach fahrradergometrischer Belastung *(STRESS)* und unter Ruhebedingungen *(REST)*. Ausgeprägte Ischämie im apikalen Anteil der Hinterwand unter Belastung, deutlich bessere Perfusion in Ruhe. Persistierender Defekt posterior basal bei Zustand nach Infarkt

80–96 % gelingt [2, 4, 5]. Der Nachweis von vitalem Myokard ist von entscheidender Bedeutung für die Operationsplanung bei den zahlenmäßig zunehmenden Problempatienten mit ausgeprägter koronarer Herzerkankung und schlechter linksventrikulärer Funktion. Hier ist zunächst die differentialtherapeutische Frage zu klären, ob der Patient voraussichtlich von einer Revaskularisation profitieren wird, oder ob eine Herztransplantation angestrebt werden soll. Der Nachweis von vitalem, wenn auch ischämischem Myokard im Versorgungsgebiet einer stenosierten Koronararterie (Abb. 12.2) wird die Entscheidung zugunsten der Koronarrevaskularisation beeinflussen, wenn die linksventrikuläre Restfunktion eine koronare Bypassoperation mit akzeptablem Operationsrisiko zuläßt. In Kenntnis der weitaus höheren Kosten einer Herztransplantation sowie des Organspendermangels wird deutlich, welch weitreichende medizinische und ökonomische Konsequenzen von der Entscheidung für oder gegen die Herztransplantation und damit von den Untersuchungsergebnissen abhängen.

Weiter entspricht es der Erfahrung des herzchirurgischen Alltags, daß immer mehr Patienten zur operativen Koronarrevaskularisation vorgestellt werden, deren Koronararterien im Herzkatheterfilm neben einer definierten Stenose mehr oder weniger diffuse Veränderungen aufweisen und deren Kontraktilität global vermin-

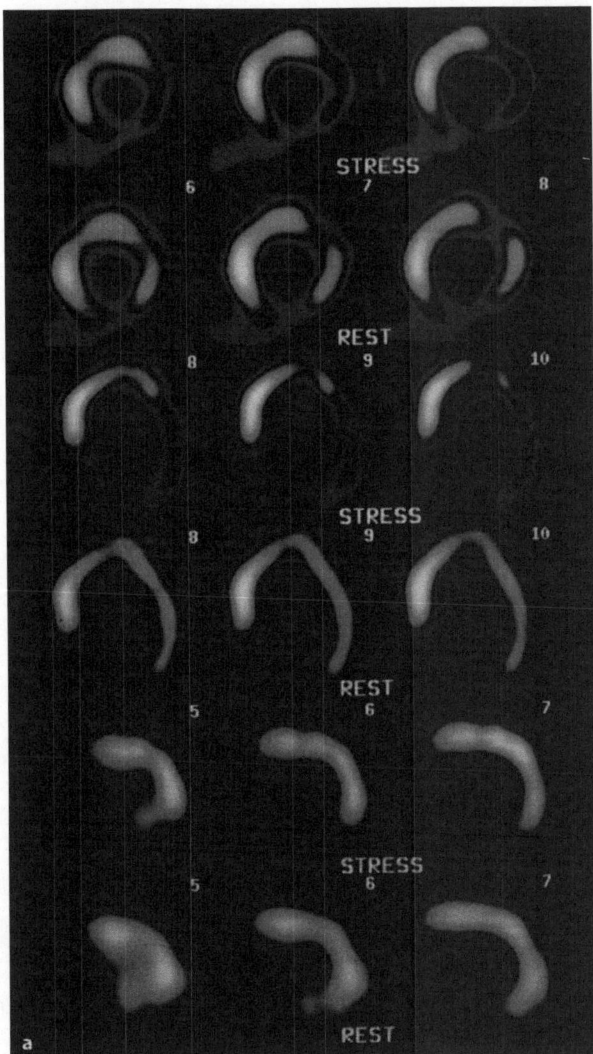

Abb. 12.2 a, b. Patient mit Dreigefäßerkrankung. **a** ^{99m}Tc-MIBI-Herz-SPECT; *obere zwei Reihen:* koronale Schnitte, *mittlere zwei Reihen:* transversale Schnitte, *untere zwei Reihen:* sagittale Schnitte. Aufnahmen nach fahrradergometrischer Belastung *(STRESS)* und unter Ruhebedingungen *(REST)*. Infarzierte Regionen anterolateral basal und posterolateral basal. Deutliche belastungsinduzierte Ischämie in der Lateralwand mit besserer Perfusion in Ruhe.

dert ist. Für die operative Planung ist es wichtig zu wissen, für welche Versorgungsgebiete eine Revaskularisation noch sinnvoll bzw. bereits sinnlos ist. Das Problem läßt sich dabei auf die Frage reduzieren, ob es sich bei den hypokinetischen Arealen um Myokardnekrosen oder chronisch ischämische Areale, das sog. „ *hibernating"* Myokard handelt [2, 3, 6]. Als „hibernating" Myokard bezeichnet man die Myokardregionen, die proportional zu ihrer Minderperfusion eine Einschränkung der Funktion im Sinne eines sog. „flow-function match" zeigen [6]. Von dieser Befundkonstellation weiß man, daß sich die Funktion nach erfolgreicher Revaskularisation erholen kann [7, 8]. Die Zeitdauer bis zur endgültigen Erholung liegt dabei zwischen Tagen und mehreren Monaten [9]. Die SPECT bringt im Fall des „hibernating" Myokards min-

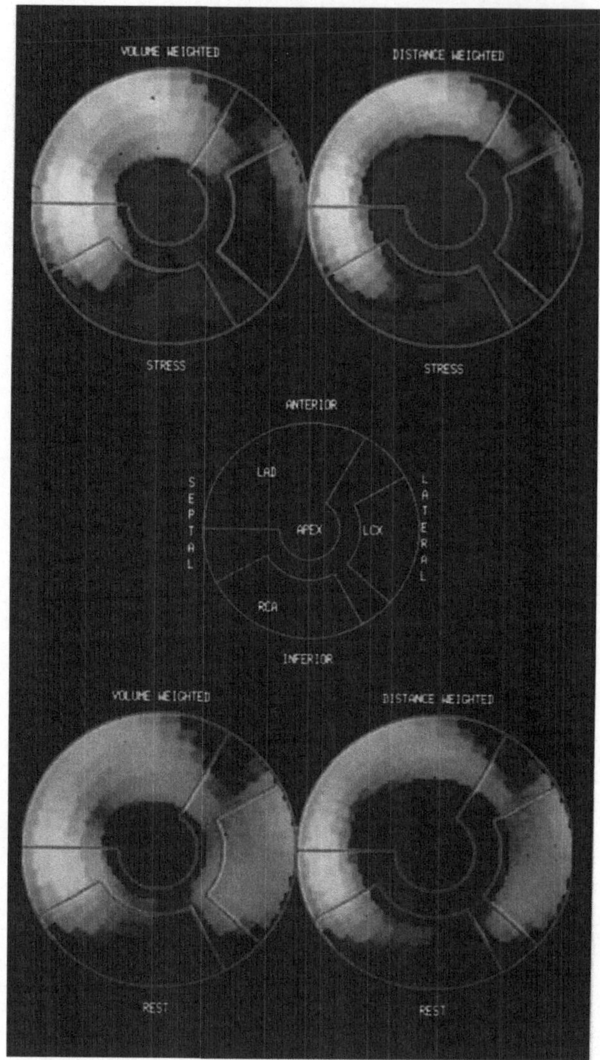

(Abb. 12.2 b)
Bulls-eye-Darstellung der
Perfusion des linken Ventri-
kels mit entsprechender
Zuordnung zu den Versor-
gungsgebieten der Koronar-
arterien (Programm
CEQUAL, Cedars Sinai)

derperfundiertes, aber vitales Gewebe zur Darstellung und identifiziert dadurch
Areale, die von einer Revaskularisation profitieren.

Zusammengefaßt beantwortet die SPECT des Herzens dem Herzchirurgen vor der
Operation in Kenntnis der Koronaranatomie durch die Koronarangiographie sowie
der globalen und regionalen Ventrikelkontraktilität durch die Ventrikulo- und Echokardiographie, welche Myokardareale durch eine Revaskularisation Aussichten auf
eine funktionelle Verbesserung aufgrund einer erhaltenen, durch die Ischämie aber
potentiell kompromittierten Vitalität haben.

12.2.2
Postoperativ

Eine postoperative SPECT kann die Frage beantworten, inwieweit die erhoffte Verbesserung der myokardialen Durchblutung und Funktion durch die Bypassoperation tatsächlich eingetreten ist bzw. aus welchen Gründen dies nicht der Fall ist.

Zeigt die SPECT eine Restitutio ad integrum, so werden alle Beteiligten, insbesondere der Operateur, mit dem operativen Ergebnis zufrieden sein.

In einigen Fällen kommt es jedoch trotz erfolgreicher Revaskularisation nicht zu einer Erholung der linksventrikulären Funktion, d. h. die revaskularisierten Myokardregionen sind trotz wiederhergestellter Perfusion von einer eingeschränkten Kontraktilität gekennzeichnet. In diesen Fällen gilt es die Frage zu klären, ob es sich dabei um infarzierte Myokardareale oder um das sog. „stunned" Myokard handelt. Letzteres ist definiert als „flow-function mismatch" im Sinne einer trotz Revaskularisation weiterbestehenden kontraktilen Dysfunktion [10]. Wie beim „hibernating" Myokard kann sich auch die Funktion des „stunned" Myokard mit der Zeit erholen, wobei allerdings die Restitutionspotenz des „hibernating" Myokard höher eingeschätzt wird [7, 8]. Mit der SPECT läßt sich diese differentialdiagnostische Frage durch den Nachweis von vitalem Myokard bzw. von fehlender Vitalität im entsprechenden Versorgungsgebiet beantworten.

Ein weiteres Einsatzgebiet der SPECT stellen Patienten dar, bei denen nach Bypassoperationen unter Verwendung der A. thoracica interna erneut pektanginöse Beschwerden auftreten, als deren Ursache nach den EKG-Befunden eine Minderperfusion des durch die A. thoracica interna revaskularisierten koronaren Gefäßareals in Frage kommt. Hier kann bei angiographisch unauffälligen Verhältnissen durch den – zumeist nur unter Belastung zu beobachtenden – Ischämienachweis im entsprechenden Versorgungsgebiet ein unzureichender Fluß über das Bypassgefäß nachgewiesen werden. Diese Situation ist klinisch allerdings, abgesehen von der initialen, ca. 3–6 Monate dauernden Adaptationsphase der A. thoracica interna extrem selten.

Demgegenüber häufiger ist ein Bypassfrühverschluß innerhalb des 1. postoperativen Jahres, von dem v. a. Venenbypässe betroffen sind. Hier dient die SPECT als Screeninguntersuchung. Läßt sich im operativ revaskularisierten Myokardareal eine Ischämie nachweisen, sollte bei Vorliegen entsprechender Beschwerden und gleichzeitigem Nachweis vitaler Myokardbezirke im betroffenen Gebiet eine erneute Koronarangiographie durchgeführt werden, um die Indikation zur interventionellen oder erneuten operativen Intervention prüfen zu können.

12.3
Wissenschaftliche Fragestellungen

Hierunter sind die SPECT-Untersuchungen zu verstehen, für die bislang keine generell akzeptierte Indikationen besteht, die jedoch für die Zukunft erfolgversprechend oder aber zur Beantwortung spezieller, rein wissenschaftlicher Fragestellungen sinnvoll sind.

Prinzipiell sind den SPECT-Untersuchungen aus wissenschaftlichen Gründen allenfalls ökonomische Grenzen gesetzt. Sinnvoll ist der Einsatz der SPECT z. B. bei der Evaluierung alternativer Revaskularisationsverfahren, wie z. B. der transmyokardialen Laserrevaskularisation [11].

Ein derzeit ausgiebig erforschtes Gebiet ist die SPECT-Darstellung von adrenergen Nervenendigungen. So gibt es Hinweise, daß es mit Hilfe der MIBG-/MIBI-SPECT gelingen kann, Patienten mit erhöhtem Risiko für das Auftreten einer ventrikulären Tachyarrhythmie/Kammerflimmern zu identifizieren [12]. Sollten sich die Hinweise bestätigen lassen, würde dies die Indikationsstellung zur Implantation eines implantierbaren Kardioverterdefibrillators erheblich vereinfachen.

Weiter ist es vorstellbar, die SPECT anstelle der PET im Rahmen der Reinnervationsforschung am orthotop transplantierten menschlichen Herzen einzusetzen [13].

Als letztes Forschungsgebiet sei die chronische Herzinsuffizienz erwähnt, bei der man sich durch die SPECT-Darstellung adrenergener Nervenendigungen weitere Aufschlüsse über die pathophysiologischen Mechanismen erhofft [4].

Die Liste ließe sich zwanglos fortsetzen, z. B. die SPECT-Darstellung des Herzens und der Lungen mit radioaktiv markierten Leukozyten zum Endokarditisnachweis oder zum Nachweis der Rolle der Leukozyten beim Reperfusionsschaden durch und nach der extrakorporalen Zirkulation. Wir wollten uns jedoch auf die Ansätze beschränken, die nach Ansicht der Autoren die größte Chance haben, eines Tages als klinisch relevante Methode zum Einsatz zu kommen.

12.4
Limitationen der SPECT

Hier sind im heutigen medizinischen Umfeld an erster Stelle die hohen initialen Anschaffungskosten zu nennen.

Weiter muß die – wenn auch meist geringe – Strahlenbelastung durch die Radiopharmaka erwähnt werden, die weniger für die Patienten, sondern mehr für das betroffene Personal aufgrund der kumulativen Strahlendosis und für die Verwaltungsdirektion durch die Kosten der damit verbundenen administrativen und baulichen Besonderheiten ein Problem darstellen kann.

Aus der Sicht des Klinikers besteht die größte Limitation der SPECT in der eingeschränkten Verfügbarkeit; sie ist als Bedside-Methode ebenso wie für die Notfalldiagnostik ungeeignet. Dies macht insbesondere die Echokardiographie zu einer außerordentlich attraktiven Alternative (s. auch Kap. 20), die überdies in Form der Dobutamin-Streßechokardiographie Aussagen über die Myokardkontraktilität auch unter Belastung liefert, und daher von einzelnen Autoren der SPECT auch zur Dokumentation des koronaren Revaskularisationserfolgs vorgezogen wird [14]. Andererseits ist die SPECT ihrerseits eine relevante diagnostische Alternative, wenn die Echokardiographie aus anatomischen Gründen mißlingt.

12.5
Zusammenfassung

Die SPECT des Herzens liefert dem Herzchirurgen aufgrund ihrer hohen Sensitivität bei der Darstellung von vitalem Myokard entscheidende Informationen für die Planung des häufigsten herzchirurgischen Eingriffs, der koronaren Bypassoperation. Diese Informationen sind nicht bei jedem Koronarkranken vor der Operation erforderlich, in einer nicht unbeträchtlichen Fallzahl jedoch richtungsweisend. Im Einzelfall kann sie darüber hinaus für die Dokumentation und Differentialdiagnostik des Revaskularisationserfolgs bzw. -mißerfolgs zum Einsatz kommen. Sie ist bei dieser Indikation als weniger invasive Methode der erneuten Herzkatheteruntersuchung überlegen, die zudem funktionelle Aussagen nur unter Ruhebedingungen zuläßt. In der Echokardiographie ist der SPECT ein ernsthafter Konkurrent erwachsen, der in der Klinik nicht zuletzt aufgrund der methodenimmanenten Limitationen die SPECT bereits bei einigen Fragestellungen als Untersuchungsmethode der Wahl abgelöst hat.

Literatur

1. Kalamar P, Irrgang E (1995) Cardiac surgery in Germany 1994. Thorac Cardiovasc Surg 43: 181–183
2. Bonow RO, Dilsizian V (1992) Thallium-201 and technetium -99 m-sestamibi for assessing viable myocardium. J Nucl Med 33: 815–818
3. Schwaiger M, Egert S, Brosius F (1995) Szintigraphische Beurteilung ischämisch geschädigten Myokards bei Patienten mit eingeschränkter linksventrikulärer Funktion. Z Kardiol 84: 115–122
4. Zaret BL, Wackers FJ T, Soufer R (1992) Nuclear cardiology. In: Braunwald E (ed) Heart disease: a textbook of cardiovascular medicine. Saunders, Philadelphia London Toronto, pp 276–311
5. Dilsizian V, Peronne-Filardi P, Arrighi J et al (1993) Concordance and disconcordance between stress-redistribution-reinjection and rest-redistribution thallium imaging for assessing viable myocardium. Comparison with metabolic activity by positron emmission tomography. Circulation 88: 941–952
6. Heusch G, Schulz R (1994) Pathophysiologie der Myokarddurchblutung. Teil I: Adaptation an Myokardischämie (hibernating-Myokard). Dtsch Med Wschr 119: 1589–1590
7. Carrel T, Jenni R, Haubold-Reuter S et al (1992) Improvement of severely reduced left ventricular function after surgical revascularization in patients with preoperative myocardial infarction. Eur J Cardiothorac Surg 6: 479–484
8. Marwick T, MacIntyre W, Lafont A et al (1992) Metabolic responses of hibernating and infarcted myocardium to revascularization. A follow-up study of regional perfusion, function, and metabolism. Circulation 85: 1347–1353
9. Nienaber C, Brunken R, Sherman C et al (1991) Metabolic and functional recovery of ischemic human myocardium after coronary angioplasty. J Am Coll Cardiol 18: 966–978
10. Heusch G, Schulz R (1994) Pathophysiologie der Myokarddurchblutung. Teil II: Postischämische kontraktile Dysfunktion (stunned-Myokard). Dtsch Med Wschr 119: 1745–1746
11. Horwath KA, Manning F, Cohn LH (1995) Transmyocardial laser revascularization. In: Yacuob M, Pepper J (ed) Annual of cardiac surgery. Current Science, London Philadelphia, pp 110–115
12. Bader JB, Stoll HP, Heisel A et al (1996) Kann die kombinierte MIBG/MIBI-SPECT zur prospektiven Identifikation von Patienten mit erhöhtem Risiko für vital bedrohliche ventrikuläre Tachyarrhythmien dienen? Nuklearmedizin 35: A 68 (Abstract)
13. Überfuhr P, Ziegler S, Nekolla S et al (1996) Nachweis des Zeitverlaufs der Reinnervation

durch Positronen-Emissions-Tomographie (PET) im orthotop transplantierten menschlichen Herzen. Z Kardiol 85: 193 (Abstract)
14. Arnese M, Cornel JH, Salustri A et al (1995) Prediction of improvement of regional left ventricular function after surgical revascularization. A comparison of low-dose dobutamine echocardiography with ^{201}Tl single-photon-emission computed tomography. Circulation 91: 2748–2752

Klinische Anwendungen

13 Beitrag der SPECT zu Diagnose und Beurteilung des Ausbreitungsgrades der koronaren Herzkrankheit und zur Abklärung der funktionellen Signifikanz von Koronarläsionen

F. Grünwald

13.1 Einleitung

Szintigraphische Verfahren werden bereits seit über 20 Jahren bei kardiologischen Fragestellungen eingesetzt. So hat die „Nuklearkardiologie" seit langem einen festen Platz in der klinischen Diagnostik. Über viele Jahre wurde dieses Gebiet, das stetig an Bedeutung für die klinische Routine gewonnen hat, von der szintigraphischen Erfassung der linksventrikulären Funktion und von der ^{201}Tl-Szintigraphie zum Nachweis von Myokardischämien oder -narben dominiert. Seit etwa 10 Jahren sind auch ^{99m}Tc-markierbare Tracer, die eine Darstellung der myokardialen Perfusion erlauben, für die Routine verfügbar. Daraus resultieren Vorteile in bezug auf die Logistik (kein Vorbestellen des Präparates erforderlich) sowie Akquisition, Auswertung und Strahlenexposition (aufgrund der günstigeren physikalischen Eigenschaften des ^{99m}Tc). Allerdings bietet der „klassische" Tracer ^{201}Tl auch einige Vorteile gegenüber den ^{99m}Tc-Radiopharmaka, insbesondere die Möglichkeit, vitales Myokard mit hoher Sensitivität zu erfassen.

Während in der Anfangszeit der Nachweis einer koronaren Herzkrankheit (KHK) die mit Abstand häufigste Indikation zur Myokardszintigraphie darstellte, hat sich das Spektrum in den letzten Jahren um eine große Anzahl dezidierter klinischer Fragestellungen erweitert. Allerdings ist angesichts der wachsenden Bedeutung der Streßechokardiographie und den immer geringer werdenden Risiken der Koronarangiographie die Zukunft der Myokardszintigraphie ungewiß. Ein Teil des Indikationsspektrums (insbesondere in bezug auf den Ischämienachweis) wird möglicherweise in den nächsten Jahren durch alternative Verfahren abgedeckt werden können.

13.2 Untersuchungstechniken

13.2.1 Durchblutung

Radiopharmaka
Die Anreicherungsmechanismen der für den klinischen Einsatz zur Verfügung stehenden Tracer sollen hier nicht im Detail dargestellt werden, dies wird in Kap. 8–10 ausführlich getan. Während das „klassische" Radiopharmakon ^{201}Tl in den Frühaufnahmen eine durchblutungsabhängige Speicherung zeigt und in späteren Akquisi-

tionen Informationen über vitales Myokard geben kann, zeigen die z. Z. kommerziell erhältlichen ^{99m}Tc-markierbaren Tracer (Sestamibi, Tetrofosmin, Furifosmin) in etwas unterschiedlichem Maß eine vorwiegend durchblutungsdeterminierte Speicherung. Da Sestamibi der zuerst entwickelte ^{99m}Tc-markierbare Tracer ist, liegen zu diesem Radiopharmakon die größten klinischen Erfahrungen vor [1]. In ersten vergleichenden Studien der ^{99m}Tc-markierbaren Tracer untereinander ergab sich keine klare Überlegenheit eines Tracers im Vergleich zu den anderen. Tetrofosmin und Furifosmin, welche wie Sestamibi keine nennenswerte Redistribution zeigen, bieten gegenüber diesem Tracer den Vorteil einer schnelleren Elimination aus der Leber [2–5]. Dies erlaubt eine frühere Akquisition ohne eine Verschlechterung der Bildqualität durch die intrahepatische Aktivität.

Die aus den günstigeren physikalischen Eigenschaften des ^{99m}Tc resultierenden Vorteile der neueren Tracer (insbesondere für die SPECT) werden allerdings z. T. durch einige Nachteile aufgewogen. Neben der wohl fehlenden Möglichkeit, ischämisches vitales Myokard darzustellen (was allerdings z. T. kontrovers diskutiert wird), ergeben sich auch aus der niedrigeren Extraktionsfraktion der ^{99m}Tc-markierbaren Tracer (in Ruhe: Sestamibi: ca. 55%; ^{201}Tl: ca. 85%) sowie der deutlichen Abnahme der Extraktionsfraktion bei höheren Durchblutungswerten Nachteile für die Beurteilung der Befunde, insbesondere bei semiquantitativer Auswertung.

Im Gegensatz zu den o. g. Tracern weist Tc-NOET, ähnlich wie ^{201}Tl, eine Redistribution auf, so daß anhand der Beurteilung von Früh- und Spätaufnahmen nach nur einer Injektion umschriebene Ischämien nachgewiesen werden können [6]. Teboroxim zeigt zwar im Vergleich zu ^{201}Tl und Sestamibi eine höhere First-pass-Extraktion und damit eine bessere Darstellung hypoperfundierter Areale im Tierversuch [7, 8], weist aber einen sehr raschen myokardialen Washout auf. Dies bereitet erhebliche technische Probleme für die Akquisition, insbesondere für die Aufnahme einer SPECT mit adäquater Auflösung. Außerdem bleibt die hohe intrahepatische Aktivität bei der notwendigen frühen Aufnahme problematisch [9].

Insgesamt ist daher die Domäne der ^{99m}Tc-markierbaren Tracer im Nachweis von Änderungen der Durchblutungsverhältnisse nach Testung der Perfusionsreserve zu sehen, während die ^{201}Tl- (sowie auch die Fettsäure-)szintigraphie und die ^{18}FDG-PET den Vorteil bieten, vitales Myokard (auch bei Ruheischämie) darzustellen.

Untersuchung der Perfusionsreserve

In der Diagnosestellung der KHK, bei der Beurteilung des Ausbreitungsgrades der Erkrankung und in der Abklärung der Signifikanz von Koronarläsionen ist die *Erfassung der Koronarreserve* entscheidend. Die Koronarreserve ist definiert als die Differenz zwischen aktuellem myokardialem O_2-Verbrauch und maximal verfügbarem Sauerstoff. Mittels SPECT mit Durchblutungstracern läßt sich die Durchblutungsreserve erfassen, aus der direkt auf die eigentliche Koronarreserve geschlossen werden kann. Die Durchblutungsreserve kann ergometrisch oder pharmakologisch getestet werden. Eine gute aktuelle Übersicht stellt die kürzlich von Lund u. Nienaber [10] publizierte Arbeit dar. Auf sehr selten angewendete Möglichkeiten der Testung (Hand-grip-Belastung, Eiswasserexposition) soll im folgenden nicht näher eingegangen werden.

Selbstverständlich müssen die im weiteren aufgeführten Belastungen unter der Aufsicht eines erfahrenen Arztes bei ständiger Kontrolle von EKG und Blutdruck sowie in „Notfallbereitschaft" erfolgen. Insbesondere müssen neben allen erforderlichen Medikamenten Ambu-Beutel, Intubationsbesteck und ein Defibrillator unmittelbar zur Verfügung stehen.

Ergometrie
Wenngleich pharmakologische Belastungen z. T. eine stärkere Steigerung der koronaren Durchblutung hervorrufen können, wird die Ergometrie (als „physiologischste" Art der Belastung) in Deutschland in den meisten Abteilungen immer noch am häufigsten eingesetzt und nur in besonderen Situationen durch Alternativen ersetzt. Meist wird ein Fahrradergometer verwendet, seltener Laufband oder Kletterstufe. Soweit klinisch vertretbar, sollten Nitrate und Kalziumantagonisten 12 h und β-Blokker 2 Tage vor der Untersuchung abgesetzt werden. Die Belastung sollte nüchtern und (sofern mittels Fahrradergometer durchgeführt) im Halbsitzen erfolgen. Sie erfolgt nach den Ausschluß- bzw. Abbruchkriterien (Angina pectoris, signifikante ST-Streckensenkung, Rhythmusstörungen, Blutdruckabfall, Zeichen der Herzinsuffizienz, Synkopen etc.) des Belastungs-EKG. Meist ist die maximale Belastungsstufe sowie ggf. das individuelle Abbruchkriterium aus Voruntersuchungen (Belastungs-EKG) bekannt. Angestrebt wird mindestens 85 % der „maximalen" Herzfrequenz (220 minus Lebensalter). Etwa 1 min vor dem Ende der ergometrischen Belastung erfolgt die Tracerinjektion, nach spätestens 10 min der Beginn der Akquisition.

Pharmakologische Belastung
Von einigen Zentren wird die pharmakologische Belastung routinemäßig eingesetzt, von den meisten dagegen nur dann, wenn eine Ergometrie nicht adäquat durchgeführt werden kann (z. B. bei stärkerer Gonarthrose). Die pharmakologische Belastung mit koronardilatatorischen Substanzen (Dipyridamol/Adenosin) führt zur Vasodilatation in nichtstenosierten Gefäßen (und damit zur vermehrten Traceraufnahme) und gleichzeitig zum „Steal-Phänomen" in poststenotischen Arteriolen. Somit kommt es in den poststenotischen Myokardsegmenten sowohl zur relativen (im Vergleich zu anderen Segmenten) als auch zur absoluten Minderanreicherung des Tracers. Die ergometrische Belastung ist im Gegensatz zur pharmakologischen Belastung meist durch die führende Koronarstenose limitiert (Symptomatik, EKG-Veränderungen), und somit können nichtführende Stenosen in ihrer hämodynamischen Wirksamkeit mit ergometrischer Belastung häufig nur unzureichend beurteilt werden, was dem Beurteilenden (Nuklearmediziner) und dem Anfordernden (z. B. Kardiologen) klar sein sollte.

Adenosin. Adenosin hat aufgrund der Bindung am A2-Rezeptor und der Anhebung des intrazellulären Cyclo-AMP-Spiegels eine vasodilatative Wirkung an den Koronargefäßen. Die extrem kurze Halbwertszeit (im Bereich von wenigen Sekunden) ermöglicht eine gute Steuerung der Adenosinapplikation. Die Koronardurchblutung kann um etwa das 4fache gesteigert werden. Üblicherweise werden 140 μg/kg KG/min über 6 min i.v. infundiert. Physiologischerweise kommt es zu einem geringen Anstieg der Herzfrequenz und zu einem leichten Abfall von systolischem und diastolischem Blutdruck. Der Tracer wird etwa 3 min nach Beginn der Infusion injiziert. Symptome (Thoraxschmerz, Kopfschmerz, Dyspnoe, epigastrische Beschwerden) während der Adenosininfusion treten relativ häufig auf. Aufgrund der bronchokonstriktorischen Wirkung ist die Gabe von Adenosin bei Asthma bronchiale kontraindiziert. In diesem Fall sollte auf die pharmakologische Belastung mit Dobutamin ausgewichen werden. Als Antidot sollte Aminophyllin bei der Adenosinbelastung zur Verfügung stehen. Gelegentlich können unter der Infusion Blockbilder auftreten, die nach Ende der Infusion fast immer spontan sistieren. Das Vorliegen von hochgradigen Blockbildern vor Infusion stellt allerdings eine weitere Kontraindikation gegen Adenosin dar.

Adenosin ist derzeit (Stand 01.02.1997) in Deutschland für diagnostische Zwecke bei der Myokardszintigraphie nicht explizit zugelassen – ein Einsatz ist aber nach sorgfältiger Nutzen-Risiko-Abwägung im Rahmen der ärztlichen Therapiefreiheit möglich.

Dipyridamol. Dipyridamol (Persantin) wirkt über eine Anhebung des interstitiellen (endogenen) Adenosinspiegels durch Hemmung von Aufnahme und Metabolismus. Die Wirkung von Adenosin ist oben beschrieben. Durch Dipyridamol kann die Koronardurchblutung um maximal das 5fache gesteigert werden. 140 µg/kg KG/min werden über 4 min unter EKG- und Blutdruckkontrolle i.v. injiziert. Aufgrund der (im Vergleich zu Adenosin) verzögerten Wirkung erfolgt die Tracerinjektion erst etwa 2 min nach Ende der Dipyridamolapplikation, da dann die maximale vasodilatatorische Wirkung zu erwarten ist. Die Nebenwirkungen sind ähnlich wie bei Adenosingabe, aufgrund der protrahierten Wirkung aber milder ausgeprägt, dafür allerdings durch Beendigung der Infusion nicht sofort zu beheben und durch Aminophyllin nicht so leicht und schnell zu antagonisieren. Unter Umständen kann es auch zu einem kurzzeitigen Wiederauftreten der Symptomatik nach Aminophyllingabe kommen. Asthma bronchiale und höhergradige Leitungsstörungen stellen Kontraindikationen gegen Dipyridamol dar. Berichtet wird auch, als seltene Folgen der pharmakologischen Belastung, über Apoplexien, transiente zerebrale Ischämien sowie Myokardinfarkte.

Dobutamin. Dobutamin führt über seine positiv-inotrope und positiv-chronotrope Wirkung zu einer Steigerung des myokardialen O_2-Verbrauchs und damit zur Vasodilatation in den Koronargefäßen. Die Steigerung der Koronardurchblutung ist geringer als die durch Adenosin oder Dipyridamol (um das 2- bis 3fache des Ausgangswertes). Aufgrund der kurzen Plasmahalbwertszeit (ca. 2 min) ist die Applikation sehr gut steuerbar. Im Gegensatz zu Adenosin und Dipyridamol existiert für Dobutamin kein festes Dosierungsschema. Empfohlen werden „titrierende" Dosen von 5/10/20/30/40 µg/kg KG/min mit einer Dosissteigerung nach jeweils 3 min. Die Tracerinjektion erfolgt nach der 1. min der Infusion mit maximaler Dosis. Während der Infusion kann es zu sympathikusassoziierten Nebenwirkungen kommen. Relativ häufig sind Schwindel und Kopfschmerzen. Als seltenere Nebenwirkungen wurden ventrikuläre und supraventrikuläre Tachykardien sowie Vorhofflimmern beschrieben. Die Kontraindikationen entsprechen denen der Ergometrie. Als Antidot sollte ein β-Blocker (z.B. Metoprolol) zur Verfügung stehen. Im Gegensatz zu Adenosin und Dipyridamol kann Dobutamin auch bei Asthma bronchiale eingesetzt werden. Für den Einsatz von Dobutamin bei der nuklearmedizinischen Herzdiagnostik gelten die gleichen Bedingungen wie bei Adenosin (s. oben).

Kombination aus Ergometrie und pharmakologischer Belastung
Aufgrund der relativ häufigen Nebenwirkungen der pharmakologischen Belastung (insbesondere der Rhythmusstörungen) wird von vielen Autoren eine zusätzliche (moderate) Ergometerbelastung bei der Gabe von Adenosin oder Dipyridamol empfohlen. Die Sensitivität der Myokardszintigraphie wird darüber hinaus durch die kombinierte Belastung gesteigert.

Untersuchungsprotokolle
Auf Details der verschiedenen Untersuchungsprotokolle der Myokardperfusions-SPECT soll hier nicht eingegangen werden, da diesem Thema ein eigenes Kapitel (Kap. 7) gewidmet ist. Parameter, die eine optimale Akquisition und Rekonstruktion der Herz-SPECT ermöglichen, sind in Kap. 2–6 beschrieben. Während man in den ersten Jahren der ^{201}Tl-Szintigraphie die Akquisition einer Früh- und einer Spätaufnahme (nach 3 h) für ausreichend gehalten hat, um eine belastungsinduzierte Myokardischämie nachweisen zu können, hat sich in den darauffolgenden Jahren gezeigt, daß es relativ häufig (über längere Zeit) „persistierende Defekte" gibt, die durch eine Ischämie bedingt sein können [11]. Wenngleich geänderte Protokolle primär mit Blick auf eine Verbesserung des Vitalitätsnachweises entwickelt wurden, spielt dies natürlich auch in der Ischämiediagnostik eine wichtige Rolle [12, 13]. Daher ist es notwendig, zur sicheren Differenzierung zwischen Narbe und Ischämie eine „Reinjektion" (in Ruhe) und/oder eine Spätakquisition (z.B. nach 24 h) durchzuführen.

Für die kommerziell verfügbaren [99mTc]-markierten Tracer existieren etablierte Eintages- oder Zweitagesprotokolle (zweizeitige Untersuchung) [5, 14, 15]. Zweitagesprotokolle haben den Nachteil einer aufwendigeren Logistik und, in Abteilungen mit einer geringen Frequenz an Myokardszintigraphien, u. U. höherer Kosten. Bei Eintagesprotokollen wird für die erste Untersuchung eine geringere Tracerdosis appliziert (z.B. 300 MBq), bei der zweiten Injektion wird dann eine höhere Dosis (z.B. 1000 MBq) gegeben, um bei der Mischung der Perfusionsmuster bei der zweiten Akquisition ein vorwiegend durch die nachfolgende Situation determiniertes Bild zu erhalten. Taillefer et al. berichten, daß Sensitivität und Spezifität höher liegen, wenn beim Eintagesprotokoll die Ruheuntersuchung zuerst durchgeführt wird [16, 17]. Dies kann zum einen an über mehreren Stunden persistierenden Änderungen der myokardialen Durchblutung nach Belastung liegen, zum anderen aber auch an der höheren Extraktion des Radiopharmakons unter Testung der Perfusionsreserve und damit an einem höheren Anteil der Durchblutungsverhältnisse unter Belastung bei der zweiten Akquistion. Insgesamt konnte bisher *keine klare Überlegenheit des Eintages- oder des Zweitagesprotokolls im klinischen Einsatz belegt werden*. In Abhängigkeit von der Fragestellung besteht bei beiden Protokollen die Möglichkeit, auf eine zweite Untersuchung zu verzichten, wenn die zuerst durchgeführte Belastungsuntersuchung ein unauffälliges Ergebnis zeigt.

Eine weitere Möglichkeit, die im Hinblick auf Physiologie und Pathophysiologie eine Optimierung bedeutet, ist die Kombination einer ^{201}Tl-Ruheuntersuchung mit einer Belastungsuntersuchung mit einem ^{99m}Tc-markierbaren Tracer ohne myokardialen Washout (Sestamibi, Tetrofosmin, Furifosmin) [18, 19]. Dieses Protokoll bietet den Vorteil einer kurzen Dauer der gesamten Untersuchung (ca. 4 h) ohne die Gefahr, einen persistierenden Defekt falsch zu interpretieren. Allerdings ist die Beurteilung von SPECT-Befunden, die mit unterschiedlichen Energiespektren aufgenommen wurden, nicht unproblematisch, insbesondere in bezug auf die Hinterwand, die durch Differenzen bei der Absorption besonders schwierig zu beurteilen ist. Auch ist die Strahlenbelastung eines solchen Untersuchungsprotokolls relativ hoch (s. auch Kap. 8 und 9).

Da dieses Buch explizit der SPECT gewidmet ist, soll auf Differenzen zwischen planarer und tomographischer Technik hier nicht näher eingegangen werden. *Vorteile hat die SPECT* – neben der einfacheren Interpretation (und der daraus resultierenden geringeren Inter-Observer-Variabilität) – insbesondere bei der *Evaluierung einzelner Koronarläsionen* sowie bei der *Beurteilung des Ausmaßes der KHK*.

EKG-Triggerung

Wie bei keinem andereren Organ ergibt sich bei der szintigraphischen Darstellung des Herzens eine Limitation der räumlichen Auflösung durch den Einfluß der Bewegung. Daher ist ohne eine EKG-Triggerung auch durch eine immer weiter fortschreitende Optimierung der „Geräteauflösung" unterhalb einer bestimmten Grenze keine nennenswerte Verbesserung der Auflösung zu erzielen. In den letzten Jahren haben daher Untersuchungsprotokolle mit EKG-Triggerung sowohl für die SPECT als auch für die PET an Bedeutung gewonnen, zumal hierbei durch einen Vergleich von endsystolischen und enddiastolischen Schichten auch eine Analyse der regionalen Wandbewegung bzw. Wanddickenveränderung möglich ist [20, 21]. Den Vorzügen der EKG-Triggerung stehen allerdings auch einige methodische Nachteile gegenüber (unzureichende Auswertbarkeit bei Arrhythmie, schlechte Statistik). Aufgrund des höheren Photonenfluxes und der fehlenden Redistribution sind für EKG-getriggerte Akquisitionen in jedem Fall ^{99m}Tc-markierte Tracer dem ^{201}Tl vorzuziehen. Details der EKG-getriggerten SPECT-Akquisition sind in Kap 5 aufgeführt.

13.2.2
Fettsäurestoffwechsel

Wenngleich die Domäne der Fettsäureszintigraphie der Vitalitätsnachweis mittels SPECT ist, wird diese Methode seit einigen Jahren auch bei der Beurteilung des Ausbreitungsgrades der koronaren Herzkrankheit eingesetzt. Im Gegensatz zu ^{201}Tl und ^{99m}Tc-markierbaren Tracern ist die regionale Durchblutung nicht der weitgehend allein entscheidende Parameter für die initiale Traceraufnahme. Pathophysiologischer Hintergrund für eine regional verminderte Fettsäureaufnahme ist die reduzierte Fettsäureoxidation unter O_2-Mangel. Die O_2-Versorgung ist ihrerseits von der regionalen Durchblutung abhängig. So sollte es mittels der Erfassung des Fettsäurestoffwechsels möglich sein, Ischämien bereits zu einem sehr frühen Zeitpunkt zu erkennen.

Die ergometrische Belastung dient daher bei der Fettsäureszintigraphie nicht dazu, belastungsabhängige Ischämien hervorzurufen (also Koronarstenosen hämodynamisch wirksam werden zu lassen), sondern dazu, den Laktatspiegel (moderat) anzuheben. Dafür ist aber lediglich eine „submaximale" Belastung erforderlich – notfalls kann die Untersuchung auch in Ruhe erfolgen. Vorteile in der Ischämiediagnostik bietet die Fettsäureszintigraphie bei nichtbelastbaren Patienten (sowohl aus kardialen wie auch aus nichtkardialen Gründen) sowie bei mehreren Stenosen, insbesondere wenn die nichtführende Stenose in ihrer hämodynamischen Signifikanz beurteilt werden soll, da hier meist die führende Stenose belastungslimitierend ist. Methodik und Details zum klinischen Einsatz der Fettsäureszintigraphie sind in Kap. 16 dargestellt.

13.2.3
Linksventrikuläre Funktion

Aufgrund des großen methodischen Aufwands hat die EKG-getriggerte SPECT-Akquisition bei der Radionuklidventrikulographie (RNV), die eine dreidimensionale Analyse der Wandbewegung gestattet, bisher keinen Eingang in die breite klinische Anwendung gefunden, wenngleich bereits vor 15 Jahren erste Arbeiten zu diesem Thema publiziert wurden [22, 23]. Berichte über größere klinische Studien beziehen sich daher vorwiegend auf die planare Technik der RNV. Für die Diagnose der KHK bzw. die Entscheidung über die Notwendigkeit einer Koronarangiographie ist die Erfassung der linksventrikulären Funktion mittels RNV nicht die Methode der Wahl. Allerdings wurde in einer kürzlich von Chin et al. publizierten Arbeit [24] gezeigt, daß sich bei Patienten mit KHK eine gute Korrelation zwischen linksventrikulärer Funktion (in Ruhe) und dem Ergebnis der ^{201}Tl-Szintigraphie (Dipyridamolbelastung) ergibt. Im Gegensatz zur Myokardszintigraphie steigt die Sensitivität der RNV bei Beteiligung mehrerer Koronargefäße deutlich an.

Der Nachweis von Wandbewegungsstörungen und pathologischen Veränderungen der linksventrikulären Funktionsparameter können bei der Beurteilung des Ausmaßes einer KHK sowie der Signifikanz von bekannten Koronarläsionen klinisch entscheidende Informationen darstellen. Ein wichtiger Parameter, der über das Ausmaß der hämodynamischen Signifikanz Auskunft geben kann, ist der Zeitpunkt des Auftretens von Wandbewegungsstörungen bei steigender Belastung. Details dieser Technik sind in Kap. 5 aufgeführt.

13.3
Klinischer Einsatz der Myokard-SPECT

13.3.1
Sensitivität/Spezifität

Die Werte für Sensitivität und Spezifität der Myokardszintigraphie können zum einen global und zum anderen segmentbezogen betrachtet werden. Die Werte hängen entscheidend von der Prävalenz des zu untersuchenden Patientenkollektivs ab.

Von einigen Autoren wird auch auf die Abhängigkeit der Werte vom Stenosegrad eingegangen, dies dürfte allerdings für klinische Überlegungen, die *vor* einer Koronarangiographie angestellt werden, primär keine Rolle spielen. Eine 50- bis 70 %-Stenose
wird als die kritische Grenze angesehen, ab der die Sensitivität der Myokardszintigraphie in einem klinisch akzeptablen Bereich liegt. Die extrem große Anzahl von Publikationen zu diesem Thema, die sich aus der „Matrix" Prävalenz/Radiopharmakon/
Untersuchungstechnik/Art der Belastung ergibt, kann hier nicht detailliert wiedergegeben werden. Es sind daher im weiteren gemittelte Zahlen aus mehreren Quellen
angegeben, ohne daß diese im einzelnen zitiert werden. Bei einer mittleren Prävalenz
(ca. 50–60 %) ergibt sich für die Myokardszintigraphie eine Sensitivität von etwa
75–85 % und eine Spezifität von etwa 80–90 % [25–28]. Bei Mehrgefäßerkrankungen
zeigt sich im Gegensatz zum Belastungs-EKG eine etwas niedrigere Sensitivität für
die Myokardszintigraphie. Die Indikation zur Szintigraphie bei niedriger bis mittlerer Prävalenz ergibt sich insbesondere bei diagnostisch schwer verwertbaren EKG
(Schrittmacher, Erregungsleitungsstörungen, Digitaliswirkung, arterielle Hyperten-
sion) und auch bei körperlich schwer belastbaren Patienten. Bei letzteren erfolgt die
Szintigraphie unter pharmakologischer Belastung.

13.3.2
Regionale Aussagekraft

Die Zuordnung der einzelnen Myokardsegmente zu den versorgenden Koronargefäßen, die z. T. deutlich variieren kann, ist im ersten Teil („Grundlagen") dieses Buchs
dargestellt. Aufgrund von Abnormalitäten und der Ausbildung von Kollateralgefäßen
ist die Versorgung der Segmente – insbesondere bei bestehender KHK – großen
Variationen unterworfen. Insgesamt sind *proximale Stenosen* szintigraphisch aufgrund des größeren myokardialen Versorgungsgebietes *sensitiver nachzuweisen als
distale Stenosen*. Bei einer proximalen Stenose des Ramus interventricularis anterior
der linken Koronararterie (LAD) kommt es zur Ischämie anteroseptal und anterolateral. Ist die Läsion distal des Abgangs des Diagonalastes lokalisiert, kommt es zur
Ischämie der anteroseptalen Wand. Sensitivität und Spezifität liegen in bezug auf
diese Wandabschnitte (bzw. der versorgenden Gefäße) bei ca. 80–90 %, wobei sich
keine klaren Differenzen zwischen ^{201}Tl und den ^{99m}Tc-markierbaren Tracern ergeben. Die Lateralwand ist von der Ischämie betroffen, wenn der Ramus circumflexus
(LCX) der linken Koronararterie eine Stenose aufweist. In bezug auf diese Segmente
zeigt die Sestamibiszintigraphie eine etwas bessere Sensitivität als die ^{201}Tl-Szintigra-
phie. Insgesamt ist die Sensitivität in diesem Bereich mit 40–60 % aber für beide Tracer vergleichsweise gering. Bei Läsionen der rechten Koronararterie (RCA) kommt es
zu Perfusionsstörungen der inferioren Wand und z. T. auch des Septums. Die Sensitivität der Myokardszintigraphie ist für die RCA am höchsten (ca. 90 %), die Sensitivität für ^{201}Tl liegt in diesem Bereich etwas höher als die für die ^{99m}Tc-markierbaren
Tracer, bei allerdings geringer Spezifität, wobei die Literaturangaben erheblich
streuen (s. auch Kap. 8–10).

13.3.3
Geschlechtsspezifische Differenzen

Aufgrund der a priori niedrigeren Prävalenz der KHK bei Frauen wird die korrekte Diagnose bei weiblichen Patienten häufig später als bei männlichen Patienten gestellt. Insbesondere der definitive Nachweis der KHK wird bei Frauen signifikant später geführt. Bei typischer Angina pectoris werden zunächst häufiger extrakardiale Ursachen der Symptomatik abgeklärt. Erst nach dem definitiven Nachweis erfolgt das weitere Procedere (Koronarangiographie, Intervention) wie bei männlichen Patienten.

Hinzu kommt die schlechtere Beurteilbarkeit des Belastungs-EKGs bei Frauen (signifikant häufiger falsch-positive Befunde [29]). Der Myokardszintigraphie kommt daher bei Frauen in bezug auf die Diagnose der KHK eine ganz besondere Bedeutung zu, die bisher sicherlich unterschätzt wurde. In einer 1994 publizierten retrospektiven Studie [30] wurde gezeigt, daß bei gleicher Symptomatik, gleichen Risikofaktoren und gleichem Befund im Belastungs-EKG Frauen signifikant seltener nichtinvasiv abgeklärt wurden.

Technische Probleme bei der Interpretation der Myokardszintigraphie bereiten Streuung und Schwächung der Photonen durch die Mamma [31]. Für die ^{99m}Tc-markierbaren Tracer spielt dies (aufgrund der höheren γ-Energie) eine geringere Rolle als für ^{201}Tl. Die Interpretation der Befunde ist bei Frauen mit großer Mamma besonders schwierig. Wichtig ist zum einen die Kenntnis dieser Artefaktmöglichkeit und zum anderen eine korrekte Positionierung (Fixierung) der Mamma während der Akquisition, um eine identische Position bei Belastungs- und Ruheuntersuchung zu gewährleisten, da andernfalls eine belastungsinduzierte Ischämie imitiert werden kann. Die Artefakte (vorgetäuschte Minderanreicherung) betreffen vorwiegend die Vorderwand und die Herzspitze. Während bei planarer Aufnahmetechnik eine externe Markierung der Mamma hilfreich ist, kann bei der SPECT-Auswertung die Betrachtung der einzelnen Projektionen der Akquisition weiterführen, um Mammaartefakte erkennen zu können.

13.3.4
Probleme der Interpretation

Falsch-positive Befunde
Technisch bedingte Fehler (z. B. bei der Akquisition oder Rekonstruktion) sollen hier nicht erörtert werden. Obwohl das Vorliegen von Blockbildern aufgrund der Schwierigkeiten der EKG-Belastungsuntersuchung eine Indikation zur Myokardszintigraphie darstellt, ist auch die Beurteilbarkeit der Szintigraphie unter diesen Umständen limitiert. Beim Linksschenkelblock kann es (auch ohne Stenose einer Koronararterie) zu einer septalen Redistribution von ^{201}Tl kommen. Daher ergibt sich beim Vorliegen eines Linksschenkelblocks eine extrem niedrige Spezifität für den Nachweis einer LAD-Stenose [32]. Besonders bei hohen Herzfrequenzen unter maximaler Belastung zeigten sich septale Abnormalitäten. Wenngleich erste Untersuchungen mit dem Einsatz von ^{99m}Tc-markierbaren Tracern leichte Vorteile beim Linksschenkel-

block zeigten, ließ sich die Spezifität im LAD-Versorgungsgebiet für den klinischen Einsatz nicht befriedigend steigern [33, 34]. Das Problem der septalen Redistribution muß daher zum einen bei der Indikationsstellung zur Myokardszintigraphie berücksichtigt werden (nur die übrigen Segmente sind mit hinreichender Spezifität zu beurteilen). Zum anderen zeigt dies, daß für die Beurteilung des Myokardszintigramms die Kenntnis des unter der Belastung aufgezeichneten EKG essentiell ist, da sonst falsch-positive Befunde für das LAD-Versorgungsgebiet erhoben werden können.

Bei Vorliegen eines koronaren Vasospasmus oder einer Mikroangiopathie kann die Myokardszintigraphie ebenfalls einen (– wenn man die Koronarangiographie als „Goldstandard" akzeptiert, s. Diskussion in Kap. 8 und 9 –) falsch-positiven Befund ergeben, wenngleich hier natürlich durchaus eine reale Ischämie bestehen kann, welche für die Symptomatik verantwortlich ist. Falsch-positive Befunde können sich auch bei ausgeprägtem Mitralklappenprolaps, Aortenstenose, Kardiomyopathie, kleinen narbigen Veränderungen (z. B. aufgrund von Sarkoidose, Sklerodermie, Diabetes mellitus) oder bei Myokardhypertrophien ergeben.

Falsch-negative Befunde

Bei der Bewertung des Myokardszintigramms als „falsch-negativ" anhand des Koronarangiogramms zeigen sich besonders deutlich die Schwierigkeiten in bezug auf die korrekte klinische Interpretation diskrepanter Ergebnisse. Als „falsch-negativ" werden z. B. Befunde mit koronarangiographisch bewiesenen kritischen Stenosen bezeichnet, die aber noch nicht zu einer Einschränkung der Perfusion in den entsprechenden Segmenten (auf Mikrozirkulationsebene) führen. Mögliche Gründe für eine falsch-negative Beurteilung sind sehr kleine ischämische Areale, die (durch die Grenzen der räumlichen Auflösung bedingt) nicht detektiert werden können, oder auch eine unzureichende Belastung. Dreigefäßerkrankungen mit weitgehend gleichen Stenosegraden können ebenfalls zur falsch-negativen Fehlbefundung führen, insbesondere dann, wenn die Myokardszintigraphie mit ^{99m}Tc-markierbaren Tracern durchgeführt wird, da dann die Semiquantifizierung des myokardialen Washout nicht als zusätzliches Kriterium zum Ischämienachweis herangezogen werden kann. Bei Vorliegen einer im Koronarangiogramm nur unzureichend erfaßten, aber hämodynamisch ausreichenden Kollateralisierung, ergibt sich ein unauffälliger szintigraphischer Befund. Diese Situation stellt aber im eigentlichen Sinn keine falsch-positive Bewertung des Szintigramms dar, sondern belegt die Indikation zur Myokardszintigraphie auch bei bekanntem Angiographiebefund (zur Erfassung der Perfusionsverhältnisse auf Mikrozirkulationsebene). Ähnliches gilt auch für die Situation des Vasospasmus bei der Angiographie, die Überschätzung des Stenosegrades durch die Angiographie und das Vorliegen von Muskelbrücken. Insgesamt gibt es also eine größere Anzahl von Situationen, in denen sich eine Diskrepanz zwischen Angiographie und Szintigraphie zeigt, in denen aber die Angiographie *nicht* als „Goldstandard" angesehen werden darf.

Inverse Redistribution

Die inverse (paradoxe) Redistribution bereitet häufig Probleme bei der Interpretation der Myokardszintigraphie. Bei der Belastungsuntersuchung zeigt sich hierbei eine homogene myokardiale Anreicherung – in Ruhe dagegen ein umschriebener Defekt. Wenngleich z. T. Artefakte für dieses Phänomen verantwortlich gemacht werden können [35], existiert sicherlich in den meisten Fällen ein echtes pathophysiologisches Korrelat. Möglicherweise liegen geringgradige Myokardischämien oder auch kleine (nichttransmurale) Infarkte vor. Das Phänomen wurde allerdings auch bei signifikanten Stenosen sowie ausgeprägter Kollateralisierung beobachtet. Eine mögliche Erklärung ist das Vorliegen einer ausreichenden Durchblutung (z.B. nach Reperfusion) in teilweise nekrotischem Gewebe (bzw. in unmittelbarer Nachbarschaft zur Nekrose) mit einem abnorm schnellen Washout aus diesem Areal. Einer anderen Theorie folgend könnte es sich um eine Durchblutungsminderung (in Ruhe) in Teilen des Myokards mit gleichzeitig bestehender ausreichender Durchblutung in reperfundierten Zonen handeln [36]. Die Diskussion um den pathophysiologischen Hintergrund und die klinische Relevanz wurde in letzter Zeit durch Berichte erneut angeregt, die zeigen, daß das Phänomen u. U. auch ausschließlich nach Reinjektion zu beobachten ist [37, 38]. Letztlich kann aber aus dem Vorliegen einer inversen Redistribution sowohl bei den frühen Ruheaufnahmen als auch bei den Spätaufnahmen (z. B. nach Reinjektion) nicht mit ausreichender Sicherheit auf das Vorliegen einer KHK geschlossen werden. Die Indikation zur Reinjektion bei unauffälliger Belastungs- und Ruhe-SPECT ergibt sich aufgrund dieser Berichte nach dem derzeitigen Kenntnisstand bei der Frage nach einer KHK nicht [39].

13.3.5
Klinischer Einsatz der Myokard-SPECT zur Diagnose der KHK

In den Ländern der industrialisierten Welt hat die KHK eine große epidemiologische Bedeutung. Ein frühzeitiges Erkennen der Erkrankung ist ein wichtiges Ziel diagnostischer Bemühungen. Die Diagnostik erfolgt *stufenweise* unter Berücksichtigung von Symptomatik, Alter und Geschlecht der Patienten sowie bestehenden Risikofaktoren.

Die typische Angina pectoris äußert sich durch retrosternale/linksthorakale Schmerzen, die häufig bei physischer und psychischer Belastung oder bei Kälteexposition auftreten und sich nach Gabe von Nitraten bessern. Als atypische Angina pectoris werden thorakale Schmerzen bezeichnet, die belastungsunabhängig auftreten und sich durch Nitrate nur unzureichend bessern lassen. Insbesondere bei atypischer Angina pectoris müssen zahlreiche andere Erkrankungen differentialdiagnostisch ausgeschlossen werden.

Erstmanifestation der KHK können neben der Angina pectoris der Myokardinfarkt oder auch der „plötzliche Herztod" sein. Stumme Ischämien (ohne Angina pectoris) werden z. T. durch ST-Streckensenkungen im Langzeit-EKG oder durch reversible Wandbewegungsstörungen in der Echokardiographie erfaßt. Die erste Stufe der diagnostischen Abklärung ist das Belastungs-EKG. Das *Ruhe-EKG* , welches zwar in Hinblick auf einen möglicherweise abgelaufenen Infarkt auch durchgeführt werden sollte, hat zum Nachweis einer KHK eine *zu geringe Sensitivität (unter 50 %)*.

Das Belastungs-EKG, das insbesondere bei Frauen häufig falsch-positive Befunde zeigen kann [29], hat zu geringe Werte für Sensitivität und Spezifität, als daß es bei Patienten mit mittlerer Prävalenz allein in Kombination mit der Klinik und der Kenntnis der Risikofaktoren zur Entscheidung über eine Koronarangiographie herangezogen werden kann. Die Sensitivität des Belastungs-EKG liegt bei etwa 70–75 %, die Spezifität bei ca. 80–85 % [40, 41]. Die Sensitivität ist bei Mehrgefäßerkrankungen höher als bei Eingefäßerkrankungen. Sensitivität und Spezifität des Belastungs-EKG sind bei atypischer Angina pectoris niedriger als bei typischer Symptomatik, bei asymptomatischen Patienten liegen die Werte am niedrigsten [42]. Bei Verdacht auf eine intermittierende vasospastische Angina pectoris und negativem Belastungs-EKG ist ein Langzeit-EKG indiziert, um eine detaillierte ST-Streckenanalyse durchführen zu können.

Wie bei keinem anderen Gebiet der nuklearmedizinischen Diagnostik wurden zu Sensitivität und Spezifität der Methoden unter Berücksichtigung der Pre-test-Wahrscheinlichkeit einer Erkrankung so intensive Überlegungen angestellt wie bei der Myokardszintigraphie. Den größten diagnostischen Zugewinn erbringt die Myokardszintigraphie in Fällen mit mittlerer Prävalenz für eine KHK in bezug auf die Entscheidung über eine Koronarangiographie (Bayes-Theorem, s. ausführlich dazu Kap. 8 und 9). Die Indikation zur Koronarangiographie muß auch heute noch unter Berücksichtigung der (wenn auch immer geringer werdenden) Risiken (Arrhythmien, Myokardinfarkt, Apoplex) streng gestellt werden. Für die Bewertung der individuellen Prävalenz werden neben Alter und Geschlecht des Patienten die Klinik und das Ergebnis des Belastungs-EKG in die Überlegungen miteinbezogen. Eine Übersicht über die individuelle Prävalenz gibt die Arbeit von Diamond u. Forrester [43]. Die Werte für Sensitivität und Spezifität (global/regional) wurden bereits oben (Abschn. 13.3.1, 13.3.2) genannt. Bei asymptomatischen Patienten mit relativ hohem Risiko für eine KHK stellt die Elektronenstrahltomographie eine nichtinvasive diagnostische Alternative dar [44]. Erfahrungen über den breiten klinischen Einsatz gibt es allerdings z. Z. noch nicht.

Als Screening-Verfahren (= niedrige Prävalenz, z. B. bei Symptomfreiheit) ist die Myokardszintigraphie aufgrund des logistischen und finanziellen Aufwands und der Strahlenexposition nicht adäquat. Bei sehr hoher Prävalenz (z. B. männlicher Patient über 50 Jahre mit typischer Angina-pectoris-Symptomatik und pathologischem Belastungs-EKG) ergibt sich keine Indikation zur Myokardszintigraphie als Nachweismethode für eine KHK. Bei diesen Patienten ist in jedem Fall eine Koronarangiographie erforderlich. Allerdings kann auch hier durchaus die Indikation zur Myokardszintigraphie gestellt werden, wenn es darum geht, die Ausbreitung der KHK festzustellen oder die funktionelle Signifikanz bekannter Koronarläsionen zu beurteilen. Diese Indikationen sind in den nachfolgenden Abschnitten näher beschrieben.

13.3.6
Klinischer Einsatz der Myokard-SPECT zur Diagnose der KHK unter Notfallbedingungen

Auch als Notfalluntersuchung bei unklarem akuten Thoraxschmerz kann die Myokardszintigraphie (ohne Belastung) eingesetzt werden. Eine unauffällige Myokardszintigraphie schließt mit hoher Wahrscheinlichkeit eine signifikante Stenose als Ursache des Thoraxschmerzes aus. Dagegen spricht ein pathologischer Befund während der Symptomatik in Verbindung mit einem unauffälligen Ergebnis im symptomfreien Intervall für eine KHK [45]. Die ^{99m}Tc-markierbaren Tracer bieten in bezug auf diese Indikation Vorteile durch ihre bessere Verfügbarkeit und die fehlende Redistribution, die bei einer Akquisition nach einem längerem Zeitintervall nach Injektion (z. B. bedingt durch notwendige therapeutische Interventionen) dazu führen kann, daß eine Ruheischämie nicht mehr nachzuweisen ist.

13.3.7
Myokardszintigraphie zum Ausschluß einer KHK bei der Operationsvorbereitung

Auch bei niedriger Prävalenz kann, insbesondere bei älteren Patienten, die Myokardszintigraphie zur Vorbereitung auf eine größere (nichtkardiale) Operation eingesetzt werden (z. B. bei gefäßchirurgischen Interventionen), um das perioperative Risiko für kardiale Komplikationen abzuschätzen. Lette et al. [46] fanden unter Verwendung der Dipyridamolbelastung bei unauffälligem Myokardszintigramm nur in ca. 1% der Fälle kardiale Komplikationen, während Coley et al. [47] bei gleicher Methodik bei pathologischem ^{201}Tl-Myokardszintigramm in ca. 30% der Fälle perioperative Komplikationen beobachten konnten.

13.3.8
Einsatz der Myokard-SPECT bei der Beurteilung des Ausbreitungsgrades der KHK

Dieses Indikationsgebiet, dem in der klinischen Praxis große Bedeutung zukommt, ist als intermediär zwischen der reinen Diagnosestellung „KHK" (und damit Indikationsstellung zur Koronarangiographie) und der Abklärung von bekannten Stenosen zu sehen. Die Koronarangiographie kann bei diesen Patienten mit hoher Prävalenz für eine KHK (z. B. aufgrund eindeutiger Symptomatik) bzw. bekannter KHK sowohl vor als auch nach der Szintigraphie erfolgen. Letztere dient hier nicht zum Nachweis der KHK, sondern dazu, die genaue Ausbreitung der Ischämie in den einzelnen Myokardsegmenten zu beurteilen und mit dem Ergebnis des Koronarangiogramms zu vergleichen.

Das EKG hat in bezug auf die Beurteilung des Ausbreitungsgrades der KHK eine nur sehr geringe Aussagekraft. Im Gegensatz zur „Primärdiagnostik" der KHK hat hier auch die Radionuklidventrikulographie eine größere klinische Bedeutung, auf die hier aber nicht weiter eingegangen werden soll. Neben der Selektion eines optimalen Therapieplanes ist eine genaue Abschätzung der individuellen Prognose bei diesen Patienten wichtig. Für das weitere Procedere sind neben dem morphologischem Befund der Koronarangiographie die globale und regionale Funktion sowie die Myokardperfusion (auf Mirkozirkulationsebene) entscheidende Parameter.

Welches Verfahren der Revaskularisierung ausgewählt wird, hängt allerdings weitgehend vom Befund der Koronarangiographie ab. Wenngleich ein vorausgegangener Myokardinfarkt keine Kontraindikation zur Myokardszintigraphie (zum Ischämienachweis) darstellt, bereiten (insbesondere größere) Narben Schwierigkeiten bei der Beurteilung des Szintigramms. Auch bei dieser Indikation ist die SPECT der planaren Technik besonders überlegen, da hier Überlagerungen von ischämischen und narbigen Segmenten keine so große Rolle spielen. Schwierigkeiten können Mehrgefäßerkrankungen bereiten, wenn verschiedene Stenosegrade vorliegen. Da die Belastung (aufgrund der Symptomatik oder EKG-Veränderungen) meist abgebrochen wird, wenn die führende Stenose hämodynamisch wirksam wird, werden die anderen Stenosen u. U. nicht erkannt und damit die Ausbreitung der KHK unterschätzt. Verschiedene Untersuchungen haben gezeigt, daß anhand der Myokardszintigraphie besonders nach einem Myokardinfarkt sehr verläßlich auf die Prognose geschlossen werden kann [48, 49]. Bei der medikamentösen Therapie einer KHK kann die Myokardszintigraphie dazu eingesetzt werden, die Effizienz der Medikation zu überprüfen und so zu erfassen, ob eine weiterbestehende Symptomatik auf myokardiale Perfusionsminderungen oder extrakardiale Ursachen zurückzuführen ist.

13.3.9
Klinischer Einsatz der Myokard-SPECT zur Abklärung der funktionellen Relevanz von Koronarläsionen

Die exakte Beurteilung der Morphologie der Koronargefäße erfolgt – gleichzeitig mit dem Nachweis der KHK – mittels der Koronarangiographie. Allerdings existieren einige Limitationen dieser Methode, aufgrund derer die Entscheidung über das therapeutische Procedere und die Prognosestellung auch von anderen Untersuchungsergebnissen abhängig gemacht werden sollte. Zum einen wurden z. T. erhebliche intra- und interindividuelle Unterschiede bei der Beurteilung des Koronarangiogramms nachgewiesen [50]. Zum anderen zeigen sich auch Differenzen zwischen der Befundung des Koronarangiogramms und dem post mortem erhobenen Befund [51]. Zu bedenken ist neben dieser Varianz der Beurteilung, daß die Koronarangiographie nur die Gefäßweite zu einem definierten Zeitpunkt darstellen kann. So kann z. B. ein Vasospasmus während der Angiographie einen zu hohen Stenosegrad vortäuschen. Perfusionsreserven können angiographisch nicht erfaßt werden.

Neben diesen methodisch bedingten Limitationen ist zu berücksichtigen, daß erhebliche Differenzen zwischen dem rein morphologischen Bild und der Perfusion des Myokards (auf Mikrozirkulationsebene) sowie der Funktion bestehen können. Daher ist für eine umfassende Beurteilung der Versorgung des Myokards, aus der therapeutische Konsequenzen abgeleitet werden sollen, in vielen Fällen eine Darstellung der myokardialen Perfusion mittels der Myokardszintigraphie erforderlich. Besonders bei sog. „Borderline-Läsionen" ergibt sich die Indikation zur szintigraphischen

Beurteilung der Perfusionsverhältnisse. Das Myokardszintigramm kann dazu dienen, abzuklären, ob die im Angiogramm nachgewiesene (grenzwertige) Stenose für die Angina pectoris des Patienten verantwortlich ist und der Patient damit in Hinblick auf die Symptomatik von einer Revaskularisierung profitiert. Dies spielt bei Patienten mit atypischer Symptomatik und unklarem Belastungs-EKG eine besonders wichtige Rolle. Speziell bei nachgewiesener Eingefäßerkrankung stellt die Myokardszintigraphie ein sensitives (ca. 90 %) Verfahren dar, um eine Ischämie nachzuweisen. Bei Mehrgefäßerkrankung ergibt sich das bereits oben geschilderte Problem, daß oft nur die jeweils „führende" Stenose szintigraphisch optimal beurteilt werden kann, da die im zugehörigen Versorgungsgebiet auftretende Ischämie die Belastung aufgrund der Symptomatik und/oder EKG-Veränderungen limitiert. Allerdings kann die Szintigraphie auch ganz gezielt eingesetzt werden, um die hämodynamische (und damit in bezug auf die Symptomatik) führende Stenose bei angiographisch nachgewiesener Mehrgefäßerkrankung zu identifizieren (s. Kap. 14). Dies ist besonders in Fällen von Bedeutung, in denen keine Bypassoperation möglich ist und zunächst die führende Stenose dilatiert werden soll.

Exakte Werte für die Sensitivität in bezug auf die nichtführende Stenose können nicht genannt werden, da diese natürlich sehr davon abhängen, wie groß die Stenosegrade voneinander differieren. Insgesamt ist von einer mittleren Sensitivität von noch etwa 60–70 % (in bezug auf die nichtführende Stenose) auszugehen. Während kleinere Narben die Beurteilung der funktionellen Signifikanz kaum beeinträchtigen, verschlechtern größere Vorderwandinfarkte die Beurteilung, insbesondere die des LAD- und LCX-Versorgungsgebietes. Auf den Einsatz der Myokardszintigraphie im Zusammenhang mit der PTCA und dem aortokoronaren Bypass soll hier nicht näher eingegangen werden, da diesem Thema ein eigenes Kapitel (14) gewidmet ist.

Die Kollateralversorgung läßt sich mittels Koronarangiographie oft nur unzureichend beurteilen. Insbesondere kann die Effektivität in bezug auf die Perfusionsreserve nicht bewertet werden. Dagegen zeigt ein unter Belastung pathologisches Myokardszintigramm (in Verbindung mit einem normalen Befund in Ruhe), daß die Kollateralen zur Bereitstellung einer ausreichende Reserve nicht fähig sind. Bereits in Ruhe pathologische Muster im Szintigramm weisen auf eine unzureichende Kollateralisierung bereits unter Ruhebedigungen hin.

Die prognostische Beurteilung, die natürlich auch in die Entscheidung über therapeutische Interventionen eingeht, stellt ein besonderes Problem dar, welches mittels der Koronarangiographie oft nicht ausreichend gelöst werden kann. Aufgrund des wesentlich häufigeren Vorkommens von niedriggradigen Stenosen sind diese insgesamt häufiger für konsekutive Infarkte verantwortlich als höhergradige (> 70 %), wenngleich letztere natürlich per se ein größeres Infarktrisiko bedingen [52]. Obwohl die Koronarangiographie aufgrund der hohen räumlichen Auflösung die Gefahren, die z. B. durch die Möglichkeit einer Gefäßruptur bestehen, besser beurteilen kann, liefert die Szintigraphie wichtige Informationen zum Infarktrisiko [49, 53–55]. Als prognostisch besonders ungünstig haben sich folgende Parameter herausgestellt:

– mehrere Defekte,
– besonders ausgedehnte Läsionen,

- Defekte in mehreren Versorgungsgebieten,
- erhöhte pulmonale ^{201}Tl-Speicherung.

Auch bei koronarangiographisch als signifikant eingestuften Stenosen ergab sich bei unauffälligem Myokardszintigramm im Vergleich zu Patienten mit unauffälligem Angiographiebefund keine signifikant höhere Rate an kardialen Ereignissen in einem Beobachtungszeitraum von 2 Jahren [54]. Die Darstellung der Ventrikelfunktion ist hingegen entscheidender Parameter in bezug auf die Prognose quoad vitam (Voraussagewert des plötzlichen Herztodes). Allerdings hat die Myokardszintigraphie *allein* bei Vorliegen eines unauffälligen Angiogramms wohl keine prognostische Bedeutung [56].

Literatur

1. Alexander C, Oberhausen E (1995) Myocardial scintigraphy. Sem Nucl Med 25: 195–201
2. Okada RD, Nguyen KN, Lauinger M, Allton IL, Spreitzer K, Beju D, Johnson G. (1995) Effects of no flow and reperfusion on technetium-99m-Q12 kinetics. J Nucl Med 36: 2103–2109
3. Gerson MC, Lukes J, Deutsch E, Biniakiewicz D, Rohe RC, Washburn LC, Fortman C, Walsh RA (1994) Comparison of technetium-99m-Q12 and thallium-201 for detection of angiographically documented coronary artery disease in humans. J Nucl Cardiol I: 499–508
4. Jain D, Wackers FJT, Mattera J, McMahon M, Sinusas AJ, Zaret BL. (1993) Biokinetics of technetium-99m-tetrofosmin: myocardial perfusion imaging agent: implication for a one-day imaging protocol. J Nucl Med 34: 1254–1259
5. Au Yong TK, Chambers J, Maisey MN, Fogelman I, Clarke SEM (1996) Technetium-99m tetrofosmin myocardial perfusion scan: comparison of 1-day and 2-day protocols. Eur J Nucl Med 23: 320–325
6. Fagret D, Marie PY, Brunotte F, Giganti M, Le Guludec D, Bertrand A, Wolf JE, Piffanelli A, Chossat F, Bekhechi D, Pasqualini R, Machecourt J, Comet M. (1995) Myocardial perfusion imaging with technetium-99m-Tc NOET: comparison with thallium-201 and coronary angiography. J Nucl Med 36: 936–943
7. Weinstein H, Reinhardt CP, Leppo JA (1993) Teboroxime, sestamibi and thallium-201 as markers of myocardial hypoperfusion: comparison by quantitative dual-isotope autoradiography in rabbits. J Nucl Med 34: 1510–1517
8. Wilson RA (1993) Editorial: Measurement of myocardial blood flow by radiolabeled tracers. J Nucl Med 34: 1518–1519
9. Chua T, Kiat H, Germano G, Takemoto K, Fernandez G, Biasio Y, Friedman J, Berman D (1993) Rapid back to back adenosin stress/rest technetium-99m teboroxime myocardial perfusion SPECT using a triple-detector camera. J Nucl Med 34: 1485–1493
10. Lund GK, Nienaber CA (1996) Belastungsmodalitäten zum Nachweis von Myokardischämie. Nuklearmediziner 19: 105–117
11. Yang LD, Berman DS, Kiat H, Resser KJ, Friedman JD, Rozanski A, Maddahi J (1990) The frequency of late reversibility in SPECT thallium-201 stress-redistribution studies. J Am Coll Cardiol 15: 334–340
12. Dilsizian V, Rocco TP, Freedman NMT, Leon MB, Bonow RO (1990) Enhanced detection of ischemic but viable myocardium by the reinjection of thallium after stress-redistribution imaging. N Engl J Med 323: 141–146
13. Tamaki N, Ohtani H, Yonekura Y, Nohara R, Kambara H, Kawai C, Hirata K, Ban T, Konishi J (1990) Significance of fill-in after thallium-201 reinjection following delayed imaging: comparison with regional wall motion and angiography findings. J Nucl Med 31:1617–1623
14. Van Train KF, Garcia EV, Maddahi J, Areeda J, Cooke CD, Kiat H, Siligan G, Folks R, Friedman J, Matzer L, Germano G, Bateman T, Ziffer J, Depuey EG, Fink-Bennett D, Cloninger K, Berman DS (1993) Multicenter trial validation for quantitative analysis of same-day rest-stress technetium-99-sestamibi myocardial tomograms. J Nucl Med 35: 609–618
15. Bisi G, Sciagra R, Santoro GM, Briganti V, Leoncini M, Fazzini PF (1993) Evaluation of coro-

nary disease extent using ^{99m}Tc-sestamibi: comparison of dipyridamole versus exercise and of planar versus tomographic imaging. Nucl Med Commun 14: 946–954

16. Taillefer R, Gagnon A, Laflamme L, Gregoire J, Leveille J, Phaneu FDC (1989) Same day injections of Tc-99m methoxy isobutyl isonitrile (hexamibi) for myocardial tomographic imaging. Comparison between rest-stress and stress-rest injection sequences. Eur J Nucl Med 15: 113–117

17. Taillefer R, Laflamme L, Dupras G, Picard M, Phaneu FDC, Leveille J (1988) Myocardial perfusion imaging with 99mTc-methoxy-isobutyl-isonitrile (MIBI): Comparison of short and long time intervals between rest and stress injections. Eur J Nucl Med 13: 515–522

18. Weinmann P, Foult JM, Le Guludec D, Tamgac F, Rechtman D, Neumann A, Caillot-Vigneron N, Moretti JL (1994) Dual-isotope myocardial imaging: feasibility advantages and limitations. Preliminary report on 231 consecutive patients. Eur J Nucl Med 21: 212–215

19. Mahmood S, Gunning M, Bomanji JB, Gupta NK, Costa DC, Jarritt PH, Swanton H, Ell PJ (1995) Combined rest thallium-201/stress technetium-99m-tetrofosmin SPECT: feasibility and diagnostic accuracy of a 90-minute protocol. J Nucl Med 36: 932–935

20. DePuey EG, Rozanski A (1995) Using gated technetium-99m-sestamibi SPECT to characterize fixed myocardial defects as infarct or artifact. J Nucl Med 36: 952–955

21. Faber TL, Akers MS, Peshock RM, Corbett JR (1991) Three-dimensional motion and perfusion quantification in gated single-photon emission computed tomograms. J Nucl Med 32: 2311–2317

22. Biersack HJ, Reichmann K, Reske SN, Janson R, Knopp R, Winkler C (1983) Erste klinische Erfahrungen mit der parametrischen SPECT des Herzbinnenraums. Nucl Compact 14: 36–39

23. Moore LM, Murphy PH, Burdine JA (1980) ECG-gated-emission-computed tomography of the cardiac blood pool. Radiology 134: 233–235

24. Chin BB, Moshin J, Bouchard M, Berlin JA, Araujo LL, Alavi A (1996) Hemodynamic indices of myocardial dysfunction correlate with dipyridamole thallium-201 SPECT. J Nucl Med 37: 723–729

25. Tzyll WR, Sciacca R, Blood DK, McCarthey DM, Cannon PJ (1984) Bayesian analysis using Fourier transforms of ^{201}Tl scintiscans to predict the presence of coronary artery disease. Am J Cardiol 54: 289–293

26. Van Train KF, Berman DS, Garcia EV, Berger HJ, Sands MJ, Friedman JD, Freeman MR, Pryzlak M, Ashburn WL (1986) Quantitative analysis of stress ^{201}Thallium myocardial scintigrams: a multicenter trial. J Nucl Med 27: 17–25

27. Hör G, Kanemoto N (1981) ^{201}Tl-myocardial scintigraphy: current status in coronary artery disease, results of sensitivity/specificity in 3092 patients and clinical recommendations. Nuklearmedizin 20: 136–147

28. Höffken H, Franzius C, Figge C, Fritsch HW, Joseph K (1996) Myokardszintigraphie – Radiopharmaka und Indikationen. Nuklearmediziner 19: 143–153

29. Weiner DA, Ryan TJ, McCabe CH (1979) Exercise stress testing: Correlations among history of angina, ST-segment response and prevalence of coronary-artery disease in the Coronary Artery Surgery Study (CASS). N Engl J Med 301: 230–235

30. Shaw LJ, Miller DD, Romeis JC, Kargl D, Younis LT, Chaitman BR (1994) Gender differences in the noninvasive evaluation and management of patients with suspected coronary artery disease. Ann Int Med 120: 559–566

31. Wackers FJT (1992) Diagnostic pifalls of myocardial perfusion imaging in women. J Myocard Ischemia 4: 23–37

32. DePuey EG, Guertler-Krawczynska E, Robbins WL (1988) Thallium-201 SPECT in coronary artery disease patients with left bundle branch block. J Nucl Med 29: 1479–1485

33. Knapp WH, Schmidt U, Bentrup G (1991) Ergebnisse der Myokardszintigraphie mit ^{201}Tl bzw. ^{99m}Tc-MIBI bei Patienten mit Linksschenkelblock. Z Kardiol 80: 732–737

34. Altehöfer C, vom Dahl J, Kleinhans E, Büll U (1993) ^{99m}Tc-MIBI stress/rest SPECT in patients with constant left bundle branch block. Nucl Med Commun 14: 30–35

35. Brown KA, Benoit L, Clements JP, Wackers FJ (1987) Fast washout of thallium-201 from area of myocardial infarction: possible artifact of background subtraction. J Nucl Med 28: 945–949

36. Weiss AT, Maddahi J, Lew AS (1986) Reverse redistribution of thallium-201: a sign of nontransmural myocardial infarction with patency of the infarct-related artery. J Am Coll Cardiol 7: 61–67

37. Dilsizian V, Bonow RO (1992) Differential uptake and apparent ^{201}Tl washout after thallium reinjection. Options regarding early redistribution imaging before reinjection or late redistribution imaging after reinjection. Circulation 85: 1032–1038
38. Marzullo P, Gimelli A, Cuocolo A, Pace L, Marcassa C, Sambuceti G, Galli M, Gioretti A, Stefanini S, Parodi O, L'Abbate A (1996) Thallium-201 reverse redistribution at reinjection imaging correlated with coronary lesion, wall motion abnormality and tissue viability. J Nucl Med 37: 735–741
39. Borer JS (1996) Reverse redistribution – "part II": Occurrence after thallium reinjection. J Nucl Med 37: 742–742 (editorial)
40. Gianrossi R, Detrano R, Mulvihill D, Lehmann K, Dubach P, Colombo A, McArthur D, Froehlicher V (1989) Exercise-induced ST depression in the diagnosis of coronary artery disease: a meta-analysis. Circulation 80: 87–98
41. Kotler TS, Diamond GA (1990) Exercise thallium-201 scintigraphy in the diagnosis and prognosis of coronary artery disease. Ann Intern Med 113: 684–702
42. Behr U, Bethge C (1993) Koronare Herzkrankheit: Früh stufenweise diagnostizieren! Therapiewoche 43: 1002–1008
43. Diamond GA, Forrester JS (1979) Analysis of probability as an aid in the clinical diagnosis of coronary-artery disease. N Eng J Med 300: 1350–1358
44. Behrenbeck T, Gerber TC, Rumberger JA (1996) Die Elektronenstrahltomographie in der kosteneffizienten Diagnostik der koronaren Herzkrankheit. Radiologe 36: 327–336
45. Gregoire J, Theroux P (1990) Detection and assessment of unstable angina using myocardial perfusion imaging: comparison between technetium-99m sestamibi SPECT and 12-lead electrocardiogram. Am J Cardiol 66: 42E
46. Lette J, Waters D, Champagne P, Picard M, Lerino M, Lapointe J (1992) Prognostic implications of a negative dipyridamol-thallium scan: results in 360 patients. Am J Med 92: 615–619
47. Coley CM, Field TS, Abraham SA, Boucher CA, Eagle KA (1992) Usefulness of dipyridamol-thallium scanning for preoperative evaluation of cardiac risk for nonvascular surgery. Am J Cardiol 69: 1280–1285
48. Gibson RS, Watson DD, Craddock GB, Crampton RS, Kaiser DL, Denny MJ, Beller GA (1983) Prediction of cardiac events after uncomplicated myocardial infarction: a prospective study comparing predischarge exercise thallium-201 scintigraphy and coronary angiography. Circulation 68: 321–336
49. Brown KA (1991) Prognostic value of thallium-201 myocardial perfusion imaging. A diagnostic tools comes of age. Circulation 83: 363–380
50. Beauman GJ, Vogel RA (1990) Accuracy of individual and panel visual interpretations of coronary arteriograms: implications for clinical decisions. J Am Coll Cardiol 16: 108–113
51. Arnet EN, Isner JM, Redwood DR (1979) Coronary artery narrowing in coronary heart disease: comparison of cineangiographic and necropsy findings. Ann Intern Med 91: 350–356
52. Little WC, Constantinescu M, Applegate RJ, Kutcher MA, Burrows MT, Kahl FR, Santamore WP (1988) Can coronary angiography predict the site of a subsequent myocardial infarction in patients with mild to moderate coronary artery disease? Circulation 78: 1157–1166
53. Arnese M, Salustrie A (1995) Quantitative angiographic measurements of isolated left anterior descending coronary artery stenosis: correlation with exercise echocardiography and technetium-99m 2-methoxy isobutyl isonitrile single-photon emission computed tomography. J Am Coll Cardiol 25: 1486–1491
54. Brown KA, Rowen M (1993) Prognostic value of a normal exercise myocardial perfusion imaging study in patients with angiographically significant coronary artery disease. Am J Cardiol 71: 866–867
55. Travin MI, Boucher CA, Newell JB, LaRaia PJ, Flores AR, Eagle KA (1993) Variables associated with a poor prognosis in patients with an ischemic thallium-201 exercise test. Am Heart J 125: 335–343
56. Cannan, Miller TD, Christian TF, Bailey KR, Gibbons RJ (1992) Prognosis with abnormal thallium images in the absence of significant coronary artery disease. Am J Cardiol 70: 1276–1280

14 Myokard-SPECT bei der Abklärung der Wirksamkeit von PTCA-Interventionen und koronaren Bypassoperationen

G. Notohamiprodjo

14.1 Einleitung

Die Entwicklung der Koronarangiographie durch Sones u. Shirey [1] während der 60er Jahre hat dazu geführt, daß ein direkter Nachweis stenosierender arteriosklerotisch veränderter Koronarien möglich wurde. Die Angiographie bildete somit die Grundlage der Koronarchirurgie. Die erste Operation einer koronaren Herzkrankheit (KHK) durch eine Anastomose der A. mammaria interna an die linke Koronararterie wurde im Jahr 1964 von Kolesov u. Potashov [2] in Leningrad durchgeführt. Bald danach verwandten Favaloro [3] und Effler im Jahr 1967 die Saphenavenen als Conduit und führten erstmalig die Techniken der aortokoronaren Venenbypassoperation (ACVB) ein. Anfangs wurden diese Operationen in erster Linie zur Linderung der Symptome durchgeführt, später auch zur Verbesserung der regionalen Ventrikelfunktion in Ruhe und unter Belastung, was zu einer Verbesserung der Patientenprognose führte. Die ACVB-Operationen wurden in den letzten Jahren zunehmend durchgeführt und haben das Schicksal der Patienten mit KHK grundlegend geändert [4–6]. Patienten mit schwerem Krankheitsbild einer KHK stellen die Hauptnutznießer der operativen Maßnahme dar. Eine optimale Funktionsverbesserung ist abhängig von einer kompletten Myokardrevaskularisation, unter Vermeidung perioperativer Komplikationen oder postoperativer Reverschlüsse.

Mit der Einführung der perkutanen transluminalen Koronarangioplastie (PTCA) durch Grüntzig et al. [7] begann die Ära der interventionellen Kardiologie und ein großer Durchbruch im Management der koronaren Herzkrankheit. Es bestehen nun keine Zweifel darüber, daß bessere Prognose, Outcomes und Lebensqualität der Patienten mit funktionell wirksamer koronarer Herzkrankheit nur durch eine effektive Myokardrevaskularisation zu erzielen sind. Die Indikationsstellungen zur PTCA haben sich während der letzten Jahre signifikant erweitert (Abb. 14.1) [8].

Die zahlenmäßig imposante weltweite Zunahme der Dilatationseingriffe beruht hauptsächlich darauf, daß die KHK immer früher erfaßt und auch im Frühstadium offensiver behandelt wird. Damit entstand eine Mengenausweitung der PTCA hauptsächlich aus Indikationen bei Patienten, die früher medikamentös behandelt wurden. Die dominante Rolle der Bypasschirurgie bei der Mehrgefäßerkrankung blieb dabei unverändert (Abb. 14.1) [8]. Darüber hinaus haben die Fortschritte im Bereich der für dieses Verfahren benutzten Materialien und größere Erfahrungen der intervenierenden Kardiologenteams wesentlich zu Veränderungen in den klinischen Indikationsstellungen beigetragen. Es werden jetzt nicht nur Eingriffe an komplexeren Lä-

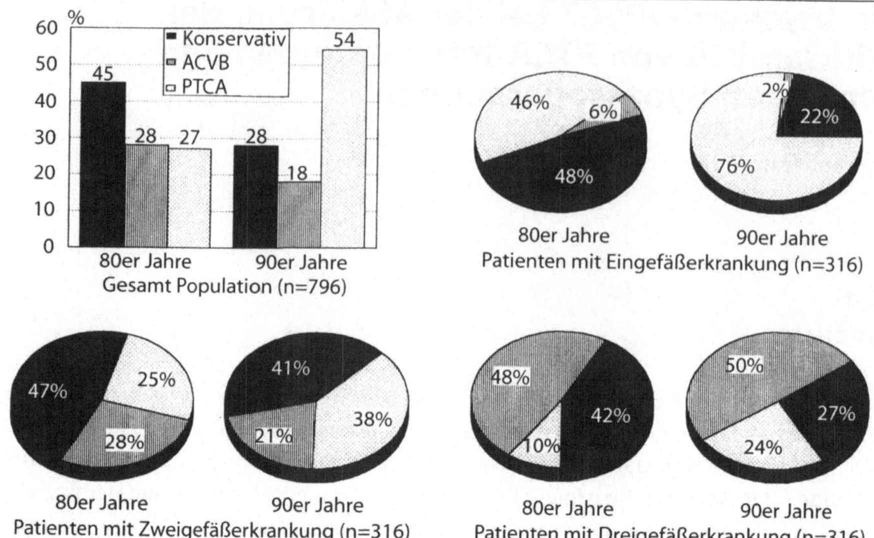

Abb. 14.1. Änderung der Therapieindikationen bei KHK. Vergleich 80er zu 90er Jahre. (Nach [8])

sionen vorgenommen, sondern sie werden auch an älteren Patienten und häufiger an mehreren und weiter distal gelegenen Gefäßstenosen durchgeführt [9, 10].

Die klinische Entscheidung zur Durchführung einer interventionellen oder operativen Myokardrevaskularisation erfordert Kenntnisse nicht nur der Anatomie der einzelnen Koronargefäße, sondern auch der Signifikanz der Läsionen in bezug auf die Funktion. So sollten tatsächlich nur Stenosen revaskularisiert werden, bei denen im nachgeschalteten Versorgungsgebiet ischämisches, noch vitales, erholungsfähiges Myokard nachgewiesen worden ist. In der Praxis wird man sich jedoch häufig die Frage stellen, ob eine leichte Stenose oder eine Stenose, die schwer zugänglich ist, oder die eine fragliche Myokardnekrose verursacht hat, revaskularisiert werden soll oder nicht. Während in vielen Fällen signifikante Läsionen mit Hilfe der Koronarangiographie genau identifiziert werden können, bleibt die Beziehung zwischen Anatomie und funktioneller Signifikanz komplex. Eine Dokumentation der Myokardischämie im distalen Perfusionsbett der Stenose ist daher besonders wichtig. Hier kann die Nuklearkardiologie einen wichtigen Beitrag leisten. Nach einer anfänglich erfolgreichen Myokardrevaskularisation können Restenosierungen, Reverschlüsse oder Bypassdysfunktionen früher oder später auftreten, die eine Reintervention erfordern. Auch hier ist die Dokumentation der funktionellen Relevanz der Rezidivstenose oder der Bypassdysfunktion für das Management der Patienten unentbehrlich. Der objektive Nachweis erfolgt in der Regel durch Belastungs-EKG, Streßechokardiographie und/oder Myokardperfusionsszintigraphie. Untersuchungen und Berichte des American College of Cardiology und der American Heart Association Task Force on Assessment of Diagnostic and Therapeutic Cardiovascular Procedures im Jahr 1988 und 1993 zufolge hat die Myokardperfusionsszintigraphie gegenüber anderen nichtinvasiven Verfahren einen höheren Stellenwert in der Detektion von Restenosen bei asymptomatischen Patienten nach einer interventionellen Myokardrevaskularisation. Die Myokardperfusionsszintigraphie ist deutlich spezifischer als das Belastungs-EKG und hat darüber hinaus einen hervorragenden negativen Voraussagewert für eine signifikante Restenose bei normaler Myokardperfusion unter Belastung [11, 12].

14.2
Myokardrevaskularisation

Die Ziele der Myokardrevaskularisation sind:

- Wiederherstellung der Myokardperfusion,
- Wiederherstellung oder Verbesserung der Ventrikelfunktion,
- Freiheit von kardialen Symptomen,
- Verbesserung der Prognose.

Diese Ziele sind effektiv durch interventionelle Maßnahmen oder durch operative Eingriffe zu erreichen.

14.2.1
Interventionell

Die Fortschritte in der Belastungsmyokardperfusionsszintigraphie, die Verbesserungen der Dilatationsinstrumente und die zunehmende Erfahrung der interventionell tätigen Kardiologen führen zu einer Liberalisierung der Indikation zur interventionellen Myokardrevaskularisation. Während anfänglich nur ca. 5 % der Patienten für eine PTCA als geeignet angesehen wurden, liegt die Zahl potentiell geeigneter Kandidaten für eine interventionelle Myokardrevaskularisation nun bei über 50 % (Abb. 14.1). Das PTCA-Verfahren mit Ballondilatation stellt derzeit die effektive Methode zur Myokardrevaskularisation dar. Zur Zeit gibt es keine Situation, in der ein alternatives Angioplastiegerät dem Ballon überlegen wäre. Die alternativen Instrumente kommen in der Regel nur bei ungenügendem Erfolg des Ballons zum Einsatz. Aktuell stehen folgende Möglichkeiten der interventionellen Myokardrevaskularisation zur Verfügung:

- Ballondilatation,
- Hochgeschwindigkeitsrotationsangioplastie,
- Excimer-Laserangioplastie,
- Atherektomie,
- Stentimplantation.

Die Ballondilatation von Koronarstenosen ist heute als Routineverfahren zur Behandlung der KHK mit primären Erfolgsraten von über 90 % bei einer Häufigkeit von schweren Komplikationen von unter 5 % [13] aufzufassen. Unbeeinflußt von allen technischen Verbesserungen liegt die klinische Limitation dieser Behandlungsmethode jedoch in der Restenoserate, die, in Abhängigkeit von der Komplexität der Stenose, zwischen 20 und 60 % beträgt [14]. Trotz einer großen Anzahl experimenteller

und klinischer Studien ist der Pathomechanismus der Restenose noch nicht vollständig geklärt. Die Restenose nach PTCA ist vermutlich das Resultat eines multifakto-
riellen Geschehens, das in vielen Aspekten der Wundheilung eines Traumas der
Koronararterie durch PTCA entspricht. So führt die Anlagerung eines Thrombozy-
ten- und Fibrinthrombus an die verletzte Gefäßwand zum einen zur Freisetzung
einer Reihe von Wachstumsfaktoren [15], zum anderen kann dieser Thrombus durch
einwandernde und proliferierende glatte Muskelzellen aus der Intima und Media
organisiert werden [16]. Wie experimentelle Studien gezeigt haben, kann die Migration und Proliferation glatter Muskelzellen jedoch auch direkt, ohne wesentliche
Thrombusbildung, zur Formation einer Neointima führen [17]. Diese Vorgänge sind
gekennzeichnet durch die Aktivierung von komplexen intrazellulären Signaltrans-
duktionsketten und Protoonkogenen, durch die auto- und parakrin erfolgende Freisetzung von Wachstumsfaktoren wie PDGF, bFGF und TGF-β [18] sowie durch ständige Umbauprozesse in der extrazellulären Matrix, die in der frühen Zellmigrations-
phase durch das Auftreten bestimmter Glykoproteine (z. B. Thrombospondin und
Fibronectin) und Glykosaminoglykane (Hyaluronan) charakterisiert wird [19–21],
während in den späteren Phasen des Matrixumbaus Kollagene und Proteoglykane
einen Großteil des neointimalen Volumens einnehmen [22]. Weiterhin kann eine Verringerung des Gesamtdurchmessers der dilatierten Arterie Ursache einer Restenose
sein. Tritt dieses Phänomen direkt nach PTCA als Folge passiver elastischer Rück-
stellkräfte auf, bezeichnet man dies als frühes „elastic recoil" [23]. Findet sich eine
Schrumpfung der Arterie erst nach Wochen oder Monaten, wird dies als Folge von
aktiven Umbauvorgängen in der Gefäßwand gedeutet und als „arterial" oder „geometric remodeling" bezeichnet [24].

Serielle angiographische Untersuchungen haben gezeigt, daß innerhalb der ersten
4 Wochen der Gefäßdurchmesser im Mittel etwas zunimmt, um dann im Verlauf des
2., 3. und 4. Monats wieder abzunehmen. Nach 3–4 Monaten scheint dieser Prozeß
abgeschlossen zu sein, denn im weiteren Verlauf entwickelt sich nur noch in Ausnah-
mefällen eine Restenose [25, 26]. Bisherige Therapieansätze zur Verhinderung von
Restenosen beruhten bislang auf der Anwendung von alternativen Angioplastieverfahren und systemischen/lokalen pharmakologischen Therapien. Die Methoden
alternativer Angioplastieverfahren, mit denen im Vergleich zur konventionellen Bal-
lonangioplastie eine Beseitigung von Plaquematerial erreicht werden soll (z. B. Laser-
angioplastie, Rotablator, direktionale Atherektomie), haben sich bisher als nicht
überlegen gezeigt [14]. Dagegen ergaben erste größere klinische Studien „STRESS"
[27] und „BENESTENT" [28], in denen die Restenoserate nach Stentimplantation
untersucht wurde, vorläufige und nur klinisch positive Resultate, wobei die angiographische Differenz zwischen den beiden Behandlungsgruppen nur sehr gering war.
Diese Ergebnisse scheinen auf einer Verhinderung des „elastic recoil" bzw. „arterial
remodeling" zu beruhen und fanden sich trotz einer für Stents bekannten erhöhten
Thrombose- und Proliferationsneigung. Gegenwärtig wird der Einsatz von Stentimplantationen bei ca. 30 % der Ballondilatationen geschätzt. Eine primäre Indikation
zu einem Stent bei gutem Resultat nach einfacher Ballondilatation besteht nicht. Bei
mittelmäßigen oder schlechten Resultaten, z. B. bei Dissektionen, ist der Einsatz des
Stents fast immer zweckmäßig (s. auch Kap. 11).

Die medikamentösen Therapieansätze galten bislang vorwiegend der Verhinderung von Thrombosen bzw. Plättchenaggregationen sowie der Blockierung von Migration und Proliferation glatter Muskelzellen. Trotz des Einsatzes einer Reihe im Tierversuch wirksamer Substanzen ließ sich die Restenoserate in klinischen Studien bisher durch medikamentöse Maßnahmen nicht wesentlich beeinflussen [13]. Inwieweit neuere Substanzen, wie der PDGF-Antagonist Trapidil [29] oder ein Gentransfer mittels rekombinanter DNA in die Zellen der Gefäßwand [30–32] die Restenoserate wirksam senken können, bedarf der Bestätigung in weiteren Untersuchungen.

Ein anderer lokaler, auf Proliferationshemmung zielender Therapieansatz, der sich jedoch nicht pharmakologischer, sondern physikalischer Methoden bedient, ist die lokale radioaktive Bestrahlung z. B. mit [192]Iridiumdrähten vor oder nach PTCA im dilatierten Koronarsegment [33–35] oder die Verwendung von relativ kurzlebigen radioaktiven Stents [36]. Eine Mischform aus lokaler Bestrahlung und pharmakologischer Behandlung stellt die photodynamische Therapie dar. Dabei werden relativ gering toxische Sustanzen wie z. B. Hämatoporphyrinderivate, Chloraluminiumphtalocyanin oder Psorale lokal oder systemisch appliziert [37–40]. Erst durch die lokale Bestrahlung mit Licht einer bestimmten Wellenlänge, z. B. über einen entsprechenden Katheter, entfalten diese Substanzen ihre antiproliferative oder zytotoxische Aktivität. Klinische Ergebnisse mit diesen Therapien stehen allerdings noch aus.

Es ist offensichtlich, daß die interventionelle Myokardrevaskularisation einen noch stärkeren Platz als echte Alternative zur Koronarchirurgie einnehmen kann, wenn die Probleme der Restenose gelöst sind. Dennoch zeigen Vergleichsuntersuchungen der Ergebnisse zwischen PTCA und ACVB-Operation nach 1 Jahr [5] und nach 3 Jahren [6] keine signifikanten Unterschiede hinsichtlich Mortalität, Patientenprognose, Outcomes und schweren kardialen Komplikationen. Allerdings bedarf die interventionelle Myokardrevaskularisation signifikant häufiger Reinterventionen, insbesondere im ersten Jahr nach dem Eingriff. Die Nuklearkardiologie ist dabei als fester Partner im Monitoring der Behandlungserfolge beteiligt und leistet einen Beitrag in der Entscheidungshilfe des Patientenmanagements.

Durch Fortschritte in der interventionellen Myokardrevaskularisation wird der Zeitpunkt der Indikation zur ersten operativen Myokardrevaskularisation oder zur Reoperation nach hinten verschoben [41]. Währenddessen schreitet die Grunderkrankung fort, was je nach Alter und Kontrolle der Risikofaktoren der Patienten schnell oder langsam vonstatten geht. Meistens kommen die Patienten erst in die Herzchirurgie, wenn interventionelle Maßnahmen erfolglos waren oder nicht mehr in Frage kommen. Das Erreichen einer vollständigen Myokardrevaskularisation bei fortgeschrittener KHK ist oft schwierig. Daher ist die Dokumentation der Myokardischämie, der Nachweis der funktionellen Signifikanz der Stenose und der Nachweis der führenden Stenose (Culprit-Läsion) besonders wichtig. Hier kommt aufgrund der höheren Spezifität und Sensitivität und der direkten Erfassung der Perfusion und u. a. auch der Kontraktilität der Einsatz der Myokardperfusionsszintigraphie unter Belastung und in Ruhe mit oder ohne EKG-Triggerung in Betracht.

14.2.2
Operativ

Die operative Myokardrevaskularisation hat seit über 30 Jahren das Schicksal von Patienten mit KHK entscheidend beeinflußt. Derzeit werden folgende Operationsmöglichkeiten eingesetzt, die je nach Gegebenheit bei Patienten, auch in Kombination, als Single-graft oder sequenziell durchgeführt werden:

- Venenbypass,
- Arterienbypass
  - A. mammaria interna (IMA),
  - A. gastroepiploica (GEA),
- transmyokardiale Laserrevaskularisation.

Patienten erhalten in der Regel 1–5 Bypässe als Kombinationsrevaskularisation mit Mammariabypass auf die linke Koronararterie (meist LAD) und Venenbypässe auf die übrigen Koronararterien. Ziel der Koronarchirurgie ist das Erreichen einer vollständigen Myokardrevaskularisation. Eine optimale Funktionsverbesserung ist abhängig von einer kompletten Revaskularisation ohne perioperative Komplikationen oder postoperative Reverschlüsse. Zur Verminderung der Abnutzungsrate von Venentransplantaten und zur Durchführung von kompletten Revaskularisationen machen viele Koronarchirurgen weiterhin Gebrauch von Arterien-Conduits, insbesondere von der A. mammaria interna, oder sie überbrücken mehrere Läsionen unter Verwendung eines Transplantats und sequentieller Anastomosen [42]. Durch Einsatz dieser Verfahren und einer Therapie mit Aggregationshemmern wurde die Inzidenz von Transplantatokklusionen, je nach Transplantatqualität, von ca. 15–20 % im 1. Jahr auf weniger als 10 % bzw. für die A. mammaria interna sogar bis auf 5 % gesenkt [43].

Die Inzidenz perioperativer Komplikationen, bei denen es sich im wesentlichen um perioperative Myokardinfarkte handelte, konnte im Laufe der Jahre ebenfalls herabgesetzt werden. Sie liegt nun bei ungefähr 5 % [43]. Die meisten Infarkte sind jedoch klein. Obwohl diese Patienten eine höhere perioperative Mortalität aufweisen, wurde in der 5-Jahres-Überlebensrate kein Unterschied festgestellt [44, 45].

Die Nachteile des Venenbypasses gegenüber dem IMA-Bypass werden in der Literatur kontrovers diskutiert [43, 46–49]. Die Ergebnisse der vergleichenden angiographischen Untersuchungen, kardialer Ereignisse und der Überlebensraten des IMA- und Venenbypasses nach 5–18 Jahren [46, 50, 51] sind in Tabelle 14.1 zusammengestellt.

Obwohl die Ergebnisse des Saphena-Bypasses schlechter ausgefallen sind, sind die 5-, 10- und 18-Jahres-Überlebensraten der beiden Gruppen vergleichbar [51].

Grundsätzliche Vorteile des IMA-Bypasses

- im Vergleich zum Venenbypass eine signifikant geringere Verschlußrate,
- physiologisches arterielles Conduit, bei dem arteriosklerotische Veränderungen bisher nur sehr selten beobachtet wurden,
- Revaskularisation mit IMA bedarf nur einer peripheren Anastomose,
- vergleichbares Gefäßkaliber zwischen IMA und Koronararterie ist oft gegeben.

Tabelle 14.1. Saphena- versus IMA-Bypass. (Nach [50])

Angiographische Ergebnisse (Daten aus [50])

	5-Jahres-Überlebensrate [%]	12-Jahres-Überlebensrate [%]
Saphena-Bypass		
– Offen	82	56
– Stenosiert	5	18
– Verschlossen	13	26
IMA-Bypass		
– Offen	96	93
– Stenosiert	2	3
– Verschlossen	2	4

Kardiale Ereignisse nach 10 Jahre Beobachtung (Daten aus [46])

	Saphena [%]	IMA [%]
Myokardinfarkt	5,1	2,6
Reoperation	5,1	2,6
PTCA	7,7	5,1
Herztod	12,8	7,7
Krankenhausaufenthalt	38,5	23,0
Kardiale Ereignisse	51,3	30,7

Überlebensrate (Daten aus [51])

	Saphena [%]	IMA [%]
5 Jahre	98	98
10 Jahre	91	95
15 Jahre	77	88
18 Jahre	65	80

Nachteile des IMA-Bypasses

- Die Operation ist technisch schwieriger und dauert länger. Daher u. U. nicht geeignet für Notfallsituationen oder bei älteren Patienten,
- gelegentlich kann ein IMA-Bypass einen ausreichenden Blutfluß primär nicht gewährleisten, wenn das Versorgungsgebiet der zu anastomosierenden Arterie sehr groß ist,
- aufgrund der Gefäßreagibilität kann es beim IMA-Bypass zu Spasmen kommen, die die Perfusion distal der Anastomose einschränken,
- die Mobilisierung der IMA kann postoperativ zur lokalen thorakalen Schmerzsymptomatik führen, die Angina-pectoris-Beschwerden vortäuschen,
- die Inzidenz der Wundinfektion des Sternums beim IMA-Bypass ist höher, insbesondere bei Verwendung des bilateralen IMA-Bypasses, bei sehr adipösen Patienten oder bei Patienten mit Diabetes mellitus,
- das Vorliegen eines offenen IMA-Bypasses erschwert eine Reoperation und erhöht deren Risiko.

Im Gegensatz zum Venenbypass sind die perioperativen Probleme beim Arterienbypass allerdings bedeutsamer, insbesondere wenn ein Mißverhältnis des Gefäßkalibers zwischen der zu anastomosierenden Arterie und der A. mammaria interna besteht. Der Blutfluß nach der Anastomose durch die A. mammaria ist im Vergleich zum Blutfluß durch den Venenbypass deutlich geringer [52]. Wenn die zu anastomosierende Koronararterie ein großes Myokardareal zu versorgen hat, kann eine alleinige Anastomose mit der A. mammaria interna (IMA-Bypass) die erwünschte komplette Revaskularisation aufgrund des geringen Blutflusses nicht erzielen und somit zu perioperativen Komplikationen führen. *Eine Dokumentation der führenden Versorgung der Koronararterien mittels einer Myokardperfusionsszintigraphie vor der Bypassoperation* ist daher von großer Bedeutung [52].

Bei der Vorbereitung der operativen Myokardrevaskularisation kommt es gelegentlich zu Fällen, bei denen keine qualitativ und quantitativ akzeptablen autologen Venentransplantate am Patienten gewonnen werden können und die A. mammaria interna nicht lang genug ist, um die rechte Koronararterie richtig zu revaskularisieren. In solchen Fällen gehen die Koronarchirurgen dazu über, die rechte A. gastroepiploica (GEA) an die rechte Koronararterie zu anastomosieren, um so eine komplette Revaskularisation zu ermöglichen. Ein solcher GEA-Bypass wurde erstmals in Juni 1984 von der Arbeitsgruppe aus Ontario vorgestellt [53] und letztlich in mehreren Zentren adaptiert und erfolgreich eingesetzt [54–61]. Trotz des initialen Erfolgs bei der Anwendung vom GEA-Bypass scheint sich unserer Erfahrung nach das Management der Patienten nach der Therapie schwieriger zu gestalten als bei konventioneller ACVB- oder IMA-Bypassoperation. Dies liegt überwiegend daran, daß der GEA-Bypass viel anfälliger auf Gefäßspasmen reagiert als der IMA-Bypass; dadurch ist die Frühverschlußrate entsprechend höher. Die angiographische Dokumentation des GEA-Bypasses ist ebenfalls problematisch, weil hierfür ein spezieller Katheter benötigt wird, der derzeit nicht immer verfügbar ist. Die Erfassung der Myokardperfusion mittels Myokardperfusionsszintigraphie ist daher von eminenter Bedeutung.

Obwohl die Bypassoperation bei Koronarstenosen mit Erfolg Erleichterung verschaffen kann, läßt sich mit ihr jedoch nicht die natürliche Progression der arteriosklerotischen Erkrankung aufhalten, was wiederum bedeutet, daß sich später wahrscheinlich an anderen Stellen Stenosen entwickeln werden. Darüber hinaus beschleunigen auch vom Bypass resultierende Veränderungen des Flußmusters die Progression von Nativgefäßstenosen proximal der Anastomose. Diese Situationen des „konkurrierenden Flußes" führen dann recht häufig zu einem kompletten Verschluß des Nativgefäßes. Eine Erfassung der myokardialen Perfusion kurz nach der operativen Myokardrevaskularisation als Ausgangsstatus für die spätere Vergleichsmöglichkeit bei der Kontrolluntersuchung erscheint daher sinnvoll.

Patienten mit sehr fortgeschrittener KHK mit oder ohne durchgemachten Myokardinfarkt, bei denen trotz nachweisbarer Myokardischämien eine interventionelle oder operative Myokardrevaskularisation aufgrund schwerer diffuser Veränderungen der Koronararterien nicht durchgeführt werden kann und die zudem noch refraktär gegen die maximale medikamentöse Behandlung sind, müssen ihr Schicksal hinnehmen, wenn aufgrund der Verfügbarkeit oder des Alters keine Herztransplantation möglich ist.

Seit der Einführung der transmyokardialen Laserrevaskularisation durch Mirhoseini et al. [62] mit CO_2-Laser und dessen Einsatz bei Patienten als Ergänzung zur

ACVB-Operation [63], durch die Ausbreitung dieser Technik [64–72] sowie die ständige Verbesserung der Instrumente [65–69, 71–73] kommt für diese Patienten bei guter Ventrikelfunktion ohne große Narben als Alternative die operative transmyokardiale Laserrevaskularisation (TMLR) zum Einsatz. Die nun 10jährige Erfahrung der Myokardrevaskularisation mit der Lasertechnik zeigt, daß ein Teil der Patienten von dieser Maßnahme durchaus profitieren kann; die Ergebnisse erreichen allerdings den Erfolg der konventionellen operativen Myokardrevaskularisation bei weitem noch nicht [72]. Nach bisherigen Erkenntnissen entwickelt fast die Hälfte der Patienten, bei denen eine akzeptable Verbesserung der Ventrikelfunktion nach der transmyokardialen Laserrevaskularisation nicht erzielt werden kann, eine Herzinsuffizienz mit kongestivem Verlauf, die eine Herztransplantation als letztmögliche Therapie unumgänglich macht.

Die Myokardperfusionsszintigraphie, insbesondere die quantitative Erfassung der Perfusion mittels der Positronen-Emissions-Tomographie (PET) und die Erfassung der Myokardvitalität und des Erholungspotentials mit den verschiedenen szintigraphischen Verfahren spielen bei der Indikationsstellung zur transmyokardialen Laserrevaskularisation und bei der Dokumentation des Verlaufs – aufgrund der Fähigkeit der Methoden zur Demonstration der Funktion des Kapillarbettes, der zellulären Perfusion und des zellulären Metabolismus – eine sehr wichtige Rolle [74].

Patienten im Endstadium einer KHK, bei denen die kardiale Dekompensation konservativ nicht mehr zu beherrschen ist und eine Myokardrevaskularisation auch nicht mehr durchgeführt werden kann, können bei Nichtvorliegen von Kontraindikationen transplantiert werden. Aufgrund des Spendermangels werden diese Patienten in der Regel zunächst mit einem künstlichen mechanischen Kreislaufunterstützungssystem, entweder linksventrikulär oder biventrikulär, überbrückt und am Leben erhalten. Hierbei spielen die Myokardperfusionsszintigraphie, insbesondere mit ^{201}Tl, und die Erfassung des Myokardstoffwechsels bei der Analyse des Erholungspotentials der Ventrikelfunktion und somit für die Reihung der Patienten gemäß der Dringlichkeit der Herztransplantation eine große Rolle [75].

14.3
Myokardperfusionsszintigraphie

Eingehende Kenntnisse über Art und Inhalt der interventionellen und operativen Myokardrevaskularisation sind für den optimalen Einsatz nuklearmedizinischer Untersuchungstechniken in der Kardiologie von Vorteil. Dadurch kann eine korrekte Auswahl der Untersuchungsart und des Untersuchungszeitpunkts sowie ein differenzierter Einsatz der Methoden, mit oder ohne Medikation, vorgenommen werden, um treffsichere Untersuchungsergebnisse zu erzielen. Einer der wichtigsten Grundsätze interventioneller oder operativer Maßnahmen ist die Erfassung ihrer Auswirkungen und die korrekte Indikationsstellung. Nach Abwägung von Vorteilen und Risiken sollen die therapeutischen Maßnahmen zugunsten der Patienten wirksam sein. Dabei ist die Erfassung der Myokardperfusion bei der Dokumentation der Notwendigkeit (Ausbreitungsgrad und funktionelle Signifikanz der Läsionen) und der Erfolge der Maßnahmen wichtig.

14.3.1
Indikationen zur Myokardperfusionsszintigraphie im Rahmen der interventionellen Myokardrevaskularisation

Die Koronarangioplastie sollte nicht durchgeführt werden, wenn Symptome dem Befund der Koronarangiographie nicht eindeutig zugeordnet werden können, weil dadurch die Patienten unnötig einem Risiko ausgesetzt werden, ohne Vorteile zu gewinnen. Diesen Grundsatz haben auch die amerikanischen Gesellschaften für Kardiologie (The American Heart Association und the American College of Cardiology) vertreten und gaben im Jahr 1993 eine Empfehlung zur Durchführung einer Koronarangioplastie heraus [12]. *Vor einer PTCA wird normalerweise gefordert, daß eine Myokardischämie objektiv dokumentiert werden muß*, z. B. durch eine Belastungselektrokardiographie, Streßechokardiographie, Streßradionuklidventrikulographie oder Myokardperfusionsszintigraphie unter Belastung. Aufgrund der höheren Sensitivität und Spezifität sowie der Fähigkeit der lokalen Zuordnung zum Gefäßterritorium der stenosierten Koronararterie stellt die Myokardperfusionsszintigraphie, *insbesondere mit SPECT-Technik*, ein bevorzugtes Verfahren zur Dokumentation der belastungsinduzierten Myokardischämie dar.

Indikationen zur Myokardperfusionsszintigraphie vor PTCA

- Abklärung des Ausbreitungsgrads und der funktionellen Signifikanz der Koronarläsionen, die dilatiert werden sollen,
- Erfassung der Effektivität der Kollateralversorgung,
- Basisuntersuchung für späteres Therapiemonitoring,
- Erfassung der führenden Hauptläsion (Culprit-Läsion) für eine Strategieplanung konsekutiver interventioneller Eingriffe bei multiplen Koronarläsionen.

Indikationen zur Myokardperfusionsszintigraphie nach PTCA

- Erfassung der Verbesserung der Myokardperfusion unter Belastung nach Angioplastie,
- Dokumentation der Ausdehnung der geretteten Myokardareale nach einem Infarkt zur Voraussage der Erholungsfähigkeit der Ventrikelfunktion nach Angioplastie,
- Voraussage und Bestätigung von Rezidivstenosen und Stentthrombosen,
- Erfassung der weiteren führenden Hauptläsion nach Angioplastie der ersten Hauptläsion bei konsekutiven interventionellen Eingriffen bei multiplen Koronarläsionen,
- Identifikation von Komplikationen der Intervention, z. B. Myokardinfarkt.

Nach einem primären Erfolg der Koronarangioplastie besteht bei bis zu 1/4 aller Patienten trotz angiographisch nachweisbarer bedeutsamer Restenose eine offensichtlich anhaltende klinische Besserung ohne typische pektanginöse Beschwerdesymptomatik. Daher sollen nach einer Koronarangioplastie die Wirksamkeit bzw.

Erfolge der interventionellen Maßnahmen dokumentiert werden. Zur indirekten Erfassung der Verbesserung der Myokardperfusion und zur Beurteilung der Belastungskapazität nach einer Angioplastie wird in der Regel das Belastungs-EKG herangezogen [76]. Ein pathologischer Ausfall des Belastungs-EKG deutet oft auf einen drohenden Verschluß der dilatierten Koronararterie hin, der mit einer hohen Mortalität verbunden ist [77–83]. Aufgrund der höheren Spezifität und Sensitivität gegenüber dem Belastungs-EKG werden die Streßechokardiographie oder die Myokardperfusionsszintigraphie unter Belastung ebenfalls herangezogen, insbesondere bei asymptomatischen Patienten [84–86]. Während die Streßechokardiographie die Verbesserung der regionalen Ventrikelfunktion nach der Angioplastie demonstriert, stellt die Myokardperfusionsszintigraphie eine direkte Erfassung der Verbesserung/ Normalisierung der Myokardperfusion nach einer Koronarangioplastie dar. DePuey et al. demonstrierten in ihrer Studie eine pathologische Myokardperfusion in 93 % der Patienten vor einer PTCA und eine Verbesserung der Perfusionslage in 76 % der Patienten 1–2 Tage nach PTCA [87].

Obwohl die Myokardperfusion sich nach der Angioplastie deutlich gebessert hat, sind kleinere Residualdefekte ohne Restenose früh nach der Angioplastie oft noch zu beobachten, die eine zuverlässige Interpretation der Myokardperfusionsszintigraphie deutlich erschweren. Das Vorliegen eines Vorszintigramms vor PTCA erleichtert hier die korrekte Interpretation der postinterventionellen Myokardperfusionsszintigraphie durch die Möglichkeit des Vergleichs vor und nach der Intervention. Erst nach 3–4 Monaten verschwinden die Residualdefekte wieder (s. Abschn. 14.2.1) [88]. Die verspätete Normalisierung der Perfusionslage nach einer Angioplastie konnte auch mit anderen Meßmethoden wie der intrakoronaren Dopplersonographie [89] oder der quantitativen Positronen-Emissions-Tomographie (PET) [90] dokumentiert werden. Die korrekte Auswahl des Untersuchungszeitpunkts für eine Myokardperfusionsszintigraphie nach Angioplastie ist daher wichtig.

Durch Einsatz von Stents in der interventionellen Kardiologie konnte die Inzidenz einer Restenose gesenkt werden [27, 28]. Allerdings treten nach Stentimplantation, trotz Einsatzes einer Antikoagulanzientherapie oder Therapie mit Aggregationshemmern nicht selten akute Stentthrombosen auf, die eine Reintervention oft unumgänglich machen [91]. Hier ist eine Früherfassung der Myokardperfusion mit Myokardszintigraphie noch innerhalb von 4 Wochen nach Intervention von besonderer Bedeutung [92, 93].

Bei Patienten mit unterschiedlich schweren Mehrgefäßstenosen und in der Hochrisikogruppe mit komplexen Typ-C-Läsionen werden die Koronarinterventionen oft konsekutiv durchgeführt, um das Risiko zu minimieren. Ziel ist es, weniger eine morphologisch komplette Revaskularisation als vielmehr eine funktionell komplette Revaskularisation zu erreichen [94]. Hierbei ist der objektive Nachweis der hauptverantwortlichen Läsion für den ersten Schritt der Intervention wichtig. Diesbezüglich spielen die direkte Erfassung der Myokardperfusion mit SPECT-Technik und der Nachweis der belastungsinduzierten Myokardischämie mit exakter Zuordnung zum Territorium der Läsion eine führende Rolle. Nach jedem Schritt der Intervention wird die Myokardperfusionsszintigraphie als Leitfaden zur Beantwortung der Frage benutzt, ob es weiterhin notwendig ist, mit der Intervention fortzufahren [95].

Die Myokardperfusionsszintigraphie wird ebenfalls häufig angewandt, um Komplikationen der Intervention nachzuweisen, wie etwa Myokardinfarkte oder Verschlüsse von Seitenästen, die angiographisch oder enzymatisch nicht immer detektierbar sind. Ein Vergleich der Szintigramme vor und nach der Intervention kann diese Komplikationen leicht aufdecken.

Bei Patienten mit fehlenden Angina-pectoris-Beschwerden, normalem Belastungs-EKG und normaler Myokardperfusionsszintigraphie liegt die Wahrscheinlichkeit für das Vorliegen einer signifikanten Restenose bei ca. 5% [96, 97].

14.3.2
Indikationen zur Myokardperfusionsszintigraphie im Rahmen der operativen Myokardrevaskularisation

Indikationen zur Myokardperfusionsszintigraphie vor ACB-Operation

- Abklärung des Schweregrads und Ausbreitungsgrads von Ischämien für die Patientenprognose,
- Detektion von vitalem ischämischem Restmyokard nach einem Infarkt und Ausdehnung des Infarkts zur Vorhersage der Erholungsfähigkeit der Ventrikelfunktion,
- Detektion von „hibernating" Myokardium,
- Basisuntersuchung für spätere Verlaufskontrollen.

Indikationen zur Myokardperfusionsszintigraphie nach ACB-Operation

- Identifikation von peri- und postoperativen Komplikationen,
- Erfassung der Verbesserung der Myokardperfusion unter Belastung nach ACB-Operation,
- Detektion von Bypassdysfunktionen oder -verschlüssen,
- Differentialdiagnose ischämiebedingter thorakaler Beschwerdesymptomatik von Schmerzen anderer Ursachen,
- Detektion der Krankheitsprogression der Nativkoronargefäße.

Die Durchführung einer Myokardperfusionsszintigraphie vor einer koronaren Bypass(ACB)-Operation ist sinnvoll zum Nachweis der funktionellen Signifikanz der Stenosen, insbesondere hinsichtlich der Ausdehnung und Ausprägung der Myokardischämie bei Patienten nach einem Myokardinfarkt; zum Nachweis von vitalem Restmyokard und der Erfassung der Ausdehnung der Vernarbung; zur Voraussage der Erholungsfähigkeit der Ventrikelfunktion nach der geplanten Operation und dem Nachweis von „hibernating"Myokardium bei Patienten mit schlechter Ventrikelfunktion und schwerer diffuser KHK zur Differentialtherapie ACB-Operation vs. Herztransplantation. Letztere gehört aufgrund der hohen Hintergrundaktivität von ^{201}Tl (Lungenuptake) bei Patienten mit sehr schlechter Ventrikelfunktion (LVEF < 30%), die eine zuverlässige Interpretation des Szintigramms erschwert, mehr und mehr in die Domäne der PET mit höherem Voraussagewert.

Nach einer erfolgreichen kompletten operativen Myokardrevaskularisation kommt es bei fast allen Patienten zu einer drastischen Linderung der Beschwerden oder zur Beschwerdefreiheit, wenn perioperative Komplikationen nicht aufgetreten sind. Peri- und postoperative Myokardinfarkte treten in ca. 2–5 % der Fälle auf [43, 98]. Die Diagnostik der peri- und postoperativen Infarkte geschieht in der Regel durch ein EKG bzw. enzymatisch (Erhöhung der Kreatinkinase). Im Falle eines unspezifischen EKG bzw. einer unklaren Erhöhung der Kreatinkinase, bei der der Verdacht auf einen peri- oder postoperativen Myokardinfarkt besteht, kann die Durchführung einer Myokardperfusionsszintigraphie eine Abhilfe bei der Detektion von peri- und postoperativen Infarkten leisten.

Zur Dokumentation der Verbesserung der Myokardperfusion nach ACB-Operation kann die Myokardperfusionsszintigraphie herangezogen werden. Die Erfassung des Ausgangsbefundes der Myokardperfusion bald nach der ACB-Operation ist zur Identifizierung von Myokardarealen, bei denen eine vollständige Myokardrevaskularisation technisch nicht möglich ist, z. B. bei schweren diffusen Veränderungen der Koronararterien bis weit in die Peripherie, oder für eine spätere Verlaufskontrolle zur Detektion von Bypassdysfunktionen oder Bypassverschlüssen von besonderer Bedeutung. Aufgrund der Gefäßreagibilität kann es beim IMA- oder GEA-Bypass sehr bald nach der operativen Myokardrevaskularisation zu Spasmen kommen, die die Perfusion distal der Anastomose erheblich einschränken und schließlich zum Verschluß führen (s. Abschn. 14.2.2). In diesem Fall ist die Durchführung der Myokardperfusionsszintigraphie bald nach der ACB-Operation sinnvoll, um weitere Interventionen zur Verbesserung der Patientenprognose rechtzeitig zu ermöglichen.

Die Sensitivität und Spezifität der Myokardperfusionsszintigraphie für die Detektion von Bypassverschlüssen liegen bei 80 % bzw. 88 % [99]. Die Wahrscheinlichkeit für das Vorliegen einer Bypassdysfunktion ist sehr hoch (83 % der Patienten), wenn Areale mit neuem Perfusionsdefekt detektiert worden sind und die Patienten dazu typische oder atypische pektanginöse Beschwerden haben. In Abwesenheit von neuen Perfusionsdefekten besteht nur bei ca. 5 % der Patienten ohne pektanginöse Beschwerden und nur bei 9 % der Patienten mit atypischer thorakaler Beschwerdesymptomatik ein Bypassverschluß. Darüber hinaus konnten 61 % der Bypassverschlüsse mit der ^{201}Tl-Myokardszintigraphie korrekt lokalisiert und identifiziert werden [99]. Die Differenzierung von Ischämien in Arealen *mit* Bypassversorgung von denen in Arealen *ohne* Bypassversorgung konnte ebenfalls mit Hilfe der Myokardperfusionsszintigraphie vorgenommen werden [100] und bestätigt somit die Bedeutung der Myokardperfusionsszintigraphie bei der nichtinvasiven Detektion von postoperativen Nativgefäßstenosen.

Nach erfolgreicher ACB-Operation klagen einige Patienten über unspezifische thorakale Beschwerden. Manchmal ist es schwierig, aus den Beschwerdecharakteristika eine genaue diagnostische Differenzierung zwischen erneuter Angina pectoris, anderen muskuloskelettalen Thoraxschmerzen nach einer Thorakotomie, lokaler Schmerzsymptomatik nach Resektion bzw. Präparation der A. mammaria interna, postoperativer Perikarditis und auch Ängsten des Patienten zu treffen. Hier kann die Myokardperfusionsszintigraphie mit hoher Sensitivität (65 %) und Spezifität (100 %) gegenüber dem Belastungs-EKG (30 % bzw. 40 %) einen wichtigen Beitrag leisten [101].

14.3.3
Durchführung der Myokardperfusionsszintigraphie im Rahmen der interventionellen und operativen Myokardrevaskularisation – Art und optimaler Zeitpunkt des Einsatzes

Die Art und der Zeitpunkt der Durchführung der Myokardperfusionsszintigraphie werden in den verschiedenen Zentren sehr unterschiedlich gehandhabt. Die Argumente bezüglich des ob, warum und wann sind Gegenstand heftiger Debatten. Eine Einführung einheitlicher Richtlinien für die Wahl der Art der Untersuchung, z. B. mit körperlicher oder pharmakologischer Belastung, unter oder ohne Medikation, die Wahl der Tracer und Protokolle und die Wahl des Untersuchungszeitpunkts, erscheint nicht sinnvoll. Es sollte abhängig von der Fragestellung und Klinik individuell entschieden werden, dabei sollten die Problematik und die Mechanismen der am Patienten durchgeführten Maßnahmen (s. Abschn. 14.2) Berücksichtigung finden. Daher werden nachfolgend nur Konzepte der praktischen Nuklearkardiologie aus den Erfahrungen im Herzzentrum NRW zusammengestellt, die mit den kardiologischen und kardiochirurgischen Kliniken abgestimmt worden sind.

Eine geringgradige bis milde Form der KHK wird normalerweise keiner invasiven Behandlung zugeführt. Die invasive therapeutische Maßnahme wird in der Regel erst vorgenommen, wenn die funktionelle Einschränkung durch die Koronarläsionen konservativ/medikamentös nicht mehr effektiv behandelt werden kann. Vor der invasiven Therapie wird die Myokardperfusionsszintigraphie, im Gegensatz zur Vorfelddiagnostik zur Detektion einer KHK, unter antianginöser Medikation durchgeführt. Hierfür wird die symptomlimitierte maximale körperliche Belastung mit einem Fahrradergometer bevorzugt; dabei wird die maximal errechnete Zielfrequenz regelmäßig überschritten. β-Blocker stellen bei niedriger Dosierung oft keine Hindernisse hinsichtlich des Erreichens der Zielfrequenz dar. KHK-Patienten, bei denen zusätzlich eine hypertensive Herzkrankheit und/oder eine Herzrhythmusstörung vorliegt, die mit negativ-chronotropen Pharmaka in hoher Dosierung behandelt werden müssen, die für die Myokardperfusionsszintigraphie nicht abgesetzt werden dürfen, werden unter pharmakologischer Stimulation mit Dipyridamol oder Adenosin untersucht. Patienten, die körperlich nicht belastet werden können, erhalten eine pharmakologische Belastung mit Dobutamin oder Stimulation mit Dipyridamol/Adenosin. Bei pharmakologischer Stimulation oder körperlicher Belastung werden die üblichen Kontraindikationen und die entsprechenden Vorbereitungen (Karenz von Kaffee, Tee oder Coca-Cola usw.) beachtet.

Nach der erfolgreichen invasiven Therapie sollen die Patienten ohne „KHK-Medikamente" (Thrombozytenaggregationshemmer, Antikoagulanzien oder Lipidsenker ausgenommen) den Alltag symptomfrei durchstehen. Unter derselben Bedingung, d. h. ohne antianginöse Medikation, wird auch die Myokardperfusionsszintigraphie durchgeführt. Zur gleichzeitigen Beurteilung der Belastungskapazität im Vergleich zur Vorbehandlung wird die symptomlimitierte maximale körperliche Belastung mit dem Fahrradergometer vorgenommen. Patienten mit hypertensiver Herzkrankheit oder mit Herzrhythmusstörungen, bei denen die Medikation nicht abgesetzt werden

Tabelle 14.2. Optimaler Zeitpunkt der Kontrollmyokardperfusionsszintigraphie nach invasiver Therapie

Art der Therapie	Zeitpunkt	Ziel bzw. Frage nach
Problemlose PTCA	3–4 Monate	Restenose?
PTCA mit mäßigem bis unbefriedigendem Ergebnis	2–7 Tage	Voraussage einer Restenose
Rotablation + Ballon-PTCA	1–4 Monate	Restenose?
Laser, Atherektomie	1–4 Monate	Restenose?
Stent	1–4 Monate	Restenose?
ACVB mit periop. Komplikationen	1–2 Wochen	Bypassdysfunktion, Infarkte?
IMA-, GEA-Bypass	1–2 Wochen	Bypassverschluß?
Transmyokardiale Laserrevaskularisation	3–6 Monate	Verbesserung?

darf, und Patienten, die körperlich nicht belastet werden können, werden pharmakologisch stimuliert/belastet.

Die Durchführung einer EKG-getriggerten Myokardperfusionsszintigraphie, planar oder mit SPECT-Technik, kann eine zusätzliche Information über die Ventrikelfunktion und die Myokardkontraktilität liefern.

In Tabelle 14.2 sind die in unserem Zentrum als optimal erachteten Untersuchungszeitpunkte nach der invasiven Therapie zusammengestellt. Die angegebenen Zeitpunkte der Kontrolluntersuchung der Myokardperfusionsszintigraphie nach einer invasiven Therapie dienen als Richtlinie für das allgemeine Patientenmanagement. Beim Auftreten von Symptomen und entsprechender Klinik wird die Anforderung zur Untersuchung unverändert individuell entschieden. Durch geeignete Auswahl des Zeitpunkts kann die Häufigkeit der falsch-positiven Befunde erheblich reduziert und die Treffsicherheit der Diagnose entsprechend erhöht werden. Bei unauffälligem Befund der Myokardperfusionsszintigraphie unter Belastung kann davon ausgegangen werden, daß bei den Patienten *keine* funktionell bedeutsame Restenose oder Bypassdysfunktion vorliegt. Der Negativvorhersagewert liegt bei knapp 90 % [102–107].

Die szintigraphische Erfassung der Myokardperfusion, insbesondere mit SPECT-Technik, stellt sich als sinnvolle, oft notwendige Ergänzung zur anderen nichtinvasiven und invasiven kardiologischen Diagnostik und Therapiemanagement der KHK dar. Sie ist ein fester Bestandteil des Diagnostikinstrumentariums in der Kardiologie vieler international führender Einrichtungen.

Danksagung

Herrn Prof. Dr. med. Ulrich Gleichmann, Direktor der Kardiologischen Klinik, Herrn Prof. Dr. med. Reiner Körfer, Direktor der Klinik für Thorax- und Kardiovaskularchirurgie, Herrn Prof. Dr. med. Hans Meyer, Direktor der Kinderkardiologischen Klinik, Herz- und Diabeteszentrum Nordrhein-Westfalen, Universitätsklinik der Ruhr-Universität Bochum, Bad Oeynhausen, und Herrn Priv.-Doz. Dr. med. Helmut Wieler, Leiter der Abteilung XV – Nuklearmedizin des Bundeswehrzentralkrankenhauses Koblenz, Akademisches Lehrkrankenhaus der Johannes-Gutenberg-Universität Mainz, danke ich für die kritische Durchsicht des Manuskripts.

Literatur

1. Sones FM Jr, Shirey EK (1962) Cine coronary arteriography. Mod Concepts Cardiovasc Dis 31: 735–738
2. Kolesov VI, Potashov LV (1965) Surgery of the coronary arteries. Exp Chir Anaesth 10: 3–8
3. Favaloro RG (1969) Saphenous vein graft in the surgical treatment of coronary artery disease: Operative technique. J Thorac Cardiovasc Surg 58: 178–185
4. CASS – Principle investigators and associates, Coronary Artery Surgery Study (CASS) (1983) A randomized trial of coronary artery bypass surgery. Survival data. Circulation 68: 939–950
5. CABRI, Trial Participants (1995) First-year results of CABRI (Coronary Angioplasty versus Bypass Revascularization Investigation). Lancet 346: 1179–1184
6. Pocock SJ, Henderson RA, Rickards AF et al. (1995) Meta-analysis of randomised trials comparing coronary angioplasty with bypass surgery. Lancet 346: 1184–1189
7. Grüntzig AR, Senning A, Siegenthaler W (1979) Nonoperative dilatation of coronary-artery stenosis. Percutaneous coronary angioplasty. N Engl J Med 301: 61–68
8. Meier B (1996) Primäre Ballondilatation bei jeder Koronarstenose? Z Kardiol 85(Suppl 1): 9–15
9. Lambert M, Bonan R, Cote G et al. (1987) Early results, complications and restenosis rates after multilesion and multivessel percutaneous transluminal coronary angioplasty. Am J Cardiol 60: 788–791
10. Vandormael M, Deligonul U, Kern M et al. (1987) Multilesion coronary angioplasty: clinical and angiographic follow-up. J Am Coll Cardiol 10: 246–252
11. Ryan T, Faxon D, Gunnar R et al. (1988) The American College of Cardiology/American Heart Association Task Force on Assessment of Diagnostic and Therapeutic Cardiovascular Procedures. Subcommittee on Percutaneous Transluminal Coronary Angioplasty. Guidelines for percutaneous transluminal coronary angioplasty. Circulation 78: 486–502
12. Ryan TJ, Bauman WB, Kennedy JW et al. (1993) Guidelines for percutaneous transluminal coronary angioplasty. A report of the American College of Cardiology/American Heart Association Task Force on Assessment of Diagnostic and Therapeutic Cardiovascular Procedures (Committee on Percutaneous Transluminal Coronary Angioplasty). J Am Coll Cardiol 22: 2033–2054
13. Landau C, Lange R, Hillis L (1994) Percutaneous transluminal coronary angioplasty. N Engl J Med 330: 981–992
14. Hombach V, Waltenberger J, Voisard R et al. (1995) Rezidivstenose nach Koronarangioplastie. Klinische, zellbiologische und molekulare Aspekte. Z Kardiol 84: 5–21
15. IP J, Fuster V, Badimon L et al. (1990) Syndromes of accelerated atherosclerosis: role of vascular injury and smooth muscle cell proliferation. J Am Coll Cardiol 7: 1667–1687
16. Schwartz R, Holmes D, Topol E (1992) The restenosis paradigm revisited: an alternative proposal for cellular mechanisms. J Am Coll Cardiol 20: 1284–1293
17. Hanke H, Strohschneider T, Oberhoff M et al. (1990) Time course of smooth muscle proliferation in the intima and media of arteries following experimental angioplasty. Circ Res 67: 651–659
18. Epstein S, Speir E, Unger E et al. (1994) The basis of molecular strategies for treating coronary restenosis after angioplasty. J Am Coll Cardiol 23: 1278–1288
19. Raugi G, Mullen J, Bark D et al. (1990) Thrombospondin deposition in rat carotid artery injury. Am J Pathol 137: 179–185
20. Riessen R, Henley C, Brogi E et al. (1994) Hyaluronic acid is a characteristic constituent of the extracellular matrix in human restenotic coronary and peripheral arteries. Eur Heart J 15(Suppl): 247
21. Riessen R, Pastore C, Henley C et al. (1994) Deposition von Hyaluronsäure nach experimenteller Gefäßverletzung in Rattencarotiden. Z Kardiol 83(Suppl 1): 211
22. Riessen R, Isner J, Blessing E et al. (1994) Regional differences in the distribution of the proteoglycans biglycan and decorin in the extracellular matrix of atherosclerotic human coronary arteries. Am J Pathol 144: 962–974
23. Haude M, Erbel R, Issa H et al. (1993) Quantitative analysis of elastic recoil after balloon angioplasty and after intracoronary implantation of balloon-expandable Palmaz-Schatz stents. J Am Coll Cardiol 21: 26–34

24. Isner J (1994) Vascular remodeling. Circulation 89: 2937–2941
25. Nobuyoshi M, Kimura T, Nosaka H et al. (1988) Restenosis after successful percutaneous transluminal coronary angioplasty: serial angiographic follow-up of 229 patients. J Am Coll Cardiol 12: 616–623
26. Serruys P, Luijten H, Beatt K et al. (1988) Incidence of restenosis after successful coronary angioplasty: a time related phenomenon. A quantitative angiographic study in 342 consecutive patients at one, two, three and four months. Circulation 77: 361–371
27. Fischman D, Leon M, Baim D et al. (1994) A randomized comparison of coronary-stent placement and balloon angioplasty in the treatment of coronary artery disease. N Engl J Med 331: 496–501
28. Serruys P, de Jaegere P, Kiemeneij F et al. (1994) A comparison of balloon-expandable stent implantation with balloon angioplasty in patients with coronary artery disease. N Engl J Med 331: 489–495
29. Maresta A, Balducelli M, Cantini L et al. (1994) Trapidil (triazolopyrimidine), a platelet-derived growth antagonist, reduces restenosis after percutaneous transluminal angioplasty. Circulation 90: 2710–2715
30. Nabel E, Plautz G, Boyce F et al. (1989) Recombinant gene expression in vivo within endothelial cells of the arterial wall. Science 244: 1342–1344
31. Nabel E (1995) Gene therapy for cardiovascular disease. Circulation 91: 541–548
32. Nabel E, Plautz G, Nabel G (1990) Site-specific gene expression in vivo by direct gene transfer into the arterial wall. Science 249: 1285–1288
33. Waksman R, Robinson K, Crocker I et al. (1995) Endovascular low-dose irradiation inhibits neointima formation after coronary artery balloon injury in swine: a possible role for radiation therapy in restenosis prevention. Circulation 91: 1533–1539
34. Wiedermann J, Marboe C, Amols H et al. (1994) Intracoronary irradiation markedly reduces restenosis after balloon angioplasty in a porcine model. J Am Coll Cardiol 23: 1491–1498
35. Wiedermann J, Marboe C, Amol H et al. (1995) Intracoronary irradiation markedly reduces neointimal proliferation after balloon angioplasty in swine: Persistent benefit at 6-month follow-up. J Am Coll Cardiol 25: 1451–1456
36. Hehrlein C, Gollan T, Dönges K et al. (1995) Low dose radioactive endovascular stents prevent smooth muscle cell proliferation and neointimal hyperplasia in rabbits. Circulation 92: 1570–1575
37. Gonschior P, Erdemci A, Gerheuser F et al. (1991) Selective hematoporphyrin derivate (HMD) application in arterial vessels using a porous balloon catheter to high-dose systemic administration. Z Kardiol 80: 738–745
38. LaMuraglia G, Ortu P, Flotte T et al. (1993) Chloroaluminium sulfonated phthalocyanine partitioning in normal and intimal hyperplastic artery in the rat. Implications for photodynamic therapy. Am J Pathol 142: 1898–1905
39. March K, Patton B, Wilensky R et al. (1993) 8-methoxypsoralen and longwave ultraviolet irradiation are a novel antiproliferative combination for vascular smooth muscle. Circulation 87: 184–191
40. Ortu P, LaMuraglia G, Roberts G et al. (1992) Photodynamic therapy of arteries. A novel approach for the treatment of experimental intimal hyperplasia. Circulation 85: 1189–1196
41. Lindsay J, Hong MK, Pinnow EE et al. (1996) Effects of endoluminal coronary stents on the frequency of coronary artery bypass grafting after unsuccessful percutaneous transluminal coronary revascularization. Am J Cardiol 77: 647–649
42. Loop F, Lytle D, Cosgrove D et al. (1986) Influence of the internal mammary artery graft on 10 year survival and other cardiac events. N Engl J Med 314: 1–6
43. Edwards F, Clark R, Schwartz M (1994) Impact of internal mammary artery conduits on operative mortality in coronary revascularization. Ann Thorac Surg 57: 27–32
44. Gray R, Matloff J, Conklin C et al. (1982) Perioperative myocardial infarction: late clinical course after coronary artery bypass surgery. Circulation 66: 1185
45. Burdine J, DePuey E, Orzan F et al. (1979) Scintigraphic, electrocardiographic, and enzymatic diagnosis of perioperative myocardial infarction in patients undergoing myocardial revascularisation. J Nucl Med 20: 711–714
46. Zeff R, Kongtahworn C, Iannone L et al. (1988) Internal mammary artery versus saphenous vein graft to the left anterior descending coronary: prospective randomized study with 10 year follow-up. Ann Thorac Surg 45: 533–536

47. Puga J (1995) The use of the internal mammary artery for revascularization of the left anterior descending coronary artery. Eur Heart J 16(Suppl. E): 21–25
48. Pomar J (1995) The use of autologous saphenous vein grafts for isolated left anterior descending coronary artery revascularization. Eur Heart J 16(Suppl. E): 26–28
49. Vajtai P, Ravichandran P, Fessler C et al. (1992) Inadequate internal mammary graft as a cause of post-operative ischemia: diagnosis and management. Eur J Cardio-thorac Surg 6: 603–608
50. Lytle B, Loop F, Cosgrove D et al. (1985) Internal mammary vs saphenous vein grafts for coronary revascularization. Results of serial angiographic studies. J Thorac Cardiovasc Surg 89: 248–258
51. Boylan M, Lytle B, Loop F et al. (1994) Surgical treatment of the isolated left anterior descending coronary stenosis. Comparison of left internal mammary artery and venous autograft at 18 to 20 years of follow-up. J Thorac Cardiovasc Surg 107: 657–662
52. Minev P, Notohamiprodjo G, Minami K et al. (1994) Investigation of myocardial fatty acid metabolism to assess the improvement of myocardial function after revascularisation with an IMA or vein bypass. Thorac Cardiovasc Surgeon 42(Suppl. 1): 104–105
53. Pym J, Brown P, Charrette E et al. (1987) Gastroepiploic to coronary anastomosis: a viable alternative bypass graft. J Thorac Cardiovasc Surg 94: 256–259
54. Suma H, Fukumoto H, Takeuchi A (1987) Coronary artery bypass grafting by utilizing in situ right gastroepiploic artery: basic study and clinical application. Ann Thorac Surg 44: 394–397
55. Carter M (1987) The use of the right gastroepiploic artery in coronary artery bypass grafting. Aust NZ J Surg 57: 317–321
56. Lytle B, Cosgrove D, Ratliff N et al. (1989) Coronary artery bypass grafting with the right gastroepiploic artery. J Thorac Cardiovasc Surg 97: 826–831
57. Mills N, Everson C (1989) Right gastroepiploic artery: a third arterial conduit for coronary artery bypass. Ann Thorac Surg 47: 706–711
58. Vekkala K, Jarvinen A, Keto P et al. (1989) Right gastroepiploic artery as a coronary bypass graft. Ann Thorac Surg 47: 716–719
59. Suma H, Wanibuchi Y, Terada Y et al. (1993) The right gastroepiploic artery graft: clinical and angiographic midterm results in 200 patients. J Thorac Cardiovasc Surg 105: 615–623
60. Grandjean J, Boonstra P, denHeyer P et al. (1994) Arterial revascularization with the right gastroepiploic and internal mammary arteries in 300 patients. J Thorac Cardiovasc Surg 107: 1309–1316
61. Pym J, Brown P, Pearson M et al. (1995) Right Gastroepiploic-to-Coronary Artery Bypass. The first decade of use. Circulation 92(Suppl. II): 45–49
62. Mirhoseini M, Muckerheide M, Cayton M (1982) Transventricular revascularization by laser. Laser Surg Med 2: 187–198
63. Mirhoseini M, Cayton M, Shelgikar S et al. (1986) Laser myocardial revascularization. Laser Surg Med 6: 459–461
64. Okada M, Ikuta H, Shimizu K et al. (1986) Alternative method of myocardial revascularization by laser: experimental and clinical study. Kobe J Med Sci 32: 151–161
65. Hardy R, FW J, Millard R et al. (1990) Regional myocardial blood flow and cardiac mechanics in dog hearts with CO_2 laser-induced intramyocardial revascularization. Basic Res Cardiol 85: 179–197
66. Landreneau R, Nawarawong W, Laughlin H et al. (1991) Direct CO_2 laser revascularization of the myocardium. Laser Surg Med 11: 35–42
67. Jeevanandam V, Auteri J, Oz M et al. (1991) Myocardial revascularization by laser-induced channels. Surg Forum 41: 225–227
68. Whittaker P, Kloner R, Przyklenk K (1993) Laser-mediated transmural myocardial channels do not salvage acutely ischemic myocardium. J Am Coll Cardiol 22: 302–309
69. Yano O, Bielefeld M, Jeevanandam V (1993) Prevention of acute regional ischemia with endocardial laser channels. Ann Thorac Surg 56: 46–53
70. Cooley D, Frazier O, Kadipasaoglu K et al. (1994) Transmyocardial laser revascularization: anatomic evidence of long-term channel patency. Tex Heart Inst J 21: 220–224
71. Horvath KA, Smith WJ, Laurence RG et al. (1995) Recovery and viability of an acute myocardial infarct after transmyocardial laser revascularization. J Am Coll Cardiol 25: 258–263
72. Frazier O, Cooley DA, Kadipasaoglu KA et al. (1995) Myocardial revascularization with laser. Preliminary findings. Circulation 92(Suppl. II): 58–65

73. Mirhoseini M, Fischer J, Cayton M (1983) Myocardial revascularization by laser. Laser Surg Med 3: 241–245

74. Horvath KA, Mannting F, Cohn LH (1994) Improved myocardial perfusion and relief of angina after transmyocardial laser revascularization. Circulation 90(Abstr.): I-640

75. Thies W, Notohamiprodjo G, Olsen E et al. (1994) Reversible and non-reversible congestive cardiomyopathy in childhood - differentiation by in vivo assessment of left ventricular free fatty acid extraction. in: Thoracic organ transplantation; M. Körner, H. Posival, and R. Körfer (eds). Elsevier. Amsterdam, New York, Oxford, Shannon, Tokyo, pp 287–296

76. Schlant R, Friesinger G, Leonard J et al. (1990) Clinical competence in exercise testing. J Am Coll Cardiol 16: 1061–1065

77. Detre K, Holmes Jr D, Holubkov R et al. (1990) Incidence and consequences of periprocedural occlusion: the 1985–1986 National Heart, Lung, and Blood Institute Percutaneous Transluminal Coronarangioplasty Registry. Circulation 82: 739–750

78. Ellis S, Roubin G, King III S et al. (1988) Angiographic and clinical predictors of acute closure after native vessel coronary angioplasty. Circulation 77: 372–379

79. de Feyter P, van den Brand M, Laarman G et al. (1991) Acute coronary artery occlusion during and after percutaneous transluminal coronary angioplasty: frequency, prediction, clinical course, management, and follow-up. Circulation 83: 927–936

80. Gaul G, Hollman J, Simpfendorfer C et al. (1989) Acute occlusion in multiple lesion coronary angioplasty: frequency and management. J Am Coll Cardiol 13: 283–288

81. Kuntz R, Piana R, Pomerantz R et al. (1992) Changing evidence and management of abrupt closure following coronary intervention in the new device era. Cathet Cardiovasc Diagn 27: 183–190

82. Simpfendorfer C, Belardi J, Bellamy G et al. (1987) Frequency, management, and follow-up of patients with acute coronary occlusions after percutaneous transluminal coronary angioplasty. Am J Cardiol 59: 267–269

83. Ellis S, Roubin G, King III S et al. (1988) In-hospital cardiac mortality after acute closure after coronary angioplasty: analysis of risk factors from 8207 procedures. J Am Coll Cardiol 11: 211–216

84. Schroeder E, Marchandise B, De Coster P et al. (1989) Detection of restenosis after coronary angioplasty for single-vessel disease: how reliable are exercise electrocardiography and scintigraphy in asymptomatic patients? Eur Heart J 10(Suppl G): 18–21

85. Fioretti P, Pozzoli M, Ilmer B et al. (1992) Exercise echocardiography versus thallium-201 SPECT for assessing patients before and after PTCA. Eur Heart J 13: 213–219

86. Pirelli S, Danzi G, Alberti A et al. (1991) Comparison of usefulness of high-dose dipyridamole echocardiography and exercise electrocardiography for detection of asymptomatic restenosis after coronary angioplasty. Am J Cardiol 67: 1335–1338

87. DePuey E, Roubin G, Cloninger K et al. (1988) Correlation of transluminal coronary angioplasty parameters and quantitative thallium-201 tomography. J Invasive Cardiol 1: 40–50

88. Danchin N, Haouzi A, Amor M et al. (1988) Sustained improvement in myocardial perfusion four to six years after PTCA in patients with a satisfactory angiographic result, six months after the procedure. Eur Heart J 9: 454–457

89. Wilson R, Johnson M, Marcus M et al. (1988) The effect of coronary angioplasty on coronary flow reserve. Circulation 77: 873–885

90. Uren N, Crake T, Lefroy D et al. (1993) Delayed recovery of coronary resistive vessel function after coronary angioplasty. J Am Coll Cardiol 21: 612–621

91. Haude M, Erbel R, Issa H et al. (1993) Subacute thrombotic complications after intracoronary implantation of Palmaz-Schatz stents. Am Heart J 126: 15–22

92. Lewis BS, Hardoff R, Merdler A et al. (1995) Importance of immediate and very early postprocedural angiographic and thallium-201 single photon emission computed tomographic perfusion measurements in predicting late results after coronary intervention. Am Heart J 130: 425–432

93. Klugherz BD, DeAngelo DL, Kim BK et al. (1996) Three-Year clinical follow-up after Palmaz-Schatz stenting. J Am Coll Cardiol 27: 1185–1191

94. Seggewiß H, Gleichmann U, Faßbender D et al. (1993) Perkutane transluminale Koronarangioplastie bei koronarer Mehrgefäßerkrankung: Klinischer Verlauf in Abhängigkeit vom funktionellen Revaskularisationsgrad. Z Kardiol 82: 504–514

95. Breisblatt W, Barnes J, Weiland F et al. (1988) Incomplete revascularization in multivessel percutaneous transluminal coronary angioplasty: the role of stress thallium-201 imaging. J Am Coll Cardiol 11: 1183–1190

 96. Bengtson J, Mark D, Honan M et al. (1990) Detection of restenosis after elective percutaneous transluminal coronary angioplasty using exercise treadmill test. Am J Cardiol 65: 28–34
 97. Laarman G, Luijten H, van Zeyl L et al. (1990) Assessment of „silent" restenosis and long term follow-up after successful angioplasty in single vessel coronary artery disease: the value of quantitative exercise electrocardiography and quantitative coronary angiography. J Am Coll Cardiol 16: 578–585
 98. Hultgren N, Shettigar U, Pfeifer J et al. (1977) Acute myocardial infarction and ischaemic injury during surgery for coronary artery disease. Am Heart J 94: 146–153
 99. Pfisterer M, Emmenegger H, Schmitt H et al. (1982) Accuracy of serial myocardial perfusion scintigraphy with thallium-201 for prediction of graft patency early and late after coronary bypass surgery. A controlled prospective study. Circulation 66: 1017–1024
100. Ritchie J, Narahara K, Trobaugh G et al. (1977) Thallium-201 myocardial imaging before and after coronary revascularization. Circulation 56: 830–836
101. Iskandrian A, Haaz W, Segal R et al. (1982) Exercise thallium-201 scintigraphy in evaluating aortocoronary bypass surgery. Chest 80: 11–15
102. Powelson S, DePuey E, Roubin G et al. (1986) Discordance of coronary angiography and 201-Thallium tomography early after transluminal coronary angioplasty. J Nucl Med 27: 900 (Abstract)
103. Hardoff R, Shefer A, Gips S et al. (1990) Predicting late restenosis after coronary angiography by very early (12 to 24 h) thallium-201 scintigraphy: implications with regard to mechanism of late coronary restenosis. J Am Coll Cardiol 15: 1486–1492
104. Breisblatt W, Weiland F, Spaccavento L (1988) Stress thallium-201 imaging after coronary angioplasty predicts restenosis and recurrent symptoms. J Am Coll Cardiol 12: 1199–1204
105. Wijns W, Serruys P, Simoons M et al. (1985) Predictive value of early maximal exercise test in thallium scintigraphy after successful percutaneous transluminal coronary angioplasty. Br Heart J 53: 194–200
106. Stuckey T, Burwell L, Nygaard T et al. (1989) Quantitative exercise thallium-201 scintigraphy for predicting angina recurrence after percutaneous transluminal coronary angioplasty. Am J Cardiol 63: 517–521
107. Jain A, Mahmarian J, Borges-Neto S et al. (1988) Clinical significance of perfusion defects by thallium-201 single photon emission tomography following oral dipyridamole early after coronary angioplasty. J Am Coll Cardiol 11: 970–976

15 Untersuchungen der Vitalität des Myokards mit Hilfe der SPECT

C. Alexander und A. Schaefer

15.1
Einleitung

Die SPECT („single photon emission computed tomography") der Vernichtungs-strahlung von Positronenstrahlern wurde schon 1984 von Berberich et al. beschrieben [1]. Die damaligen Studien untersuchten in Doppelisotopentechnik die Anreicherung des Kaliumanalogons und Positronenstrahlers ^{81}Rubidium in minderperfundierten Myokardarealen sowie die flowabhängige Relation des ^{81}Rubidium zu seinem Tochternuklid, ^{81m}Krypton. Die SPECT unter Verwendung der zur myokardialen Vitalitätsdiagnostik eingesetzten ^{18}Fluor-Deoxyglukose (FDG) wurde 1989 von Hoflin et al. beschrieben [2].

Im Lauf der letzten Jahre entwickelte sich diese Methode durch Optimierung der γ-Kameratechnik und durch Verbesserungen im Studienprotokoll zu einem klinisch brauchbaren Instrument in der Vitalitätsdiagnostik. Sie muß – trotz ihrer Limitierungen – als interessante und kostengünstige Alternative für diejenigen nuklearmedizinisch tätigen Ärzte gesehen werden, die keinen Positronen-Emissions-Tomographen (PET) besitzen, aber FDG aus einem nahegelegenen Zyklotron beziehen können.

15.2
Problemstellung

Ziel der Vitalitätsdiagnostik ist es, zuverlässig vorherzusagen, ob und in welchem Maße minderperfundierte und in ihrer Kontraktilität beeinträchtigte Myokardareale nach Revaskularisation ihre Funktion wieder aufnehmen werden.

Man spricht von hibernierendem Myokard (engl.: „hibernating myocardium") oder Myokard im Winterschlaf. Die Perfusion und der Stoffwechsel dieses Gewebes ist auf ein Minimum reduziert, seine Zellen führen eine vita minima. Der erheblich reduzierte Stoffwechsel ermöglicht ein Überleben, ihre Kontraktionsfunktion kann die hibernierende Myokardzelle nicht ausüben. Histologisch finden sich in den betroffenen Myokardwandabschnitten überwiegend vitale Zellen. Aber diese zeigen eine Entdifferenzierung: Die Sarkomere werden vorwiegend durch Mitochondrien und Glykogen ersetzt, das Sarkolemm bildet keine T-Tubuli mehr im Cytosol aus [3]. Mit zunehmender Perfusionseinschränkung verschiebt sich der Energieverbrauch dieser Zellen vom Fettsäurestoffwechsel zur anaeroben Glykolyse, d.h. hibernierendes Myokard nimmt absolut deutlich mehr Glukose und somit auch ^{18}Fluor-Deoxyglukose auf als normal durchblutetes Myokardgewebe.

Der typische Patient mit Indikation zur Vitalitätsdiagnostik hat in der Regel eine schwere koronare Herzkrankheit (KHK) mit Zustand nach einem oder mehreren Myokardinfarkten, seine linksventrikuläre Funktion ist deutlich eingeschränkt. Die Koronarangiographie weist hochgradige Koronarstenosen oder Koronarverschlüsse aus, die einer perkutanen transluminalen Koronarangioplastie (PTCA) oder der aortokoronaren Bypasschirurgie zugänglich sind. Dabei ist das Interventionsrisiko hoch, die perioperative Mortalität wird zwischen 5 und 37 % angegeben. Die Lebenserwartung dieser Patienten korreliert mit der globalen linksventrikulären Funktion. Liegt die Ejektionsfraktion (EF) unter 25 %, so beträgt die jährliche Sterberate 24 %. Für dieses Kollektiv ist die Herztransplantation von medizinischer Seite die Therapie der Wahl. Die Einjahresüberlebensrate nach Transplantation liegt heute bei 90 %. Allerdings ist diese Behandlungsoption aufgrund des Spendermangels für nur maximal 10 % der Betroffenen verfügbar, und die damit verbundenen Kosten sind erheblich [4].

Diese Hochrisikogruppe profitiert insofern von einer zuverlässigen Vitalitätsdiagnostik, als Patienten ohne Aussicht auf postinterventionelle Besserung der linksventrikulären Funktion und somit des klinischen Zustandes ein unnötiges Risiko erspart wird. In diesen Fällen ist eine konservative Therapie mit all ihren Limitationen das Procedere der Wahl. Die Fälle mit erheblichen Mengen hibernierenden Myokards werden mit der begründeten Aussicht auf Erfolg der Revaskularisation zugeführt. Es ist heute bekannt, daß die jährliche Mortalität bei Patienten mit positivem Vitalitätsnachweis hierdurch um etwa 10 % reduziert wird, diejenigen ohne „hibernating myocardium" profitieren nicht von einer Intervention. Der Nachweis von erhaltener myokardialer Vitalität identifiziert ein Kollektiv, das mit hoher Wahrscheinlichkeit nach Bypassoperation eine deutliche Besserung seiner Herzinsuffizienz erfahren wird, das aber zum anderen ohne Operation, bei konservativer medikamentöser Therapie, ein hohes Letalitätsrisiko trägt. Die Einjahresmortalität wird zwischen 33 und 41 % angegeben [4].

15.3
Radiopharmaka

Zum Nachweis von vitalem Myokard dient primär bei entsprechender Verfügbarkeit ^{18}Fluor-2-Fluor-2-Deoxy-D-Glukose (2-FDG), kurz FDG.

Der Radiotracer ^{18}Fluor ist ein Positronenstrahler mit einer maximalen Energie von 635 keV und einer Halbwertszeit von 109 min. Die Herstellung geschieht im Zyklotron entweder durch Deuteronenbestrahlung eines Ne/F$_2$-Targets [^{20}Ne(d,α) ^{18}F] zur ^{18}F-F$_2$-Produktion oder durch Protonenbeschuß eines ^{18}O-Wassertargets [^{18}O(p,n) ^{18}F], wobei man ^{18}F-Fluorid erhält [5, 6]. Im Unterschied zu den meisten der anderen Positronenstrahler, deren Halbwertszeit (HWZ) zwischen 2 und 20 min liegt, können ^{18}Fluor-markierte Radiopharmaka aufgrund der längeren physikalischen Halbwertszeit auch in weiterem Umkreis um ein Zyklotron eingesetzt werden. Allerdings steigen hierbei die Radiopharmakakosten mit der Transportzeit.

Die Synthese von ^{18}FDG wurde 1977 erstmals von Ido et al. beschrieben [7]. Seitdem wurde eine Vielzahl unterschiedlicher Syntheseverfahren entwickelt, von denen sich zwei durchgesetzt haben. Zum ersten die elektrophile Fluorierung von Triacetylglucal (TAG) über Acetylhypofluorit [8] und zum zweiten der APE-katalysierte nukleophile Austausch, ausgehend von der Tetraacetyltriflyl-Mannose [9]. Beim ersten Verfahren enthält das Reaktionsprodukt etwa 5 % 2-Fluor-2-Deoxy-Mannose (FDM), welches allerdings zu keiner Beeinträchtigung des Glukosestoffwechsels führt [10]. Die radiochemische Ausbeute liegt bei 20 %. Die Vorteile der nukleophilen Austauschreaktion sind eine hohe Ausbeute von 30–50 %, die Möglichkeit einer trägerfreien Synthese von mehr als 7,4 GBq und das Fehlen von Verunreinigungen durch Epimere (FDM) [6].

^{18}FDG wird von einer Vielzahl von Zellen wie Glukose aufgenommen und durch das Enzym Hexokinase in FDG-6-Phosphat umgewandelt. Während das im normalen Glukosestoffwechsel synthetisierte Glukose-6-Phosphat durch die Pyruvatkinase weiter verstoffwechselt wird, ist FDG-6-Phosphat kein Substrat dieses Enzyms. Es geht weder in die Glykogensynthese noch in den Pentose-Phosphat-Shunt oder die Glykolyse ein. Aus diesem Grund kommt es zur Akkumulation von FDG in Geweben mit niedrigem Glukose-6-Phosphatasegehalt wie Herz, Gehirn und quergestreifter Muskulatur. Der myokardiale Uptake des FDG liegt zwischen 1 und 4 % der applizierten Aktivität. Der Herz-Lungen-Quotient beträgt 1 h nach Injektion etwa 20 : 1, der Herz-Blut-Quotient 14 : 1 und der Herz-Leber-Quotient 10 : 1 [6].

Das gesunde Myokardgewebe deckt seinen Energiebedarf zu 60–80 % durch die aerobe β-Oxidation von freien Fettsäuren (Ölsäure, Palmitinsäure, Stearinsäure etc.). Daneben ist es aber auch zur Verstoffwechselung von Glukose, Laktat, Pyruvat, Ketonkörpern und Aminosäuren in der Lage. Die Relation in der Utilisation der unterschiedlichen Energielieferanten ist von einer Vielzahl von Faktoren abhängig wie Perfusionsverhältnissen, Plasmakonzentrationen, Insulinspiegel etc. So führt ein Anstieg der Kohlenhydratkonzentration im Plasma zu einem Absinken des Angebotes an freien Fettsäuren und zu einem Anstieg der anaeroben Glykolyse in der Myokardzelle [5]. Aus diesem Grund kann man durch eine Glukosebelastung („glucose load") auch in normal perfundierten Myokardzellen FDG-Aufnahme provozieren. Dieser Effekt kann durch gleichzeitige Insulininjektion weiter gesteigert werden.

Hibernierendes Myokard verstoffwechselt bevorzugt Glukose. Dies findet seinen Ausdruck darin, daß im Vergleich zur Perfusion der Glukoseumsatz relativ erhöht ist. Dieses sog. „mismatch" ist Hinweis für die Vitalität minderperfundierten Myokards. Daneben ist im Unterschied zum normal durchbluteten Myokard der Glukoseumsatz in hibernierendem Myokard auch absolut erhöht.

In den letzten Jahren ist auch ^{201}Thallium als Vitalitätsmarker propagiert worden. Sein Einsatz zum Nachweis von „hibernating myocardium" ist allerdings aus vielerlei Gründen umstritten. Tatsache ist, daß dieser Perfusionsmarker in seinen Möglichkeiten zum Nachweis vitalen Myokards deutlich hinter denen der FDG (mit PET) zurücksteht. Bei 14–58 % der Myokardwandabschnitte, die keine Thalliumanreicherung zeigen, gelingt mit FDG ein Vitalitätsnachweis [11–14]. Die Anwendung von ^{201}Thallium zur Vitalitätsdiagnostik ist u. E. nur indiziert, wenn keine adäquate Untersuchung mit FDG verfügbar ist.

In Kap. 11, 14 und 17 wird die Vitalitätsdiagnostik mit Thallium ausführlich diskutiert.

15.4
Gammakamera

Da FDG neben der myokardialen Vitalitätsdiagnostik auch hervorragend zur Tumor-suche (Ganzkörperszintigraphie) eingesetzt werden kann, sollte das für die FDG-Szintigraphie konzipierte System eine Großfeld-SPECT-Gammakamera mit zwei opponierenden, idealerweise rechteckigen Detektoren sein. Daneben sind derzeit aber auch Ein- und Dreikopfsysteme im Einsatz [15]. Von großer Wichtigkeit ist eine stabile Gantry, die das Gewicht der Hochenergiekollimatoren tragen kann, ohne daß durch diese Belastung eine erhebliche Beeinträchtigung des „center of rotation" hervorgerufen wird. Als ideal für diesen Zweck hat sich eine sog. Doppelringgantry erwiesen. Bei dieser Konstruktion ist jeder Aufnahmekopf an 4 Punkten zwischen 2 Ringen befestigt, die um die Patientenöffnung der Gantry rotieren (Abb. 15.1). Hierdurch entfällt die weit instabilere Befestigung der Detektoren an einer einfachen Ringgantry mittels ausladender Arme.

Wichtig ist bei Mehrkopfsystemen der Abstand der Detektoren. Bei Kollimator-dicken von bis zu 90 mm ist die lichte Weite zwischen den Kollimatoroberflächen um bis zu 14 cm geringer als bei der Verwendung von niederenergetischen Kollimatoren. Dies kann Probleme bei der Lagerung adipöser Patienten bereiten, die schlimmsten-falls überhaupt nicht in der Kameragantry zu positionieren sind. Bei dem von uns verwendeten System mußten aus diesem Grund Modifikationen der Detektorlage-rungen erfolgen, die schließlich einen ausreichenden Kollimatorabstand von maxi-mal 47,6 cm (Rotationsradius: 23,8 cm) garantieren.

Die Dicke des NaJ(Tl)-Kristalls einer zur FDG-Szintigraphie eingesetzten Gam-makamera sollte zwischen 3/8 Zoll und 1/2 Zoll liegen. Die dünnere Variante besitzt

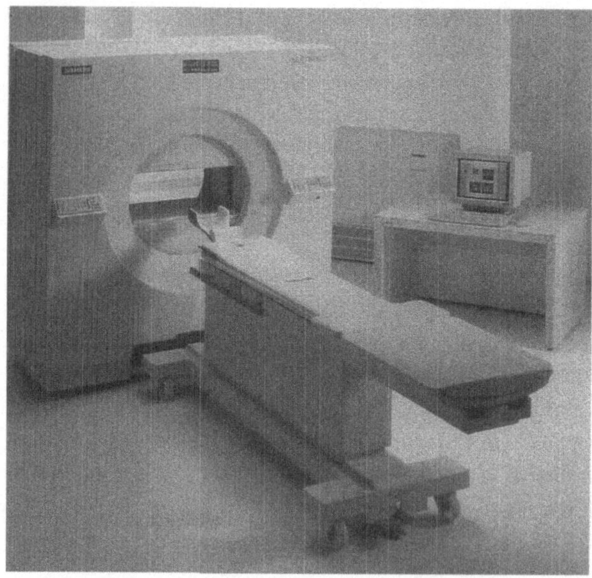

Abb. 15.1. Für die Registrie-rung von 511-keV-Vernich-tungsstrahlung modifizierte Doppelkopfgroßfeld-SPECT-Gammakamera Multispect II (Siemens, Erlangen) mit in einer Doppelringgantry befe-stigten Rechteckdetektoren

eine Detektionswahrscheinlichkeit von etwa 28 % für Vernichtungsstrahlung. Der dickere Kristall hat mit 36 % eine um etwa 30 % bessere Empfindlichkeit [16]. Die höhere Empfindlichkeit zieht hierbei aber eine reduzierte intrinsische geometrische Auflösung nach sich. Bei Kameras der neuesten Gerätegeneration sind hier allerdings auch mit dem stärkeren Kristall Werte von $\leq$ 4,7 mm erzielt worden [17, 18].

Wichtig ist eine ausreichende seitliche Bleiabschirmung der Detektoren. Bei den meisten kommerziell erhältlichen Systemen ist diese Abschirmung für den Energiebereich zwischen 100 und 400 keV ausgelegt. Dies kann zu Artefakten führen. Bei der Aufnahme einer mit einem Positronenstrahler befüllten Flächenquelle, die wesentlich über das Gesichtsfeld des Kollimators hinausreicht, sind solche seitlichen Einstrahlungen leicht als Aktivitätskranz an den Bildrändern erkennbar. Dieser Effekt kann auch durch eine Schwachstelle am Übergang Kollimator–Detektorrand hervorgerufen sein. Eine Abschirmung mit 25 mm Blei wurde als ausreichend beschrieben [19–21]. Nach eigenen Erfahrungen erscheint uns diese Dicke allerdings als nicht adäquat. Die Detektoren der von uns eingesetzten Kamera haben eine verstärkte Bleiabschirmung von 33 mm. Aber auch so bewehrt ist gelegentlich ein geringer Effekt seitlicher Einstrahlung nachweisbar.

Da bei der FDG-SPECT des Herzens Doppelisotopenstudien unter gleichzeitiger Verwendung eines Perfusionsmarkers von Vorteil sind, sollte die Kamera 4 getrennt auswertbare Energiekanäle besitzen. Hiervon werden 2 zur Akquisition der beiden Energiepeaks benötigt, die beiden übrigen dienen zur Comptonkorrektur und zur Korrektur der Einstreuung in das niederenergetische Fenster. Es ist davon auszugehen, daß diese Einstreuung etwa 30 % der im 511-keV-Fenster registrierten Ereignisse beträgt. Durch die Verwendung einer Aktivitätsrelation von 925 MBq ^{99m}Tc-MIBI zu 370 MBq ^{18}FDG kann z. B. der Einstreuungsanteil im niederenergetischen Fenster auf 3–7 % begrenzt werden [22]. Eigene Messungen mit 400–500 MBq ^{99m}Tc-MIBI und 700 MBq ^{18}FDG zeigten Einstreuanteile von 20–30 % der im Technetiumfenster registrierten Impulse.

15.5
Kollimatoren

Zur Kollimierung von 511-keV-Vernichtungsstrahlung sind spezielle Hochenergiekollimatoren erforderlich (Abb. 15.2). Ihre Septenlänge liegt zwischen 75 und 90 mm, die Septendicke variiert von 1,73–4,70 mm. Der Durchmesser der in der Regel hexagonalen Löcher beträgt 3,4–6,6 mm. Diese Kollimatoren werden aus Blei gegossen, ein Verkleben von Bleifolien, wie sie bei der Herstellung von Niederenergiekollimatoren praktiziert wird, ist hier nicht möglich. Das Gewicht eines solchen Kollimators beträgt 142–220 kg. Dieser hohen Belastung ist nicht jede Kameragantry gewachsen. Aus diesem Grund muß gelegentlich eine Einschränkung des Kollimatorgesichtsfeldes in Kauf genommen werden. Kommerziell verfügbar sind heute Kollimatoren mit einem Gesichtsfeld von bis zu 40 × 55 cm.

Septenlänge, Septendicke und Lochdurchmesser müssen so kombiniert werden, daß eine ausreichende geometrische Systemauflösung bei gleichzeitig akzeptabler Empfindlichkeit und niedriger Septenpenetration realisiert werden.

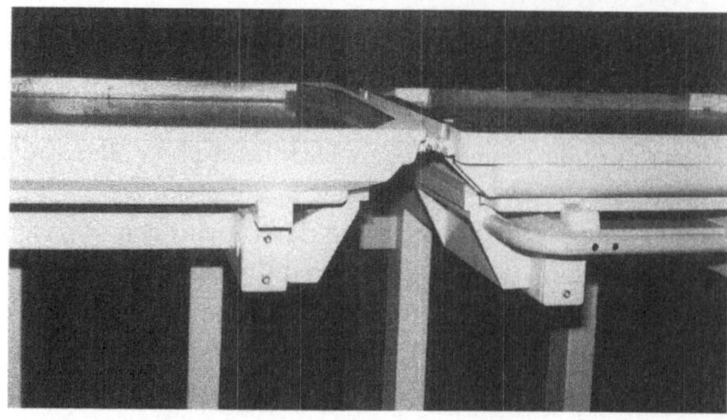

Abb. 15.2. Ultrahochenergie-kollimatoren für die Detektion von Vernichtungsstrahlung mit einer Septenlänge von 75 (*links* im Bild) und 90 mm. Das Gewicht der Kollimatoren beträgt 208 bzw. 220 kg

Die *geometrische Näherung der Septenpenetration* wird zwischen 1,8 und 8,6 % angegeben. Tatsächlich liegen die so berechneten Werte deutlich zu niedrig. 12–52 % ergeben sich – je nach Kollimator – unter Verwendung realistischerer Abschätzungsverfahren [17, 18, 22, 23].

Die *Empfindlichkeit* von mit solchen Kollimatoren versehenen Systemen liegt zwischen 61 und 222 cpm/37 kBq eines Positronenstrahlers. Im niedrigen Energiebereich beträgt sie nur ungefähr 30 % eines hochauflösenden Kollimators [15, 17, 18, 23].

Die *geometrische Auflösung* wird mit 10,9–15,0 mm (FWHM, 10 cm Abstand in Luft) bzw. 11,3–17,0 mm (FWHM, 10 cm Abstand in Wasser) angegeben [15, 17, 18, 20, 23]. Für die Zukunft ist technisch bedingt keine wesentliche Verbesserung der Systemauflösung zu erwarten. Allerdings ist sie mit den bei der Thalliumszintigraphie erreichbaren Werten vergleichbar [20]. An dieser Stelle sei auch erwähnt, daß die Detailerkennbarkeit in der myokardialen Vitalitätsdiagnostik nicht eine solche Rolle spielt wie bei onkologischen oder neurologischen Fragestellungen, auch weil selbige schon durch die natürliche Bewegung des Herzens unter der Akquisition limitiert ist.

15.6
SPECT-Akquisition von Vernichtungsstrahlung

Zur Akquisition der 511-keV-SPECT werden sowohl 180°- als auch 360°-Studien beschrieben. Wesentliche Unterschiede bestehen wohl nicht in den Ergebnissen, ein Autor bewertet die 180°-Studienresultate sogar als besser als die Tomogramme nach 360°-Akquisition [23]. Die Schrittlänge variiert zwischen 3 und 6°, die Aufnahmezeit pro planarem Bild von 15–60 s. Eine Pixelmatrix von 64 × 64 ist in der Regel ausreichend.

Die Breite des Energiefensters sollte 10–15 % betragen, die Koregistrierung in einem zweiten Energiefenster unterhalb des Photopeaks zum Zweck der Comptonkorrektur ist wünschenswert. Bei der Durchführung von Doppelisotopenstudien zum Zweck der simultanen Darstellung von Perfusion und Glukosemetabolismus wird in bis zu 4 Fenstern akquiriert (s. oben).

Die Pixelmatrix darf – je nach verwendetem Zoomfaktor – nicht zu groß gewählt werden, da sich bei Aufnahmen in Matrizen, deren Pixelgröße kleiner als die Septen-

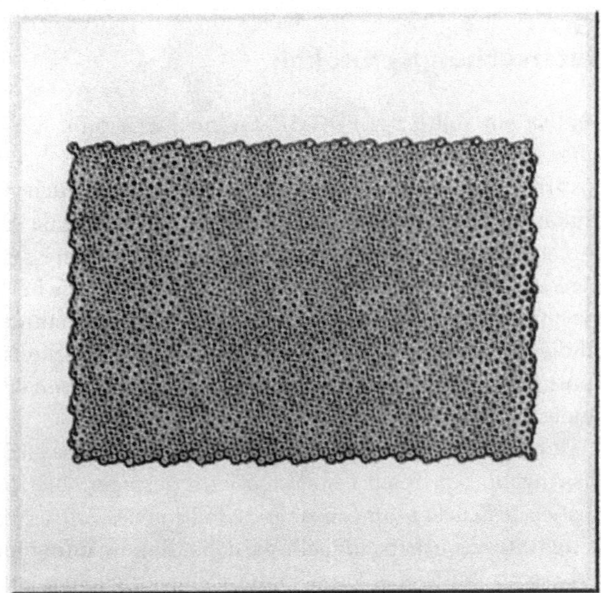

Abb. 15.3. Flood-Aufnahme einer mit ^{18}Fluor gefüllten Flächenquelle. Aufnahmematrix 256 × 256 Pixel. Deutlich ist die Abbildung des Kollimatormusters zu erkennen (Erklärung s. Text)

dicke ist, das Bild des Kollimators der eigentlichen Bildinformation überlagert. Hierbei hängt die Sichtbarkeit des Lochmusters, d. h. die örtliche Varianz der Abbildung, von der inhärenten Auflösung der Gammakamera ab [24]. Um eine Ortsinvarianz der Abbildung zu erreichen, muß der Lochabstand d + s des Kollimators (d = Durchmesser der Bohrungen, s = Septendicke) kleiner oder gleich der inhärenten Auflösung der Kamera sein. Bei Auftreten dieses Effektes ist u. U. der Einsatz glättender Filter zur Verringerung der Ortsvarianz angezeigt (Abb. 15.3).

Aufgrund der kurzen HWZ von ^{18}Fluor ist nach der SPECT-Akquisition eine Zerfallskorrektur der planaren Szintigramme erforderlich, da die Akquisitionszeiten bis zu 30 min betragen.

Die Frage, ob bei der FDG-SPECT die Anwendung einer Schwächungskorrektur sinnvoll ist, wird kontrovers diskutiert. Nach unseren Erfahrungen führen solche Verfahren zu keiner Verbesserung der Resultate.

Zur Rekonstruktion wird derzeit die *gefilterte Rückprojektion* eingesetzt, meist unter Verwendung eines Butterworth-Filters unterschiedlicher Spezifikation. Für die Zukunft ist der Einsatz iterativer Rekonstruktionstechniken für die FDG-SPECT wünschenswert, da mit diesen Verfahren eine bessere Qualität der Tomogramme erzielt werden kann.

Die Dokumentation der SPECT-Schnitte geschieht – wie üblich – als oblique Kurz- und Längsachsenschnitte.

15.7
Untersuchungsprotokoll

Der Patient sollte zur FDG-SPECT nüchtern sein. Ein Intervall von 12 h ist wünschenswert, beschrieben sind auch lediglich 5 h Nahrungskarenz [19]. Wie bei der Positronen-Emissions-Tomographie (PET) wird auch die FDG-SPECT nach oraler Glukosebelastung oder unter dem sog. „euglycemic hyperinsulinemic clamping" durchgeführt. Ziel dieser Technik ist es, vergleichbare metabolische Bedingungen für alle Patienten herzustellen, was insbesondere für die bei der PET mögliche Quantifizierung wichtig ist, und des weiteren die FDG-Aufnahme des gesunden, normal perfundierten Myokards zu steigern. Dies ist für die Rekonstruktion von Vorteil, da die Kontur des linken Ventrikels auch erkennbar ist, wenn kein oder nur wenig hibernierendes Myokard vorhanden ist.

Durch die beim „clamping" verabreichte Glukose steigt der Blutzuckerspiegel an, das Angebot an freien Fettsäuren wird geringer. Dies führt im Myokard zu einem Anstieg des Zucker- und zu einer Reduktion des Fettsäureumsatzes. Durch die gleichzeitige intravenöse Insulingabe wird die Glukoseaufnahme des Myokards noch weiter verbessert. Bei Diabetikern können Schwierigkeiten auftreten, d. h. aufgrund ihres veränderten Glukosemetabolismus kann die Darstellung des gesunden Herzmuskels scheitern.

Von unserer eigenen Gruppe ist eine Technik des „clamping" für die FDG-SPECT entwickelt worden, die auch bei Diabetikern eine zuverlässige Darstellung des Myokards erlaubt. Hierbei werden dem nüchternen Patienten simultan 0,2 IE Altinsulin/kg KG, 0,2 g Glukose/kg KG und 400 MBq FDG i. v. injiziert.

Nach der Injektion folgt eine Wartezeit zwischen 45 und 60 min, manche Autoren haben sogar Intervalle bis 2,5 h nach Injektion beschrieben [15, 23]. Die FDG-Anreicherung im Myokard entspricht einer Sättigungskurve, die nach etwa 1 h in ein Plateau übergeht. Somit wird nach der empfohlenen Wartezeit eine maximale Anreicherung und somit auch ein bestmöglicher Kontrast erreicht.

Da eine adäquate Interpretation der FDG-SPECT nur im Vergleich mit entsprechenden Perfusionsschnittbildern möglich ist, wird neben der eigentlichen FDG-Studie noch die Akquisition einer Myokardperfusionsszintigraphie notwendig. Diese kann der FDG-SPECT vorangehen, oder sie kann später erfolgen. Elegant, um exakt gleichliegende Tomogramme zu erhalten, ist die simultane Akquisition von Perfusions- und Metabolismusstudie in Doppelisotopentechnik. Als Radiopharmaka stehen hierzu die technetiummarkierten Perfusionsmarker zur Verfügung. Beschrieben wird hierzu z. B. ein Protokoll mit gleichzeitiger Injektion von 370 MBq FDG und 925 MBq ^{99m}Tc-MIBI, eine Stunde nach oraler Glukosebelastung [22]. Unsere Arbeitsgruppe injiziert das Tc-MIBI zuerst, 1 h später kann dann eine reine Perfusionsruhe-SPECT akquiriert werden, die zur Kontrolle der später simultan akquirierten Perfusionsstudie herangezogen werden kann. Dieses Procedere gibt zusätzliche Sicherheit, wenn eine Beeinträchtigung der Bildqualität im niederenergetischen Technetiumfenster bei der später durchgeführten Doppelisotopenstudie auftreten sollte. Die Erfahrung zeigt aber, daß dem in der Regel nicht so ist. Nach der MIBI-SPECT folgt dann die Glukose-, Insulin- und FDG-Applikation. Nach der erforderlichen Wartezeit wird

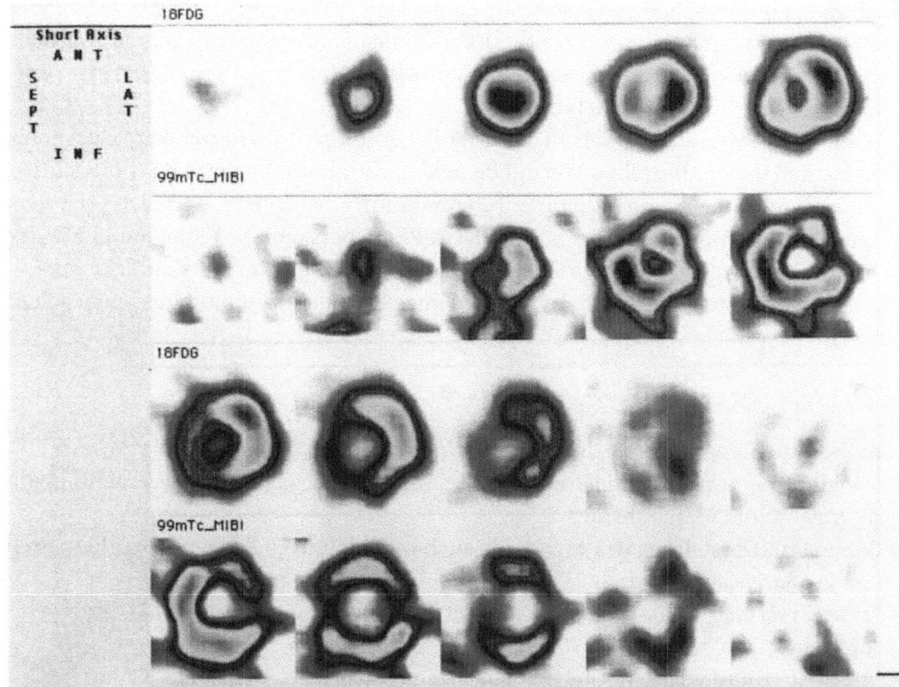

Abb. 15.4. Doppelisotopen-SPECT mit 500 MBq ^{18}F-FDG und 400 MBq ^{99m}Tc-MIBI zur simultanen Darstellung von Glukosemetabolismus *(Reihe 1, 3)* und Perfusion *(Reihe 2, 4)*. Bei diesem Patienten mit einer schweren koronaren Dreigefäßerkrankung und Zustand nach Infarkt der Lateralwand zeigt sich ein deutliches und ausgedehntes „mismatch" im Bereich der Vorderseitenwand als Hinweis für hibernierendes Myokard

die entscheidende Aufnahme in mindestens 2, bestenfalls 4 Energiefenstern mit einer Breite von 10–15 % durchgeführt. 2 der Fenster entsprechen den beiden Peaks bei 140 und 511 keV. Weitere Fenster unterhalb des 511-keV-Fensters zur Comptonkorrektur desselben und oberhalb des 140-keV-Fensters zur Korrektur der Einstreuung in dieses durch die Streustrahlung des ^{18}Fluor tragen wesentlich zur Güte der Ergebnisse bei.

Ein klinisches Beispiel für den Nachweis von hibernierendem Myokard unter Verwendung der beschriebenen Technik ist in Abb. 15.4 dargestellt.

15.8
Klinische Wertigkeit

Die mit der FDG-SPECT erreichbare Qualität der Tomogramme bewerten wir positiv. Die Interpretation der Szintigramme bereitet keine Probleme. Dasselbe gilt für die z. T. in Doppelisotopenstudien mit den 511-keV-Kollimatoren akquirierten Perfusionstomogramme mit ^{99m}Tc-MIBI [22, 25]. Zwar ist mit einem Low-energy-high-resolution(LEHR)-Kollimator eine deutlich bessere räumliche Auflösung zu erreichen, doch die diagnostische Information ist äquivalent. Delbeke et al. fanden mit einem solchen Kollimator bei der MIBI-SPECT bei Untersuchung von 15 Patienten eine Sensitivität von 100 % für den Nachweis einer koronaren Herzkrankheit (KHK), der positive Vorhersagewert war 93 % [22].

Obwohl die Bildqualität der PET besser ist, ergibt sich hierdurch kein relevanter Unterschied in der klinischen Wertigkeit beider Verfahren. Zu diesem Schluß kamen Burt et al. 1995, die bei 20 Patienten Ruhethallium, FDG-SPECT und FDG-PET verglichen hatten. Hierbei zeigten in der FDG-SPECT bei 8 von 20 Patienten 21,7 % der myokardialen Segmente ein „mismatch", bei der FDG-PET ergab sich bei 7 von 20 Patienten ein Anteil von 23,3 % [15]. Die geringe Patientenzahl muß hierbei beachtet werden.

Vorteile der FDG-SPECT

- hohe Patientenakzeptanz durch kurze Untersuchungszeiten,
- Möglichkeit von Doppelisotopenstudien mit perfekt simultaner Darstellung von Perfusion und Metabolismus,
- komplette Darstellung des Myokards auch bei dilatativer Kardiomyopathie durch ein großes Gesichtsfeld,
- gutes Preis-Leistungs-Verhältnis mit der Möglichkeit eines wirtschaftlichen Betriebes,
- logistische und wirtschaftliche Vorteile gegenüber dem Konzept „PET nur bei negativem ^{201}Thallium-SPECT" [12].

Obwohl die vorliegenden Ergebnisse zur Vergleichbarkeit von FDG-SPECT und FDG-PET diesen Schluß nahelegen, ist streng genommen *die klinische Wertigkeit der FDG-SPECT noch nicht ausreichend belegt.* In einer entsprechenden Studie sollte – entsprechend der Definition des „hibernating myocardium" – ein *ausreichend umfangreiches typisches Kollektiv vor* Revaskularisation mittels FDG-SPECT untersucht werden. Um die dokumentierten Fälle mit einem „mismatch" zu verifizieren, müßte direkt vor und einige Monate nach Intervention die globale und regionale myokardiale Motilität z.B. mittels Radionuklidventrikulographie mit Bestimmung der Ejektionsfraktion oder mittels 2D-Echokardiographie gemessen werden. Daneben sollte aber auch ein Follow-up des klinischen Zustands der Patienten (Herzinsuffizienz nach NYHA, pektanginöse Beschwerden nach CCS) erfolgen. Ein entsprechender Ansatz wurde von Bax et al. 1995 publiziert. Diese Gruppe untersuchte allerdings nur 15 Patienten. Hierbei konnte dokumentiert werden, daß 77 % der myokardialen Wandabschnitte mit einem „mismatch" in der FDG-SPECT nach Revaskularisation eine Verbesserung ihrer Kontraktilität erfuhren. Bei den hypokinetischen Segmenten ohne Vitalitätsnachweis hingegen war in 89 % der Fälle keine Verbesserung nachweisbar [26]. Eine frühere Arbeit dieser Gruppe kam zu ähnlichen Ergebnissen [19].

15.9
Aktueller Stand

Die FDG-SPECT war lange Zeit ein Stiefkind nuklearmedizinischen Interesses. Ihre aufnahmetechnischen Limitationen wurden als Argument genommen, sie als indiskutable Alternative neben der unbestritten überragenden PET abzutun. Allerdings hat die nahe Vergangenheit den westlichen Industrienationen eine Rezession beschert, die derzeit nicht nur in Deutschland und den Vereinigten Staaten zu einschneidenden Sparmaßnahmen im Gesundheitswesen führt. Die wesentlichen Kostenträger zeigen derzeit nur eine sehr begrenzte Bereitschaft, PET-Leistungen zu vergüten. Dies hat dazu geführt, daß die weit überwiegende Mehrheit dieser Geräte Zuschußobjekte geblieben sind. Die fragliche Wirtschaftlichkeit der PET in Verbindung mit der z. T. drastischen Kürzung von Mitteln für Lehre und Forschung bremst zudem die Verbreitung der Standorte. Die bestehenden deutschen Zentren sind nicht in der Lage, den Untersuchungsbedarf für die kardiale Vitalitätsdiagnostik, Onkologie und Neurologie zu decken.

In dieser Situation erlebt die FDG-SPECT derzeit einen deutlichen Aufschwung. Der Grund liegt in der Wirtschaftlichkeit der Methode. Während die Kosten für einen PET-Scanner um mindestens 1,5 Mio. DM, für ein komplettes PET-Zentrum mit Zyklotron gar bei mehreren Mio. DM liegen, ist für die FDG-SPECT – bei Vorhandensein einer geeigneten Gammakamera – lediglich die Anschaffung eines oder mehrerer Hochenergiekollimatoren, evtl. ergänzt durch geeignete Softwarepakete, erforderlich. Dies versetzt theoretisch alle in der näheren Umgebung eines Zyklotron gelegenen nuklearmedizinischen Abteilungen in die Lage, Vitalitätsdiagnostik zu betreiben. Die führenden Hersteller von Gammakameras haben diesen Trend erkannt und bieten aktuell entsprechende 511-keV-Optionen an. Ihr Preis liegt zwischen 20 000 und 30 000 DM pro Kollimator. Das Interesse an dieser Technologie ist derzeit groß, zu verlockend ist die Tatsache, daß der „break-even point" für FDG-SPECT z. B. in den USA bei derzeit 100 US-Dollar (plus Radiopharmakonkosten) pro Untersuchung liegt, daß aber bei der PET ein Wert von 1500–2.000 US-Dollar veranschlagt werden muß. Dies hat dazu geführt, daß in den Vereinigten Staaten derzeit über 100 dieser Systeme installiert sind [20].

Unter dem Druck des Marktes hat sich die technische Entwicklung auf diesem Gebiet beschleunigt. So wurde im April 1994 in Amsterdam ein erster internationaler Workshop mit Titel „Alternative Techniques for Imaging ^{18}F-FDG" veranstaltet. Hier wurden neben konventionellen Kamerasystemen mit Ultrahochenergiekollimatoren auch andere interessante Entwicklungen wie die 7-pinhole-Technik, Multiwire-Detektoren, ein hochauflösender PET-Scanner für Kleintiere und Lösungen für Koinzidenzmessungen diskutiert. In der letzten Zeit folgten weitere entsprechende Veranstaltungen in den USA.

Alle namhaften Firmen arbeiten heute an Lösungen zur Koinzidenzmessung von Positronenstrahlern mit Doppelkopfkameras. Die schwergewichtigen Hochenergiekollimatoren sind hierzu nicht mehr erforderlich. Erste Prototypen brauchbarer Lösungen wurden 1995 vorgestellt und fanden viel Beachtung. Allerdings haben sie noch den Nachteil eines recht beschränkten Untersuchungsvolumens (wie z. B. des

Gehirns), was durch den drastischen Abfall der Empfindlichkeit solcher Koinzidenz-systeme zum Detektorrand hin bedingt ist.

Für die Zukunft bleibt abzuwarten, welches Schicksal die beiden alternativen Methoden zur myokardialen Vitalitätsdiagnostik erfahren werden. Als abschlie-ßende Bemerkung sei allerdings erlaubt, daß es trotz wirtschaftlich schwieriger Zei-ten wünschenswert wäre, sowohl zum Wohle des Kranken als auch im Dienste des medizinischen Fortschritts, baldmöglichst eine flächendeckende Versorgung mit PET-Zentren zu erreichen, um eine bestmögliche Diagnostik nicht nur für kardiolo-gische Patienten zu realisieren. Bevor dieser Zustand erreicht ist, bleibt FDG-SPECT eine diskussionswürdige Alternative.

Literatur

1. Berberich R, Hanser A, Schmidt EL et al. (1984) Myokardszintigraphie und Bestimmung der relativen Myokardperfusion mit einem reinen Rb-81/Kr-81m-Gemisch. In: Höfer R, Bergmann H (Hrsg) Radioaktive Isotope in Klinik und Forschung Bd 16, 1. Teil. Egermann, Wien, S 215–218
2. Hoflin F, Ledermann H, Noelpp U, Weinreich R, Rosler H (1989) Routine ^{18}F-2-deoxy-2-flu-oro-D-glucose (^{18}F-FDG) myocardial tomography using a normal large field of view gamma camera. Angiology 40: 1058–1064
3. Maes A, Flameng W, Nuyts J, Borgers M, Shivalkar B, Ausma J, Bormans G, Schiepers C, De Roo M, Mortelmans L (1994) Histological alterations in chronically hypoperfused myocar-dium. Circulation 90: 735–745
4. Maddahi J, Schelbert H, Brunken R, Di Carli M (1994) Role of thallium-201 and PET Imaging in evaluation of myocardial viability and management of patients with coronary artery dis-ease and left ventricular dysfunction. J Nucl Med 35: 707–715
5. Wienhard K, Wagner R, Heiss WD (eds) (1989) PET. Grundlagen und Anwendungen der Positronen-Emissions-Tomographie. Springer, Berlin Heidelberg New York
6. Saha GB (ed) (1992) Fundamentals of nuclear pharmacy, 3rd edn. Springer, Berlin Heidelberg New York
7. Ido T, Wan CN, Fowler JS, Wolf AP (1977) Fluorination with F_2-2. A convenient synthesis of 2-FDG. J Org Chem 42: 2341–2342
8. Bida GT, Satyamurthy N, Barrio JR (1984) The synthesis of 2-(F-18) fluoro-2-deoxy-D-glucose using glycals. A reexamination. J Nucl Med 25: 1327–1334
9. Hamacher K, Coenen HH, Stöcklin G (1986) Efficient stereospecific synthesis of no-carrier-added 2-(F-18)-fluoro-2-deoxy-D-glucose using aminopolyether supported nucleophilic substitution. J Nucl Med 27: 235–238
10. Ido T, Wan CN, Casella V, Fowler JS, Wolf AP, Reivich M, Kuhl DE (1978) Labeled 2-deoxy-D-glucose analogs. F-18 labeled 2-deoxy-2-fluoro-D-glucose, 2-deoxy-2-fluoro-D-mannose and 14-C-2-deoxy-2-fluoro-D-glucose. J Lab Comp Radiopharm 14: 175–183
11. Altehoefer C, vom Dahl J, Buell U, Uebis R, Kleinhans E, Hanrath P (1994) Comparison of thallium-201 single-photon emission tomography after rest injection and fluorodeoxyglu-cose positron emission tomography for assessment of myocardial viability in patients with chronic coronary artery disease. Eur J Nucl Med 21: 37–45
12. Bonow RO, Berman DS, Gibbons RJ, Johnson LL, Rumberger JA, Schwaiger M, Wackers FJTh (1991) Cardiac positron emission tomography. Circulation 84: 447–454
13. Dilsizian V, Perrone-Filardi P, Arrrighi JA, et al. (1993) Concordance and discordance bet-ween stress-redistribution-reinjection and rest-redistribution thallium imaging for asses-sing viable myocardium. Circulation 88: 941–952
14. Tamaki N, Ohtani H, Yamashita K, et al. (1991) Metabolic activity in the areas of new fill-in after thallium-201 reinjection: comparison with positron emission tomography using fluo-rine-18-deoxyglucose. J Nucl Med 32: 673–678
15. Burt RW, Perkins OW, Oppenheim BE, Schauwecker DS, Stein L, Wellman HN, Witt RM (1995) Direct comparison of fluorine-18-FDG SPECT, fluorine-18-FDG PET and rest thal-lium-201 SPECT for detection of myocardial viability. J Nucl Med 36: 176–179

16. Sorenson JA, Phelps ME (1987) Physics in nuclear medicine. Saunders, London
17. Schaefer A, Oberhausen E (1995) Testmessungen an der Multispect-2-Gammakamera zum Nachweis von 511-keV-Gammastrahlung. Nucl Med 34: 40–46
18. Schaefer A, Reiche W, Kirsch C-M, Piepgras U (1995) Single photon emission computed tomography of brain tumours using 18fluorodeoxyglucose: methodical aspects and first results. Eur J Nucl Med 22: 809 (Abstr)
19. Bax JJ, Visser FC, van Lingen A, Huitink JM, Kamp O, van Leeuwen GR, Visser GWM, Teule GJJ, Visser CA (1993) Feasibility of assessing regional myocardial uptake of ^{18}F-fluorodeoxyglucose using single photon emission computed tomography. Eur Heart J 14: 1675–1682
20. Drane WE, Abbott FD, Nicole MW, Mastin ST, Kuperus JH (1994) Technology for FDG SPECT with a relatively inexpensive gamma camera. Radiology 191: 461–465
21. Drane WE, Nicole MW, Mastin ST, Kuperus JH (1995) SPECT with 2-[fluorine-18]fluoro-2-deoxy-D-glucose (FDG). Radiology 197: 341–343
22. Delbeke D, Videlefsky S, Patton JA, Campbell MG, Martin WH, Ohana I, Sandler MP (1995) Rest myocardial perfusion/metabolism imaging using simultaneous dual-isotope acquisition SPECT with technetium-99m-MIBI/fluorine-18-FDG. J Nucl Med 36: 2110–2119
23. Martin WH, Delbeke D, Patton JA, Hendrix B, Weinfeld Z, Ohana I, Kessler RM, Sandler MP (1995) FDG-SPECT: correlation with FDG-PET. J Nucl Med 36: 988–995
24. Newiger H, Jordan K (1985) Optimization of collimators for imaging positron emitters by a gamma camera. Eur J Nucl Med 11: 230–234
25. Alexander C, Oberhausen E (1995) Myocardial scintigraphy. Sem Nucl Med 25: 195–201
26. Bax JJ, Visser FC, van Lingen A, Visser CA, Teule GJJ (1995) Myocardial F-18 fluorodeoxyglucose imaging by SPECT. Clin Nucl Med 20: 486–490

16 Untersuchungen des myokardialen Fettsäurestoffwechsels mit Hilfe der SPECT

J. Kropp

16.1
Einleitung

Langkettige Fettsäuren sind die hauptsächlichen Substrate, aus deren Verstoffwechselung über die β-*Oxidation* die normoxische Myokardzelle ihre Energieversorgung sichert. Tracer dieser Stoffklasse repräsentieren daher potentielle Substrate, um Herzkrankheiten nachzuweisen. Neuere Publikationen diskutierten Aspekte der Entwicklung, Pharmakokinetik und der klinischen Anwendung von radiojodierten geradkettigen und methylverzweigten Fettsäuren [1, 2, 3].

Die Darstellung des menschlichen Herzens mit Fettsäuren wurde zuerst 1965 unter Verwendung von [131]J-Ölsäure publiziert [4]. Seither hat die Verwendung von radiojodierten Fettsäuren für die Darstellung des Myokards viele Untersucher fasziniert.

16.2
15-(p-Jodphenyl)Pentadekansäure (IPPA oder p-IPPA)

Um die [123]J-Verbindung zu stabilisieren, wurde die Verbindung IPPA entwickelt [5]. Die Entwicklung basiert auf den Arbeiten von Knoop [6], der mit ω-phenylsubstituierten geradkettigen Fettsäuren deren Katabolismus über die β-Oxidation zeigen konnte. SPECT-Aufnahmen mit IPPA sind möglich, allerdings muß das Untersuchungsprotokoll sorgfältig geplant werden, speziell hinsichtlich einer Belastung. Der Einfluß der Molekülstruktur auf den Traceruptake wurde untersucht [5, 7] mit günstigsten Werten für IPPA (Uptake: 34 % Dosis/g, Dejodierung: 1 %).

Das Stoffwechselverhalten von IPPA ist vergleichbar mit dem des physiologischen Substrats Palmitinsäure [8], und der Katabolismus von IPPA unterliegt den „normalen" biochemischen Stoffwechselwegen für Fettsäuren [9]. Die Pharmakokinetik von IPPA ist daher eng mit dem myokardialen O_2-Bedarf und -verbrauch verbunden [10], der wiederum stark vom Blutfluß abhängt. Es konnte gezeigt werden, daß die Aufnahme von IPPA in die Herzzelle blutflußkorreliert erfolgt [11].

16.2.1
Untersuchungsprotokolle

Zur Diagnose der koronaren Herzkrankheit (KHK) wurde der Tracer in verschiedenen Studien unter maximaler Belastung appliziert [12–14]. Die Ergebnisse sind jedoch enttäuschend. Dies könnte im Laktatserumspiegel begründet sein, der unter

Belastung bis um das 6fache ansteigen kann [15]. Laktat, als Konkurrenzsubstrat, interferiert mit der Verstoffwechselung von Fettsäuren [16], und bei erhöhten Serumspiegeln ist es für ca. 85 % der generierten Energie verantwortlich. Dies wurde sowohl am anästhesierten [17, 18] und wachen Tier [19, 20] als auch an Probanden [21] gezeigt. Fettsäuren werden unter diesen Umständen bevorzugt in die myokardialen Speicherpools verestert, so daß daraus eine stark verlangsamte Kinetik resultiert. In einer exemplarischen Patientenstudie konnte dies gezeigt werden [22]. Zusätzlich existieren Hinweise, daß auch Pyruvat die β-Oxidation in ähnlicher Weise stört [23].

Die Annahme, daß Laktat mit dem metabolischen Schicksal der IPPA interferiert, wird auch durch das Ergebnis einer Studie gestützt [12]: In Ruhestudien wurde bei normalen Probanden ein 50 % schnellerer IPPA-Umsatz nachgewiesen, verglichen mit demjenigen unter maximaler Belastung. Vorteilhaft war eine Semiquantifizierung der IPPA-Szintigramme gegenüber der rein visuellen Auswertung, da ungefähr 30 % der insgesamt durchblutungsgestörten Segmente nur über ihren prolongierten Turnover als „ischämisch" identifiziert werden konnten. Eine ähnliche Tendenz wurde in den Untersuchungen von Hansen et al. beschrieben [13].

Auch wurde der IPPA-Turnover im Myokard gesunder Probanden unter verschiedenen Belastungsbedingungen [24] untersucht. Der IPPA-Umsatz stieg um 7 %, wenn Ruhewerte mit denen unter submaximaler Belastung verglichen wurden. Die Stoffwechselraten sanken aber um 4 % im Fall der Injektion des Präparates unter maximaler Belastung. Andere Autoren zeigten, daß IPPA-Aufnahme und -Verstoffwechselung bei hohen Belastungsstufen entkoppelt werden [25].

Alternativ wurden Untersuchungsprotokolle mit submaximaler Belastung vorgeschlagen [26, 27] mit dem Ziel den Uptake des Tracers zu steigern und nicht, um eine akute Ischämie zu provozieren. Der Anstieg der Konkurrenzsubstrate im Serum während einer submaximalen Belastung ist nicht signifikant (Laktat: [28], Pyruvat: [29]). Diese Protokolle verwendeten eine sequentielle SPECT-Akquisition, um eine Semiquantifizierung der Tracerstoffwechselraten zu ermöglichen.

Kürzlich wurden Studien veröffentlicht, die das Ziel hatten, Myokardvitalität nachzuweisen bzw. die Normalisierung einer prätherapeutisch gestörten Kontraktion nach einer Revaskularisation vorherzusagen [30]. Diese Untersuchungen wurden in Ruhe unternommen; es erfolgte eine Semiquantifizierung der Schichten, und die Ergebnisse wurden mit denen von Thallium-Reinjektionsuntersuchungen verglichen [31]. Die Autoren folgerten, daß aus dem Aufnahmemuster von IPPA auf den Zustand der linksventrikulären Funktion geschlossen werden kann und aus Analysen der IPPA-Stoffwechselraten auf die Wiederherstellung der kontraktilen Myokardfunktion. Ergab sich in der IPPA-SPECT der Hinweis auf Vitalität eines Myokardareals mit einer Akinesie oder Hypokinesie, so führte diese Befundkonstellation zu einer Verbesserung der Ejektionsfraktion und der Wandbewegung nach Revaskularisation.

Eine Arbeit [32] beschäftigte sich mit der IPPA-Szintigraphie im Vergleich zur ^{201}Tl-Szintigraphie nach Injektion unter Ruhebedingungen, wobei die linksventrikuläre Funktion vor und nach einer revaskularisierenden Therapie dokumentiert wurde. Die IPPA-Schichten ließen wesentlich mehr reversible Defekte erkennen als die Tl-Tomographien, und die Reversibilität in den Fettsäurebildern stand in guter Übereinstimmung mit einer Verbesserung der globalen Ventrikelfunktion nach der Therapie.

Nach diesen Ausführungen und im Hinblick auf die weltweite Literatur scheint ein Untersuchungsprotokoll mit submaximaler Belastung oder in Ruhe dem Tracer am angemessensten.

Bei submaximaler Belastung sollte generell eine Grenze von 100 W nicht überschritten werden und diese Grenze bei nichttrainierten Patienten entsprechend herabgesetzt werden. Nach unseren Erfahrungen, begründet auf Laktatmessungen bei ca. 200 Untersuchungen, kann die Belastungsgrenze abgeschätzt werden aus dem Allgemeinzustand, „biologischem Alter" und körperlichem Aspekt des Patienten sowie am Herzfrequenzanstieg unter der Belastung, was allerdings eine gewisse Erfahrung voraussetzt. Obwohl keine generelle Regel aufgestellt werden kann, sollte ein 50%iger Anstieg der Herzfrequenz nicht überschritten werden bei einem Maximum von 115 Schlägen/min. Injiziert werden 200 MBq ^{123}J-IPPA auf der maximalen Belastungsstufe, und die Belastung wird 1 min fortgesetzt. Die SPECT-Akquisition *muß* zwischen 4 und 5 min nach Injektion gestartet werden bei einer Akquisitionsdauer von 15 min. Nach einer exakt 15minütigen Pause wird ein zweites SPECT mit identischen Aufnahmeparametern gestartet. Für dieses Aufnahmeprotokoll existieren Normalwerte für den Turnover des Tracers [29]. Bei Injektion in Ruhe wird ein identisches Aufnahmeprotokoll angewandt. Es sind andere Akquisitionsprotokolle vorgeschlagen worden mit schneller sequentieller Aufnahme, die aber bislang nicht abschließend bewertet werden können.

16.2.2
Reine Flußmarker vs. IPPA

Einige Studien beschäftigten sich mit dem Vergleich „reiner" Flußmarker mit ^{123}J-IPPA. Es wurde ^{123}J-IPPA mit ^{99m}Tc-MIBI und/oder ^{201}Tl verglichen [32–35]. Die Autoren schließen aus ihren Ergebnissen, daß die IPPA-Szintigraphie eine gleich gute oder sogar bessere Sensitivität im Nachweis der KHK zeigt bei gleichzeitig höherer Spezifität. Andere Autoren deuteten an, daß die IPPA-Szintigraphie bezüglich der Abgrenzung *vitalen Myokards* besser geeignet ist als die Untersuchung mit MIBI [36] oder Tl [32]. 47 % der Segmente mit einem persistierenden Defekt im Tl-Szintigramm ließen eine IPPA-Aufnahme erkennen, während Tl im Nachweis der Ischämie bessere Ergebnisse lieferte.

Ein klinisches Beispiel ist in Abb. 16.1 a dargestellt. Gezeigt werden jeweils 5 Schnitte der Fettsäure-, MIBI- und Tl-Untersuchung eines Patienten. Es ist erkennbar, daß in der IPPA-Untersuchung die Vitalität der Vorderwand, des Septums und Teilen der inferioren Hinterwand neben bestehenden narbigen Veränderungen verläßlicher bejaht und der Patient mit Erfolg einer revaskularisierenden Therapie unterzogen werden konnte. Abbildung 16.1 b zeigt die IPPA-Turnoverwerte aus der semiquantitativen Analyse der Schichten.

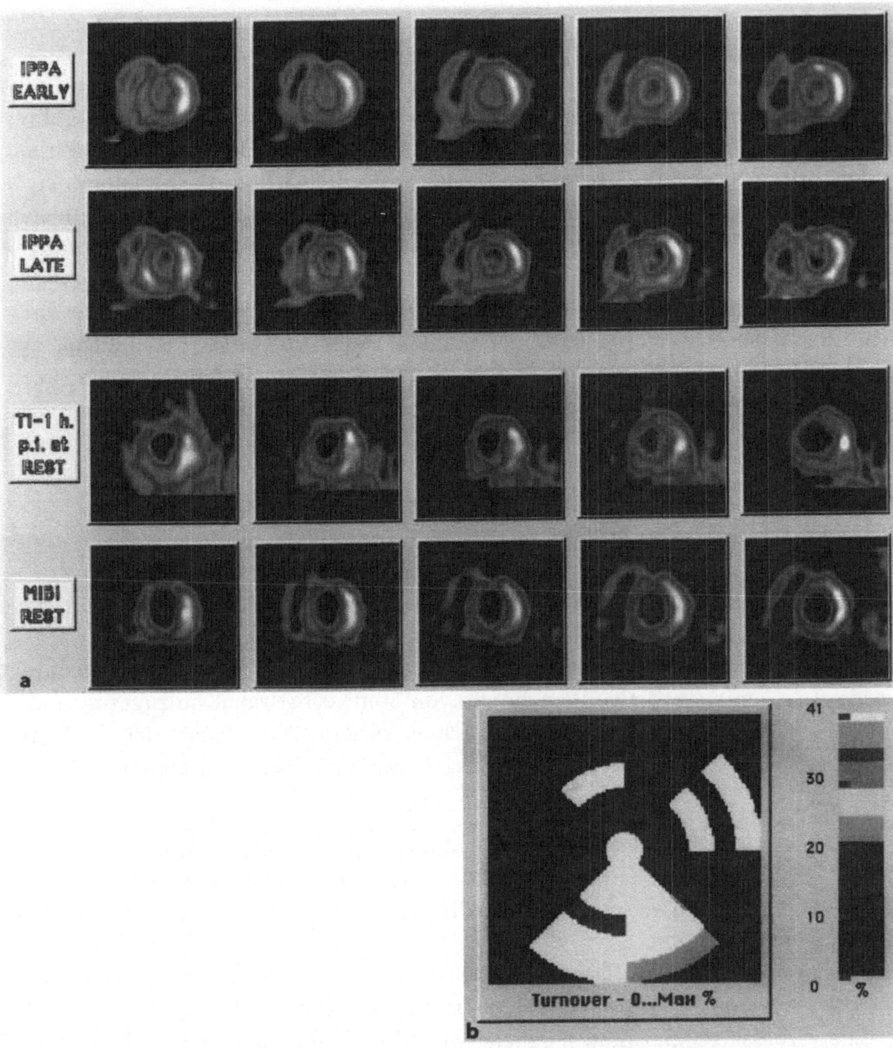

Abb. 16.1 a Untersuchungen bei einem Patienten mit koronarer Herzkrankheit (50%ige Stenose der RCX und 100 % der LAD, Zustand nach Vorderwandinfarkt, Vorderwandspitzenaneurysma). 5 kurze Herzachsenschnitte der frühen (*EARLY* , 5–20 min p.i.), späten (*LATE* , 35–50 min p.i.) ^{123}J-IPPA-, ^{99m}Tc-MIBI- und ^{201}Tl-SPECT-Aufnahmen. Die Injektion von IPPA erfolgte unter einer submaximalen Belastung, während MIBI und Tl in Ruhe appliziert wurden. Im IPPA-Szintigramm ergibt sich im Gegensatz zu den MIBI-Aufnahmen kein Hinweis auf eine Alteration der inferioren Hinterwand oder des inferioren Septums. Die Infarktzone im Bereich der Vorderwand erscheint im IPPA-Szintigramm kleiner im Vergleich mit den anderen Tracern. Das anteriore Septum zeigt sich in den IPPA-Schichten im Gegensatz zu den anderen Tracern normal anreichernd. Zusammenfassend zeigen sich im Fettsäureszintigramm wesentlich größere Anteile des Myokards vital, die Therapieentscheidung beeinflussend. **b** „Bull's eye plot" der IPPA-Turnoverwerte: Verglichen mit einem Normalkollektiv [29] zeigen sich in Übereinstimmung mit dem Koronarangiogramm normale Werte für das RCA-Versorgungsgebiet und pathologische (auf dem Boden einer Ischämie) für das LAD- und RCX-Versorgungsgebiet

16.2.3
Katabolismus von IPPA

In einer Studie wurde die Gaschromatographie benutzt, um die Metaboliten vor ihrer massenspektroskopischen Charakterisierung zu trennen (GC-MS) [37], während andere Untersucher HPLC-Techniken („high performance liquid chromatography") mit nachfolgender „Fast-atom-bombardment-Massenspektroskopie" verwendeten (FAB-MS) [23]. In der FAB-MS wurde 3-(p-Jodphenyl-)Propensäure als Hauptmetabolit von IPPA nachgewiesen, während sich dieser in der GC-MS als 1-(p-Jodphenyl-)Benzoesäure erwies. Diese differenten Ergebnisse mögen auf verschiedenen experimentellen Bedingungen beruhen und bedürfen weiterer Untersuchungen. Die Resultate beider Veröffentlichungen demonstrieren jedoch, daß die Jodierung auch am Metaboliten stabil ist und daß der ursprüngliche Tracer der β-Oxidation unterliegt.

16.2.4
Koronare Herzkrankheit (KHK)

Die Ergebnisse klinischer Studien ergaben Anhalt dafür, daß der Nachweis der Ischämie, verglichen mit der Koronarangiographie, mit großer Präzision geführt werden kann [38]. Als Aufnahmetechnik diente die sequentielle SPECT, und zur Befundung wurde eine semiquantitative Berechnung von Stoffwechselraten hinzugezogen, die mit denen eines Normalkollektivs verglichen wurden. Die Vorteile der ^{123}J-IPPA-SPECT im Vergleich zu reinen Flußmarkern können wie folgt zusammengefaßt werden:

1) Niedrigere Strahlenbelastung verglichen mit ^{201}Tl oder ^{99m}Tc-MIBI.
2) Durchführung auch bei nicht maximal belastbaren Patienten möglich.
3) Verläßliche Diagnostik auch beim Hochrisikopatienten, da Studien sogar in Ruhe Erfolg versprechen.
4) Bislang ergibt sich kein Hinweis auf die Notwendigkeit des Absetzens herzwirksamer Medikamente ohne Qualitätsverlust der Untersuchung.
5) Eine verbesserte Spezifität, möglicherweise beruhend auf weniger falsch-positiven persistierenden Defekten.
6) Unabhängigkeit der Ergebnisse vom Stenosegrad und daher Unabhängigkeit des Nachweises einer Ischämie von der dominanten Stenose („culprit lesion").
7) Spezifischer Tracer zur Diagnostik der Herzbeteiligung bei verschiedenen (Kardio)myopathien mit zellulären metabolischen Defekten.

16.2.5
Katabolismus als Frühindikator der Ischämie

Obwohl es nicht generell akzeptiert ist, eine Ischämie unter submaximaler Belastung nachzuweisen, finden sich Hinweise in der Literatur, daß die Oxidation von Fettsäuren kritisch von der O_2-Versorgung abhängt [39] und somit vom Blutfluß, so daß der

Fettsäuremetabolismus in einem sehr frühen, asymptomatischen Stadium der Ischämie gestört sein kann, was mit radioaktiv markierten Fettsäuren nachweisbar wäre. Die diagnostische Basis der IPPA-Fettsäure-SPECT ist die Störung eines sehr sensiblen metabolischen Systems durch einen veränderten Fluß, auf den durch pathologische Stoffwechselraten des Tracers geschlossen wird.

Diese Ansicht wird durch die Ergebnisse von Parker et al. unterstützt, der die Herzen von Patienten mit KHK über den Vorhof stimulierte und das im Myokard entstandene Laktat maß [40]. Dieser Parameter kann als Zeichen für den Übergang der myokardialen Zelle zum anaeroben Stoffwechsel angesehen werden. Kurz nach Einsetzen der Stimulation konnte Laktat nachgewiesen werden, bei weitem früher als EKG-Veränderungen oder gar pektanginöse Schmerzen. Kurien u. Oliver leiteten ähnliche Schlußfolgerungen aus ihren tierexperimentellen Arbeiten ab, die zeigten, daß schon in frühen und symptomlosen Stadien der Ischämie die Veresterung freier Fettsäuren in die Speicherpools der Triglyceride gegenüber der β-Oxidation bevorzugt wird [41].

16.2.6
Aussagen zur Myokardvitalität mittels IPPA-SPECT

Es liegen Berichte vor, die sich mit dem Nachweis der myokardialen Vitalität befassen [32, 42].

Kuikka et al. [43] fanden bei Patienten mit Zustand nach Myokardinfarkt, daß eine Aufnahme von IPPA noch in 39 % der Segmente mit persistierendem Defekt im MIBI-Szintigramm festzustellen war und sogar in 25 % dieser Segmente vollkommen normal erschien. Verglichen mit der Thalliumreinjektion legte das IPPA-Szintigramm häufiger Vitalität nahe (51 % Tl vs. 74 % IPPA).

In einer Studie konnte nachgewiesen werden, daß der IPPA-Turnover der beste prädiktive Parameter im Hinblick auf die Verbesserung von regionalen Wandbewegungsstörungen nach der Therapie war [22]. Verbesserten sich die Raten des Fettsäureturnovers, so besserte sich in 86 % der Segmente auch die Wandbewegung. Im negativen Fall konnte kein Segment gefunden werden, das nach der Therapie gleichzeitig einen schlechten Fettsäurestoffwechsel und eine verbesserte Wandbewegung aufwies, d.h. daß Kontraktilität und Fettsäuremetabolismus eng miteinander verbunden sind.

Eine andere Studie verglich MIBI, MIBG und die IPPA-Aufnahme, um hibernierendes Myokard aufzuzeigen [44]. Innerhalb eines Jahres konnte eine Verbesserung der metabolischen Reserve nachgewiesen werden, ohne daß Änderungen der Perfusions- und Innervationsdefekte aufgetreten wären.

16.2.7
Kardiomyopathien

Nur eine begrenzte Anzahl von Studien haben ein Imaging des Fettsäurestoffwechsels mittels ^{123}J-IPPA bei Patienten mit Kardiomyopathien beschrieben. Es handelt sich dabei im wesentlichen um Arbeiten, die die sequentielle SPECT [45] bei Patienten mit der Frage der Herzbeteiligung bei systemischer Myopathie verwendeten. Im Fall der letzteren Erkrankungen könnten Fettsäuren einen pathognomonischen Tracer darstellen, weil oft metabolische Defekte beschrieben wurden, die den Fettsäuretransport, deren Aktivierung oder Metabolismus beeinflussen [46, 47], wie z.B. bei der Kearns-Sayre-Shy-Erkrankung, dem Karnitin-Palmitoyl-Transferasemangel, den Dystrophien usw. Ein pathognomonischer Test zur regionalen Erfassung der Herzmuskelbeteiligung wäre wünschenswert, weil die Prognose dieser Erkrankungen häufig durch die Herzbeteiligung limitiert ist [48, 49], Herzbiopsien oft nur unspezifische Veränderungen zeigen und morphologische Veränderungen nur bei einigen dieser Erkrankungen nachweisbar sind [50, 51].

16.2.8
IPPA-SPECT bei anderen Formen der Herzerkrankung

Mit verschiedenen Techniken konnten Veränderungen des IPPA-Metabolismus verfolgt werden, und zwar bei Patienten mit:

- Hypertonie [52],
- Diabetes mellitus [53, 54],
- Aortenstenose: zur Prognose und Einschätzung des günstigsten Operationszeitpunktes [55],
- Erkrankung der kleinen Gefäße [53, 56],
- transplantierten Herzen [53, 57],
- zur Therapiekontrolle nach PTCA [58].

Zusammenfassend kann festgehalten werden, daß der Stoffwechsel von ^{123}J-IPPA gut erforscht ist und dieser Tracer Eigenschaften aufweist, die es erlauben, Perfusion und Fettsäurestoffwechsel der Myozyten in einer einzigen Untersuchung zu erfassen. Aber die ungünstig hohen Kosten und v.a. der schnelle Metabolismus, der zu Myokardschnitten von nur mäßiger Statistik und Qualität führt, verhindern die breite Anwendung. Es erscheint möglich, daß das klinische Interesse an IPPA abnimmt, verglichen mit Tracern mit verlängerter Retention, aber die Bedeutung dieses Tracers wird in denjenigen Situationen Bestand haben, in denen nur Turnoverraten zur endgültigen Diagnose führen.

16.3
Fettsäuren mit verlängerter Retention

Da das IPPA-SPECT-Akquisitionsprotokoll äußerst penibel eingehalten werden muß, um die physiologischen Rahmenbedingungen zu erfüllen, wurde versucht, die myokardiale Kinetik radiojodierter Fettsäuren zu prolongieren.

16.3.1
15-(o-Jodphenyl-)Pentadekansäure (o-IPPA)

Das in Orthostellung radiojodierte IPPA-Analog ist ein interessantes Beispiel, um den Einfluß der Molekülstruktur einer Fettsäure auf die Retention darzulegen. Der Unterschied zwischen p-IPPA und o-IPPA besteht lediglich in der verschiedenen Stellung des Radiojods am Phenylring, so daß kein Einfluß auf den Stoffwechsel zu erwarten ist, und doch verhalten sich beide Tracer unterschiedlich. So ist die Kinetik des o-IPPA beim Menschen völlig verschieden zu derjenigen niederer Tierarten. Während o-IPPA bei Nagetieren einer relativ raschen Washoutkinetik gehorcht ($t_{1/2}$: 8,6 min) [59], weist sie beim Menschen eine myokardiale Fixierung auf ($t_{1/2}$ > 200 min) [60]. Dieses speziesspezifische Verhalten der o-IPPA erschwert die Verwendung kontrollierter Tiermodelle zur Untersuchung der Pharmakokinetik.

16.3.2
13-(p-Jodphenyl-)3-(Phenylen-)Tridekansäure (PHIPA-3-10)

Dieses Fettsäureanalog repräsentiert ebenfalls einen Ansatz, die intramyokardiale Kinetik zu prolongieren, um möglicherweise als „metabolische Mikrosphäre" zu dienen. Erstmalig von Eisenhut u. Liefhold vorgestellt [61], wurden eine ganze Reihe von Verbindungen synthetisiert, um die optimale Kettenlänge und die beste Position der Phenylbrücke zu evaluieren. PHIPA-3-10 wurde als der vielversprechendste Tracer identifiziert, der gegenwärtig klinisch erprobt wird [62].

16.3.3
Methylverzweigte Fettsäuren

Die Verwendung methylverzweigter Fettsäuren basiert auf der erwarteten Blockierung der β-Oxidation durch die Präsenz einer Methylseitengruppe.

16-Jod-3-R,S-methylhexansäure (IMHA) ist ein Beispiel eines Analogs, bei dem die ^{123}Jodbindung chemisch nicht stabilisiert ist. In einer Studie [63] wurden die Ergebnisse von IMHA-Szintigrammen mit denjenigen von ^{201}Tl in Reinjektionstechnik und 2-[^{18}F]Fluor-deoxyglukose (2-FDG) verglichen. Mit allen 3 Methoden gelang der Nachweis der Myokardvitalität in nichtinfarzierten Gebieten mit einer vergleichbaren Sensitivität. In infarzierten Arealen jedoch zeigten 56 % der im ^{201}Tl-Scan nichtvitalen Segmente Vitalität mit der FDG-Methode. FDG verglichen mit dem Fettsäurescan ergab nur in 16 % diskrepante Ergebnisse.

Derivate methylverzweigter Fettsäuren mit stabilisierter Jodbindung sind die racemische 15-(p-Jodphenyl)-9-R,S-Methylpentadekansäure (9-BMIPP) [64] und die 15-(p-Jodphenyl)-3-R,S-Methylpentadekansäure (BMIPP), die durch Knapp et al. entwickelt wurde [65].

Untersuchungen zum Einfluß der Methylgruppe des BMIPP auf den myokardialen Stoffwechsel ergaben [66], daß die myokardiale Retention mit der Veresterung in die Triglyceridspeicher korreliert. In der Autoradiographie ergaben sich Differenzen in der Verteilung von BMIPP verglichen mit Flußtracern [67], wobei diese Ergebnisse Einfluß auf die klinische Anwendung von ^{123}J-BMIPP haben dürften.

Katabolismus von BMIPP

Am Rattenherzen [68, 69] und im Plasma von Patienten [70] wurden polare Metaboliten charakterisiert, die aus der initialen α-Oxidation mit Erzeugung von α-Methylmetaboliten stammen. Da nach der α-Oxidation die Behinderung durch die Methylgruppe beseitigt ist, können α-Methylfettsäuren über die β-Oxidation verstoffwechselt werden. Konsistent damit konnte 14-(p-Jodphenyl)-2-R,S-Methyltetradecansäure als Metabolit von BMIPP identifiziert werden. Zwei weitere sind (p-Jodphenyl)Essigsäure (PIPA) und 12-(p-Jodphenyl)dodekansäure, welche Metabolite aus der β-Oxidation darstellen [71]. Das Ergebnis, daß PIPA ein Hauptmetabolit von BMIPP ist, konnte von uns in Zusammenarbeit mit Eisenhut und Lehmann kürzlich über massenspektroskopische Analysen bestätigt werden.

Kardiomyopathie

Das Uptakemuster von BMIPP wurde an Patienten mit hypertropher Kardiomyopathie untersucht [72–75]. 14 Patienten wurde der Tracer unter Ruhebedingungen appliziert, die SPECT-Aufnahmen 20 min und 3 h p.i. angefertigt und mit der ^{201}Tl-Szintigraphie verglichen. Der regionale Uptake und die Clearance zeigten sich – verglichen mit ^{201}Tl – heterogener für BMIPP. Unterschiede ergaben sich in der anteroseptalen Region in Form eines erniedrigten BMIPP-Uptakes, verglichen mit posterolateralen Abschnitten. Obwohl die ^{201}Tl Aufnahme im anteroseptalen Segment normal oder angehoben war, zeigte BMIPP einen erniedrigten Uptake und eine beschleunigte Clearance. Im Gegensatz zu Abschnitten mit nur geringer Hypertrophie zeigten verdickte Wandabschnitte einen erniedrigten BMIPP-Uptake und eine beschleunigte Clearance. Diese Studien wurden kürzlich auf Patienten mit hypertropher und dilatativer Kardiomyopathie ausgedehnt und wiederum die BMIPP-SPECT mit der Tl-SPECT kombiniert. Normal kontrahierende, aber hypertrophierte Regionen zeigten einen reduzierten ^{123}J-BMIPP-Uptake bei normaler bis erhöhter Tl-Aufnahme. Es kann vermutet werden, daß *im kardiomyopathischen Herz die Utilisation freier Fettsäuren gestört ist*.

Nishimura et al. untersuchten Patienten mit Myokardinfarkt und mit hypertropher Kardiomyopathie [72]. Das Untersuchungsprotokoll bestand aus jeweils sequentieller BMIPP- und Tl-SPECT nach Injektion beider Tracer unter Ruhebedingungen. Patienten mit akutem Myokardinfarkt zeigten eine Dissoziation zwischen den BMIPP- und Thalliumdefekten im Fall der erfolgreichen Reperfusion (n = 7), im Gegensatz zu Patienten ohne Revaskularisation (n = 7) oder mit altem Myokardinfarkt (n = 10). Die Graduierung des BMIPP-Uptakes korrelierte gut mit der ventrikulären Funktion. Bei Patienten mit Kardiomyopathie wurde oft eine erhöhte Thalliumaufnahme in apikalen und posterolateralen hypertrophierten Regionen beobachtet, die gleichzeitig eine reduzierte BMIPP-Akkumulation in beiden SPECT aufwiesen. Von 68 Segmenten mit einer erhöhten Thalliumaufnahme zeigten 33 (9 %) einen normalen BMIPP-Uptake, während die übrigen eine reduzierte BMIPP-Aufnahme erkennen ließen. Von 207 Segmenten mit normaler Thalliumaufnahme ließen 41 (20 %)

eine reduzierte BMIPP-Anreicherung erkennen. Diese Ergebnisse belegen, daß die BMIPP-SPECT in der Kombination mit einem Flußtracer geeignet ist, die funktionelle myokardiale Integrität nachzuweisen.

Koronare Herzkrankheit – Myokardinfarkt/Ischämie

Verschiedene Studien beschreiben die regionale myokardiale Aufnahme und Clearance von ^{123}J-BMIPP bei Patienten mit Myokardinfarkt und/oder Ischämie [76, 77]. Diese wurden mit kombinierter Ruhe-BMIPP/Thallium-SPECT untersucht und der Traceruptake und Washout mit der regionalen Wandbewegung korreliert. Die Bildanalyse bestand aus einer Graduierung der Aufnahme in das linksventrikuläre Myokard und aus einer semiquantitativen Analyse mittels Generierung von „bull's eye polarplots". Eine wichtige Beobachtung in diesen Studien war ein erniedrigter globaler Uptake von BMIPP verglichen mit ^{201}Tl bei 17/28 Patienten (61%) und in 49/196 myokardialen Segmenten (25%). Dieses Mismatch wurde häufiger sowohl in denjenigen Regionen beobachtet, die einen akuten Infarkt erlitten hatten, als auch in Regionen, die revaskularisiert wurden, verglichen zu solchen, die ohne Therapie verblieben. Am wichtigsten erscheint, daß ein verringerter BMIPP-Uptake häufiger in solchen Segmenten beobachtet wurde, in denen Wandbewegung und Perfusion diskordant beurteilt wurden, verglichen zu denjenigen, die sich konkordant verhielten.

Es wurde auch ein Protokoll vorgeschlagen, das eine maximale Belastung vorsieht und an einer Gruppe von 20 koronarangiographisch kontrollierten Patienten evaluiert [70]. Einer initialen SPECT (STRESS) 15 min p.i. von 180 MBq ^{123}J-BMIPP unter

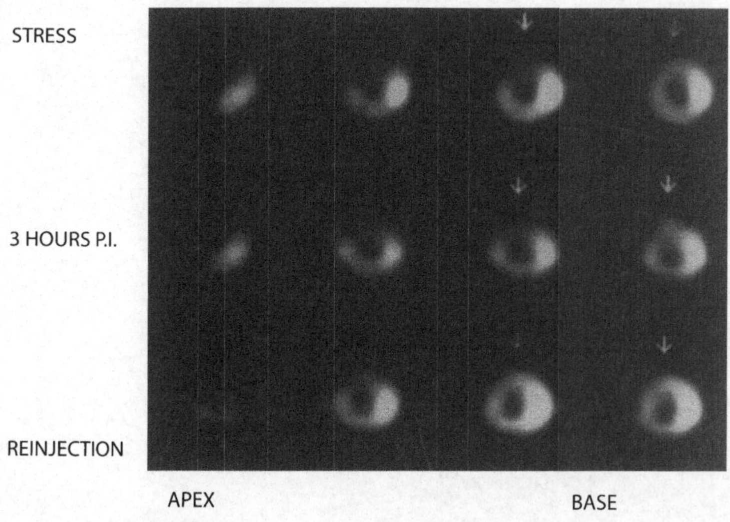

Abb. 16.2. Beispiel einer ^{123}J-BMIPP-Patientenstudie in Reinjektionstechnik. Es sind jeweils 4 Schichten der 3 BMIPP-Tomogramme dargestellt. Es zeigt sich ein verminderter Uptake in der anterioren Wand in den Schichten des SPECT 15 min nach Belastung *(STRESS)* und 3 h p.i. *(3 HOURS P.I.).* Im Reinjektions-SPECT *(REINJECTION)* ist ein „fill in" in der Vorderwand *(Pfeile)* zu erkennen, bis auf eine kleine, distal gelegene Zone, die auf den Infarkt hindeutet

einer maximalen symptomlimitierten Belastung folgte eine zweite SPECT-Aufnahme 3 h p.i. später. SPECT-III wurde 30 min nach einer zweiten Tracerinjektion von 80 MBq BMIPP in Ruhe (REINJECTION) aufgenommen und „bull's eye polarplots" erstellt. 98 % der klinisch diagnostizierten Infarkte konnten als persistierende Defekte nachgewiesen werden. Die Sensitivität und Spezifität zum Nachweis der Ischämie berechnete sich zu 86 % und 91 %. In Abb. 16.2 wird das Beispiel eines Patienten mit ischämischem und infarziertem Myokard gezeigt. Es sind jeweils 4 kurze Herzachsenschnitte eines kompletten Satzes von Tomogrammen eines Patienten mit einer okkludierten, aber wiedereröffneten LAD und einer kleinen akinetischen Region in der spitzennahen Vorderwand dargestellt. In den Streßschichten erkennt man einen reduzierten Uptake in der Vorderwand, und die Verteilung im SPECT 3 h p.i. zeigt keine wesentliche Änderung des Verteilungsmusters. Im Reinjections-SPECT stellen sich die nichtinfarzierten Anteile der Vorderwand normal dar *(Pfeile),* ischämisches, aber vitales Myokard anzeigend. Zusätzlich erkennt man in Übereinstimmung mit der Lävokardiographie den persistierenden Defekt in der spitzennahen Vorderwand, dem Infarkt entsprechend.

Ein weiteres Untersuchungsprotokoll verglich ^{123}J-BMIPP und ^{99m}Tc-MIBI-Szintigramme in Ruhe [78, 79] und korrelierte diese Ergebnisse mit denen der Echokardiographie und EKG-getriggerten Magnetresonanztomographie (MRT). Die Resultate der SPECT von 15 Patienten mit akutem Myokardinfarkt wurden mit den Ergebnissen der MRT in Ruhe und unter einer niedrig dosierten Dobutamininfusion verglichen.

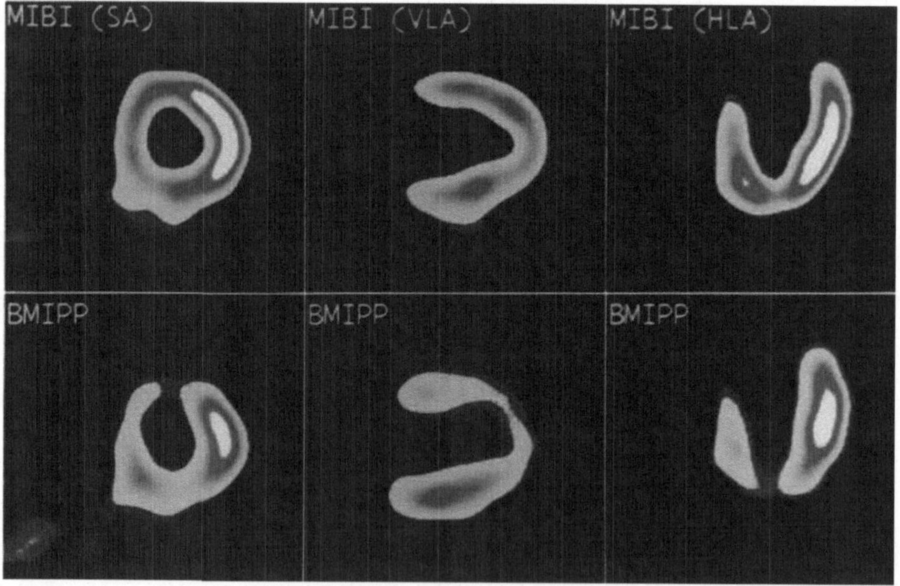

Abb. 16.3. Vergleichende Studie mit ^{123}J-BMIPP und ^{99m}Tc-MIBI eines Patienten 5 Tage nach akutem Myokardinfarkt und intrakoronarer Thrombolyse. Ein Mismatch in der Akkumulation beider Tracer ist in der Vorderwand erkennbar (für die Überlassung der Abb. danke ich Herrn Prof. Philippe Franken, Universitätsklinik der freien Universität Brüssel, Belgien)

Insgesamt 60 Segmente hatten entweder einen pathologischen BMIPP- oder MIBI-Uptake: 37 dieser Segmente (62%) wiesen einen kongruenten BMIPP- und MIBI-Uptake auf, während 23 (38%) einen niedrigeren BMIPP-Uptake relativ zu MIBI zeigten. Die regionale Wandbewegung dieser 23 diskordanten Segmente war in 7 Segmenten normal und verbesserte sich unter der Dobutamininfusion in 11 Segmenten. Auf der anderen Seite wiesen nur 3 der 37 kongruenten Segmente eine residuelle Vitalität in der Dobutamin-MRT auf. Diese Ergebnisse zeigen, daß der Vergleich der MIBI-SPECT mit der BMIPP-SPECT bei der Identifizierung vitalen Myokards nützlich sein könnte.

Das typische Muster eines Mismatchs zwischen BMIPP und MIBI bei einem Patienten 5 Tage nach akutem Herzinfarkt in der Anteroseptalregion und intrakoronarer Thrombolyse wird in Abb. 16.3 dargestellt. Die Anteroseptalregion wies eine Akinesie auf, die sich nach 3 Monaten besserte.

Eine Studie der gleichen Autoren [80] untersuchte den Uptake von BMIPP und MIBI an 22 Patienten mit Myokardinfarkt 4–10 Tage nach koronarer Thrombolyse kontrolliert mit der Dobutaminechokardiographie. Diese Studie kommt zu ähnlichen Ergebnissen. Dies legt nahe, daß bei gestörter Wandbewegung ein Mismatch des Uptakes der beiden Tracer „stunned" oder „hibernating" Myokard repräsentiert.

BMIPP vs. ^{11}C-Palmitinsäure und 2-^{18}F-FDG
Eine kürzlich veröffentlichte Studie [81] verglich den regionalen Uptake und die Clearancekinetik von ^{123}J-BMIPP und ^{11}C-Palmitin mit sequentiellen SPECT- und PET-Aufnahmen an identischen Patienten unter Ruhebedingungen. Einige Patienten wurden innerhalb von 2 Wochen mit der ^{201}Tl-SPECT kontrolliert. Insgesamt erlaubte diese Studie einen Vergleich der BMIPP-, Tl- und Palmitinaufnahme und -clearance in identischen Segmenten. Bei 10 Patienten wurden zusätzlich statische Aufnahmen mit ^{18}F-markierter 2-Fluordeoxyglukose(2-FDG) angefertigt.

Ein Vergleich dieser Daten ergab, daß in der Mehrzahl der Segmente das BMIPP-Anreicherungsmuster mit demjenigen des Palmitins sehr gut übereinstimmt. Bei den 6 Patienten, die mit beiden Tracern untersucht wurden, zeigten 15 Segmente eine erniedrigte BMIPP-Anreicherung, 12 eine erniedrigte späte Palmitinkonzentration und 11 eine erniedrigte Frühakkumulation und verzögerte Clearance. Von 27 Segmenten, die einen normalen BMIPP-Uptake aufwiesen, hatten 23 eine normale Palmitinaufnahme und -clearance. *Die BMIPP-Aufnahme erscheint somit kongruent mit der Palmitinakkumulation und -clearance* [82].

Die Gegenüberstellung der Ergebnisse der 2-FDG-PET mit denen der BMIPP-SPECT weist darauf hin, daß in fast allen Segmenten (35/37, 95%) mit normaler Tl- und BMIPP-Anreicherung sich ebenfalls eine normale 2-FDG-Anreicherung findet. In 25 Segmenten mit erniedrigtem Uptake beider SPECT-Tracer wurde in der 2-FDG-Szintigraphie in 5 Segmenten eine Ischämie und in 20 Segmenten eine Narbe befundet. Im Gegensatz dazu zeigte sich in 8 Segmenten, die ein Mismatch aufwiesen, in 7 Segmenten eine Ischämie und nur in einem eine Narbe. Auch diese Daten zeigen an, daß myokardiale Segmente, die eine diskordante BMIPP/Tl-Aufnahme zeigen, oft verstärkt 2-FDG akkumulieren und somit ischämisches, aber vitales Myokard repräsentieren.

16.4
Resümee

Erneuertes Interesse an ^{123}J-markierten Fettsäuren basiert auf verschiedenen Faktoren, wie z. B. Vitalität in „stunned" und/oder „hibernating" Myokard nachzuweisen.

Tabelle 16.1 faßt physiologische Parameter der gebräuchlichsten Fettsäuren zusammen. Die Verfügbarkeit von ^{123}J-IPPA in Europa und der von ^{123}J-BMIPP in Japan verbreiterte die Anwendung dieser Tracer.

Kombinierte BMIPP-Flußtracer-Studien können Aussagen liefern, die mit Flußtracern allein nicht zu erzielen sind. Auf welche Art Defekte im BMIPP-Uptake, die in den SPECT-Schichten beobachtet werden, mit Faktoren korrelieren, die den Mechanismus der Fettsäureaufnahme oder deren Metabolismus beeinflussen, ist noch nicht vollständig aufgeklärt. PET-Untersuchungen mit ^{11}C-Palmitinsäure haben die Korrelation eines reduzierten regionalen Fettsäureuptakes mit einer verzögerten Wiederherstellung der Kontraktilität nach Revaskularisation gezeigt [83]. Eine erniedrigte Extraktion exogener Fettsäuren in vitalem Myokard könnte auf einer Veränderung der fettsäurebindenden Proteine beruhen [84, 85] oder auf einem sistierenden Turnover in den Fettsäurespeichern.

Ein tieferes Verständnis der klinischen Eigenschaften von BMIPP könnte diejenigen Indikationen identifizieren, die für eine Anwendung in der Nuklearkardiologie wichtig sind.

Tabelle 16.1. Eigenschaften verschiedener ^{123}J-markierter Fettsäuren

Verbindung	Blutclearance	Myokardiale Clearance	Myokardiale Extraktion	Metabolismus	Herz-Leber-Quotient
IPPA	$t_{1/2}$ ca. 3 min	3 Steigungen in Gesunden: $t_{1/2}$ I: 0,24–0,5 min, $t_{1/2}$ II: 6–10 min, $t_{1/2}$ III: 40-60 min; KHK: eine Steigung: $t_{1/2}$: 26–67 min; Biexponentiell: $t_{1/2}$ I: 12,2 ± 1.8, $t_{1/2}$ II: 99,2 ± 18,7	Gesunde: 45–53 %; KHK: 34–61 %	[GC-MS]. 1-(p-jod-phenyl-)Benzoesäure; [FAB-MS]. 3-(p-jod-phenyl-)Propensäure	0,8
IHA	$t_{1/2}$ ca. 1,5 min bzw. 2 min	10–24 min; Biexponentiell: $t_{1/2}$ I: 9,6 ± 1,4, $t_{1/2}$ II: 54,9 ± 18,2	70–80 %	CO_2 und freies Jodid	Kaninchen und Hunde: 0,9–1,3
BMIPP	$t_{1/2}$ ca. 2,5 min	Normale Regionen: biexponentiell: $t_{1/2}$ I: 11,2 ± 4,3 min, $t_{1/2}$ II: 153,7 ± 47,9 min; KHK: biexponentiell: $t_{1/2}$ I: 19,7 ± 12,7 min, $t_{1/2}$ II: 160,1 ± 64,2 min	65 %	7,7 ± 2,1 % nach 3 h metabolisiert zu: Jodbenzoesäure und/oder Jodphenyltetradekansäure []	1,1 bzw. 1,2

Eine weitere Besonderheit, die bislang weder in einer identischen Patientengruppe untersucht noch in der Literatur diskutiert wurde, ist das Muster der regionalen BMIPP-Akkumulation im Vergleich zu IPPA, da ein Mismatch zu Flußmarkern für IPPA bislang nicht etabliert werden konnte.

Es wäre zu eruieren, welche Bedeutung dem „BMIPP-mismatch" zukommt und ob es als diagnostisches Mittel genutzt werden kann. Während IPPA primär in das Mitochondrium transportiert wird, in dem die β-Oxidation abläuft, wird BMIPP überwiegend im Cytosol aktiviert und in die Triglyzeridspeicher eingebaut [86], wobei Anteile der BMIPP der α-Oxidation [71] unterliegen und/oder aus der Rückdiffusion des nicht metabolisierten Tracers stammen [87]. Ein Verständnis dieses differenten Verhaltens verlangt offensichtlich die Untersuchung beider Tracer in einer Gruppe identischer Patienten.

16.5
Limitationen

Generell ist festzustellen, daß sich die Fettsäureszintigraphie klinisch bislang nicht breit durchsetzen konnte und nicht generell akzeptiert ist. Dies hat vielschichtige Gründe.

Zunächst ist das Präparat IPPA (als einziges zugelassenes Radiopharmazeutikum dieser Klasse in Europa) um ca. das 10fache teurer als ein Szintigramm mit einem „reinen" Flußmarker, so daß nur ein evidenter diagnostischer Vorteil die Anwendung dieses Tracers in der klinischen Routine rechtfertigen würde. Dazu fehlen aber bislang Studien an genügend großen Patientenkollektiven. Diese werden möglicherweise durch die Vielzahl der vorhandenen Tracermoleküle behindert, was auch verdeutlicht, daß die „ideale" Fettsäure für die Szintigraphie noch nicht gefunden ist. Wesentlich ist außerdem (s. oben) die Kenntnis um die Anwesenheit interferierender Alternativsubstrate (Laktat, Pyruvat, Glukose) und um das Vorhandensein einer teilweise nicht unbeträchtlichen regionalen Heterogenität des kardialen Substratmetabolismus bereits beim gesunden Menschen [95, 96].

Möglicherweise werden die Ergebnisse der Multicenterstudie mit IPPA in den USA und Kanada sowie die zusammengefaßten japanischen Erfahrungen mit BMIPP (z. Z. werden dort ca. 20 % aller nuklearkardiologischen Untersuchungen mit diesem Tracer ausgeführt) Aufklärung darüber geben, welcher Stellenwert der Fettsäureszintigraphie zuzordnen ist, ob klare Indikationen für diese Methode definiert werden können und welches das adäquateste Untersuchungsprotokoll ist.

Literatur

1. Knapp FF, Kropp J (1995) Iodine-123 labelled fatty acids for myocardial single-photon emission tomography: current status and future perspectives. Eur J Nucl Med 22: 361–381
2. van der Wall EE (1987) Noninvasive imaging of cardiac metabolism. Nijhoff, Amsterdam
3. Antar MA (1988) Radiolabeled fatty acids for myocardial studies In: Spencer RP (ed) New procedures in nuclear medicine. CRC, Boca Raton, pp 95–126
4. Evans JR, Gunton RW, Baker RG, Beanlands DS, Spears JC (1965) Use of radioiodinated fatty acids for photoscans of the heart. Circ Res 16: 1–10

5. Machulla HJ, Stoecklin G, Kupfernagel C, Freundlieb C, Höck A, Vyska K, Feinendegen LE (1978) Comparative evaluation of fatty acids labeled with C-11, Cl-34m, Br-77 and I-123 for metabolic studies of the myocardium: concise communication. J Nucl Med 19: 298–302

6. Knoop F (1905) Der Abbau aromatischer Fettsäuren im Tierkörper. Beitr Chem Physiol Pathol 6: 150–156

7. Machulla HJ, Marsmann M, Dutschka KP, van Beuningen D, Chen T (1981) Development of 15-(p-^{123}I-phenyl)-pentadecanoic acid for in-vivo diagnosis of the myocardium. J Radioanal Chem 65: 279–286

8. Reske SN, Sauer W, Machulla HJ, Winkler C (1984) 15-(p-[I-123]phenyl)pentadecanoic acid as tracer of lipid metabolism. Comparison with 1-C-14 palmitic acid in murine tissues. J Nucl Med 25: 1335–1342

9. Kropp J, Ambrose KR, Knapp FF Jr., Nissen HP, Biersack HJ (1992) Incorporation of radioiodinated IPPA and BMIPP fatty acid analogues into complex lipids from isolated rat hearts. Nucl Med Biol 19: 283–288

10. Schön HR, Schelbert HR, Robinson G, Najafi A, Huang SC, Hansen H, Barrio J, Kuhl DE, Phelps ME (1982) C-11 labeled palmitic acid for the noninvasive evaluation of regional myocardial fatty acid metabolism with positron-computed tomography. Am Heart J 103: 532–547

11. Caldwell JH, Martin GV, Link JM, Krohn KA, Bassingthwaighte JB (1990) Iodophenylpentadecanoic acid-myocardial blood flow relationship during maximal exercise with coronary occlusion. J Nucl Med 31: 99–105

12. Kennedy PL, Corbett JR, Kulkarni PV, Jansen DE, Hansen CL, Parkey RW, Willerson JT (1986) Iodine 123-phenylpentadecanoic acid myocardial scintigraphy: usefulness in the identification of myocardial ischemia. Circulation 74: 1007–1015

13. Hansen CL, Corbett JR, Pippin JJ, Jansen DE, Kulkarni PV, Ugolini V, Henderson E, Akers M, Buja LM, Parkey RW, Willerson JT (1988) Iodine-123 phenylpentadecanoic acid and single photon emission computed tomography in identifying left ventricular regional metabolic abnormalities in patients with coronary heart disease: comparison with thallium-201 myocardial tomography. J Am Coll Cardiol 12: 78–87

14. Zimmermann R, Rauch B, Kapp M, Bubeck B, Neumann FJ, Seitz F, Stokstad P, Mall G, Tillmanns H, Kübler W (1992) Myocardial scintigraphy with iodine-123 phenylpentadecanoic acid and thallium-201 in patients with coronary artery disease: a comparative dual-isotope study. Eur J Nucl Med 19: 946–954

15. Duwel CMB, Visser FC, van Eenige MJ, Westera G, Roos JP (1992) The influence of lactate and dipyridamole on myocardial fatty acid metabolism in man, traced wih [123]I-17-Iodoheptadecanoic acid. Nuklearmedizin 29: 8–34

16. Duwel CMB, Visser FC, van Eenige MJ, Den Hollander W, Roos JP (1990) The fate of [123]I-17-Iodoheptadecanoic acid during lactate loading: its oxidation is strongly inhibited in favor of its esterification. Nuklearmedizin 29: 24–27

17. Drake AJ, Haines JR, Noble MIM (1980) Preferential uptake of lactate by the normal myocardium in dogs. Cardiovasc Res 14: 65–72

18. Spitzer JJ (1974) Effect of lactate infusion on canine myocardial free fatty acid metabolism in vivo. Am J Physiol 226: 213–217

19. Keul J, Doll E, Stein H, Fleer H, Reindell H (1965) Über den Stoffwechsel des menschlichen Herzens. III. Der oxydative Stoffwechsel des menschlichen Herzens unter verschiedenen Arbeitsbedingungen. Pfluegers Archiv 282: 43–53

20. Liedtke AJ, Nellis S, Neely JR (1978) Effects of excess of free fatty acids on mechanical and metabolic function in normal and ischemic myocadium in swine. Circ Res 43: 652–661

21. Keul J, Doll E, Stein H, Homburger H, Kern H, Reindell H (1965) Über den Stoffwechsel des menschlichen Herzens. I. Die Substratversorgung des gesunden menschlichen Herzens in Ruhe, während und nach körperlicher Arbeit. Pfluegers Archiv 282: 1–27

22. Kropp J, Fehske W, Krois M, Möller J, von Smekal A, Likungu J, Kirchhoff PG, Lüderitz B, Biersack HJ (1993) Influence of revascularization on myocardial perfusion, metabolism and function. Ann Nucl Med 7: SII–69–SII–78

23. Eisenhut M, Lehmann WD, Sütterle A (1993) Metabolism of 15-(4'-[123]Iodophenyl)pentadecanoic acid [^{123}I]IPPA) in the rat heart: identification of new metabolites by high pressure liquid chromatography and fast atom bombardment-mass spectrometry. Nucl Med Biol 6: 747–754

24. Pippin JJ, Jansen DE, Henderson EB (1992) Myocardial fatty acid utilization at various workloads in normal volunteers: iodine-123 phenylpentadecanoic acid and single photon emission computed tomography to investigate myocardial metabolism. Am J Cardiol Imag 6: 99–108

25. Pippin JJ, Jansen DE, Henderson EB, Hansen C, Ugolini V, Kulkarni PV, Corbett JR (1988) SPECT demonstration of workload and sex-related variabilitiy of myocardial fatty acid utilization in normals. J Nucl Med 29: 841 (Abstract)

26. Reske SN, Knapp FF, Jr, Nitsch J, Kropp J, Reichmann K, Winkler C (1986) Ergebnisse der FettsäureSPECT des Myokards bei der koronaren Herzerkrankung. Nuklearmedizin 25: 90–98

27. Kropp J, Likungu J, Kirchhoff PG, Knapp FF, Jr., Reichmann K, Reske SN, Biersack HJ (1991) SPECT-Imaging of myocardial oxidative metabolism with (I-123)IPPA in patients with coronary artery disease and aorto-coronary bypass graft surgery. Eur J Nucl Med 18: 467–474

28. Reske SN, van der Lohe E, Simon HJ, Büll U (1989) Einfluss von Laktat auf die Oxidation freier Fettsäuren (FFAO) in normalem und ischämischem Myokard. Z Kardiol 78 [Suppl] 1: 131 (Abstract)

29. Kropp J, Köhler U, Fehske W, Knapp FF Jr., Grünwald F, Biersack HJ (1993) Semiquantitative 15-(p-[I-123]iodo- phenyl)pentadecanoic acid (IPPA)-SPECT in the detection of coronary artery disease. Ann Nucl Med 7: SII–59–SII–67

30. Hansen CL, Heo J, Oliner C, van Decker W, Iskandrian AS (1994) Prediction of functional recovery with I-123 phenylpentadecanoic acid after coronary revascularization. J Nucl Med 35 [Suppl]: 49P (Abstract)

31. Heo J, Cave V, Kuhlmeier V, Iskandrian AS (1994) Assessment of myocardial viability by serial tomographic iodophenylpentadecanoic acid imaging: comparison to rest-redistribution thallium imaging. J Nucl Med 35 [Suppl]: 50P (Abstract)

32. Iskandrian AS, Powers J, Cave V, Wasserleben V, Cassell D, Heo J (1995) Assessment of myocardial viability by dynamic tomographic iodine 123 iodophenylpentadecanoic acid imaging: comparison with rest-redistribution thallium 201 imaging. J Nucl Cardiol 2: 101–109

33. Kropp J, Jörgens C, Glänzer K, Köhler U, Ruhlmann J, Grünwald F, Hotze A, Biersack HJ (1990) Flow and viability of the myocardium detected by isonitriles (RP-30) and IPPA fatty acid in patients with coronary artery disease (CHD). Eur J Nucl Med 16: 471 (Abstract)

34. Varetto T, Picciotto G, Baccega M, Campana M, De Filippi PG, Martiny W, De Berardinis A, Casaccia M, Cesana P, Ropolo R (1990) Use of I-123-IPPA in evaluation of patients with coronary artery disease. Eur J Nucl Med 16: 472 (Abstract)

35. Scopinaro F, Penco M, Pagan M, Banci M, Romano S, Camboni C, Dagianti A, Centi Colella A (1990) 99m-Tc-MIBI and 123-I-iodophenylpentadecanoic acid (IPPA) in the detection of myocardial ischemia in patients with multivascular CAD. Eur J Nucl Med 16: 471 (Abstract)

36. Medolago G, Piti A, Tespili M, Gotti R, Virotta G, Adda FD, Balduzzi A, Mazzoleni D, Caspari A, Bertocchi C (1990) Perfusion (Tc99m-MIBI) and metabolic (I123-IPPA) study in recent myocardial infarction by SPECT imaging. Eur J Nucl Med 16: 471 (Abstract)

37. Schmitz B, Reske SN, Machulla HJ, Egge H, Winkler C (1984) Cardiac metabolism of 15-(p-iodo-phenyl)-pentadecanoic acid: a gas-liquid chromatographic-mass spectrometic analysis. J Lip Res 25: 1102–1108

38. Kropp J, Köhler U, Likungu J, Kirchhoff PG, Biersack HJ (1992) Detection of coronary artery disease with the fatty acid [I-123]-IPPA as a tracer of oxidative metabolism Circulation 86 [Suppl I]: 1–797 (Abstract)

39. Ferrari R, Di Lia F, Raddino R, Bigoli C, Curello S, Ceconi C, Albertini A, Visioli O (1984) Factors influencing the metabolic and functional alterations induced by ischemia and reperfusion. In: Ferrari R, Katz AM, Shug A, Visioli O (eds) Myocardial ischemia and lipid metabolism. Plenum, New York London, pp 135–157

40. Parker JO, Chiong MA, West RO, Case RB (1969) Sequential alteration in myocardial lactate metabolism, S-T segments, and left ventricular function during angina induced by atrial pacing. Circulation 40: 113–131

41. Kurien VA, Oliver MF (1970) A metabolic cause for arrhythmias during acute myocardial hypoxia. Lancet i: 813–815

42. Hansen CL (1994) Preliminary report of an ongoing phase I/II dose range, safety and efficacy study of iodine-123-phenylpentadecanoic acid for the identification of viable myocardium. J Nucl Med 35 [Suppl]: 38S–42S

43. Kuikka JT, Mussalo H, Hietakorpi S, Vanninen E, Länsimies E (1992) Evaluation of myocardial viability with technetium-99m hexakis-2-methoxyisobutyl isonitrile and iodine-123 phenylpentadecanoic acid and single photon emission tomography. Eur J Nucl Med 19: 882–889

44. Kuikka JT, Hartikainen J, Mäntysari M, Pyörälä K (1993) Detection of hibernating myocardium by combining perfusion with pPPA and MIBG assessment. Ann Nucl Med 7: SII–87–SII–92

45. Kropp J, Knapp FF Jr., Biersack HJ (1994) Clinical use of fatty acids. In: Limouris GS, Shukla SK, Biersack HJ (eds) Radionuclides for cardiology. Mediterra, Athens, pp 159–204

46. Dimauro S, Bonilla E, Zeviani M (1985) Mitochondrial myopathies. Ann Neurol 17: 521–526

47. Turnbull DM, Sherratt HSA (1985) Mitochondrial myopathies: defects in β-oxidation. Biochem Soc Transact 13: 645–648

48. Hiromasa S, Ikeda T, Kubota K (1988) Ventricular tachycardia and sudden death in myotonic dystrophy. Am Heart J 115: 914–915

49. Schwartzkopff B, Frenzel H, Lösse B, Borggrefe M, Toyka KV, Hammerstein W, Seitz R, Dekkert M, Breithardt G (1986) Herzbeteiligung bei progressiver externer Ophthalmoplegie (Kearns-Sayre-Syndrom): elektrophysiologische, hämodynamische und morphologische Befunde. Z Kardiol 75: 161–169

50. Zierz S (1991) Myopathien mit bekannten Stoffwechselstörungen. In: Jerusalem F, Zierz S (Hrsg) Muskelerkrankungen. Thieme, Stuttgart New York, S 317–345

51. Müller-Höcker J, Johannes A, Droste M, Kadenbach B, Pongratz D, Hübner G (1986) Fatal mitochondrial cardiomyopathy in Kearns-Sayre syndrome with deficiency of cytochrome-c-oxidase in cardiac and skeletal muscle. Virchows Arch [Cell Pathol] 48: 353–367

52. Ugolini V, Hansen CL, Kulkarni PV (1988) Abnormal fatty acid metabolism in dilated cardiomyopathy detected by iodine-123 phenylpentadecanoic acid and tomographic imaging. Am J Cardiol 62: 923–928

53. Schad N (1990) Routine cardiac metabolic imaging. Cardiovasc Imag 2: 5–8

54. Kuikka JT, Virtanen KS, Mustonen J, Kairento AL, Uusitupa M (1988) I-123 free fatty acid metabolism in the ischemic myocardium and diabetes. J Nucl Med 29: 842 (Abstract)

55. Notohamiprodjo G, Minami K, Körfer R (1993) Noninvasive assessment of the myocardial fatty acid transport, in patients with severe aortic stenosis for evaluation of patient prognosis and of timing for surgical treatment. Proceedings of the First International Congress of Nuclear Cardiology, Cannes, France, pp 504 (Abstract)

56. Notohamiprodjo G, Schmidt U, Baller D, Gleichmann U (1993) Noninvasive detection of microcirculation disturbances in hypertensives with and without myocardial hypertrophy. Proceedings of the First International Congress of Nuclear Cardiology, Cannes, France, pp 6601 (Abstract)

57. Chen T, Mertens S, Notohamiprodjo G, Park JW, Heinrich KW (1993) Metabolism of the myocardium during stress in patients with transplanted hearts and with cardiomyopathy. Proceedings of the First International Congress of Nuclear Cardiology, Cannes, France, pp 6611 (Abstract)

58. Pippin JJ, Jansen DE, Henderson EB Corbett JR, van den Berg E, Schmitz J, Dehmer G, Kulkarni PV, Buja LM, Parkey RW, Willerson JT (1987) Single photon emission computed tomography utilizing I-123 phenylpentadecanoic acid metabolism before and after percutaneous transluminal coronary angioplasty. J Nucl Med 28: 1084 (Abstract)

59. Großmann K, Kaiser KP, Geuting B, Machulla HJ, Feinendegen LE (1989) Ortho-iodo-phenylpentadecanoic acid (OPPA) – its metabolic acceptance without metabolism. In: Schmidt HAE, Csernay L (eds) Proceedings of the European Congress of Nuclear Medicine 1988. Schattauer, Stuttgart, pp 691–694

60. Kaiser KP, Geuting B, Großmann K, Vester E, Lösse B, Antar MA, Machulla HJ, Feinendegen LE (1990) Tracer Kinetics of 15-(ortho- 123/131I-Phenyl)-Pentadecanoic Acid (oPPA) and 15-(para123/131I-Phenyl)-Pentadecanoic Acid (pPPA) in Animals and Man. J Nucl Med 31: 1608–1616

61. Eisenhut M, Liefhold J (1988) Radioiodinated p-phenylene bridged fatty acids as new myocardial imaging agents: syntheses and biodistribution in rats. Appl Radiat Isot 39: 639–649

62. Zehelein J, Zimmermann R, Bubeck B, Eisenhut M, Kübler W, Georgi P (1994) SPECT I-123 PHIPA imaging in patients with chronic coronary artery disease: a comparative study with thallium-201. Eur J Nucl Med 21: 811 (Abstract)

63. Machecourt J, Fagret D, Cinotti L, Andre-Fouet X, Beaune J, Le Bars D, Rocca C, Comet M (1992) What is more accurate for the assessment of myocardial viability after myocardial infarction? 201-Tl and fatty acids SPECT studies were compared with FDG-PET in 15 pts. Circulation 86 [Suppl I]: I–108 (Abstract)

64. Chouraqui, Maddahi J, Henkin R, Karesh SM, Galie E, Berman DS (1991) Comparison of myocardial imaging with iodine-123-iodophenyl-9-methyl pentadecanoic acid and thallium-201-chloride for assessment of patients with exercise-induced myocardial ischemia. J Nucl Med 32: 447–452

65. Knapp FF Jr., Ambrose KR, Goodman MM (1986) New radioiodinated methyl-branched fatty acids for cardiac imaging. Eur J Nucl Med 12: S539–S544

66. Ambrose KR, Owen BA, Goodman MM, Knapp FF Jr. (1987) Evaluation of the metabolism in rat hearts of two new radioiodinated 3-methyl-branched fatty acid myocardial imaging agents. Eur J Nucl Med 12: 486–491

67. Yonekura Y, Brill AB, Som P, Yamamoto K, Srivastava SC, Iwai J, Elmaleh DR, Livni E, Strauss HW, Goodman MM, Knapp FF Jr. (1985) Quantitative autoradiographic measurement of regional myocardial substrate utilization in hypertensive rats. Science 227: 1494–1496

68. Knapp FF Jr., Reske SN, Ambrose KR, Kohlen S, Kolkmeier J, Goodman MM, Cunningham EB (1990) Formation of polar catabolites from radioiodinated 15-(p-iodophenyl)-3-R,S-methylpentadecanoic acid (BMIPP) by isolated Langendorff rat hearts. NucCompact 21: 133–139

69. Kropp J, Knapp FF Jr., Ambrose KR, Visser F, Biersack HJ, Rogers CJ (1990) Release of an unexpected myocardial metabolite of radioiodinated 15-(p-iodophenyl)-3-R,S-methylpentadecanoic acid (BMIPP) from isolated rat hearts and canine hearts in vivo. J Nucl Med 31: 896 (Abstract)

70. Kropp J, Jörgens M, Glaenzer K, Luederitz B, Biersack HJ, Knapp FF Jr. (1993) Evaluation of ischemia and myocardial viability in patients with coronary artery disease (CAD) with iodine-123 labeled (15-(p-iodophenyl)-3-R,S-methylpentadecanoic acid (BMIPP). Ann Nucl Med 7: 93–100

71. Yamamichi Y, Shirakami Y, Morishita K, Kurami M, Kusuoka H, Nishimura T (1994) Intramyocardial metabolism of β-methyl-p-iodophenylpentadecanoic acid (BMIPP). J Nucl Med 35: 97P (Abstract)

72. Nishimura T, Uehara T, Shimonagata T, Nagata S, Haze K (1993) Clinical experience of ^{123}I-BMIPP myocardial imaging for myocardial infarction and hypertrophic cardiomyopathy. Ann Nucl Med 7: 35–40

73. Takeishi Y, Chiba J, Abe S (1992) Heterogeneous myocardial distribution of iodine-123 /15-(p-iodophenyl)-3-R,S-methylpentadecanoic acid (BMIPP) in patients with hypertrophic cardiomyopathy. Eur J Nucl Med 19: 775–782

74. Morita K, Yanagimoto S, Otsuka N, Ono S, Nagai K, Tomomitsu T, Mimura H, Neuzo S, Swayama T, Fukunaga M (1993) I-123-BMIPP scintigraphy in seven cases with cardiomyopathy. Ann Nucl Med 7: 101–107

75. Kurata C, Tawahara K, Okayama K, Wakabayashi Y, Kobayashi A, Yamazaki N, Kaneko M (1993) Myocardial imaging with radioiodinated beta-methyl-branched fatty acid in cardiomyopathy. Ann Nucl Med 7: 27–34

76. Tamaki N, Kawamoto M, Yonekura Y (1992) Regional metabolic abnormality in relation to perfusion and wall motion in patients with myocardial infarction: Assessment with emission tomography using iodinated branched fatty acid analogue. J Nucl Med 33: 659–667

77. Tomiguchi S, Oyama Y, Nabeshima M, Nakashima R, Ono M, Kojima A, Hara M, Takahashi M, Motomura K, Yasue H (1993) Quantitative evaluation of BMIPP in patients with ischemic heart disease. Ann Nucl Med 7: 107–112

78. Franken PR, DeGeeter F, Dedale P (1993) [123]I β-methyliodophenylpentadecanoic acid (BMIPP) and [99m]TcMIBI to identify ischemic but viable myocardium. Proceedings of the First International Congress of Nuclear Cardiology, Cannes, France, pp 25–28

79. DeGeeter FF, Franken P, Knapp FF Jr., Boosuyt A (1994) Relationship between blood flow and fatty acid metabolism in subacute myocardial infarction: a study by means of Tc-99m-Sestamibi and iodine-123-beta-methyl iodophenylpentadecanoic acid. Eur J Nucl Med 21: 283–291

80. Franken PR, De Geeter F, Dendale P, Demoor D, Block P, Bossuyt A (1994) Abnormal free fatty acid uptake in subacute myocardial infarction after coronary thrombolysis: Correlation with wall motion and inotropic reserve. J Nucl Med 35: 1758–1765

81. Tamaki N, Kawamoto M, Yonekura Y, Fujibayashi Y, Magata Y, Torizuka T, Tadamura E, Nohara R, Sasayama S, Konishi J (1993) Assessment of fatty acid metabolism using I-123 branched fatty acid: Comparison with positron emission tomography. Ann Nucl Med 7: 41–48

82. Kawamoto M, Tamaki N, Yonekura Y, Tadamura E, Fujibayashi Y, Magat Y, Nohara R, Ikekubo K, Kato H, Konishi J (1994) Combined study with I-123 fatty acid and thallium-201 to assess ischemic myocardium: Comparison with thallium redistribution and glukose metabolism. Ann Nucl Med 8: 47–54

83. Knabb RM, Bergmann SR, Fox KAA (1987) The temporal pattern of recovery of myocardial perfusion and metabolism delineated by positron emission tomography after coronary thrombolysis. J Nucl Med 28: 1563–1570

84. Stremmel W (1988) Fatty acid uptake by isolated rat heart myocyctes represents a carrier-mediated transport process. J Clin Invest 81: 844–852

85. Glatz JFC, van der Vusse GJ, Reneman RS (1991) Protective role of fatty acid-binding protein in ischemic and reperfused heart. Circ Res 68: 1490–1491

86. Morishita S, Suzuki N, Kurami M, Nishimura T (1994) Myocardial intracellular kinetics of branched-chained free fatty acid, I-123 BMIPP. J Nucl Med 35: 97P (Abstract)

87. Matsunari I, Saga T, Taki J, Akashi Y, Hirai J, Wakasugi T, Matoba M, Ichiyanagi K, Hisada K (1994) Kinetics of Iodine-123-BMIPP in patients with prior myocardial infarction: assessment with dynamic rest and stress images compared with stress thallium-201 SPECT. J Nucl Med 35: 1279–1285

88. Reske SN, Koischwitz D, Reichmann K, Machulla HJ, Simon H, Knopp R, Winkler C (1984) Cardiac metabolism of 15-(p-I-123 phenyl) pentadecanoic acid after intracoronary tracer application. Eur J Radiol 4: 144–149

89. Poe ND, Robinson C, MacDonald NS (1975) Myocardial extraction of labeled longchain fatty acid analogs. Proc Soc Exp Biol Med 148: 215–218

90. Henrich MM, Großmann K, Motz W, Vogt M, Vester E, Holschbach M, Hamkens W, Strauer BE, Feinendegen LE (1993) Beta-oxidation of 1-[14C]-17-[131I]-iodoheptadecanoic acid following intracoronary injection in humans results in similar release of both tracers. Eur J Nucl Med 20: 225–230

91. Dudzak R (1983) Myokardszintigraphie mit Jod-123-markierten Fettsäuren. Wien Klin Wochenschr 95 [Suppl 143]: 1–38

92. Knapp FF Jr., Goodman MM, Ambrose KR, Som P, Brill AB, Yamamoto K, Kubota K, Yonekura Y, Dudczak R, Angelberger P, Schmoliner R (1987) The development of radioiodinated 3-methyl-branched fatty acids for evaluation of myocardial disease by single photon tomography. In: van der Wall EE (ed) Noninvasive measurement of cardiac metabolism.Nijhoff, Amsterdam, pp 159–202

93. Okano S, Yoshimura H, Okano K, Itoh O, Kurami M, Ikekubo K, Yonekura Y, Nishimura T, Torizuka K (1992) Metabolite of 15-p-iodophenyl-3-R,S-pentadecanoic acid (^{123}I) in blood and urine. Jpn J Nucl Med 29: 1489–1493

94. Torizuka K, Yonekura Y, Nishimura T, Tamaki N, Uehara T, Ikekubo K, Hino M (1991) The phase 1 study of β-methyl-p-(^{123}I)-iodophenyl-pentadecanoic acid (^{123}I-BMIPP). Jpn J Nucl Med 28: 681–690

95. Wieler H (1993) Erfassung des myokardialen Fettsäurestoffwechsels mit Jod-123 markierten Phenylfettsäuren mit Hilfe dynamischer Szintigraphie. Thieme, Stuttgart New York

96. Gropler RJ, Siegel BA, Lee KJ, Moerlein SM, Perry DJ, Bergmann SR, Gettmann EM (1990) Nonuniformity in Myocardial Accumulation of Fluorine-18-Fluordeoxyglucose in Normal Fasted Humans. J Nucl Med 31: 1749–1756

17 "Hibernating myocardium" – winterschlafendes Myokard: klinische Bedeutung

H. Stirner

17.1
Einleitung

Die regionale oder globale Einschränkung der Pumpfunktion ist ein gemeinsames und damit unspezifisches Merkmal vieler pathologischer Zustände des Myokards. Ursächlich kommen neben idiopathischen Kardiomyopathien, Erregungsausbreitungsstörungen und Sepsis v. a. vaskuläre – als ohnehin häufigste – Herzerkrankungen in Frage. Bei der makrovaskulären Form auf dem Boden einer Arteriosklerose zielen die akut interventionellen (intravenöse oder intrakoronare Lyse, Rescue-PTCA oder Notfall-ACVB-Operation) und die elektivinvasiven Therapiestrategien sowohl auf die Besserung der Symptomatik als auch auf die günstige Beeinflussung der Prognose. Groß angelegte Studien wie GISSI-2 [1] und ISIS-2 [2] zeigten, daß sowohl die erfolgreiche Thrombolyse nach akutem Infarkt als auch die elektive ACVB-Operation bei chronischer KHK eine signifikante Prognoseverbesserung erzielen, dies wohl hauptsächlich infolge der Verbesserung der ventrikulären Funktion [3]. Ebenso wird ein Zusammenhang von regionalem „Perfusions-Metabolismus-mismatch" und dem Auftreten von ventrikulären Tachykardien diskutiert [4]. Im Fall der chronischen stabilen oder instabilen KHK setzt die individuell optimierte Therapie eine rationale Diagnostik – primär die Erhebung des Koronarstatus – voraus. Häufig wird in dessen Kenntnis, anamnestischer Daten und des aktuellen klinischen Bildes bereits die Entscheidung, ob und welches Revaskularisationsverfahren zum Einsatz kommen soll, zu treffen sein. Es verbleibt jedoch eine Teilgruppe von Patienten, bei denen mit konventionell-kardiologischen Methoden nicht festzulegen ist, ob die Reperfusion eines funktionsgeminderten Myokardareals die Normalisierung der regionalen Kontraktilität auf dem Boden einer überwiegend erhaltenen Myokardvitalität in Aussicht stellt. Dies gilt vermutlich ebenso für die PTCA wie für die ACVB-Operation, bei der das prognostische Ergebnis von mehreren Einflußfaktoren abhängt: In erster Linie von der perioperativen Mortalität bei Komplikationen, die bei älteren Patienten, bei Re- oder Notfalloperationen, bei Hauptstammstenosen und bei hochgradig eingeschränkter linksventrikulärer Ejektionsfraktion (LVEF) zunehmen. In Deutschland wurden *1991 28 528 Patienten einer ACVB-Operation* unterzogen, wobei die Mortalität innerhalb der ersten 30 Tage bei 2,6 % lag [5]. In Kanada wurden in Abhängigkeit von der präoperativen LVEF entsprechende Werte zu 2,3 % (LVEF > 40 %), 4,8 % (LVEF zwischen 40 % und 20 %) und 9,8 % (LVEF < 20 %) ermittelt [6].

Andererseits konnte gezeigt werden, daß Patienten hinsichtlich ihrer Überlebensrate um so mehr von einer chirurgischen Koronarrevaskularisation profitieren, je ausgeprägter die präoperative linksventrikuläre Funktionseinschränkung war [7]. Vermutlich beeinflußt die Progression der koronaren Arteriosklerose in Zusammenhang mit der Vollständigkeit der Revaskularisation ebenfalls die Langzeitprognose: Bei Patienten, die eine Eingefäß-ACVB-Operation erhielten, war die kumulative Überlebensrate signifikant geringer im Vergleich zu Patienten, die aufgrund einer Mehrgefäßerkrankung mit 3 oder mehr Bypässen versorgt wurden [8]. Der präoperative Nachweis regionaler Ischämieareale sowie die Bestimmung der Vitalität kontraktionsgeminderter Myokardbereiche ist für den Herzchirurgen auch deshalb von Bedeutung, weil hiervon die Wahl der bevorzugt mittels A. mammaria interna (IMA) primär zu anastomosierenden Koronararterie abhängen kann.

Die Verschlußrate der früher ausschließlich gewählten V.-saphena-Bypässe beträgt nach 5 Jahren 30% und steigt nach 10 Jahren auf 40–50% an, wohingegen nach 10 Jahren noch 95% der IMA-Bypässe offen sind. Entsprechend zeigte sich, daß Mortalitätsrate und Anzahl ischämischer Ereignisse bei Patienten, die einen IMA-Bypaß auf den Ramus interventricularis anterior der linken Koronararterie (LAD) erhielten, im Vergleich zu Patienten mit V.-saphena-Bypässen eindeutig niedriger sind [9].

Die Zunahme der Leistungszahlen deutscher Herzkatheterlabors verläuft weiterhin ungebrochen. So wurden 1992 in der Erwachsenenkardiologie *246 115 diagnostische Herzkatheter* und 1993 279 882 (Daten aus 204 Labors entsprechend 98,5% aller Einrichtungen [10]) durchgeführt, wobei die Patienten mit KHK überwogen (1993: 69%, Vitien: 9,06%, Kardiomyopathien: 5,13%, Rest: hypertensive Herzkrankheiten o. a.). Interventionen (ganz überwiegend PTCA, davon 82% elektiv) erfolgten 1992 insgesamt 56 267 im Vergleich zu 69 804 1993 (Steigerung: 24%). Die Zahl der ACVB-Operationen lag 1993 bei etwa 37 000. In Europa nahm Deutschland 1992 absolut und pro Einwohner die Spitzenstellung sowohl bei diagnostischen Herzkathetern (2. Frankreich: 144 754) als auch bei den Interventionen (2. Frankreich: 34 986) ein [11]. Neueste Erhebungen [12] berichten für 1995 in Deutschland ca. 420 000 Koronarangiographien in 281 Krankenhäusern und kardiologischen Praxen, ca. 115 000 PTCA in 211 Einrichtungen und ca. 25 000 Stentimplantationen in 191 Einrichtungen.

Bei hierfür geeignetem Koronarbefund gelten für die elektive PTCA ähnliche Fragestellungen wie für die ACVB-Operation hinsichtlich gefäßzugeordnetem Ischämieausmaß und Nachweis vitalen Myokards. Für Patienten mit chronischer, stabiler oder instabiler KHK liegt nach kardiologischer Abschätzung (Wirtzfeld, persönliche Mitteilung 1996) die *Inzidenz hibernierenden Myokards bei etwa 25%*.

17.2
Pathophysiologische Grundlagen

Hinsichtlich der ischämisch bedingten – und damit im Prinzip für mikro- und makrovaskuläre Perfusionsbeeinträchtigungen ähnlich geltenden – Funktionsstörungen und deren zugrundeliegenden Metabolismusveränderungen lassen sich nach Ausmaß und Dauer der Ischämie sowie deren Reversibilität 4 verschiedene Zustände differenzieren [13]:

1. frühischämische Dysfunktion,
2. hibernierendes Myokard (wobei sich hier eine kurzzeitige und eine chronische Form [14] unterscheiden lassen),
3. „stunned" Myokard,
4. Narbe.

Innerhalb der ersten Sekunden nach Auftreten einer Ischämie besteht ein kurzfristiges Ungleichgewicht zwischen Energieverbrauch und -bereitstellung, welches unmittelbar zur Reduktion der kontraktilen Funktion und im folgenden zur Wiederherstellung der energetischen Balance führt. In dieser Phase ist das Ausmaß der Funktionsminderung proportional zur Perfusionseinschränkung im Sinne eines „perfusion-contraction match" [15]. Innerhalb der darauffolgenden 5 min erreicht der Laktatmetabolismus ein Gleichgewicht, möglicherweise in Zusammenhang mit der meßbaren Verminderung der Kreatinphospatkonzentration [16].

Bei fortbestehender Hypoperfusion erfolgt nach 60–90 min offensichtlich eine weitere Anpassung des Zellmetabolismus: Zu beobachten sind eine Normalisierung des Kreatinphosphatgehalts nahezu auf das präischämische Niveau sowie eine Verminderung der Laktatproduktion. Dieser, als *Kurzzeithibernisation* bezeichnete Gleichgewichtszustand (ausgeglichene Reduktion von Perfusion, Funktion und Energieverbrauch) ist zusätzlich dadurch gekennzeichnet, daß einerseits bei Reperfusion eine vollständige Reversibilität vorliegt, andererseits ein inotroper Reiz (z. B. mit Dobutamin) eine positive kontraktile Antwort erfährt – dies allerdings auf Kosten einer erneuten energetischen Imbalance.

Die *chronische (Langzeit-)hibernisation* , welche bislang tierexperimentell kaum zugänglich ist (mögliche Ausnahme: Kardiomyopathiemodell am syrischen Hamster), führt nach histopathologischen Ergebnissen bei Patienten mit ACVB-Operation [17, 18] zu inhomogenen morphologischen und intrazellulär degenerativen Veränderungen: zu Fibrose unterschiedlichen Schweregrades, zu intrazellulärem Verlust an kontraktilem Material und zytoskelettären Strukturen sowie kernmorphologischen Aberrationen. Der ursprünglich von Rahimtoola [3, 19] und Braunwald u. Rutherford [20] definierte Begriff der (Langzeit-)hibernisation ist in seiner Beschreibung als völlig reversible chronische kontraktile Dysfunktion aus dieser Sicht wohl in Richtung auf das Bestehen eines myokardialen Mischgewebes mit unterschiedlichen Narbenanteilen und demzufolge einer graduellen Reversibilität zu relativieren. Die Erholung der myokardialen Kontraktilität verläuft nach Reperfusion protrahiert und je nach Narbenanteil vermutlich unvollständig [17]. Bisher ungeklärt ist, ob der chronischen kontraktilen Dysfunktion eine „echte" Langzeithibernisation im Sinne einer chronisch-persistierenden Ischämie zugrundeliegt, oder ob sie sich als Ergebnis von wechselnden Ischämie- und Reperfusionsintervallen im Sinne eines repetitiven und damit protrahierten „stunning" manifestiert.

Klinisch kann hibernierendes Myokard bei stabiler oder instabiler KHK, nach akutem Myokardinfarkt (bei kollateralisiertem Versorgungsgebiet, nach unvollständiger spontaner oder interventioneller Rekanalisation) und bei der ischämischen Kardiomyopathie auftreten.

Das *„stunned" Myokard* ist durch die protrahierte – aber prinzipiell reversible –

kontraktile Dysfunktion nach vorausgehender Ischämie und bereits erfolgter Reperfusion gekennzeichnet [21]. Frühzeitige tierexperimentelle Beobachtungen [22] fanden erst durch Einsatz moderner bildgebender Verfahren in der Nachsorge von Patienten mit Thrombolyse oder PTCA ihre klinische Entsprechung. Die positive Reagibilität auf inotrope Reize ist – im Gegensatz zum transmural irreversibel geschädigten Herzmuskelgewebe – auch beim myokardialen „stunning" gegeben, geht hier jedoch nicht – wie beim hibernierenden Myokard – zu Lasten des energetisch-metabolischen Gleichgewichtes [23].

Im klinischen Fall kann daher die entsprechende Testung zur Differenzierung von „stunned" Myokard und Narbe problematisch sein, da für letztere bei Vorliegen von Mischgewebe mit nekrotischen und ischämischen Anteilen ebenfalls eine positive Reaktion zu erwarten ist.

Aus pathophysiologischer Sicht existieren mehrere Hypothesen (nach [24]) zur Erklärung der metabolisch-funktionellen Hintergründe bei „stunned" und „hibernating" Myokard: Zellmembranschädigung durch freie Radikale, erhöhte intrazelluläre Ca^{2+}-Konzentration, Störung der elektromechanischen Koppelung bedingt durch veränderte Ca^{2+}-Freisetzung des sarkoplasmatischen Retikulums, erniedrigte ATP-Konzentration oder -Utilisation, erhöhte Gewebsanreicherung von Leukozyten, erhöhte Gewebskonzentration von Stickoxid (NO) und Zytokinen.

17.3
Patientenselektion

Die *Indikation* zur Suche nach vitalem, d. h. ischämischem, hibernierendem oder „stunned" Myokard stellt sich in der klinischen Situation nur in einer relativ kleinen Gruppe von Patienten [25]. In unserem Institut ergibt sich diese Fragestellung bei 10–15 % der insgesamt etwa 35 Patienten pro Woche, von denen wiederum rund 95 % aus der kardiologischen Klinik unseres Hauses zur Myokardszintigraphie überwiesen werden. Dieser Anteil scheint auch für andere, nuklearkardiologisch höher frequentierte klinische Abteilungen zuzutreffen [26], wohingegen nuklearmedizinische Institute mit Ambulanz oder Praxen eine abweichende Zusammensetzung der Patienten mit deutlich geringerem Prozentsatz feststellen dürften.

Eine Differenzierung der zur Vitalitätsabklärung zugewiesenen Patienten ist in zumindest 2 Gruppen möglich:

1) Patienten mit *hochgradiger globaler Dysfunktion* (LVEF < 30 %) auf dem Boden einer KHK im Sinne einer ischämischen Kardiomyopathie mit evtl. vorhandenen multiplen Narbenarealen.

2) Patienten *nach Myokardinfarkt mit fraglich ausreichender Rekanalisation und/oder Kollateralisierung,* bei denen eine regionale Dysfunktion größerer Ausdehnung mit dem Risiko eines „remodelling" die Entscheidung über die Revaskularisation – durchzuführen wohl meist als elektive PTCA – erfordert.

17.4
Untersuchungsmethoden

Die gegenwärtig in kardiologischen Zentren vorhandenen, teilweise erst in der klinischen Erprobung stehenden *Methoden zum Nachweis vitalen Myokards* lassen sich nach unterschiedlichen Gesichtspunkten einteilen:

A) Verfügbarkeit/Untersuchererfahrung (in der Regel vorhanden: Cineventrikulographie [27], Streßechokardiographie [28–31], Radionuklidventrikulographie mit Belastung, SPECT-Myokardszintigraphie; nur in speziellen Zentren vorhanden: kardiologische Kernspintomographie/-spektroskopie [32], Kontrastechokardiographie [28], PET-Myokardszintigraphie [33, 34]);
B) Invasivität (nichtinvasiv: Streßechokardiographie, Kernspintomographie/-spektroskopie, Radionuklidventrikulographie mit Belastung, Myokardszintigraphie; invasiv: Kontrastechokardiographie (bislang), Cineventrikulographie);
C) funktionelle, flußbezogene bzw. metabolische Grundlage (funktionell: Streßechokardiographie, Cineventrikulographie, Kernspintomographie, Radionuklidventrikulographie mit Belastung, Arbutaminmyokardszintigraphie [35]; flußbezogen: Kernspintomographie mit Kontrastmittel, Kontrastechokardiographie, Perfusionsmyokardszintigraphie; metabolisch: Kernspinspektroskopie, Myokardszintigraphie).

Da die funktionell orientierten oder flußbezogenen „Konkurrenzmethoden" im klinischen Vergleich zur Myokard-SPECT im Beitrag eines anderen Autors (Kap. 20) abgehandelt werden oder nicht Gegenstand dieses Buches sind, soll im folgenden der Versuch einer Zusammenfassung geeigneter myokardszintigraphischer Verfahren zum Nachweis des „hibernating" Myokards unternommen werden.

Prima vista erscheinen grundsätzlich Einteilungen nach der angewandten Aufnahmetechnik (planar, SPECT, gated SPECT, PET und gated PET) oder den – z.T. damit bedingten – Radiopharmaka (Flußmarker, Metabolismusmarker) möglich. Hinsichtlich der Zuordnung der Radiopharmazeutika wird die Separation jedoch dadurch etwas unscharf, daß einerseits Flußmarker – abhängig von ihrer Biokinetik – eine erwiesene (^{201}Tl) oder vermutete (^{99m}Tc-markierte Substanzen wie Sestamibi, Tetrofosmin, Furofosmin und Teboroxim bzw. für PET: ^{82}Rb) metabolische Indikatorkompetenz besitzen, andererseits Metabolismusmarker in ihrer frühen Distributionsphase eine partiell flußabhängige Verteilung aufweisen (Fettsäuren, ^{18}F-FDG, ^{11}C-Acetat). Pathophysiologische Überlegung zur Identifikation von Vitalitätsmerkmalen (Zellmembranintegrität, Mitochondriengehalt bzw. -aktivität, β-Oxidation freier Fettsäuren, Glykolyse, oxidativer Metabolismus), Kenntnis der Biokinetik und Verfügbarkeit des Radiopharmazeutikums begründen somit methodische Präferenzen bezüglich der Wahl des Tracers und des Untersuchungsprotokolls. Weitere Einflußfaktoren hierauf bestehen selbstverständlich in der apparativen Ausrüstung (SPECT, PET ohne oder mit Zyklotron und evtl. spezialisierter Radiopharmakologie) sowie in der Untersuchungsfrequenz, die ggf. einen günstigeren Bezug sonst kostenaufwendiger Radiopharmaka (Fettsäuren etc., s. auch Kap. 16) erlaubt. Letztendlich können gerade bei großem Patientendurchsatz Überlegungen zur zeitlichen Optimierung der

Untersuchungsprotokolle auf der Basis eines kombinierten Einsatzes verschiedener Marker entscheidend sein.

17.4.1
Einsatz von ^{201}Tl zum Nachweis des „hibernating" Myokards

In frühen ^{18}F-FDG-PET-Studien [36, 37] war der Nachweis vitalen Myokards in infarzierten Arealen gelungen, wobei sich im Vergleich zum üblichen Untersuchungsprotokoll der ^{201}Tl-Myokardszintigraphie *Vorteile für die PET-Technik nachweisen ließen.* Durch Abänderung des biphasischen Schemas (Belastung, Ruheaufnahmen nach 3–4 h) konnte jedoch der Wert von ^{201}Tl als Vitalitätsmarker in zahlreichen klinischen Studien im Vergleich zur PET mit ^{18}F-FDG sowie im Vergleich zum klinisch-funktionellen Ergebnis nach Revaskularisation hinreichend dokumentiert werden, wobei unterschiedliche Ergänzungen bzw. Änderungen des Protokolls untersucht wurden:

a) zusätzliche Aufnahmen nach 24 h [38],
b) Reinjektion von ca. 37 MBq nach den 4-h-Aufnahmen und anschließender Reinjektionsaufnahme [39–41],
c) Reinjektion 4 h nach Belastung unter Verzicht auf die 4-h-Ruheaufnahme mit anschließender Reinjektionsaufnahme [42],
d) zusätzliche Aufnahmen 24 h nach Reinjektion [43],
e) Reinjektion unmittelbar nach der Belastungsaufnahme, Reinjektionsaufnahmen 1 h danach [44, 45],
f) Reinjektion 12–24 h nach Belastung, dann Reinjektionsaufnahme [46],
g) wie b) mit zusätzlicher Quantifizierung der Speicherung in der Reinjektionsaufnahme [47],
h) Nitroglyceringabe vor Reinjektion [48],
i) Infusion von ^{201}Tl in Ruhe [49].

Der Verzicht auf die 4-h-Ruheaufnahme (c) führt nach [42] aufgrund des „differentiellen Uptakes" (d.h. in der zu früh durchgeführten Reinjektionaufnahme wird eher die Perfusionsverteilung in Ruhe als die metabolische Information erfaßt) zu einer reduzierten Aussagekraft. Dies wurde im Rahmen einer prospektiven Studie an 22 Patienten [50] im Vergleich zum Ergebnis nach ACVB-Operation bestätigt. Widersprüchliche Ergebnisse fanden sich für (e).

Der Nachweis einer Defektverstärkung in den Redistributionsaufnahmen (3 bzw. 24 h nach Injektion) ist als „inverse Redistribution" bekannt und wird als Zeichen einer regional verminderten Muskelmasse bei wiederhergestellter Perfusion [13], möglicherweise im Sinne einer regionalen Hyperperfusion unter Belastung, interpretiert. Die nachweisbare Verbesserung der vorher reduzierten regionalen Wandbewegung nach Revaskularisation in diesen Arealen [51, 52] ist daher vereinbar mit dem Schluß auf vorhandenes vitales Myokard im „stunned" Zustand.

Während in fast allen angeführten Studien [38–44, 46–51] – vermutlich aufgrund der inhärenten Vorteile (Kontrastauflösung, Überlagerungsfreiheit, erleichterte anatomische Zuordnung des koronaren Versorgungsareals) – die SPECT-Technik zum

Einsatz kam, wird doch in einigen Zentren der USA weiterhin die planare Aufnahme-technik, meist in Verbindung mit einer quantitativen Auswertung, angewandt [52–54]. Unter deren Einsatz und einer Klassifikation des myokardszintigraphischen Befunds in 3 Vitalitätsstufen wurde ein positiv prädiktiver Wert von 73% im Ver-gleich zur Verbesserung der regionalen Wandbewegung nach Revaskularisation ermittelt [52]. Das Ausmaß der kontraktilen Dysfunktion vor Revaskularisation ließ jedoch keine Vorhersage über das postoperative Ergebnis zu.

Auch bei der SPECT führte die relative (in bezug auf das Speichermaximum) seg-mentale Quantifizierung des Reinjektionsbefundes zu einer verbesserten Konkor-danz (88%) mit den Ergebnissen der PET-Untersuchung [47], wenn die nach Reinjek-tion unveränderten Speicherdefekte in 3 Gruppen eingeteilt wurden:

- geringgradige Defizienz (84–60% des Speichermaximums),
- mittelgradige Defizienz (59%–50% des Speichermaximums),
- hochgradige Defizienz (< 50% des Speichermaximums).

Zielt die kardiologische Fragestellung *ausschließlich auf den Nachweis vitalen Myo-kards* – und nicht auf den zusätzlichen Ischämienachweis – ab, ist die ^{201}Tl-Myokard-szintigraphie auch ohne ergometrische oder pharmakologische Provokation aussa-gekräftig [52]. Die Untersuchung sollte dann allerdings unter einer optimalen antian-ginösen Medikation erfolgen [55] und semiquantitativ ausgewertet werden. Bekannt-lich führt die bei ^{201}Tl ungünstige γ-Energie bei der üblichen Patientenpositionierung in Rückenlage zu einer vermehrten Absorption der von den inferioren Myokard-arealen emittierten Strahlung. Der Vergleich von ^{201}Tl-Ruheinjektions-SPECT und

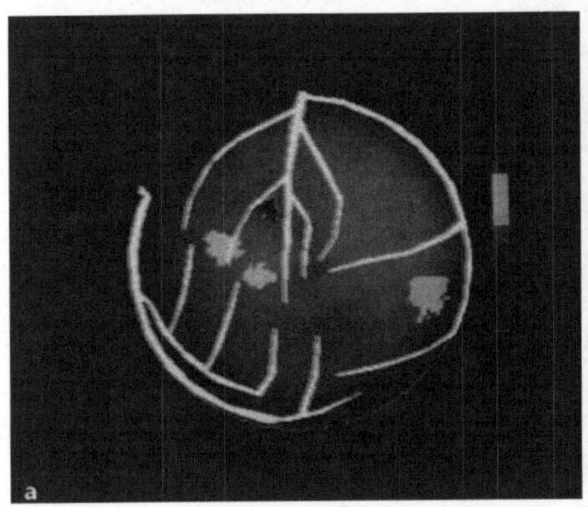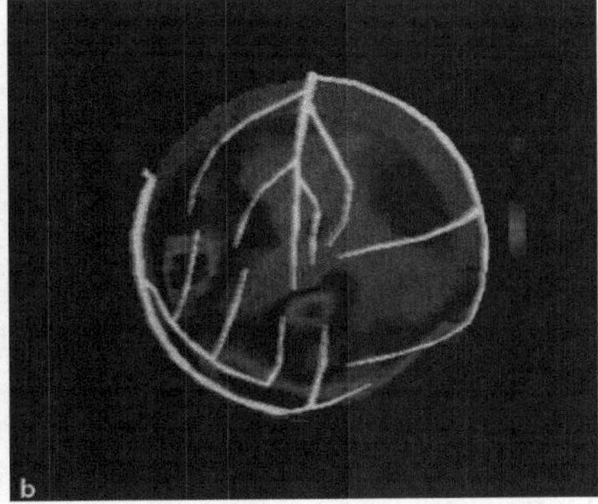

Abb. 17.1 a, b. Patient W. B., 38 Jahre, männlich. Zustand nach Rescue-PTCA und „stenting" eines RCA-Verschlusses im mittleren Drittel, Zustand nach Re-PTCA und „re-stenting" am fol-genden Tag. Myokardszintigraphie 6 Wochen nach PTCA bei unspezifischen pektoralen Beschwerden. Erreichte ergometrische Belastung: 175 W, RR: 160/100 mm Hg, Puls: 169/min. Abbruch wegen muskulärer Erschöpfung, keine AP, unauffälliges Ruhe- und Belastungs-EKG. Parametrischer „polar plot" auf der Basis radialer Längsachsenschnitte. **a** Myokardszintigraphi-scher Pefusionsbefund: bis auf kleinere Thalliumkinetikstörungen unauffällige Belastungsper-fusion – insbesondere im Versorgungsareal der rechten Koronararterie (RCA). **b** Wandbewe-gungsanalyse: deutliche Hypokinesie im Versorgungsareal der RCA, hinweisend auf „stunned" Myokard, global hyperkinetische Pumpfunktion ca. 15 min nach Belastung

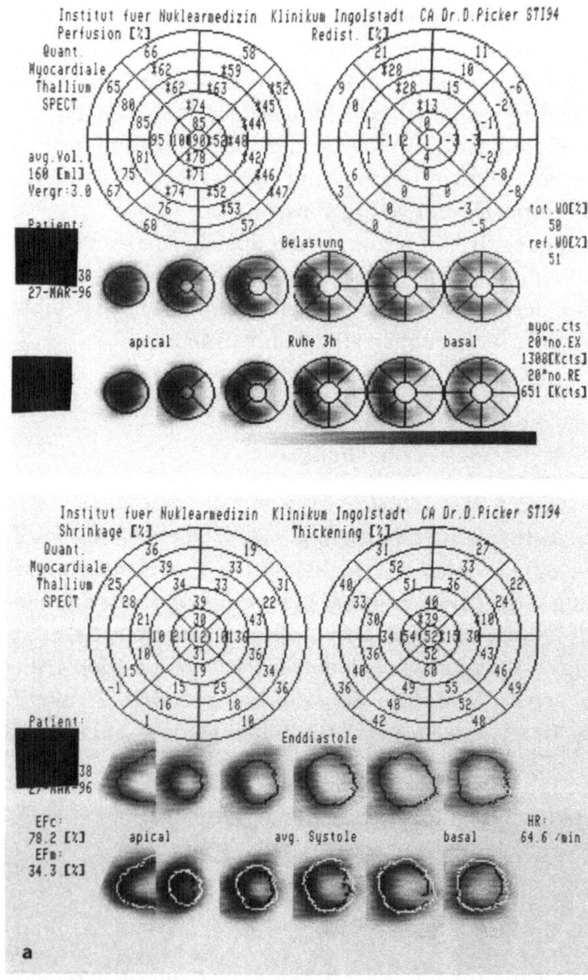

Abb. 17.2 a–c. Patient K. B., 57 Jahre, männlich. Bekannte koronare Zweigefäßerkrankung mit Zustand nach posterolateralem Infarkt (CKmax 2000 IE/l) und nachfolgender PTCA des RCX und „stenting", zusätzlich ca. 75 %ige LAD-Stenose; anamnestisch langjähriger arterieller Hypertonus. Myokardszintigraphie 9 Tage nach PTCA bei subjektiv beschwerdefreiem Patienten. Erreichte ergometrische Belastung: 185 W, RR: 180/90 mm Hg, Puls: 130/min. Abbruch wegen Dyspnoe, keine AP. Im EKG in Ruhe T-Negativierung in I, aVL und V6, unter Belastung aszendierende ST-Senkungen in V4–V6. **a** Myokardszintigraphischer Perfusionsbefund: Vergleich Belastung/Ruhe 3 h: Speicherdefekt apiko-, medio- und basolateral mit randständigen Minderspeicherungen supraapikal, anteromedial, infraapikal und inferior-diaphragmal, insignifikante Redistribution anteromedial. Wandbewegungsanalyse: mäßige Hypokinesie supraapikal, deutliche Hypokinesie anterolateral bei global unauffälliger Pumpfunktion nach Belastung (LVEF = 78 %)

^{18}F-FDG-PET [56] erbrachte eine entsprechend *verminderte Konkordanz (in mehr als 40 % der Segmente) im Hinterwandbereich.*

Eigene klinische Erfahrungen zeigen klar die Vorteile einer für die ^{201}Tl-Myokardszintigraphie optimierten Aufnahmetechnik mit routinemäßiger EKG-getriggerter SPECT in Bauchlage und der systematischen quantifizierenden Auswertung [57] auf. Für die Diagnostik des hibernierenden Myokards liegt in der quantitativen Bewertung der regionalen Wanddickenzunahme eine wichtige Zusatzinformation vor, die bei der Abgrenzung nichttransmuraler Narbenareale und auch bei der Identifikation von „stunned" Myokard (Abb. 17.1) hilfreich erscheint. Zusätzliche Aufnahmen nach 24 h [58] sowie die ggf. danach durchzuführenden Gated-SPECT-Aufnahmen 3 h nach Reinjektion von 37–55 MBq ^{201}Tl runden unser gegenwärtiges Protokoll ab (Abb. 17.2 und 17.3).

Bei der in unserer klinischen Routine eher seltenen, ausschließlich auf den Nach-

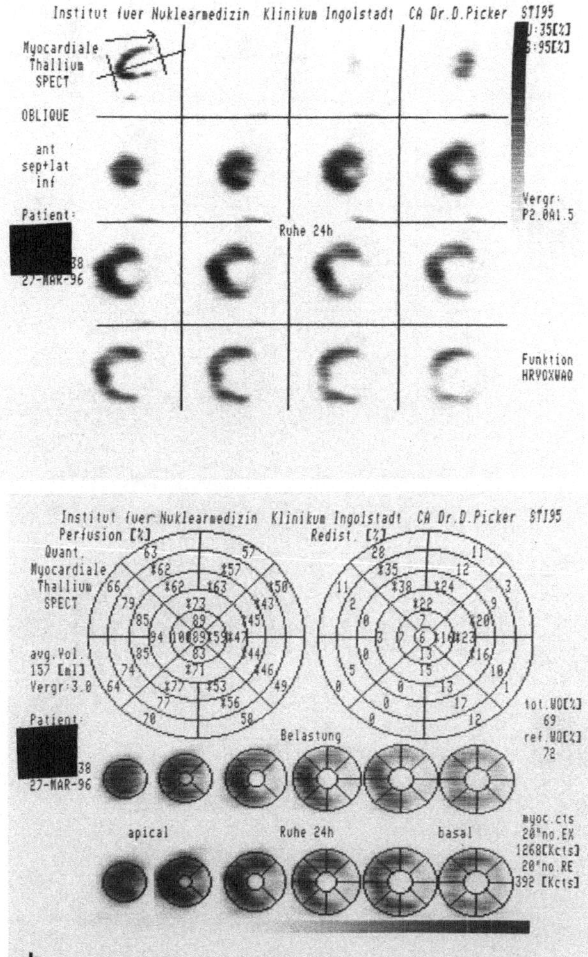

(Abb. 17.2 b)
Vergleich Belastung/Ruhe
24 h: nahezu vollständige
Redistribution supraapikal
und anteromedial

weis hibernierenden Myokards – und nicht zusätzlich auf die Ischämie – gerichteten
Fragestellung bei Patienten, bei denen eine ergometrische oder pharmakologische
Provokation kontraindiziert ist und daher immer eine optimale antianginöse Medi-
kation besteht, verfahren wir – nach Ruheinjektion – prinzipiell nach dem obigen
Schema, da wir der verlängerten Redistributionszeit beim Nachweis vitalen Myo-
kards die größte Bedeutung beimessen.

17.4.2
Einsatz von ^{99m}Tc-markierten Perfusionstracern

Für die in Deutschland derzeit erhältlichen ^{99m}Tc-markierten myokardialen Perfusionstracer (Sestamibi, Tetrifosmin und Furifosmin) liegt – entsprechend dem Zeit-

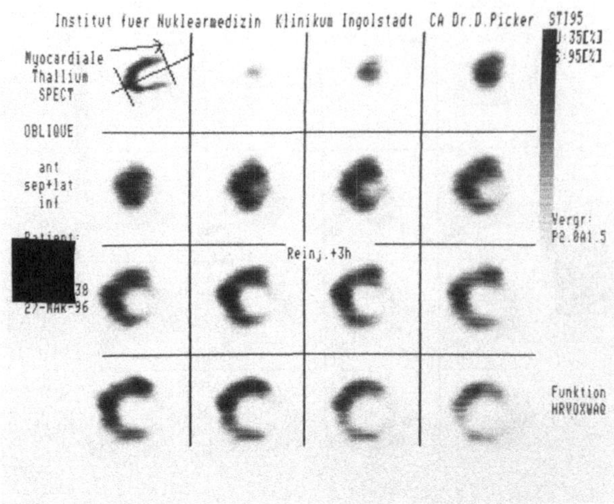

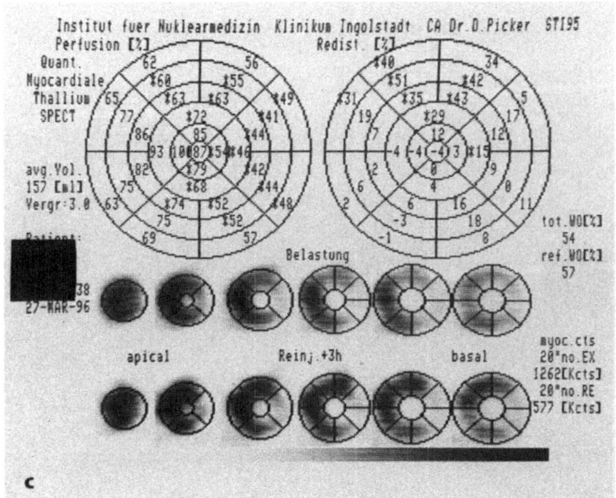

(Abb. 17.2 c)
Vergleich Belastung/3 h nach Reinjektion (37 MBq): zunehmende vollständige Redistribution supraapikal und anteromedial. Insgesamt Nachweis der hämodynamischen Relevanz der LAD-Stenose (bzw. diagonaler Äste), Narbe im Versorgungsbereich des RCX ohne dortigen Ischämienachweis

punkt ihrer Markteinführung – eine jeweils unterschiedliche Anzahl von Studien vor. Nicht in Deutschland zu beziehen ist *Teboroxim*, das aufgrund seines sehr schnellen myokardialen Washouts ohnehin nur von wenigen Zentren, die über Mehrkopfkameras mit der Fähigkeit zur dynamischen SPECT-Akquisition verfügen, sinnvoll genutzt werden könnte. Auch für diese Substanz, die sich im Gegensatz zu den vorgenannten Perfusionstracern durch eine extrem hohe Extraktionsfraktion von ca. 90 % auszeichnet, wurde im Tiermodell eine vitalitätsbezogene myokardiale Speicherungskomponente nahegelegt [59].

Nach allgemeiner Einschätzung sind Sestamibi und Tetrofosmin (sowie mutmaßlich auch Furofosmin) Vitalitätsmarker im positiven Sinn, d.h. eine unauffällige Myokardspeicherung gilt als hinreichendes Kriterium für die bestehende Vitalität. Nach der Mehrzahl der bisher veröffentlichten klinischen Arbeiten [30, 60–66] kann aller-

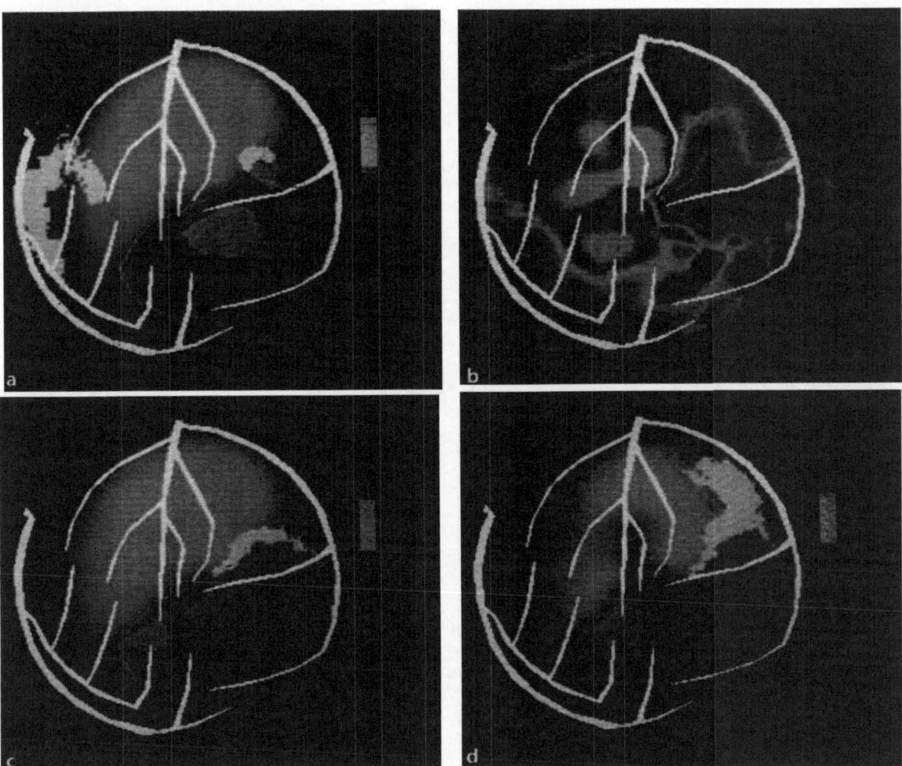

Abb. 17.3 a–g. Patient A. W., 68 Jahre, männlich. Bekannte koronare Zweigefäßerkrankung mit Zustand nach Hinterwandinfarkt und elektiver PTCA einer 95%igen RCA-Stenose 9 Tage nach dem Infarkt. Zusätzlich 95%ige Stenose im mittleren Drittel des RCX. Myokardszintigraphie 4 Wochen nach PTCA der RCA bei subjektiv fraglich pektanginösen Beschwerden und Belastungsdyspnoe. Erreichte ergometrische Belastung: 125 W, RR: 185/95 mm Hg, Puls: 128/min. Abbruch wegen massiver Dyspnoe, keine AP. Im EKG in Ruhe T-Negativierung in II, III, aVF und V6, keine Veränderung unter Belastung. Parametrischer „polar plot" auf der Basis radialer Längsachsenschnitte. **a** Myokardszintigraphischer Perfusionsbefund: Vergleich Belastung/Ruhe 3 h: Speicherdefekt der Hinterseitenwand von paraapikal bis mediolateral reichend. Keine signifikanten Redistributionszeichen. **b** Wandbewegungsanalyse: umschriebene Dyskinesie der medialen Seitenwand, Akinesie bis Dyskinesie der basisnahen Inferiorseptalregion. Globale Pumpfunktion nach Belastung gering reduziert (LVEF = 44%). **c** Vergleich Belastung/Ruhe 24 h: randständige Ischämiereaktion mediolateral. **d** Vergleich Belastung/3 h nach Reinjektion (45 MBq): randständige Redistribution mediolateral, allerdings geringer als in der 24-h-Aufnahme

dings umgekehrt aus der fehlenden oder reduzierten Speicherung nicht notwendigerweise auf eine mangelnde Vitalität geschlossen werden. Bei Anwendung der bislang üblichen Untersuchungsprotokolle (Eintagesprotokoll: 1. Ruhe, 2. Belastung oder umgekehrt, mit Staffelung der applizierten Aktivität im Verhältnis 1 : 3, Zweitagesprotokoll oder Ruheinjektion unter „lastoptimierter" Medikation) und üblicher – auch quantitativer – Auswertungsverfahren scheinen daher *die* ^{99m}*Tc-markierten Perfusionstracer zur Diagnostik speziell des hibernierenden Myokards weniger geeignet* (Abb. 17.4) – jedenfalls nicht mit einem vergleichbar hohen Maß an diagnosti-

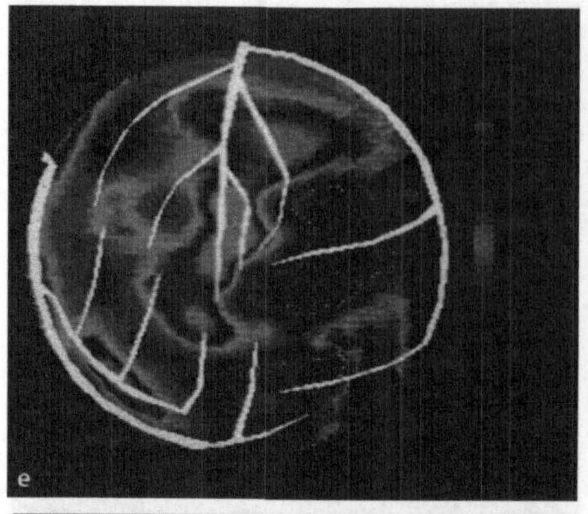
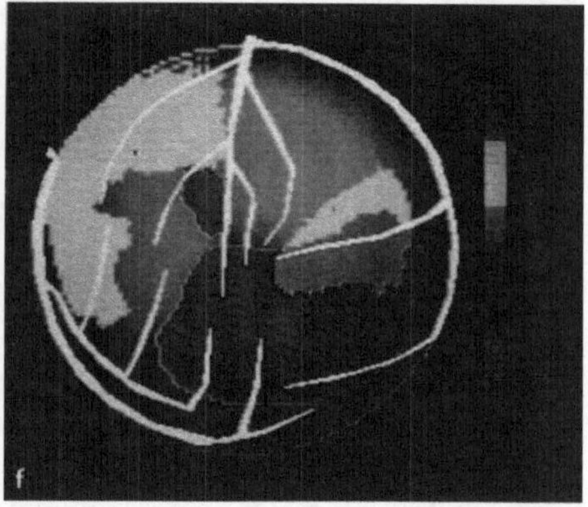
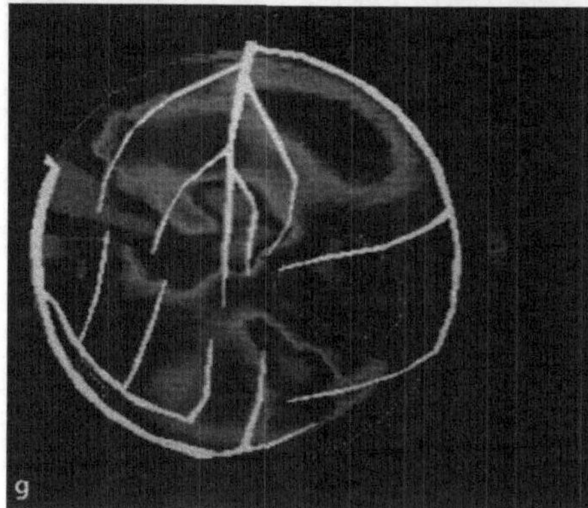

(Abb. 17.3 e)
Wandbewegungsanalyse (Ruhe, 3 h nach
Reinjektion): umschriebene Dyskinesie
mediolateral, mäßige Hypokinesie der basisnahen Inferiorseptalregion, globale LVEF
normal (65 %). Myokardszintigraphische
Kontrolle 4 Wochen nach der Voruntersu-
chung und 3 Wochen nach PTCA der 95%i-
gen RCX-Stenose. Identische Untersuchungsbedingungen und subjektives Beschwerde-
bild, unveränderter EKG-Befund. **f** Myokardszintigraphischer Perfusionsbefund: Status idem. **g** Wandbewegungsanalyse: Status
idem

scher Sicherheit, welches für die ^{18}F-FDG-PET oder für die ^{201}Tl-SPECT (in geeignetem Protokoll) gelten kann.

Nicht auszuschließen ist, daß die auf den Vitalitätsnachweis gerichtete Optimierung des Untersuchungsprotokolls z. B. durch Berücksichtigung einer ggf. vorhandenen Redistribution [67, 68], Nitratgabe [69, 70], protrahierter Tracerinfusion [71]
sowie eine adäquate Quantifizierung mit subtil bestimmten regionalen Grenzwerten
[67,72] Verbesserungen erbringen. Für Tetrofosmin, dessen Redistributionskapazität
im Vergleich zu Sestamibi als geringer eingestuft wird [73], bestehen bislang widersprüchliche Ergebnisse [73–75].

Hinsichtlich der diagnostisch-prädiktiven Bedeutung einer quantitativen Bewertung der relativen regionalen Myokardspeicherung von Flußmarkern liegen allerdings (am Beispiel der Frühverteilung von [82]Rb im Vergleich zu ^{18}F-FDG, PET) kon-
tradiktorische Resultate vor [76].

Nach unserer Auffassung liegt in der Klärung der pathophysiologischen Grundlage des „hibernating" Myokards (s. oben) der Schlüssel zur möglicherweise erfolgreichen Anwendung von ^{99m}Tc-Perfusionsmarkern: Nur im Fall einer ursächlichen
protrahierten Ischämie erscheint uns deren Einsatz – als bi- oder triphasisches Protokoll mit Provokation und maximaler „Lastoptimierung" sowie dezidierter regional-
quantitativ vergleichender Auswertung – erfolgversprechend. Liegt hingegen ein

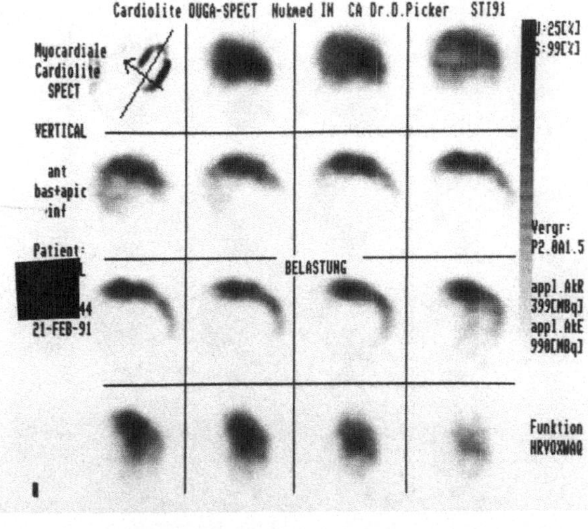

Abb. 17.4. Patient D. H., 47 Jahre, männlich. Stufendiagnostik: AP, Verdacht auf Kälteangina, kein pathologisches Belastungs-EKG. Myokardszintigraphie mit MIBI. Erreichte ergometrische Belastung: 100 W, RR: 150/90 mm Hg, Puls: 120/min. Abbruch wegen AP. Im Ruhe-EKG Q in III und aVF, unter Belastung zusätzlich grenzwertige Senkung in V6.
a Myokardszintigraphischer Perfusionsbefund: Speicherdefekt im Bereich der gesamten Hinterwand von infraapikal bis basal reichend, übergreifend auf inferiorseptal. Zusätzlich Minderspeicherung apikal, supraapikal und apikoseptal. „fill in" in letztgenannten, minderspeichernden Regionen, nicht hingegen im Hinterwandareal. Befund entspricht Mehrgefäßerkrankung

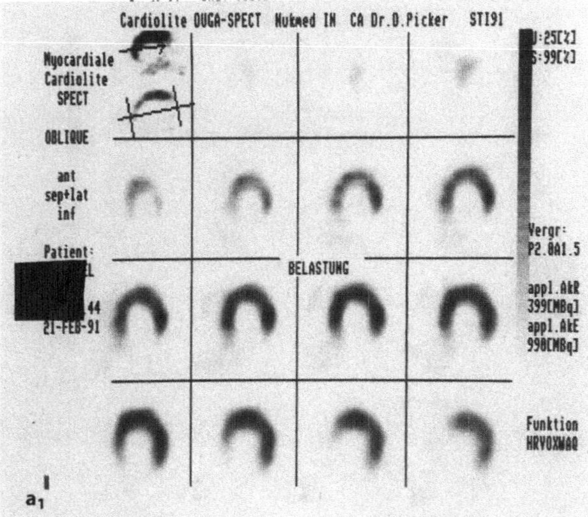

protrahiertes, überwiegendes „stunning" als Ursache der Hibernisation – und damit keine Ischämie – vor, sollten andere (metabolische) Tracer oder funktionelle Methoden [35] vorgezogen werden.

Gemäß der durch ^{99m}Tc erreichbaren hohen Kontrastauflösung bieten sich Sestamibi und Tetrofosmin in ihrer anerkannten Eigenschaft als Perfusionsmarker für Kombinationsprotokolle mit ^{18}F-FDG-PET an. Dies gilt insbesondere für Institute, denen zwar ein PET-Scanner, aber kein Zyklotron für die Produktion anderer Flußmarker (^{13}N-Ammonium) zur Verfügung steht (sog. Klinikmodell), jedoch auch für die eigentlichen PET-Zentren hinsichtlich einer besseren Scannerverfügbarkeit [77]. Eine spezielle Methodik zur quantitativen Vergleichbarkeit beider substantiell unter-

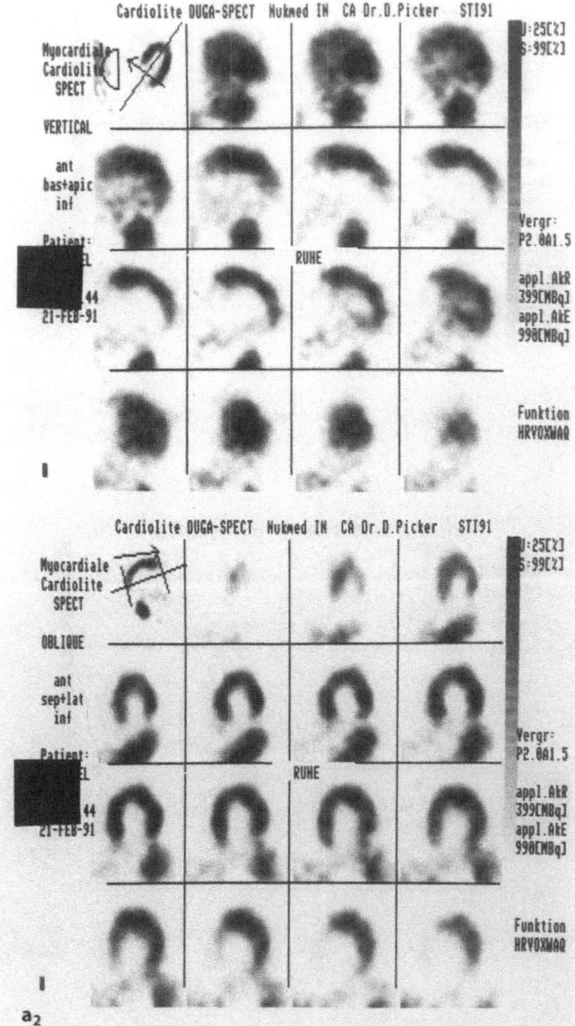

(Abb. 17.4a₂)

schiedlicher Akquisitionstechniken (SPECT/PET) wurde entwickelt [63, 78] und erfolgreich in der klinischen Langzeitkontrolle nach Revaskularisation validiert [79]. Bemerkenswert erscheint, daß die Bestimmung der regionalen metabolischen Rate (MRGlukose) als PET-spezifisches dynamisches Verfahren keine besseren Resultate erbrachte als der quantitative Fluß-Metabolismus-Vergleich [78]. Der kombinierte Einsatz von Sestamibi bzw. Thallium mit ^{18}F-FDG als reine SPECT-Untersuchung war Gegenstand anderer Studien [80, 81], wobei auch für die FDG-SPECT eine bemerkenswerte Bildqualität dokumentiert wurde.

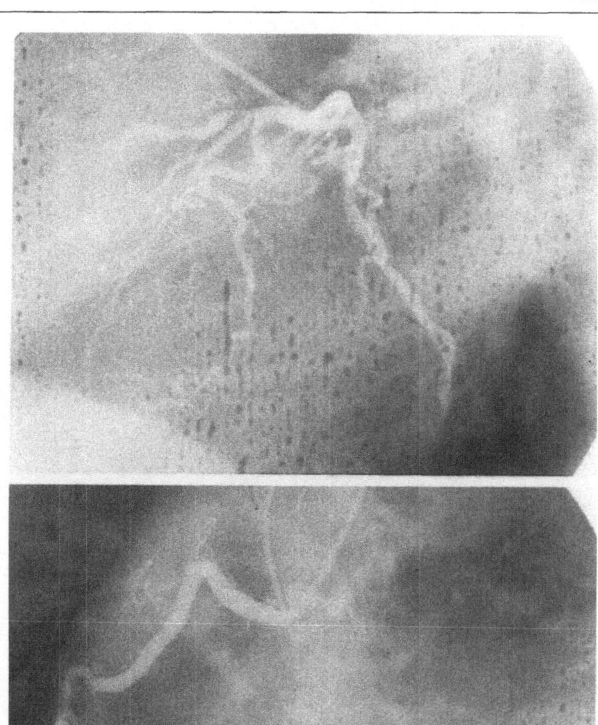

(Abb. 17.4 b)
Koronarangiographie 3 Wochen nach der Myokardszintigraphie: mediale 95%ige Tandemstenose der LAD, Verschluß der RCA. Dringliche Empfehlung zur ACVB-Operation (LAD, R. Diag. und RCA). Myokardszintigraphische Kontrolle mit ^{201}Tl etwa 8 Monate nach erfolgter ACVB-Operation (IMA auf R. Diag., Venenbypässe auf LAD und RCA) wegen fraglicher pektanginöser Beschwerden. Erreichte ergometrische Belastung: 165 W, RR: 175/100 mm Hg, Puls: 150/min. Abbruch wegen muskulärer Erschöpfung, fragliche AP. Im EKG in Ruhe insignifikantes Q in III und aVF, keine EKG-Veränderungen unter Belastung

17.4.3
Einsatz von freien Fettsäuren

Vermutlich bedingt durch die Bedeutung des myokardialen Vitalitätsnachweises für die Nuklearkardiologie scheint der Einsatz von markierten Fettsäuren trotz beträchtlicher Kosten und eingeschränkter Verfügbarkeit derzeit eine Renaissance in der wissenschaftlichen Literatur zu erleben [82–88]. Auf den spezifischen Beitrag Kropp in diesem Band sei verwiesen (s. Kap. 16).

17.4.4
Einsatz von Positronenstrahlern

Der einschlägigen Literatur folgend, kommen bei Verwendung der PET derzeit als erprobte bzw. aussichtsreiche Tracer zum Nachweis des hibernierenden Myokards

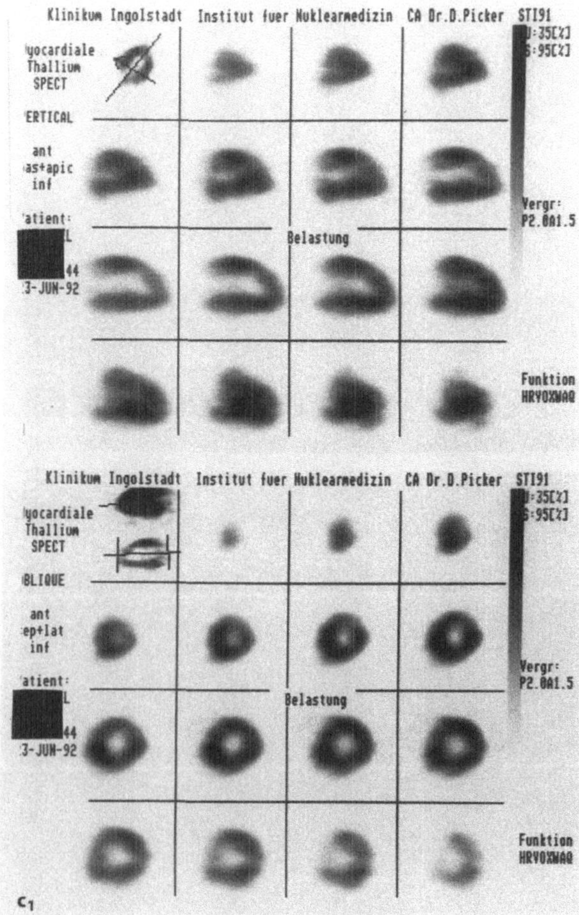

(Abb. 17.4 c)
Myokardszintigraphischer Perfusionsbefund: unauffällige Perfusion aller Myokardareale, kein Hinweis auf größere transmurale Narbenareale

^{18}F-FDG [33], ^{11}C-Acetat [89], ^{82}Rb [34], ^{15}O-H$_2$O [90] und ^{11}C-Palmitat [91] zur Anwendung. Für das bislang als „Goldstandard" geltende ^{18}F-FDG – als bereits 1983 [92] eingesetztem Marker des Glukosemetabolismus – liegen sicherlich die meisten tierexperimentellen und klinischen Erfahrungen vor. Allerdings ist hier ebenfalls die wissenschaftliche Diskussion noch nicht beendet [34, 89, 93], und nach Meinung eines profunden Kenners der Nuklearkardiologie [93] steht die PET auch in der Vitalitätsdiagnostik erst am Beginn ihrer potentiellen Einsatzmöglichkeiten.

Die im Vergleich zu den anderen Positronenemittern (^{11}C: 20 min, ^{13}N: 10 min, ^{15}O: 2 min) günstige Halbwertzeit von ^{18}F-FDG (110 min) gestattet die Versorgung von PET-Scannern in der näheren Umgebung einer zentralen Produktionsstätte (sog. Klinikmodell) und bot auch Anlaß zu Untersuchungen über die Praktikabilität der SPECT mittels geeigneter Kollimatoren [80, 81]. Ob sich die so als Pseudo-PET gebärdende SPECT – möglicherweise auch unter Anwendung der kollimatorfreien „Multikoinzidenzdetektion", für die noch keine klinischen Erfahrungen vorliegen – anstelle

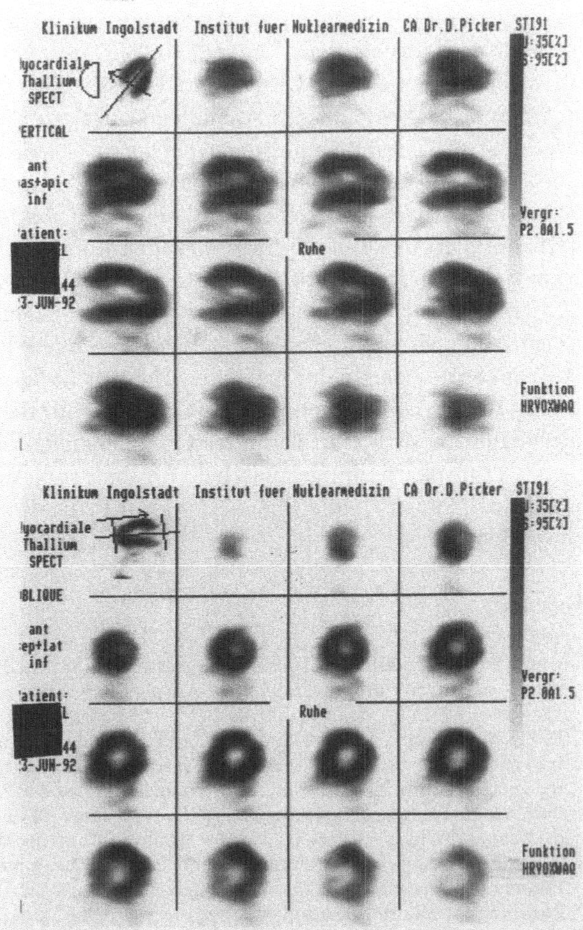

(Abb. 17.4 c₂)

des aus unserer Sicht eher wünschenswerten Einsatzes und damit der weiteren Verbreitung von echten PET-Scannern wird durchsetzen können, bleibt abzuwarten. Jedenfalls erfüllen derartige Realisationen in Kliniken oder Praxen eine wichtige Schrittmacherfunktion für die ^{18}F-FDG-Logistik, besonders in Anbetracht der derzeit noch schwierigen arzneimittelrechtlichen Situation.

17.5
Zusammenfassung

Wenn auch aus kardiologischer Sicht nur ein geringer Prozentsatz aller Patienten mit koronarer Herzerkrankung der diagnostischen Abklärung von hibernierendem Myokard bedarf, so ist doch, aufgrund der hohen Inzidenz dieser Erkrankung, für die Nuklearmedizin von beträchtlichen Fallzahlen auszugehen. Die Bedeutung dieser spezifischen Diagnostik wird dadurch unterstrichen, daß – in Abhängigkeit von lokalen

Erfahrungen und Präferenzen des Kardiologen – Konkurrenzverfahren bislang meist in geringerem Maß nutzbar sind. Allerdings darf nicht vergessen werden, daß die – wenn auch insgesamt hohe – Zuverlässigkeit der nuklearkardiologischen Befunde aus verschiedenen Gründen im konkreten Fall eingeschränkt sein kann und dieser nur einen Mosaikstein im gesamten diagnostischen Bild für die Entscheidung einer Revaskularisationsempfehlung darstellen kann. Gemäß der zwingend erforderlichen Zuordnung zum individuellen koronaren Versorgungsareal ist die patientenbezogene Zusammenarbeit zwischen Kardiologe und Nuklearmediziner unabdingbar – überhaupt bieten sich in der fortwährenden Kommunikation für beide Disziplinen nicht zu überschätzende Möglichkeiten der Qualitätskontrolle.

In der klinischen Routine eines Versorgungskrankenhauses bzw. in der Praxis bietet sich nach unserer Auffassung mit dem Einsatz der SPECT und ^{201}Tl unter Anwendung eines tri- oder mehrphasischen Untersuchungsprotokolls und quantitativer Auswertungsverfahren eine rationale Grundlage für die erfolgreiche Diagnostik des hibernierenden Myokards. Bei widersprüchlichen Befundkonstellationen und negativem ^{201}Tl-myokardszintigraphischem Ergebnis sollte jedoch, angesichts der Bedeutung für den Patienten, die Überweisung zur PET mit Metabolismusmarkern erwogen werden.

Literatur

1. GISSI-2. Gruppo italiano per lo studio della streptokinase nell infarto miocardio (1986) Effectiveness of intravenous thrombolytic treatment in acute myocardial infarction. Lancet I: 397–401
2. ISIS-2. Second international study of infarct survival collaborative group (1988) Randomized trial of intravenous streptokinase, oral aspirin, both, or neither among 17,187 cases of suspected acute myocardial infarction. ISIS-2. Lancet II: 348–360
3. Rahimtoola SH (1985) A perspective on the three large multicenter randomized clinical trials of coronary bypass surgery for chronic stable angina. Circulation 72 (Suppl V): 123–35
4. Vester EG, Ganschow US, Reinhardt M et al. (1995) Zusammenhang zwischen myokardialem Perfusions-Metabolismus-Mismatch und ventrikulären Tachykardien im chronischen Postinfarktstadium. Z Kardiol 84 (Suppl 1): 5 (Abstr)
5. Kalmar P, Irrgang E (1992) Cardiac surgery in Germany during 1991. A report by the german society for thoracic and cardiovascular surgery. Thorac Cardiovasc Surg 40: 163–165
6. Christakis GT, Weisel RD Fremes SE et al. (1992) Coronary artery bypass grafting in patients with poor ventricular function. Cardiovascular surgeons of the university of Toronto. Thorac Cardiovasc Surg 103: 1083–1092
7. Coronary artery surgery study (CASS) (1983) A randomized trial of coronary artery bypass surgery. Survival data. Circulation 68: 939–950
8. Bell MR, Gersh BJ, Schaff HV et al. (1992) Effect of completeness of revascularization on long-term outcome of patients with three-vessel disease undergoing coronary artery bypass surgery. A report from the coronary artery surgery study (CASS) registry. Circulation 86: 446–457
9. Loop FD, Lytle BW, Cosgrove DM et al. (1986) Influence of the interna-mammary-artery graft on 10-year survival and other cardiac events. N Engl J Med 314: 1–6
10. Gleichmann U, Mannebach H, Lichtlen P (1995) 10. Bericht über Struktur und Leistungszahlen der Herzkatheterlabors in der Bundesrepublik Deutschland. Z Kardiol 84: 327–333
11. Röthlisberger C, Meier B on behalf the working group on coronary circulation of the european society of cardiology (1995) Coronary interventions in europe 1992. Eur Heart J 16: 922–929
12. Nietsch C, Haubold S (1996) Ergebnisse der Erhebung: PTCA/Koros/koronare Stents in Deutschland 1995. MMF – Medizinische Marktforschung, Berlin Bochum

13. Knapp WH (1996) Möglichkeiten und Grenzen der Myokardperfusionsszintigraphie für die Vitalitätsdiagnostik. Nucl Med 34: 118–126

14. Schulz R, Heusch G (1995) Characterization of hibernating and stunned myocardium. Eur Heart J 16 (Supplement J): 19–25

15. Ross J Jr. (1991) Myocardial perfusion-contraction matching. Implications for coronary heart disease and hibernation. Circulation 83: 1076–1083

16. Guth BD, Martin JF, Heusch G (1987) Regional myocardial blood flow, function and metabolism using phosphorus-31 nuclear magnetic resonance spectroscopy during ischemia and reperfusion. J Am Coll Cardiol 10: 673–681

17. Elsässer A, Schlepper M, Schaper J (1995) Klinische und morphologische Befunde bei „hibernating myocardium". Z Kardiol 84 (Suppl) 1:141 (Abstract)

18. Flameng W, Suy R, Schwarz F et al. (1981) Ultrastructural correlates of left ventricular contraction abnormalities in patients with chronic ischemic heart disease: Determinants of reversible segmental asynergy postrevascularization surgery. Am Heart J 102: 846–857

19. Rahimtoola SH (1989) The hibernating myocardium. Am Heart J 117: 211–221

20. Braunwald E, Rutherford JD (1986) Reversible ischemic left ventricular dysfunction: evidence for the „hibernating myocardium". J Am Coll Cardiol 8:1467–1470

21. Braunwald E, Kloner RA (1982) The stunned myocardium: prolonged postischemic ventricular dysfunction. Circulation 66: 1146–1149

22. Sayten JJ, Peirce G, Katcher AH et al. (1961) Correlation of intramyocardial electrocardiograms with polarographic oxygen and contractility in the nonischemic and regionally ischemic left ventricle. Circ Res 9: 1268–1279

23. Arnold JMO, Braunwald E, Sandor T (1985) Inotropic stimulation of reperfused myocardium with dopamine: effects of infarct size and myocardial function. J Am Coll Cardiol 6: 1036–1044

24. Finkel MS, Oddis CV, Hattler BG et al. (1994) Myocardial ischemia, stunning and hibernation: Blood flow, metabolism and pathophysiology mechanism. In: Iskandrian AS, Van der Wall EE (eds) Myocardial viability: detection and clinical relevance. Kluwer, Amsterdam, pp 5–18

25. Schoeder H, Friedrich M, Topp H (1993) Myocardial viability: What do we need? Eur J Nucl Med 20: 792–803

26. Iskandrian AS, Van der Wall EE (1994) When is myocardial viability a clinical relevant issue? In: Iskandrian AS, Van der Wall EE (eds) Myocardial viability: detection and clinical relevance. Kluwer, Amsterdam, pp 179–193

27. Kern MJ, Flynn MS (1994) Approach to the assessment of myocardial viability in the cardiac catheterization laboratory. In: Iskandrian AS, Van der Wall EE (eds) Myocardial viability: detection and clinical relevance. Kluwer, Amsterdam, pp 141–161

28. Kaul S (1994) Echocardiographic assessment of myocardial viability. In: Iskandrian AS, Van der Wall EE (eds) Myocardial viability: detection and clinical relevance. Kluwer, Amstredam, pp 71–102

29. Barilla F, Gheorgiade M, Alam M et al. (1991) Low-dose dobutamine in patients with acute myocardial infarction identifies viable but not contractile myocardium and predicts the magnitude of improvement in wall motion abnormalities in response to coronary revascularisation. Am Heart J 122: 1522–1531

30. Marzullo P, Parodi O, Reisenhofer B et al. (1993) Value of rest thallium-201/technetium-99m sestamibi scans and dobutamine echocardiography for detection of myocardial viability. Am J Cardiol 71: 166–172

31. Pierard LA, De-Landsheere CM, Berthe C et al. (1990) Identification of viable myocardium by echocardiography during dobutamine infusion in patients with myocardial infarction after thrombolytic therapy: comparison with positron emission tomography . J Am Coll Cardiol 15: 1021–1031

32. Van der Wall EE, Vliegen HW (1994) Magnetic resonance techniques for the assessment of myocardial viability. In: Iskandrian AS, Van der Wall EE (eds) Myocardial viability: detection and clinical relevance. Kluwer, Amsterdam, pp 103–140

33. Schwaiger M, Hicks R (1991) The clinical role of metabolic imaging of the heart by positron emission tomography. J Nucl Med 32: 565–578

34. Gould KL (1991) PET perfusion imaging and nuclear cardiology. J Nucl Med 32: 579–606

35. Bentrup A, Claus G, Otto HJ et al. (1996) Kombinierte Ischämie- und Vitalitätsdiagnostik mit Tc-99m-MIBI, Gated SPECT und Arbutamin. Nucl Med 35: A45 (Abstract)

36. Brunken R, Tillisch J, Schwaiger M et al. (1986) Regional perfusion , glucose metabolism and wall motion in patients with chronic electrocardiographic Q-wave infarctions: evidence for persistance of viable tissue in some infarct regions by positron emission tomography. Circulation 73: 951–963

37. Brunken R, Schwaiger M, Grover-McKay M et al. (1987) Positron emission tomography detects tissue metabolic activity in myocardial segments with persistent thallium perfusion defects. J Am Coll Cardiol 10: 557–567

38. Kiat H, Berman DS, Maddahi J et al. (1988) Late reversibility of tomographic myocardial thallium-201 defects: an accurate marker of myocardial viability. J Am Coll Cardiol 12: 1456–1463

39. Yang LD, Berman DS, Kiat H et al. (1989) The frequency of late reversibility in SPECT thallium-201 stress redistribution studies. J Am Coll Cardiol 15: 334–340

40. Dilsizian V, Rocco TP, Freedman NM et al. (1990) Enhanced detection of ischemic but viable myocardium by the reinjection of thallium after stress-redistribution imaging. N Engl J Med 323: 141–146

41. Ohtani H, Tamaki N, Yonekura Y et al. (1990) Value of thallium-201 reinjection after delayed SPECT imaging for predicting reversible ischemia after coronary artery bypass grafting. Am J Coll Cardiol 66: 394–399

42. Tamaki N, Ohtani H, Yonekura Y et al. (1990) Significance of fill-in after thallium-201 reinjection following delayed imaging: comparison with regional wall motion and angiographic findings. J Nucl Med 31: 1617–1623

43. Dilsizian V, Smeltzer WR, Freedman NM et al. (1991) Thallium reinjection after stress-redistribution imaging. Does 24-hour delayed imaging after reinjection enhance detection of viable myocardium? Circulation 83: 1247–1255

44. Kiat H, Friedman JD, Wang FP et al. (1991) Frequency of late reversibility in stress-redistribution thallium-201 SPECT using an early reinjection protocol. Am Heart J 122: 613–619

45. van Eck-Smit BL, van der Wall EE, Kuijper AF et al. (1993) Immediate thallium-201 reinjection following stress imaging: a time-saving approach for detection of myocardial viability. J Nucl Med 34: 737–743

46. Schäfers M, Matheja P, Hasfeld M et al. (1996) The clinical impact of thallium-201 reinjection for the detection of myocardial hibernation. Eur J Nucl Med 23: 407–413

47. Bonow RO, Dilsizian V, Cuoculo A et al. (1991) Identification of viable myocardium in patients with chronic coronary artery disease and left ventricular dysfunction. Comparison of thallium scintigraphy with reinjection and PET imaging with ^{18}F-Fluorodeoxyglucose. Circulation 83: 26–37

48. Medrano R, Mahmarian JJ, Verani MS (1993) Nitroglycerin before reinjection of thallium-201 enhances detection of reversible hypoperfusion via collateral blood flow. A randomized double blind, parallel, placebo-controlled study. J Am Coll Cardiol 21: 221A (Abstract)

49. Burns RJ, Wright LM, Lumsden CH et al. (1993) Hibernating myocardium: detection by rest ^{201}Tl-infusion SPECT. Circulation 88: I534 (Abstract)

50. Mester J, Kosa I, Lupkovics G et al. (1993) Prospective evaluation of thallium-201 reinjection in single-vessel coronary patients undergoing coronary bypass surgery. Eur J Nucl Med 20: 213–218

51. Pace L, Cuocolo A, Marzullo P et al. (1995) Reverse redistribution in resting thallium-201 myocardial scintigraphy in chronic coronary artery disease: an index of myocardial viability. J Nucl Med 36: 1968–1973

52. Soufer R, Dey HM, Lawson AJ et al. (1995) Relationship between reverse redistribution on planar thallium scintigraphy and regional myocardial viability: a correlative PET study. J Nucl Med 36: 180–187

53. Ragosta M, Beller GA, Watson DD et al. (1993) Quantitative planar rest redistribution ^{201}Tl imaging in detection of myocardial viability and prediction of improvement in left ventricular function after coronary bypass surgery in patients with severely depressed left ventricular function. Circulation 87: 1630–1641

54. Beller GA, Ragosta M, Watson DD et al. (1992) Myocardial thallium-201 scintigraphy for assessment of viability in patients with severe left ventricular dysfunction. Am J Cardiol 70: 18E–22E

55. Büll U, Altehöfer C (1993) Die Tl-201 Myokardszintigraphie (1974–1992): Vom Perfusionsdefekt zum Vitalitätsnachweis. Nucl Med 32: 1–5

56. Altehoefer C, Vom Dahl J, Büll U et al. (1994) Comparison of thallium-201 single-photon emission tomography after rest injection and fluorodesoxyglucose positron emission tomo-

graphy for assessment of myocardial viability in patients with chronic coronary artery disease. Eur J Nucl Med 21: 37–45

57. Stirner H, Lukes E, Picker D et al. (1994) Gated SPECT mit 201-Tl und 99m-Tc MIBI in der klinischen Routine – warum eigentlich nicht? Nuklearmediziner 2: 99–112

58. Stirner H, Spreng M, Picker D et al. (1992) Vitalitätsbeurteilung mittels der 24h-Redistribution in der quantitativen 201-Tl-Myokardszintigraphie (SPECT) im Vergleich zur klinischen Langzeitkontrolle nach Intervention. Nuklearmediziner 3: 203–212

59. Abraham SA, Mirecki FN, Levine D et al. (1995) Myocardial technetium-99m-teboroxime activity in acute coronary artery occlusion and reperfusion: relation to myocardial blood flow and viability. J Nucl Med 36: 1062–1068

60. Landoni C, Lucignani C, Paolini G et al. (1992) Identification of hibernating myocardium with PET/FDG and SPET/MIBI in patients undergoing coronary artery bypass. Eur J Nucl Med 19: 571 (Abstract)

61. Marzullo P, Sambuceti G, Parodi O (1992) The role of sestamibi scintigraphy in the radioisotopic assessment of myocardial viability. J Nucl Med 33: 1925–1930

62. Dondi M, Tartagni F, Fallani F et al. (1993) A comparison of rest sestamibi and rest redistribution thallium single photon emission tomography: possible implications for myocardial viability detection in infarcted patients. Eur J Nucl Med 20: 26–31

63. Altehoefer C, Kaiser H-J, Dörr R et al. (1992) Fluorine-18 deoxyglucose PET for assessment of viable myocardium in perfusion defects in 99mTc-MIBI SPET: a comparative study in patients with coronary artery disease. Eur J Nucl Med 19: 334–342

64. Cuocolo A, Pace L, Ricciardelli B et al. (1992) Identification of viable myocardium in patients with chronic coronary artery disease. Comparison of thallium-201 scintigraphy with reinjection and technetium-99m methoxyisobutyl isonitrile. J Nucl Med 33: 505–511

65. Altehoefer C, vom Dahl J, Biedermann M et al. (1994) Significance of defect severity in technetium-99m-MIBI SPECT at rest to assess myocardial viability: comparison with fluorine-18-FDG PET. J Nucl Med 35: 569–574

66. Altehoefer C, vom Dahl J, Messmer B et al. (1996) Fate of the resting perfusion defect as assessed with technetium-99m methoxy-isobutyl-isonitrile single-photon emission computed tomography after successful revascularisation in patients with healed myocardial infarction. Am J Cardiol 77: 88–92

67. Dilsizian V, Arrighi JA, Diodati JG et al. (1994) Myocardial viability in patients with healed coronary artery disease: comparison of 99mTc-sestamethoxy-isobutyl-isonitrile with thallium-201 reinjection and [18F]fluorodeoxyglucose. Circulation 89: 578–587

68. Maurea S, Cuocolo A, Soricelli A et al. (1995) Myocardial viability index in chronic coronary artery disease: technetium-99m-methoxy isobutyl isonitrile redistribution. J Nucl Med 36: 1953–1960

69. Maurea S, Cuocolo A, Soricelli A et al. (1995) Enhanced detection of viable myocardium by technetium-99m-MIBI imaging after nitrate administration in chronic coronary artery disease. J Nucl Med 36: 1945–1952

70. Bisi G, Sciagra R, Santoro GM et al. (1995) Technetium-99m-sestamibi imaging with nitrate infusion to detect viable myocardium and predict postrevascularisation recovery. J Nucl Med 36:1994–2000

71. Worsley DF, Fung AY, Burns RJ (1995) Identification of viable myocardium with technetium-99m-MIBI infusion. J Nucl Med 36: 1037–1039

72. Rigo P, Benoit T, Braat S (1994) The role of technetium-99m sestamibi in the evaluation of myocardial viability. In: Iskandrian AS, Van der Wall EE (eds) Myocardial viability: detection and clinical relevance. Kluwer, Amsterdam, pp 39–52

73. Matsunari I, Fujino S, Taki J et al. (1995) Myocardial viability assessment with technetium-99m-tetrofosmin and thallium-201 reinjection in coronary artery disease. J Nucl Med 36: 1961–1967

74. Matsuo H, Watanabe S, Murata I et al. (1996) Comparative study of resting Tc-99m- sestamibi, Tc-99m-tetrofosmin and stress-reinjection 201-thallium scintigraphy for myocardial viability assessment. J Nucl Med 37: 26P (Abstract)

75. Nishimura T, Nobuyoshi M (1996) A multicenter trial of Tc-99m tetrofosmin myocardial SPECT assessment of acute thrombolysis, elective coronary angioplasty and myocardial viabilty. J Nucl Med 37: 26P (Abstract)

76. Go RT, MacIntyre WJ, Saha GB et al. (1995) Hibernating myocardium versus scar: severity of

irreversible decreased myocardial perfusion in prediction of tissue viability. Radiology 194: 151–155

77. Lucignani G, Paolini G, Landoni C et al. (1992) Presurgical identification of hibernating myocardium by combined use of technetium-99m hexakis 2-methoxyisobutylisonitrile single photon emission tomography and fluorine-18 fluoro-2-deoxy-D-glucose positron emission tomography in patients with coronary artery disease. Eur J Nucl Med 19: 874–881

78. Büll U, Fouroutan Y, Hellwig D et al. (1995) Vergleich von relativer ^{18}FDG-Aufnahme mit metabolischer Rate (MRGlukose) im Myokard bei KHK, klassifiziert mit ^{99m}Tc-MIBI. Nucl Med 34: 223–228

79. Vom Dahl J, Altehoefer C, Büchin P et al. (1995) Langzeitverlauf bei Patienten mit koronarer Herzkrankheit: Nuklearmedizinische Vitalitätsdiagnostik und Prognose. Z Kardiol 84 (Suppl) 1: 3 (Abstract)

80. Burt RW, Perkins OW, Oppenheim BE et al. (1995) Direct comparison of fluorine-18-FDG SPECT, fluorine-18-FDG PET and rest thallium-201 SPECT for detection of myocardial viability. J Nucl Med 36: 176–179

81. Delbeke D, Videlefsky S, Patton JA et al. (1995) Rest myocardial perfusion/metabolism imaging using simultaneous dual-isotope acquisition SPECT with technetium-99m-MIBI/fluorine-18-FDG. J Nucl Med 36: 2110–2119

82. Kuikka JT, Mussalo H, Hietakorpi S et al. (1992) Evaluation of myokardial viability with technetium-99m hexakis-2-methoxyisobutyl isonitrile and iodine-123 phenylpentadecanoic acid and single photon emission tomography. Eur J Nucl Med 19: 882–889

83. Tamaki N, Tadamura E, Kawamoto M et al. (1995) Decreased uptake of iodinated branched fatty acid analog indicates metabolic alterations in ischemic myocardium. J Nucl Med 36:1974–1980

84. Hansen CL, Heo J, Oliner C et al. (1995) Prediction of improvement in left ventricular function with iodine-123-IPPA after coronary revascularisation. J Nucl Med 36: 1987–1993

85. Knapp FF, Franken P, Kropp J (1995) Cardiac SPECT with iodine-123-labeled fatty acids: evaluation of myocardial viability with BMIPP. J Nucl Med 36: 1022–1030

86. Franken PR, Dendale P, De Geeter F et al. (1996) Prediction of functional outcome after myocardial infarction using BMIPP and sestamibi scintigraphy. J Nucl Med 37: 718-22

87. Tamaki N, Tadamura E, Kudoh T et al. (1996) Prognostic value of iodine-123 labelled BMIPP fatty acid analogue imaging in patients with myocardial infarction. Eur J Nucl Med 23: 272–279

88. Reske SN (1996) Viability as seen with radiolabelled fatty acids – a new approach to a challenging problem. Eur J Nucl Med 21: 279–282

89. Bergmann SR (1994) Delineation of viable myocardium with metabolic imaging. In: Iskandrian AS, Van der Wall EE (eds) Myocardial viability: detection and clinical relevance. Kluwer, Amsterdam, pp 53–70

90. Yamamoto Y, de Silva R, Rhodes CG et al. (1992) A new strategy for the assessment of viable myocardium and regional blood flow using ^{15}O-water and dynamic positron emission tomography. Circulation 86: 167–178

91. Schelbert HR, Henze E, Sochor H et al. (1986) Effects of substrate availability on myocardial C-11 palmitate kinetics by positron emission tomography in normal subjects and patients with ventricular dysfunction. Am Heart J 111: 1055–1064

92. Marshall RC, Tillisch JH, Phelps ME et al. (1983) Identification and differentiation of resting myocardial ischemia and infarction in man with positron computed tomography, ^{18}F-labeled fluorodeoxyglucose, and N-13-ammonia. Circulation 67: 766–778

93. Hör G (1996) What is the current status of quantification and nuclear medicine in cardiology? Eur J Nucl Med 23: 815–851

18 Antimyosin-Myokard-SPECT

H.J. Wieler und C. Bickel

18.1
Grundlagen

Myosin ist ein ausschließlich intrazellulär vorhandenes Protein. Aufgrund seines hohen Molekulargewichtes und der niedrigen Plasmalöslichkeit wird es auch nach dem Zelltod nicht in den Kreislauf aufgenommen.

Monoklonale Antimyosinantikörper (MoAA) erlauben in vivo die nichtinvasive Erkennung einer myokardialen Schädigung.

Nach intravenöser Injektion von MoAA können diese *bei intaktem Gewebe* keine Bindung mit Myosin eingehen. Es kann nur dort ein MoAA-Myosin-Komplex entstehen, wo irreversible Zellschädigungen dies ermöglichen, d.h. beim Untergang von Myokardzellen wird die Zellmembran zerstört, und das Antikörperfragment kann sich an intrazelluläres Myosin binden. Wird der MoAA z.B. mit [111]Indium (^{111}In) markiert, so können mit Hilfe szintigraphischer Techniken incl. SPECT die Lokalisation und das Ausmaß von Myokardnekrosen erfaßt werden.

Die kommerziell erhältliche Substanz Myoscint (Firma Centocor) ist ein Fab-Fragment eines monoklonalen Antikörpers gegen Myosin. Das Mittel ist gebunden an Diethylentriaminpentaessigsäure (DTPA) und mit ^{111}In-Chlorid radioaktiv markiert.

Myoscint (Molekulargewicht etwa 50000), ein Produkt aus dem Hybrid R11 D10 der Maus, ist ein Immunglobulin vom Typ γ 2a ((IgG 2a k). DTPA-Komplexe sind mit dem Fab-Fragment vermutlich durch Aminogruppen von Lysinresten in einem Verhältnis von etwa 1,5 DTPA pro Proteinmolekül verbunden. Der MoAA liegt in einer sterilen, pyrogenfreien Lösung vor, die 0,5 mg murines monoklonales Fab enthält, modifiziert durch Konjugation mit DTPA. Etwa 74 MBq ^{111}In-Chlorid (Fa. Mallinckrodt Radiopharma GmbH, Hennef/Sieg) werden direkt mit dem Antimyosin (AM)-Fab gemischt und bei Raumtemperatur für ca. 10–15 min inkubiert. Nach der ^{111}In-Markierung des AM wird eine Dünnschichtchromatographie durchgeführt, um das Ausmaß der ^{111}In-Proteinbindung zu bestimmen.

18.2
Ischämische Herzerkrankungen

In der täglichen klinischen Routine wird die Verdachtsdiagnose eines akuten Myokardinfarktes mittels EKG und enzymatischer Methoden bestätigt bzw. ausgeschlossen. Wenn diese Ergebnisse nicht schlüssig sind, kann das AM-Imaging einen hilfreichen Beitrag leisten. In einer holländischen Studie [1] war AM positiv bei 38 von 46

Patienten, von denen der Kardiologe nach seiner klinischen Einschätzung vom Vorhandensein eines akuten Myokardinfarktes ausging. Bei 14 von 48 Patienten, bei denen sich der Kardiologe unschlüssig war, fand sich ein positiver AM-Befund, wobei in 12 dieser 14 Fälle der nachfolgende klinische Verlauf die Diagnose eines Myokardinfarktes bestätigte.

Budihna et al [2] bestätigten in einer vergleichenden histopathologischen Untersuchung, daß die autoptisch gesicherten Infarktzonen konkordant den Zonen erhöhten AM-Uptakes in der Szintigraphie waren. Die Studie bestätigte, daß das AM-Imaging sowohl in der Identifizierung als auch in der präzisen Abgrenzung des Areals der Myokardnekrose korrekt war. In Analogie dazu zeigten andere vergleichende Studien (Histopathologie/AM-Imaging) eine gute Übereinstimmung des Vorhandenseins vitalen Gewebes [3, 4]. Einen sehr interessanten klinischen Beitrag vermag das AM-Imaging zur Diagnose von Non-Q-Wave-Infarkten zu leisten, wie an verschiedenen Untersuchungen gezeigt werden konnte [5–7]. Zahlreiche Vergleichsuntersuchungen zwischen AM-Imaging und der Szintigraphie mit markierten Pyrophosphaten oder Thallium, speziell unter Verwendung einer Doppelisotopentechnik und SPECT, zeigten auf, daß diese Methode in der Lage ist, viables, aber ischämiegefährdetes Myokard *nach* einem Infarkt zu charakterisieren [8–11]. Die Studienergebnisse stimmen dahingehend überein, als sie die Methode als nichtinvasiven Test klassifizieren, der solche Patienten in der unmittelbaren Postinfarktperiode identifiziert, die Myokard mit akutem weiterem ischämischem Risiko aufweisen. Dies kann auf die Handlungsstrategie Auswirkungen haben. Zudem wies die Methode einen guten prädiktiven Wert im Bezug auf das Outcome nach der akuten Phase des Infarktes auf.

In einer Studie von Johnson [12] wurden 78 Patienten mit Hilfe einer Doppelisotopentechnik, und zwar in diesem Fall mit ^{201}Tl und ^{111}In-AM untersucht (SPECT), um viables, aber doch ischämiegefährdetes Myokard nach Infarkt zu identifizieren. Von den 28 Patienten mit „match" (also konkordante überlappende Regionen, in denen das AM-Imaging nekrotisches Muskelgewebe und ^{201}Tl viables Myokardgewebe anzeigte) gab es ein akutes Ischämieereignis in den 6 Wochen des klinischen Follow-Up nach dem Primärinfarkt. Im Gegensatz dazu fanden sich bei den 59 Patienten mit Non-match-Defekten 38 mit ischämischen Ereignissen in dieser Phase, d.h. eine signifikant höhere Rate von Ereignissen bei Patienten mit „mismatch" (p < 0,001). Gefolgert wurde, daß diese duale Isotopenmethode sensitiver als die ^{201}Tl-Redistributionstechnik (s. Kap. 8) war, um Patienten mit höhergradigem Risiko für einem Infarkt nachfolgende Ischämieereignisse zu charakterisieren.

Andere Untersucher beschäftigten sich mit der Frage, ob AM-Imaging eine reliable Methode bezüglich der Vorhersage einer Verbesserung der linksventrikulären Wandbewegung nach Thrombolyse eines akuten Myokardinfarktes sei [13–15]. Diese Studien verglichen die Dichte des AM-Uptakes in der infarzierten Zone mit der Countrate des benachbarten Lungengewebes. Der Vergleichswert – als Quotient ausgedrückt – betrug bei persistierenden regionalen Asynergien zwischen 2,4 und 2,7 und war damit statistisch signifikant höher als bei Patienten, bei denen es zu einer Verbesserung der regionalen Asynergie kam. Diese Patienten wiesen einen Quotient AM-Infarkt/AM-Lunge zwischen 1 und 1,77 auf, was wiederum belegt, daß AM-Imaging nicht nur einen Beitrag zur Feststellung, sondern auch zur Intensität der myokardialen Gewebsschädigung leisten kann. In diesem Fall kann eine frühe Identifizierung von Patienten mit regionaler Asynergie als Folge von *Nekrose* und *Ischämie* getroffen werden, was möglicherweise das therapeutische Management beeinflußt.

18.3
Abstoßung von Herztransplantaten

Messungen des kardialen Uptakes von mit [111]Indium markierten AM-Antikörpern können dazu verwendet werden, eine Abstoßungsreaktion nach Herztransplantation zu entdecken. Es hat sich etabliert, hierzu den Herz-Lungen-Quotienten des AM-Uptakes als Maß für die kardiale Akkumulation von AM zu nehmen. Die kardiale Akkumulation von AM wurde dann mit den histopathologischen Befunden von Myokardbiopsien verglichen. Nimmt man die myokardiale Biopsie als Goldstandard, so geben die publizierten Studien des AM-Imaging in bezug auf die Abstoßung eines menschlichen Herzens eine Sensitivität von etwa 80 % bei einer Spezifität von etwa 89 % an [16–18]. Hierbei wird übereinstimmend ein Herz-Lungen-Quotient von 1,5 genommen, um normale von pathologischen Ergebnissen zu trennen. In einer Studie von 52 Patienten, bei denen 247 AM-Scans durchgeführt wurden, beschreiben die Autoren die Assoziation eines ansteigenden Herz-Lungen-Quotienten mit fehlender, milder oder moderater Abstoßung, wobei ein Quotient von 1,91 ± 0,33 signifikant zwischen bioptisch bewiesener und fehlender Abstoßungsreaktion unterscheidet [19]. Bezogen auf die klinische Situation fehlten abstoßungsbezogene Komplikationen wie kongestive Herzerkrankung oder Episoden vaskulärer Okklusion in 238 von 247 AM-Studien, bei denen der Herz-Lungen-Quotient 1,74 ± 0,3 betrug. In der Gruppe von 9 Patienten mit den klinischen Symptomen einer kongestiven Herzerkrankung oder einer vaskulären Okklusion betrug der Herz-Lungen-Quotient 2,1 ± 0,16. Der Unterschied war statistisch signifikant. In dieser sehr ausführlichen Untersuchung entwickelten Patienten, deren AM-Bilder einen allmählichen Rückgang des Uptakes innerhalb der ersten 3 Monate nach Transplantation aufwiesen, keine abstoßungsbezogenen Komplikationen. Hingegen entwickelten solche mit persistierend hohem Uptake Komplikationen, wobei der Unterschied ebenfalls statistisch signifikant war [19]. In einer anderen Untersuchung entdeckte ein AM-Herz-Lungen-Quotient von > 1,75 98 % aller Abstoßungsreaktionen über eine Follow-Up-Periode von 2 Wochen bis zu 44 Monaten nach der Transplantation [20]. Auch bei Kindern erwies sich das AM-Imaging als sensitiv (80 %) und spezifisch (bis zu 100 %), die klinische Schlußfolgerung war, daß der regelmäßige Gebrauch der AM-Szintigraphie zu einer beträchtlichen Reduktion invasiver Biopsien bei Kindern nach einer Transplantation beitragen sollte [21].

Innerhalb des ersten Jahres gibt es eine beträchtlich hohe Mortalität aufgrund akuter Abstoßungsreaktionen (79 % der Patienten überleben das erste Jahr, ca. 1/3 der Todesfälle basieren auf akuten Abstoßungsreaktionen [22]). Teilweise werden bis zu 20 Myokardbiopsien innerhalb des ersten Jahres nach Transplantation notwendig. Einer amerikanischen Veröffentlichung zufolge werden die Kosten pro Biopsie (1992) mit 1.300 Dollar angegeben. Die Ergebnisse aus den Erfahrungen mit AM zeigen an, daß ein negativer AM-Scan das Vorhandensein einer Abstoßungsreaktion mit sehr hoher Sensitivität (von bis zu 100 %) ausschließt. Die Spezifität steigt mit ansteigend pathologischem Scan, ausgedrückt als Herz-Lungen-Quotient, wobei ein Wert > 2,0 fast sicher mit einer signifikanten Abstoßungsreaktion verbunden ist. Die möglichen Kostensenkungen bei entsprechender Reduktion von Biopsien, ganz abgesehen vom Aufwand für eine solche, sind beträchtlich (s. oben).

Zusammenfassend läßt sich nach den veröffentlichten Studien feststellen, daß die AM-Szintigraphie gut geeignet ist als zuverlässiges und nichtinvasives Verfahren, um die *Präsenz* und *Aktivität* einer Herztransplantatabstoßungsreaktion zu evaluieren. Der AM-Scan kann insbesondere nützlich sein, um einen Myokardschaden früh im Verlauf einer Abstoßungsreaktion zu erkennen. Persistierende oder ansteigende AM-Aktivität ist ein Prädiktor für abstoßungsbezogene Komplikationen. Persistierend erhöhte AM-Aktivität noch nach einem Jahr verlangt nach einer sorgfältigen Suche nach Gründen („schleichende" Abstoßung?), selbst wenn der klinische Verlauf zufriedenstellend war. Patienten mit einem kardialen AM-Uptake, der ausgedrückt als Herz-Lungen-Quotient nicht mehr als 1,5 beträgt, gehören zu den Low-risk-Patienten, was die Abstoßungswahrscheinlichkeit angeht.

18.4
Myokarditiden

Die Literatur des AM-Imaging zur Erkennung einer *Myokarditis* ist sehr umfangreich. Die Anwendung erscheint primär sinnvoll zur Differentialdiagnose zwischen Myokarditis und ischämischer Herzerkrankung.

Die Bestätigung der Diagnose Myokarditis war eine der ersten Anwendungen der AM-Szintigraphie überhaupt [23–25]. In den Untersuchungen mit klinischen oder anamnestischen Hinweisen für das Vorhandensein einer akuten Myokarditis wurde eine links- oder rechtsventrikuläre endomyokardiale Biopsie gewonnen, die die Diagnose der Myokarditis bestätigte. Die AM-Szintigraphie ergab vergleichend keine falsch-negativen Resultate (Sensitivität praktisch 100 %), die Spezifität betrug 56 %. In einer größeren Gruppe von 82 Patienten (mit positiver endokardialer Biopsie als Referenzstandard) betrug die Sensitivität des AM-Imaging 83 %, die Spezifität 53 % und der prädiktive Wert eines normalen Scans 92 % [26]. Weil ein unauffälliger AM-Scan mit einer derartig geringen Inzidenz einer Myokarditis kontrolliert durch Biopsie einhergeht, könnte der Befund eines negativen Scans die Notwendigkeit einer endokardialen Biopsie bei diesem Patiententypus deutlich abschwächen. Bei kleineren Patientengruppen fanden sich ähnliche Schlußfolgerungen [27, 28].

In etwa 8 % der Fälle mit einer Lyme-Borreliose kommt es zu einer assoziierten Myokarditis. Diese manifestiert sich gewöhnlich in elektrokardiographischen Veränderungen, Perikardergüssen, linksventrikulärer Dysfunktion; identifiziert als Myokarditis wird sie durch endomyokardiale Biopsie. Die publizierte Erfahrung bei der Erkennung einer Lyme-Borreliose unter Verwendung der AM-Szintigraphie besteht lediglich aus Fallbeschreibungen [29, 30]. In einem Fall wurde die Erkrankung durch endomyokardiale Biopsie bestätigt, die die akute Myokarditis mit dem Vorhandensein der Spirochäten im Myokard eindrucksvoll nachwies. Bei dieser Art von Erkrankung – und es erscheint vernünftig anzunehmen, auch in anderen Fällen akuter Infektionserkrankungen mit Verdacht auf myokardiale Beteiligung – ist das AM-Imaging eine sinnvolle Ergänzung zu serologischen und klinischen Untersuchungen. Zudem kann während der Langzeitbehandlung der Lyme-Borreliose eine Normalisierung des AM-Scans ein Monitoring des therapeutischen Procedere ermöglichen.

Das AM-Imaging wurde ebenso benutzt, um eine Myokarditis als Komplikation einer immunsuppressiven Therapie oder einer HIV-Infektion zu visualisieren [31, 32].

Die klinische Situation mit thorakalem Schmerz, EKG-Veränderungen und Anstieg der Kreatinkinase im Serum findet sich sowohl bei Patienten mit akutem Myokardinfarkt als auch bei solchen mit Myokarditis. Diesem differentialdiagnostischen Problem gegenüberstehend, haben verschiedene Untersuchergruppen das AM-Imaging benutzt, um zur Diagnose einer „echten Myokarditis" oder einer solchen, die sich als ischämische Herzerkrankung maskiert, zu kommen. In einem Review über eine 7-Jahres-Periode zeigte sich, daß 8 von 164 Patienten mit einer bioptisch verifizierten Myokarditis ursprünglich in das Krankenhaus mit der Diagnose eines akuten Myokardinfarktes eingewiesen worden waren. Alle diese Patienten hatten angiographisch einen unauffälligen Koronarbefund, bei allen war der AM-Scan positiv. Die hohe Sensitivität und der hohe negative Vorhersagewert eines unauffälligen AM-Scans könnten es als sinnvoll erscheinen lassen, Patienten mit vermuteter Myokarditis mittels AM-Imaging zu screenen. In den genannten Fällen präsentierte sich die Myokarditis klinisch wie ein akuter Myokardinfarkt. Unter diesen Umständen verspricht ein *diffus positiver AM-Scan* eine zusätzliche diagnostische Information in Richtung auf eine *myokarditische* anstelle einer ischämischen Ätiologie [33, 34]. Ähnliche Ergebnisse werden von anderen Untersuchern berichtet [35]. Die meisten Untersucher stimmen jedoch auch dahingehend überein, daß der AM-Scan kein Ersatz für eine endomyokardiale Biopsie ist.

18.5
Kardiomyopathien

Die Anwendung endomyokardialer Biopsien zur Erkennung einer aktiven zellulären Schädigung des Myokards wird durch die geringe Sensitivität dieser Methode limitiert. Die Möglichkeit, mit AM-Imaging eine solche Schädigung zu erkennen, eröffnet einen alternativen Weg, Nekrosen bei Kardiomyopathien verschiedener Ätiologien zu identifizieren. Die Prävalenz eines pathologischen AM-Uptakes (ausgedrückt als Herz-Lungen-Quotient > 1,46) betrug 70 % bei Patienten mit Kardiomyopathien im Vergleich zu 8 % bei Kontrollpatienten [36]. Diese Untersuchungen wurden bestätigt, ausgeweitet und mit echokardiographischen Befunden, sowohl bei idiopathischen als auch bei alkoholinduzierten Kardiomyopathien, verglichen [37]. Es zeigte sich, daß die Intensität des Uptakes linear mit einem schlechten Verlauf der Erkrankung (verfolgt über einen Beobachtungszeitraum von 62 Monaten) korrelierte [38]. Der AM-Uptake wurde als empfindlicherer Indikator eines Myozytenschadens bei einer akuten Entzündung beschrieben, als dies durch die lichtmikroskopische Untersuchung der Fall war (Befunde nach Kardektomie im Rahmen einer Herztransplantation [39]). In einer Serie von Patienten mit idiopathischer dilatativer Kardiomyopathie konnte der AM-Uptake als Prognosefaktor einer Subgruppe von Patienten mit günstigerem Outcome dienen [40]. In einer ähnlichen Untersuchungsreihe erhielt eine Gruppe von Patienten mit kongestiver Herzerkrankung, ohne histologische Hinweise auf eine Myokarditis oder eine ischämische Herzerkrankung und ohne eine Klappenerkrankung, einen AM-Scan [41]. Bei etwa der Hälfte der Patienten mit AM-Uptake verbesserte sich die kardiale Funktion, beurteilt anhand der Ejektionsfraktion (EF). In dieser Studie zeigten keine anderen histologischen Hinweise irgendeine signifikante Korrelation mit dem klinischen Outcome.

Ähnliche Resultate des AM-Uptakes wurden bei alkoholtoxischer, diabetischer, postpartaler oder hypertropher Kardiomyopathie dokumentiert [42–44]. Andere Untersucher, die bestätigten, daß sich ein AM-Uptake gewöhnlich bei idiopathischer dilatativer Kardiomyopathie im Gegensatz zu Kontrollpersonen findet, waren jedoch nicht in der Lage, hieraus irgendeine prognostische Relevanz zu ziehen bzw. den Grad des AM-Uptakes mit dem klinischen Verlauf dieser Patienten zu korrelieren [45, 46]. In einer japanischen Multicenterstudie, die immerhin 380 Patienten mit Verdacht auf Myokarditis, Myokardinfarkt oder Kardiomyopathien beinhaltete, hatten 55 (14 %) positive AM-Scans. Positive Scans fanden sich in 12 von 36 Patienten (33 %) mit der klinischen Diagnose einer dilatativen Kardiomyopathie und in 17 von 19 Patienten (89 %) mit der klinischen Diagnose hypertrophe Kardiomyopathie [47]. Die Autoren dieser Studie schlossen, daß eine Myokardszintigraphie mit AM sinnvoll war zum Aufdecken von Nekrosen, Kardiomyopathien und zur Abschätzung der Prognose.

Nach diesseitiger Auffassung sehr interessant sind Ansätze, eine *pathologische* linksventrikuläre Hypertrophie bei hochtrainierten Athleten in Differentialdiagnose zur physiologischen Hypertrophie mittels AM zu beschreiben [48] oder auch das Uptakeverhalten nach maximaler körperlicher Belastung von Langstreckenläufern zu untersuchen [49]. Die spanische Gruppe von Carrio präsentierte dazu aktuelle Daten [50], die aufzeigten, daß ein positiver AM-Uptake bei linksventrikulärer Hypertrophie (echokardiographisch determiniert) von Leistungssportlern eine pathologische Situation charakterisiert, die den behandelnden Ärzten als wesentlicher Parameter zur Empfehlung diente, den Sport in der bis dahin ausgeübten Weise nicht weiter zu betreiben.

18.6
Medikamentenassoziierte Kardiomyopathie

Eine breite Palette myokardialer Schädigungen als Sekundärfolge einer Therapie ist in der Fachliteratur dokumentiert. Die AM-Szintigraphie wurde z. B. angewandt, um das Ausmaß einer Myokardnekrose, die die Doxorubicintherapie von Sarkomen induzierte, zu untersuchen [51]. Untersuchungen zur Detektion von Leiomyosarkomen und Rhabdomyosarkomen [52, 53] sollen der Vollständigkeit halber erwähnt werden, besitzen jedoch angesichts fortgeschrittener Alternativtechniken (Echokardiographie, MRT) keine nennenswerte Bedeutung.

In einer Studie von 30 Patienten mit einem Sarkom zeigte sich, daß der AM-Uptake nach Gabe mittelhoher Doxorubicindosen akkumulierte und unmittelbar prädiktiv war für das Auftreten einer kongestiven Herzerkrankung – noch bevor die

EF sich verschlechterte. Die Zuführung von Doxorubicin durch kontinuierliche Infusion ergab einen geringeren AM-Uptake, als er bei einer Bolusinjektion verzeichnet wurde [51, 54]. Schlußfolgerung der Autoren war, daß das AM-Imaging nicht nur sinnvoll zur Erkennung der Kardiotoxizität des Zytostatikums war, sondern gleichzeitig Wegweiser zur besseren Art der Anwendung. Die gleiche Gruppe von Untersuchern dokumentierte, daß AM-Imaging eine sensitive Methode zur Entdeckung eines Schadens der Myozyten bei Patientinnen mit Mammakarzinomen ist, die eine Adriamycin- oder Doxorubicintherapie [55, 56] erhielten. In einer anderen Untersuchung, in der die AM- mit der ^{131}Jod-MIBG-Szintigraphie (s. Kap. 19) verglichen wurde, zeigte sich, daß die Erkennung einer Kardiotoxizität nach Doxorubicingabe mit Hilfe der AM-Szintigraphie sensitiver war als die Untersuchung der adrenergen neuronalen Funktion durch den MIBG-Scan [57]. Die Schlußfolgerung, daß AM-Szintigraphien die Kardiotoxizität und das Risiko einer kongestiven Herzerkrankung als Folge einer Doxorubicintherapie entdecken, *bevor* die linksventrikuläre (enddiastolische) Funktion sich verschlechtert, wurde durch identische Ergebnisse bei Adriamycintherapien bestätigt [58].

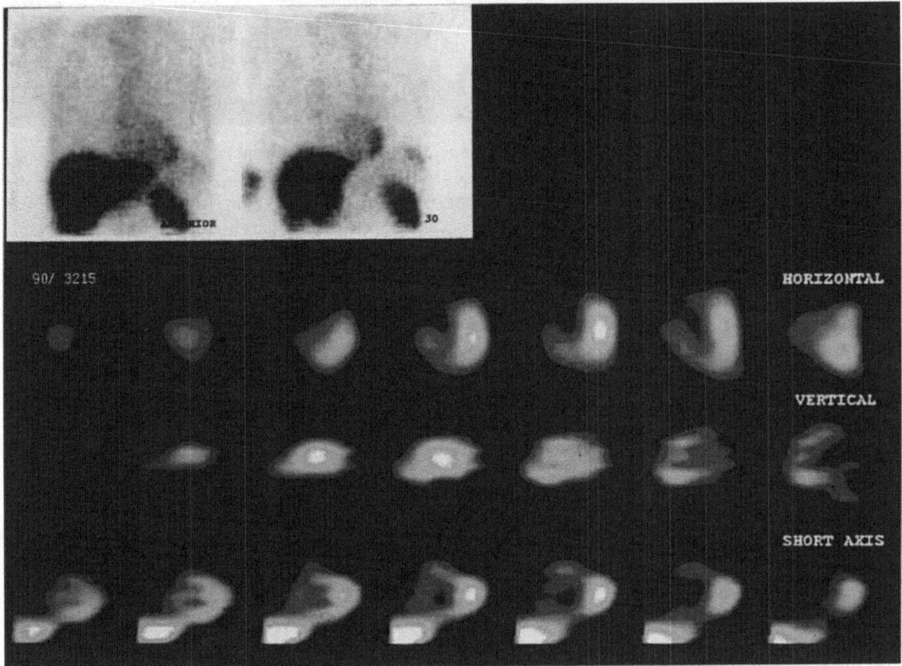

Abb. 18.1. 58jähriger Patient mit fortgeschrittenem Blasenkarzinom. Entwickelte nach hochdosierter Chemotherapie mit Doxorubicin eine Verminderung der LVEF auf 45 % (kumulative Doxorubicindosis 500 mg/m²). Die ^{111}In-Antimyosin-Szintigraphie zeigte in den planaren Aufnahmen *(oben)* einen intensiven kardialen Uptake *(schwarze Pfeile)* mit einer Herz-Lungen-Ratio von 2,05. Zusätzliche SPECT-Aufnahmen *(unten)* lassen eine deutliche Akkumulation des Tracers im Herzen, v. a. in der Hinterwand erkennen *(weiße Pfeile)*. Anschließend wurde die Anthracyclintherapie beendet. Daraufhin wurde keine weitere Verschlechterung der Ventrikelfunktion beobachtet. (Für die Überlassung der Abbildung danke ich Herrn Dr. R.A. Valdès Olmos, The Dutch Cancer Institute, Nuclear Medicine Department, Plesmanlaan 121, 1066 CX Amsterdam)

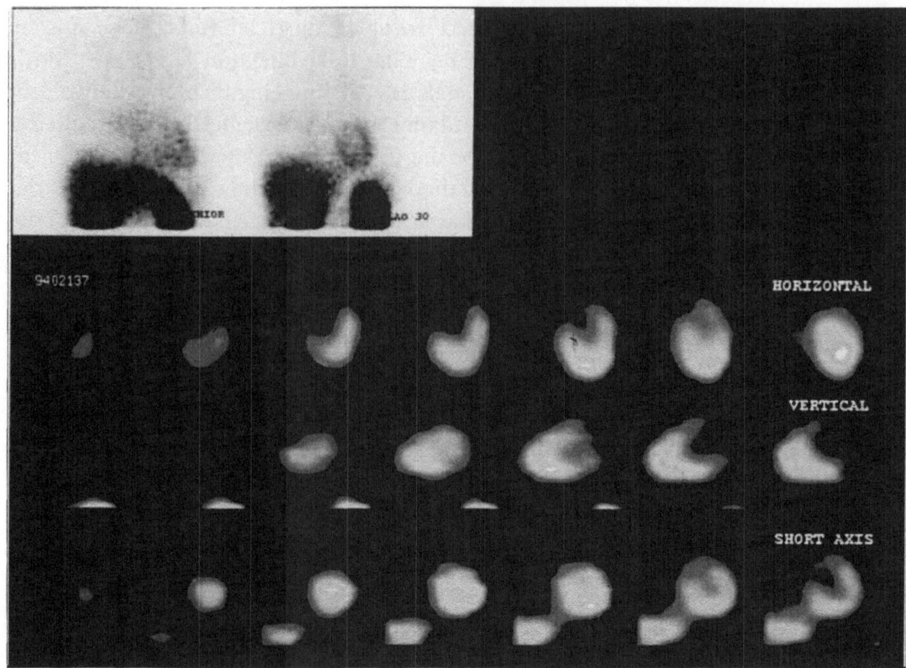

Abb. 18.2. Eine 65jährige Patientin mit metastasierendem Mammakarzinom wurde mit 7 Zyklen einer kombinierten Chemotherapie, hierunter auch Doxorubicin (kumulative Doxorubicindosis 420 mg/m^2), behandelt. Die LVEF sank von 61 % auf 52 % ab; zusätzlich sprach der Tumor schlecht auf die Therapie an, so daß auf eine Medikation mit Paclitaxel umgestellt wurde. Nach 2 Zyklen Paclitaxel sank die LVEF auf 37 % ab. Eine ^{111}In-Antimyosin-Szintigraphie zeigte zu diesem Zeitpunkt auf den planaren Aufnahmen *(oben)* einen intensiven kardialen Uptake (Herz-Lungen-Ratio 2,3). Zusätzliche SPECT-Aufnahmen *(unten)* bestätigten die diffuse myokardiale Schädigung *(weiße Pfeile)*. Trotz Absetzen der Chemotherapie entwickelte sich eine kongestive Herzerkrankung, und die LVEF sank weiter auf 30 % ab. (Für die Überlassung der Abbildung danke ich Herrn Dr. R.A. Valdès Olmos, The Dutch Cancer Institute, Nuclear Medicine Department, Plesmanlaan 121, 1066 CX Amsterdam)

Abbildung 18.1 und 18.2 zeigen Beispiele von Antimyosinszintigraphien (planar und SPECT) bei zwei Patienten nach Doxorubicintherapie.

In einem Review haben Jain u. Zaret [59] den klinischen Nutzen des AM-Imaging beim Monitoring der Doxorubicintherapie und bei der Vorhersage der durch Doxorubicin indizierten funktionellen linksventrikulären Schädigungen wie folgt zusammengefaßt:

1. Die Intensität des AM-Uptakes korreliert mit dem Grad der linksventrikulären Dysfunktion.
2. Ein normaler AM-Uptake ist assoziiert mit dem Fehlen einer linksventrikulären Dysfunktion.
3. Das AM-Bild im Verlauf verspricht zumindest einige Informationen über die Reversibilität der Situation für Patienten, die eine Kardiotoxizität erlitten haben.
4. Der Test kann als Follow-up-Test geeignet sein, um zu einer guten Therapieführung des Patienten beizutragen.

Zu ähnlichen Schlußfolgerungen kommen auch andere Untersucher [60–62].

Die jüngste Beobachtung des klinischen Nutzens einer AM-Szintigraphie bei der Überwachung einer medikamenteninduzierten Toxizität stammt von Marti et al. [63]. Sie beschreiben pathologische AM-Scans bei Patienten, die Amitriptyline erhielten (aber keine anderen trizyklischen Antidepressiva!) und das Verschwinden des pathologischen Befundes, wenn die Amitriptylingabe abgebrochen wurde. Die Limitation dieser Studie ist, daß keiner der Patienten niedrigen Blutdruck, Tachykardien oder EKG-Veränderungen aufwies, Befunde, die i.allg. trizyklischen Antidepressiva zugeschrieben werden.

Die Studie deutet die Möglichkeit an, daß speziell eine Amitriptylintherapie bei *jungen Patienten* mit einem myokardialen Schaden verbunden sein kann. Seltene, aber interessante Case-Reports existieren über die Anwendung der AM-Szintigraphie zur Erkennung einer myokardialen Beteiligung bei anderen infektiösen oder entzündlichen Erkrankungen, so z.B. bei Toxoplasmose, Chagas-Erkrankung und Lyme-Borreliose [64]. Andere vereinzelte Anwendungen beschreiben die Erkennung einer myokardialen Schädigung bei einer Churg-Strauss-Vaskulitis [65].

18.7
Sicherheit, Nebenwirkungen und Strahlenbelastung

Schwere Nebenwirkungen nach der Anwendung von Myoscint sind nicht bekannt. Über geringe Nebenwirkungen wie z.B. Fieber, Brustschmerz, Kopfschmerz, Übelkeit oder Erbrechen wurde berichtet. Da diese Symptome auch Begleiterscheinungen von Myokardinfarkten oder instabilen Herzerkrankungen sind, bleibt ein Zusammenhang mit der Myoscintapplikation fraglich.

Über Schmerzen an der Injektionsstelle berichteten 1 % (6 von 578) der Patienten.

Bei keinem der Patienten, die Myoscint erhielten, konnte eine signifikante Änderung des klinischen Bildes, der chemischen Laborparameter, der hämatologischen Parameter oder Urinanalyse festgestellt werden.

Zur Abklärung der Immunogenität wurde ein spezieller ELISA entwickelt und

Abb. 18.3. Blutclearance von i.v. injiziertem, ^{111}In-markiertem, monoklonalem Antimyosin-Fab bei 14 Patienten (jeweils 74 MBq). (Abdruck mit freundlicher Genehmigung der Fa. Mallinckrodt)

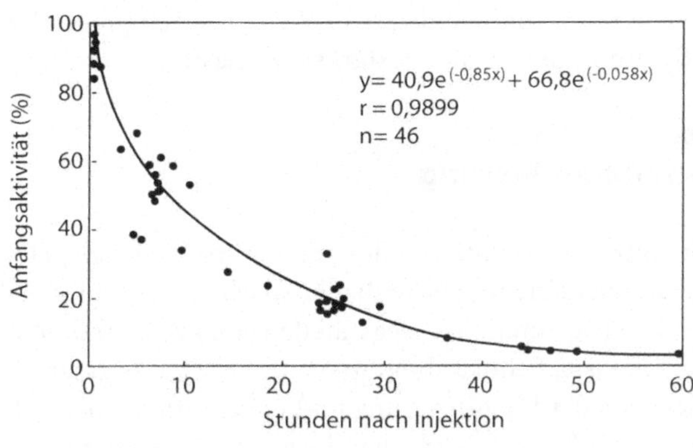

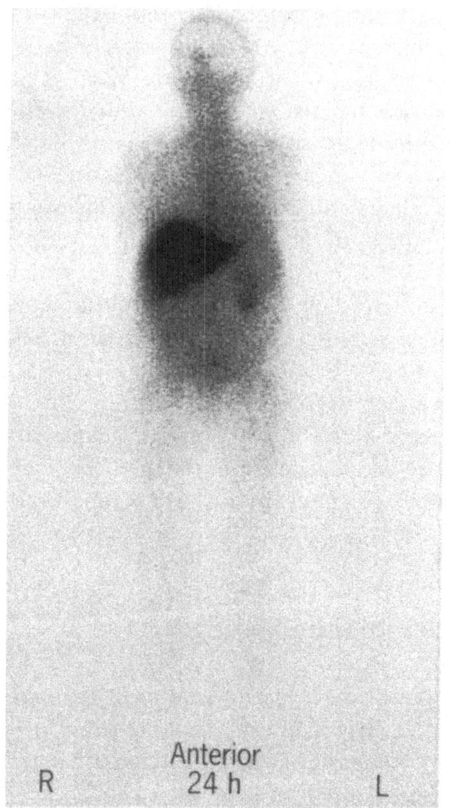

Abb. 18.4. Typische Ganzkörperaufnahme 24 h nach Injektion von ^{111}In-Myoscint. (Abdruck mit freundlicher Genehmigung der Fa. Mallinckrodt)

1742 Proben von mehr als 500 Patienten untersucht. Selbst bei mehrfacher Myoscint-anwendung konnte bei keiner der Proben ein Anti-Maus-Antikörper nachgewiesen werden.

Das typische Verteilungsmuster von Myoscint im Ganzkörper zeigt Abb. 18.4.

Untersuchungen der Blutclearance ergaben, daß 24 h p.i. nur noch 20 % der injizierten Dosis im Blut nachweisbar sind (Abb. 18.3). Die Strahlenbelastung ist der Tabelle 18.1 zu entnehmen. Die Niere, das Hauptausscheidungsorgan, wird mit 95,3 mGy pro 74 MBq ^{111}In am stärksten belastet.

18.8
Zusammenfassung

Die Antimyosinszintigraphie kann in verschiedenen pathologischen kardiologischen Situationen eine nützliche diagnostische Hilfe sein, die dem Patientenmanagement dient. Bei bestimmten Gelegenheiten ergänzt sie andere Techniken, wie endomyokardiale Biopsie, Echokardiographie und EKG. Das gesamte Spektrum der Anwendung reicht von der Identifizierung und Lokalisation einer ischämischen Herzerkrankung bzw. von Infarktgebieten über die Nutzung als prognostischer Indikator bei Myokar-

Tabelle 18.1. Geschätzte absorbierte Dosis für ^{111}In-Myoscint bei einem 70 kg schweren Erwachsenen einschließlich einer maximalen Beimengung von [114m]In/[114]In als radioaktive Verunreinigung, die aber zum Verfallszeitpunkt nicht größer als 0,16 % ist (Quelle: „Technische Anleitung für den Gebrauch von Myoscint" mit freundlicher Genehmigung der Fa. Mallinckrodt)	Absorptionsdosis [mGy/74 MBq]
Herzmuskelwand	15,6
Rotes Knochenmark	30,5
Lunge	14,0
Leber	42,4
Milz	34,8
Nieren	95,3
Blasenwand	69,2
Knochen	9,2
Dünndarm	9,7
Ovarien	9,0
Testes	4,8
Schilddrüse	4,1
Uterus	11,7
Ganzkörper	8,6

ditis und bei Kardiomyopathien bis zur Verlaufskontrolle bei medikamentös induzierter Kardiotoxizität.

Der negative prädiktive Wert des Untersuchungsergebnisses wird v. a. bei der Verlaufsbeobachtung eines Herztransplantationspatienten als nützlich angesehen. Weiterhin könnte bei Verdacht auf eine Myokarditis ein unauffälliges Antimyosinszintigramm dem Patienten eine endokardiale Biopsie ersparen.

Einer breiten klinischen Anwendung stehen die relativ hohen Kosten der Untersuchung entgegen. Darüber hinaus muß, wie bei jedem nuklearmedizinischen Verfahren, eine Strahlenbelastung in Kauf genommen werden, die im Fall der Antimyosinszintigraphie eher im mittleren bis höheren Bereich üblicher szintigraphischer Verfahren anzusiedeln ist. Weitere Nachteile stellen die Wartezeit von 24 h dar, die nach Injektion des Radiopharmakons bis zur Aufnahme eingehalten werden muß, sowie die hohe Energie der emittierten γ-Strahlung des ^{111}In, die nur eine suboptimale Aufnahmequalität bedingt.

Literatur

1. Troch M, Versee L, Claeys R et al. (1993) ^{111}In-antimyosin immunoscintigraphy as diagnostic aid in uncertain acute heart infarction. Tijdschr Geneeskd (in Dutch) 49: 1387–1390
2. Budihna NV, Micinski M, Latific-Jasnic, Cerar A (1992) Indium-111-antimyosin uptake in acute and remote moycardial infarction: Comparison with pathohistologic findings. J Nucl Med 33: 587–589
3. Hendel RC, McSherry BA, Leppo JA (1990) Myocardial uptake of indium-111-labeled antimyosin in acute subendocardial infarction: Clinical, histochemical and autoradiographic correlation of myocardial necrosis. J Nucl Med 31: 1851–1853
4. Jain D, Crawley JC, Lahiri A, Raftery EB (1990) Indium-111-antimyosin images compared with triphenyl tetrazolium chloride staining in a patient six days after myocardial infarction. J Nucl Med 31: 231–233
5. Cortadellas Ángel J, Candell Riera J, Castell Conosa J et al. (1993) The detection of acute myocardial infarct without a Q wave; indium-111-labelled antimyosin antibodies versus technetium-99m-labelled radiophosphates. Rev Esp Cardiol 46: 152–159
6. Ficola U, Bonetti MG, Varrasso A et al. (1987) Indium-111-labelled antimyosin-specific antibodies in the diagnosis of non-q wave myocardial infarction. Nuklearmedizin 26: 165–166

7. Rautio P, Vainio P, Kuikka JT et al. (1988) Indium-111 antimyosin single photon emission computed tomography and blood pool subtraction in acute non-Q-wave myocardial infarctions. Eur Heart J 9 (Suppl 1): 363 (Abstract)

8. Cox PH, Schonfeld D, Remme WF, Pillory M, Brons R (1987) A comparative study of myocardial infarct detection using Tc^{99m} pyrophosphate and In^{111}-DTPA antimyosin (R11D10Fab). Int J Card Imaging 2: 197–198

9. Cullom SJ, Folks RD, Cooke CD, Garcia EV (1992) Optimized simultaneous SPECT acquisition of thallium-201 and indium-111-antimyosin for cardiac risk stratifications. Circulation 86 (Suppl 1): I 419

10. Giannoccaro PJ, Ruddy TD, Gulenchyn KY et al. (1990) Prediction of post-infarction ischemia with combined antimyosin and thallium imaging. Circulation 82 (Suppl 3): III202

11. Johnson LL, Seldin DW, Keller AM, Wall RM, Bhatia K, Bingham CO, Tresgallo ME (1990) Dual isotope thallium and indium antimyosin SPECT imaging to identify acute infarct patients at further ischemic risk. Circulation 81: 37–45

12. Johnson LL (1992) Dual isotope thallium-201 and indium-111 antimyosin antibody tomographic imaging to identify viable myocardium at further ischemic risk after myocardial infarction. J Nucl Biol Med 36 (Suppl 2): 91–96

13. van Blies B, Baas J, van Royen EA et al. (1988) Predictive value of antimyosin uptake for wall motion improvement after thrombolysis in acute myocardial infarction. Circulation 78 (pt 2): II493

14. van Blies, Baas J, Visser CA et al (1988) Predictive value of antimyosin uptake for wall motion improvement after thrombolysis. Eur Heart J (Suppl 1): 363 (Abstract)

15. van Blies B, Baas J, Visser CA, van Royen E, Delemarre BJ, Bot H, Dunning AJ (1989) Predictive value of indium-111 antimyosin uptake for improvement of left ventricular wall motion after thrombolysis in acute myocardial infarction. Am J Cardiol 64: 167–171

16. Burchert W, Kotzerke J, Heublein B, Hundeshagen H (1989) Diagnosis of heart transplant rejection by indium-111-labelled antimyosin scintigraphy. Eur J Nucl Med 16: 503

17. Crespo MG, Pulpón LA, Dominguez P, Chamorro JL, Argueso MJ, Pradas G, Garcia M, Segovia J, Figuera D (1990) Detection of human cardiac transplant rejection with indium-111 monoclonal antimyosin antibody imaging. Transplant Proc 22: 1463

18. Frist W, Yasuda T, Segall G, Khaw BA, Strauss HW, Gold H, Stinson E, Oyer P, Baldwin J, Billingham M et al. (1987) Noninvasive detection of human cardiac transplant rejection with indium-111 antimyosin (Fab) imaging. Circulation 76(pt 2): V81–V85

19. Ballester M, Obrador D, Carrió I, Moya C, Auge JM, Bordes R, Marti V, Bosch I, Berna-Roqueta L, Estorch M et al. (1992) Early postoperative reduction of monoclonal antimyosin antibody uptake is associated with absent rejection-related complications after heart transplation (see comments). Circulation 85: 61–68

20. Latre JM, Arizón JM, Jiménez-Heffernan A, Anguita M, Gonzalez FM, Rubio FL, Mesa MD, Montero A, Valles F, Concha M (1992) Noninvasive radioisotopic diagnosis of acute heart rejection. J Heart Lung Transplant 11(pt 1): 453–457

21. Brandl U, Reichenspurner H, Schütz A, Vetter HO, Kozlik-Feldmann R, Schmoeckel M, Kirsch CM, Netz H, Reichart B (1994) Antimyosin scintigraphy after orthotopic heart transplantation in children. Transplant Proc 26: 205–206

22. Hosenpud JD, Novick RJ, Bennett LE, Keck BM, Fiol B, Daily OP (1996) The Registry of the International Society for Heart and Lung Transplantation: Thirteenth Official Report – 1996. J Heart Lung Transplant 15: 655–674

23. Haber E, Yasuda T, Palacios IF et al. (1987) Antimyosin antibody imaging in the diagnosis of acute myocarditis. Eur Heart J 8(Suppl J): 119–123

24. Yasuda T, Palacios IF, Khaw BA et al. (1986) Monoclonal indium-111 antimyosin antibody imaging vs. right ventricular biopsy in the diagnosis of acute myocarditis. J Nucl Med 27: 910

25. Yasuda T, Palacios IF, Dec GW, Fallon JT, Gold HK, Leinbach RC, Strauss HW, Khaw BA, Haber E (1987) Indium-111 monoclonal antimyosin antibody imaging in the diagnosis of acute myocarditis. Circulation 76: 306–311

26. Dec GW, Palacios IF, Yasuda T, Fallon JT, Khaw BA, Strauss HW, Haber E (1990) Antimyosin antibody cardiac imaging: Its role in the diagnosis of myocarditis. J Am Coll Cardiol 16: 97–104

27. Carrió I, Berna L, Ballester M, Estorch M, Obrador D, Chadellas M, Abadal L, Ginjaume M (1988) Indium-111 antimyosin scintigraphy to assess myocardial damage in patients with suspected myocarditis and cardiac rejection. J Nucl Med 29: 1893–1900

28. Lekakis J, Nanas J, Moustafellou A, Kostamis P, Moulopoulos S (1993) Antimyosin scintigraphy for detection of myocarditis. Scintigraphic follow-up. Chest 104: 1427–1430
29. Bergler-Klein J, Sochor H, Stanek G, Globits S, Ullrich R, Glogar D (1993) Indium-111 monoclonal antimyosin antibody and magnetic resonance imaging in the diagnosis of acute Lyme myopericarditis. Arch Intern Med 153: 2696–2700
30. Casáns I, Villar A, Almenar V, Blanes A (1989) Lyme myocarditis diagnosed by indium-111-antimyosin antibody scintigraphy. Eur J Nucl Med 15: 330–331
31. Castell J, Fraile M, Garcia A, Encabo G, Cortadellas J, Galve E, Candell J (1994) Pericardial and myocardial localization of antimyosin in case of acute myocarditis. J Nucl Med 35: 469–470
32. Le Guludec D, Weinmann P, Namade M, Lhote F, Faroggi M, Lanfranchi J, Guillein L, Moretti IL (1992) Prevalence of myocarditis in acquired immunodeficiency syndrome (AIDS): an Indium-111 antimyosin scintigraphic study. Eur J Nucl Med 19: 671 (Abstaract)
33. Narula J, Southern JF, Abraham S, Pieri P, Khaw BA, Yasuda T (1991) Myocarditis simulating myocardial infarction. J Nucl Med 32: 312–318
34. Narula J, Khaw BA, Dec GW Jr., Palacios IF, Southern JF, Fallon JT, Strauss HW, Haber E, Yasuda T (1993) Brief report: Recognition of acute myocarditis masquerading as acute myocardial infarction. N Engl J Med 328: 100–104
35. Lambert K, Isaac D, Hendel R (1993) Myocarditis masquerading as ischemic heart disease: the diagnostic utility of antimyosin imaging. Cardiology 82: 415–422
36. Obrador D, Ballester M, Carrió I, Berna L, Pows-Llado G (1989) High prevalence of myocardial monoclonal antimyosin antibody uptake in patients with chronic idiopathic dilated cardiomyopathy. J Am Coll Cardiol 13: 1289–1293
37. Munz DL, Figulla HR, Morguet A, Bardossi A, Holt-Grieb A, Emrich D (1990) Assessment of the cardiac status in dilated cardiomyopathy (DCM) by combining histomorphometric and scintigraphic parameters. Eur J Nucl Med 16: 499
38. Obrador D, Ballester M, Carrió I, Moya C, Bosch I, Marti V, Berna L, Estorch M, Udina C, Marrugat J et al. (1994) Presence, evolving changes and prognostic implications of myocardial damage detected in idiopathic and alcoholic dilated cardiomyopathy by ^{111}In monoclonal antimyosin antibodies. Circulation 89: 2054–2061
39. Obrador D, Ballester M, Carrió I et al. (1989) Monoclonal antimyosin antibody studies vs. light microscopy in the detection of myocyte damage. Eur Heart J 10 (Suppl): 247 (Abstr)
40. Werner GS, Figulla HR, Munz DL, Klingel K, Kandolf R, Emrich D, Kreuzer H (1993) Myocardial indium-111 antimyosin uptake in patients with idiopathic dilated cardiomyopathy: Its relation to haemodynamics, histomorphometry, myocardial enteroviral infection and clinical course. Eur Heart J 14: 175–184
41. Palacios I, Yasuda T, Khaw BA et al. (1986) Indium-111 antimyosin antibody imaging in the follow-up patients with acute dilated cardiomyopathy. Am Heart Assoc Monogr o: II142
42. Horváth M, Pszota , Kármán M, Boszormenyi E, Rakies F, Bodor M, Pal T (1990) Indium-111 human antimyosin monoclonal antibody-fragment study on alcoholic (and diabetic) cardiomyopathic patients (ACM-DCM) with Centocor Europe Myoscint (MSC). ACTA Biochemi Biophys Hung 25: 165–173
43. Nakata T, Gotoh M, Yonekura S, Tanaka S, Shimamoto K, Kubota M, Tsuda T, Jimura O (1991) Myocardial accumulation of monoclonal antimyosin Fab in hypertrophic cardiomyopathy and postpartum cardiomyopathy. J Nucl Med 32: 2291–2294
44. Nishimura T, Nagata S, Uehara T, Hayashida K, Mitari I, Kumita SI (1991) Assessment of myocardial damage in dilated-phase hypertrophic cardiomyopathy by using indium-111-antimyosin Fab myocardial scintigraphy. J Nucl Med 32: 1333–1337
45. Munz DL, Werner GS, Morguet AJ, Figulla HR, Kreuzer H, Emrich D (1992) Myocardial Indium-111 antimyosin Fab accumulation in patients with dilated cardiomyopathy – Prognostic impact? Eur J Nucl Med 19: 669
46. Munz DL, Werner GS, Morguet AJ et al. (1993) Is there a prognostic relevance of myocardial Indium-111 antimyosin Fab accumulation in patients with dilated cardiomyopathy? J Nucl Med 34 (Suppl): 153
47. Kawai C, Matsumori A, Nishimura T et al. (1990) Indium-111-labeled antimyosin Fab scintigraphy in cardiovascular diseases – Multicenter clinical trial. Jpn J Nucl Med (in Japanese) 27: 1419–1432
48. Carrió I, Duncker D, Serra-Grima R, Berná L, Estorch M, Torres G (1992) Assessment of myocyte damage in pathologic cardiac hypertrophy by Indium-111 antimyosin studies. Eur J Nucl Med 19: 665

49. Carrió I, Serra-Grima R, Berná L, Estorch M, Martinez-Duncker C, Ordonez J (1990) Transient alterations in cardiac performance after a six-hour race. Am J Cardiol 65: 1471–1474
50. Carrió I, Serra-Grima R, Subirana M, Berná L, Estorch M, Bayés A (1995) Distinction Between Physiologic And Pathologic Myocardial Hypertrophy: Role of ^{111}In-Antimyosin Antibody Studies. Eur J Nucl Med 22: 828 (Abstract)
51. Carrió I, Lopez-Pousa J, Estorch M, Duncker D, Beriá L, Torres G, de Andrés L (1993) Detection of doxorubicin cardiotoxicity in patients with sarcomas by indium-111-antimyosin monoclonal antibody studies. J Nucl Med 34: 1503–1507
52. Cox PH, Planting A, Verweij J, Pillay M, Stoter G, Schonfeld D (1988) Indium-111 antimyosin for the detection of leiomyosarcoma and rhabdomyosarcoma. Eur J Nucl Med 14: 50–52
53. Cox PH, Pillay M, Planting A et al. (1988) Indium-111 antimyosin for the in-vitro detection of myosarcoma. Eur J Nucl Med 14: 322
54. Carrió I, Lopez-Pousa J, Duncker D et al. (1993) Assessment of cardiotoxicity in patients with sarcomas by ^{111}In-antimyosin studies: bolus administration versus continuous infusion of doxorubicin. Intl J Biol Markers 8: 258–259
55. Estorch M, Carrió I, Berná L, Martinez-Duncker C, Alonso C, Ojeda B (1989) Indium-111 antimyosin myocardial uptake in patients under adriamycin therapy for advanced breast cancer. Eur J Nucl Med 15: 465 (Abstract)
56. Estorch M, Carrió I, Berná L, Martinez-Duncker C, Alonso C, Germa JR, Ojeda B (1990) Indium-111-antimyosin scintigraphy after doxorubicin therapy in patients with advanced breast cancer. Nuklearmedizin 31: 1965–1969
57. Estorch M, Carrió I, Lopez-Pousa J, Berná L, Torres G (1993) Comparison of iodine-131 MIBG and indium-111 antimyosin studies to assess cardiotoxicity during doxorubicin administration. J Nucl Med 34 (Suppl): 13–14
58. Carrió I, Estorch M, Berná L, Duncker D, Torres G (1992) Early detection of patients at risk of congestive heart failure during adriamycin therapy by means of indium-111 antimyosin studies. J Nucl Med 33 (Suppl): 895
59. Jain D, Zaret BL (1990) Editorial: Antimyosin cardiac imaging: Will it play a role in the detection of doxorubicin cardiotoxicity? J Nucl Med 31: 1970–1974
60. Lekakis J, Vassilopoulos N, Psichoyiou H, Athanassiadis P, Gerali S, Kostamis P, Moulopoulus S (1991) Doxorubicin cardiotoxicity detected by indium-111 myosin-specific imaging. Eur J Nucl Med 18: 225–226
61. Valdés Olmos RA, ten Bokkel Huinink WE, ten Hoeve RFA, van Tinteren H, Bruning PF, van Vlies B, Hoefnagel CA (1994) Usefulness of indium-111 antimyosin scintigraphy in confirming myocardial injury in patients with anthracycline-associated left ventricular dysfunction. Ann Oncol 5: 617–622
62. Yamada T, Matsumori A, Tamaki N et al. (1991) Detection of adriamycin cardiotoxicity with indium-111 labeled antimyosin monoclonal antibody imaging. Jpn Circ J (in Japanese) 55: 377–383
63. Marti V, Ballester M, Udina C, Carrio I, Alvarez E, Obrador D, Pons-Llado G (1995) Evaluation of myocardial cell damage by In-111-monoclonal antimyosin antibodies in patients under chronic tricyclic antidepressant drug treatment. Circulation 91: 1619–1623
64. Dec GW (1991) Current indications for endomyocardial biopsy. Prim Cardiol 17: 34, 39–40, 42, 44–46
65. Krause Th, Schümichen C, Beck A et al. (1990) Scintigraphy in a case of Churg-Strauss vasculitis with myocardial involvement using ^{111}In-labelled antimyosin. Nuklearmedizin 29: 177–179

19 Untersuchungen über die autonome Innervation des Herzens mit MIBG

M. Weiss

19.1
Einleitung

Das periphere vegetative Nervensystem besteht – funktionell und anatomisch getrennt – aus Sympathikus und Parasympathikus. Die Signalübertragung von präganglionären, sympathischen Fasern (aus dem Rückenmark der Brust- und Lendenwirbelsäule) auf die postganglionären, sympathischen Fasern erfolgt cholinerg mittels Acetylcholin als Überträgerstoff, die weiterführende Erregung auf das Endorgan adrenerg mit Noradrenalin als Botenstoff. Für alle wichtigen Funktionsabläufe des Herzens bewirkt der sympathische Anteil des autonomen Nervensystems sowohl eine positiv-chronotrope Wirkung (Erhöhung der Schlagfrequenz) als auch eine positiv-dromotrope (Beschleunigung der Reizüberleitung im AV-Knoten) und eine positiv-inotrope Wirkung auf den Herzmuskel (Steigerung der Kontraktilität).

Eine Vielzahl klinisch häufig beobachteter Erkrankungen des Herzens geht mit Funktionsstörungen der sympathischen Innervation einher. Aus diesem Grund stehen auch die diesbezüglichen kardialen Veränderungen im Mittelpunkt wissenschaftlicher Studien. Mit dem in den 8oer Jahren zur Untersuchung des Nebennierenmarks eingeführten Radiopharmakon Meta-Jodbenzylguanidin ([123]Jod-MIBG) steht aufgrund der chemisch strukturellen Ähnlichkeit zu Noradrenalin und Adrenalin eine Substanz zur nichtinvasiven Darstellung von sympathischen postganglionären präsynaptischen Neurotransmittern zur Verfügung. MIBG zeigt dem Noradrenalin vergleichbare Aufnahmemechanismen und Speicherverhalten in neuronale Gewebe, wird jedoch im Gegensatz zu diesem Hormon nicht verstoffwechselt [1].

19.2
Methodik

19.2.1
Radiopharmazeutikum, Pharmakokinetik und Strahlenexposition

[123]Jod ist ein Zyklotronprodukt und zerfällt unter Emission von γ-Quanten mit der Energie von 27 keV und 159 keV, die physikalische Halbwertszeit (HWZ) von [123]Jod beträgt 13,2 h.

[123]J-MIBG ([123]Jod)-meta-Jodobenzylguanidin wurde ca. 1980 zur Darstellung des Nebennierenmarks entwickelt [2], die Wirkstoffbezeichnung lautet Jodobenzylguanidin. Als Radiopharmazeutikum wird es gebrauchsfertig als i.v.-Injektionslösung

geliefert, wobei die Markierung durch einen Isotopenaustausch erfolgt. (^{123}Jod)-meta-Jodobenzylguanidin ist ein radiojodiertes Aralkylguanidin. Dieses enthält die Guanidingruppe des Guanethidins, verbunden mit einer Benzylgruppe, in die Jod eingebaut ist.

Etwa 0,8 % der i.v. applizierten Radioaktivitätsmenge werden im Myokard angereichert. Der myokardiale Anreicherungsmechanismus ist derzeit noch nicht vollständig aufgeklärt. Aufgrund vergleichender Studien zur Aufnahme von MIBG und Noradrenalin scheinen sowohl ein aktiver, energieverbrauchender Prozeß als auch ein durch passive Diffusion und hohe Kapazität gekennzeichneter Mechanismus die regionale MIBG-Verteilung in sympathisch innervierten Geweben zu bestimmen [3, 4]. Es wird angenommen, daß die MIBG-Speicherung am Herzen überwiegend durch den aktiven, energieverbrauchenden Aufnahmemechanismus ermöglicht wird [5]. Die energieverbrauchende MIBG-Aufnahme erfolgt spezifisch in die postganglionären, präsynaptischen Vesikel. Die vesikuläre Verweildauer wird dabei aufgrund der fehlenden Metabolisierung des Radiopharmakons mit bis zu 36 h angegeben [1, 6]. Etwa 1 h p.i. kann eine vesikuläre MIBG-Aufnahme in Höhe von 20 % der maximalen myokardialen Aufnahme, nach etwa 4 h von 50 % erwartet werden [7].

Die Abhängigkeit des kardialen MIBG-Uptake von der im Plasma vorherrschenden Katecholaminkonzentration wird kontrovers diskutiert. Während einige Autoren einen Zusammenhang zwischen MIBG-Speicherung und Katecholaminplasmakonzentration postulieren [4, 8], wird dies von anderen Autoren ausgeschlossen [6].

MIBG wird als Noradrenalinanalogon weder durch die Katechol-O-Methyltransferase noch durch die Monoaminooxidase metabolisiert und größtenteils unverändert renal ausgeschieden. Etwa 15 % der verabreichten Substanz lassen sich als Stoffwechselprodukte wie Radiojodid, radiojodierte Meta-Jodohippursäure und Meta-Jodobenzoesäure, oder radiojodiertes Hydroxy-Jodobenzylguanidin im Urin nachweisen.

Zur effektiven Äquivalentdosis findet sich in der Literatur die Angabe von 1,4 mSv pro 100 MBq ^{123}J-MIBG [9]. Bei einer durchschnittlichen Applikation von 200 MBq ^{123}J-MIBG ist eine Strahlenexposition von ca. 2,8 mSv zu erwarten. Die höchsten Organdosen werden für die Leber, die Blasenwand, die Milz, die Nieren und die Speicheldrüsen angegeben.

Als unerwünschte Nebenwirkungen bei vorschriftsmäßiger Anwendung von ^{123}J-MIBG können Erröten, Urtikaria, Übelkeit und Schüttelfrost auftreten. Eine Überdosierung von Jodobenzylguanidin führt zu einer Adrenalinfreisetzung mit entsprechender Wirkung. Diese kann durch intravenöse Injektion von α-Rezeptorenblockern (z. B. Phentolamin), gefolgt von einem β-Blocker (z. B. Propanolol) antagonisiert bzw. gelindert werden.

19.2.2
Durchführung der MIBG-SPECT-Untersuchung

Patientenvorbereitung
Wie grundsätzlich bei allen ^{123}Jod-markierten Radiopharmaka gehört auch bei der Myokarduntersuchung eine ausreichende „Schilddrüsenprophylaxe" mit Perchlorat (z. B. Irenat®) zur Vorbereitung, um eine Aufnahme freien Jodids zu vermeiden. Die

Tabelle 19.1. Pharmakologische Medikamentenwirkungen auf die kardiale MIBG-Speicherung. (Nach [10–13])

Medikament	Einfluß auf die MIBG-Aufnahme
Trizyklische Antidepressiva	Vermindernd
Kokain	Vermindernd
Reserpin	Vermindernd
Phenylpropanolamin	Vermindernd
Kalziumantagonisten	Vermindernd
Amiodaron	Vermindernd
Fluvoxamin	Blockierend
Clonidin	Steigernd

„Schilddrüsenblockade" sollte aufgrund der o.g. HWZ bis etwa 72 h nach Applikation fortgesetzt werden. Da die MIBG-Aufnahme nicht unwesentlich von diversen Medikamenten beeinflußt wird, empfiehlt sich eine genaue Medikamentenanamnese. Eine diesbezügliche Übersicht aus der Literatur [10–13] findet sich in Tabelle 19.1. Weitere Patientenvorbereitungen sind nicht erforderlich.

Applikation und Akquisition

Zur Untersuchung des Myokards werden 150–250 MBq ^{123}Jod MIBG nach einer kurzen Entspannungsphase (Patient in liegender Position) langsam i.v. appliziert. Aufgrund der oben beschriebenen Pharmakokinetik liegt der optimale Zeitpunkt für die Datenakquisition in SPECT-Technik etwa 4 h nach Applikation [13, 14], da nach dieser Zeitspanne der extraneuronale MIBG-Anteil eliminiert wurde und die szintigraphische MIBG-Speicherung dann den neuronal gebundenen Teil repräsentiert [4]. Zum

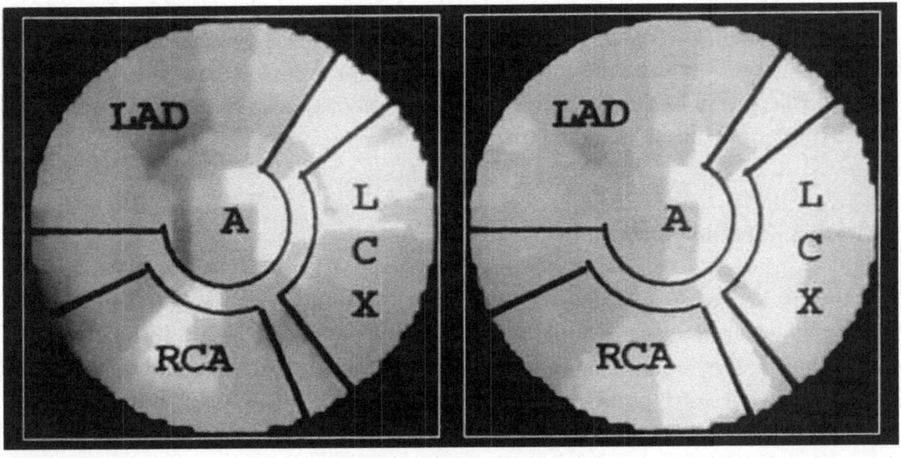

Abb. 19.1. *Links:* 4 h nach Injektion durchgeführte, unauffällige linksventrikuläre Myokardszintigraphie in SPECT-Technik mit Koordinatendarstellung eines 31jährigen Patienten mit ^{123}Jod-MIBG (sympathische Innervation). *Rechts:* unauffällige linksventrikuläre Perfusionsszintigraphie in Ruhe mit ^{99m}Tc-MIBI *(LAD* Versorgungsgebiet der linken Koronararterie, *LCX* Versorgungsgebiet des Ramus circumflexus, *RCA* Versorgungsgebiet der rechten Koronararterie)

Einsatz kommen spezielle [123]Jod-Kollimatoren, bewährt hat sich eine 64 × 64-Matrix oder 128 × 128-Matrix. Erstere bietet den Vorteil der höheren Zählratenstatistik.

Auswertung
Die Datenrekonstruktion erfolgt mittels gefilterter Rückprojektion (z.B. Butterworth-Filter). Zur visuellen Befundinterpretation der regionalen linksventrikulären MIBG-Speicherung eignet sich neben den üblichen szintigraphischen Darstellungen der Kurz- und Längsachsenschnitte des Herzens insbesondere eine semiquantitative „Polarkoordinatendarstellung" (Abb. 19.1).

Gleichzeitig sollte eine Kontrollszintigraphie mit ^{99m}Tc-MIBI (sesta-Methoxy-Iso-Butyl-Isonitril) erfolgen [15], um einen verminderten MIBG-Uptake als Folge von Perfusionsstörungen bzw. avitalem Myokardgewebe auszuschließen.

19.3
Klinische Anwendung

19.3.1
Normalkollektiv

Normalpatienten zeigen eine weitestgehend homogene myokardiale MIBG-Verteilung, statistisch signifikante Unterschiede der einzelnen linksventrikulären Wandabschnitte finden sich in der Regel nicht. *Ausdruck einer kardialen, adrenergen Dysfunktion ist die verminderte MIBG-Aufnahme am Herzen.* Die MIBG-Speicherung kann im Bereich der inferioren Wandabschnitte des Myokards mit zunehmendem Alter der Patienten auch ohne bestehende kardiale Erkrankungen verringert sein. Beobachtet wurde dieses Phänomen insbesondere bei Männern [14]. Auch werden physiologische Konzentrationsgradienten für MIBG – von der Herzbasis zur Herzspitze abnehmend – beschrieben [6]. Solche alters- bzw. geschlechtsspezifischen Speichermuster sollten bei der Interpretation szintigraphischer Daten berücksichtigt werden. Dies gilt in besonderem Maße auch für pharmakologische Einflüsse auf die MIBG-Aufnahme durch Medikamente.

19.3.2
Dilatative Kardiomyopathie

Die chronische Herzinsuffizienz bei dilatativer Kardiomyopathie geht mit einer deutlich reduzierten linksventrikulären [123]Jod-meta-Jodobenzylguanidin-Speicherung als Zeichen einer sympathikoadrenergen Dysfunktion einher [16, 17]. Veränderungen des Bindegewebes mit herdförmigen Fibrosen erklären die unregelmäßige, verminderte MIBG-Aufnahme bei Patienten mit diesem Krankheitsbild [7, 18, 19]. Durch Chemotherapeutika (z.B. Adriamycin) verursachte Kardiomyopathien mit funktioneller Schädigung adrenerger Neurone zeichnen sich bereits im Frühstadium durch eine verminderte MIBG-Aufnahme aus, die mit der Schwere der pathologischen Veränderungen korrelieren soll [20, 21].

Es konnte zudem gezeigt werden, daß das Verhältnis zwischen myokardialer und mediastinaler Aufnahme des Radiopharmakons einen prognostischen Parameter darstellen kann. Ein Quotient zwischen kardialer bzw. mediastinaler Speicherung von < 1,2 deutet auf eine kurze Überlebenszeit betroffener Patienten hin [22, 23].

19.3.3
Long-QT-Syndrome

Der Begriff „long-QT-syndrome" wurde bereits in den 60er Jahren als dominant vererbte Störung beschrieben, welche überwiegend beim männlichen Geschlecht zu beobachten ist [24]. Es wird vermutet, daß dieses Phänomen auf eine verstärkte Innervation durch das linke Ganglion stellatum zurückzuführen ist [25] und daß dadurch eine ventrikuläre Tachykardie ausgelöst werden kann [26, 27].

Szintigraphisch ist eine global verminderte kardiale MIBG-Speicherung mit einer deutlich verkürzten Eliminationsphase verglichen mit gesunden Kontrollpatienten zu beobachten. Charakteristischerweise zeigt sich dabei eine überwiegende Beteiligung der linksventrikulären Vorder- und Seitenwand in Richtung Apex ziehend [24].

Therapeutische Manahmen bestehen für diese Patienten in der Verordnung von β-Blockern oder in der chirurgischen Denervation sympathischer Fasern des linken Herzens. Die Verringerung des MIBG-Uptakes deutet auf eine globale Reduktion der Anzahl sympathischer Nervenendigungen hin. Die MIBG-Bildgebung kann somit als geeignete Methode zur Überprüfung der Effektivität der chirurgischen Denervierung und somit der Therapie angesehen werden [25].

19.3.4
Myokardinfarkt

Die beim transmuralen Myokardinfarkt erwarteten MIBG-Defekte zeigen interessanterweise eine im Vergleich zur Perfusionsszintigraphie mit [201]Thallium größere Defektausdehnung nach apikal [6]. Des weiteren scheint die MIBG-Szintigraphie bei der Infarktdiagnostik sensitiver als die Thalliumperfusionsszintigraphie zu sein und frühzeitiger mit entsprechenden EKG-Befunden zu korrelieren [12]. Trotz dieser theoretischen Vorteile konnte sich die MIBG-Szintigraphie zur Infarktdiagnostik in der klinischen Routine nicht durchsetzen (hoher Preis des MIBG, keine tägliche Verfügbarkeit, langes Zeitintervall von 4 h zwischen Injektion und Aufnahme).

19.3.5
Herztransplantation

Aufgrund der vollständigen Denervierung ist unmittelbar nach Herztransplantation bei diesen Patienten keine kardiale MIBG-Speicherung zu erwarten. Dies trifft sowohl für Früh- als auch für Spätaufnahmen (3–4 h p.i.) zu [6]. Daraus wird geschlossen, daß der aktive, energieverbrauchende Aufnahmemechanismus (zur Pharmakokinetik s. 19.2.1) durch die transplantationsbedingte Denervierung unterbrochen wird, während der durch Diffusion bedingte passive Transport zur MIBG-Aufnahme am Herzen nur eine untergeordnete Rolle spielt [5]. Bekannt ist, daß sich die nach Herztransplantation langsam einsetzende Reinnervation mehrere Monate bzw. Jahre nach Operation mittels MIBG-Szintigraphie nachweisen läßt [28, 29]. Szintigraphisch zeigt sich dabei eine im Verlauf von anterobasal nach apikal fortschreitende myokardiale MIBG-Anreicherung. Bisher erlangte dieses Untersuchungsverfahren noch keinen festen Platz in der Nachsorge herztransplantierter Patienten [30].

19.3.6
Diabetes mellitus

Eine interessante Indikation für die MIBG-Myokardszintigraphie stellen pathologische Veränderungen des autonomen Nervensystems beim Diabetes mellitus dar. Dies trifft sowohl für den insulinpflichtigen Typ I als auch für den nichtinsulinabhängigen Typ II zu. Im Rahmen dieser Erkrankung kann es, durch Demyelinisierung und Degeneration der Schwann-Zellen, zu einer Segmentschädigung von Nerven kommen, die sowohl periphere Nerven, das Rückenmark, als auch die autonome Innervation betreffen. Da diese diabetische Neuropathie reversibel sein kann, ist insbesondere die Verlaufskontrolle unter Therapie von klinischem Interesse.

Bei Langzeit-Typ-II-Diabetikern konnte nachgewiesen werden, daß szintigraphische Untersuchungen des Herzens MIBG-Minderspeicherungen – als Hinweis für eine sympathische Dysinnervation – zeigten. Diese Minderspeicherungen waren – trotz unauffälliger Perfusionsszintigraphie mit ^{99m}Tc-MIBI – im zeitlichen Verlauf früher nachweisbar als die zu erwartenden typischen EKG-Veränderungen [31]. Eigene Studien konnten zudem für Patienten mit neu diagnostiziertem, insulinpflichtigem Typ-I-Diabetes mittels MIBG-Szintigraphie Innervationsstörungen ohne gleichzeitiges Vorliegen von EKG-Veränderungen nachweisen. Auch bei diesen Patienten wurden

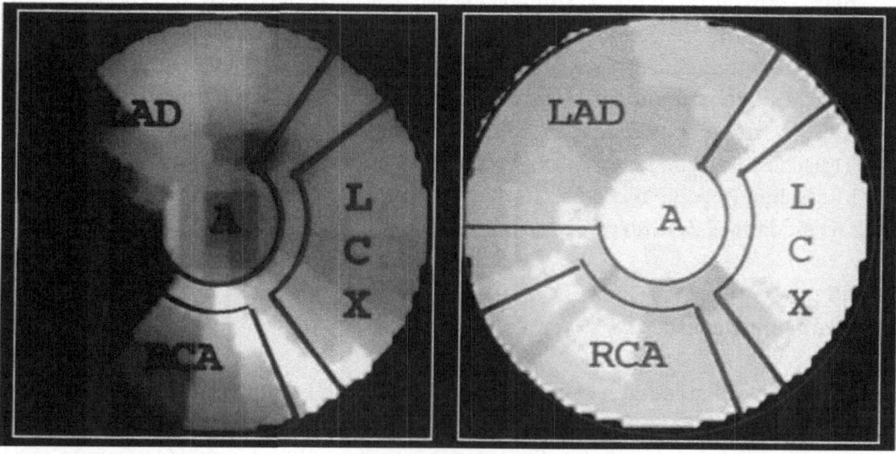

Abb. 19.2. *Links:* pathologische linksventrikuläre ^{123}Jod-MIBG-Myokardszintigraphie (Koordinatendarstellung) eines 18jährigen Typ-I-Diabetikers vor Insulintherapie mit deutlich reduziertem linksventrikulärem MIBG-Uptake. Akquisition in SPECT-Technik ca. 4 h nach Applikation. *Rechts:* die gleichzeitig durchgeführte ^{99m}Tc-MIBI-Szintigraphie dieses Patienten zeigt eine unauffällige kardiale Perfusion

kardiale Perfusionsstörungen mittels unauffälliger ^{99m}Tc-MIBI-Szintigraphie ausgeschlossen (Abb. 19.2). Szintigraphische Verlaufskontrollen mit ^{123}Jod-MIBG konnten in einigen Fällen nach entsprechender Insulintherapie eine Steigerung des MIBG-Uptake – und somit eine Verbesserung der sympathischen Innervation des Herzens – im Vergleich zur Ausgangssituation belegen [32].

19.4
Zusammenfassende Bewertung

^{123}Jod-MIBG-SPECT-Untersuchungen des Myokards können wichtige Informationen über pathophysiologische Prozesse im Hinblick auf die sympathische Innervation liefern. Viele Autoren bestätigen die gleichzeitige Existenz eines durch hohe Affinität charakterisierten neuronalen Aufnahmemechanismus für MIBG in die sympathischen, postganglionären präsynaptischen Nervenstrukturen neben einem unspezifischen, jedoch mit hoher Transportleistung ausgestatteten, extraneuronalen Mechanismus [33, 34]. Während neuronal gebundene Katecholamine i. allg. mit einer vergleichsweise langen Verweildauer aufgenommen werden, wird der extraneuronale Anteil relativ rasch eliminiert bzw. metabolisiert [4, 34]. Zudem beträgt sein Anteil in den ersten 2 h nach Applikation weniger als 10 % und verringert sich rasch in den darauffolgenden Stunden [5]. Vor diesem Hintergrund stellt das szintigraphische Verteilungsmuster bei erhaltenem MIBG-Transportmechanismus zuverlässig die linksventrikuläre sympathische Nervenversorgung dar [35].

19.5
Ausblick

Um die Wertigkeit der Methode für die klinische Routinediagnostik einzuordnen, bedarf es jedoch weiterer Erfahrungen, als sie bisher aus den – meist als wissenschaftliche Studien durchgeführten – Untersuchungen vorliegen. Insbesondere im Bereich der diabetischen Grunderkrankungen scheint die ^{123}Jod-MIBG-Szintigraphie in Zukunft vielversprechende Einblicke in den natürlichen Verlauf der kardialen, sympathischen Neuropathie bzw. deren Therapie zu liefern.

Des weiteren werden in Zukunft die durch die PET (Positronen-Emissions-Tomographie) gewonnenen Erkenntnisse, soweit diese mit SPECT-Untersuchungen korreliert werden können, den Einsatz von MIBG zur Diagnostik sympathischer Funktionen erweitern. So konnte beispielsweise durch den Einsatz des Noradrenalinanalogons Carbon-11-hydroxyephedrin (HED) die sympathische Reinnervation nach Herztransplantation bestätigt werden [36]. Eine weitere Verbesserung der Diagnostik mittels MIBG-Szintigraphie dürfte sich durch das derzeit noch nicht kommerziell verfügbare trägerfreie MIBG ergeben. Es konnte gezeigt werden, daß sich mit trägerfreiem MIBG eine signifikant höhere Akkumulation in sympathischen Geweben erzielen läßt, als dies bisher möglich ist [37].

Literatur

1. Short JH, Darby TD (1967) Sympathetic nervous system blocking agents: III. Derivatives of benzylguanidine. J Med Chem 10: 833–840
2. Kline RC, Swanson DP, Wieland DM, Thrall JH, Gross MD, Pitt B, Beierwaltes WH (1981) Myocardial imaging in man with I-123 meta-iodobenzylguanidine. J Nucl Med 22: 129–132
3. Jaques S Jr, Tobes MC, Sisson JC (1984) Mechanisms of uptake of norepinephrine (NE) and meta-iodobenzylguanidine (MIBG) into cultured human pheochromocytoma cells. J Nucl Med 25: 122 (Abstract)
4. Nakajo M, Shimabukuro K, Miyji N, Shimada J, Shirono K, Sakota H, Yoshimura H, Yonekura R, Shinohara S (1986) Iodine-131 metaiodobenzylguanidine intra- and extra-vesicular accumulation in the rat heart. J Nucl Med 27: 84–89
5. Glowniak JV, Turner FE, Gray LL (1989) Iodine-123 metaiodobenzylguanidine imaging of the heart in idiopathic congestive cardiomyopathy and cardiac transplantation. J Nucl Med 30: 1182–1191
6. Gürtner CH, Hör G (1991) Neuroadrenerge Funktionsszintigraphie des Herzens („Neurotransmitter Mapping") – derzeitiger Stand. Nucl Med 30: 111–114
7. Henderson EB, Kahn JK, Corbett JR et al. (1988) Abnormal I-123 metaiodobenzylguanidine myocardial washout and distribution may reflect myocardial adrenergic derangement in patients with congestive cardiomyopathy. Circulation 78: 1192–1199
8. Müller KD, Jakob H, Neuzner J, Grebe SF, Schlepper M, Pitschner HF (1993) ^{123}I-metaiodobenzylguanidine scintigraphy in the detection of irregular regional sympathetic innervation in long QT syndrome. Eur Heart J 14: 316–325
9. Johansson L, Mattson S, Nosslin B, Leide-Svegborn S (1992) Effective dose from radiopharmaceuticals. Eur J Nucl Med 19: 933–938
10. Guilloteau D, Chalon S, Baulieu JL, Desplanches G (1988) Comparison of MIBG and monoamines uptake mechanisms: Pharmacological animal and platelet studies. Eur J Nucl Med 14: 341–344
11. Sandler MP (1988) The expanding role of MIBG in clinical medicine. J Nucl Med 29: 1457–1459
12. Farget D, Wolf JE, Comet M (1989) Myocardial uptake of meta-(123-I)-iodobenzylguanidine (123-I-MIBG) in patients with myocardial infarct. Eur J Nucl Med 15: 624–628
13. Wellman HN, Zipes DP (1990) Cardiac sympathetic imaging with radioiodinated metaiodobenzylguanidine (MIBG). Progr Cardiol 3: 161–174
14. Tsuchimochi S, Tamaki N, Tadamura E, Kawamoto M, Fujita T, Yonekura Y, Konishi J (1995) Age and gender differences in normal myocardial adrenergicneuronal function evaluated by iodine-123-MIBG imaging. J Nucl Med 36: 969–974
15. Büll U, Kleinhans E, Reske SN (1994) Herz-Kreislauf-System. In: Büll U, Schicha H, Biersack HJ, Knapp WH, Reiners C, Schober O (Hrsg) Nuklearmedizin. Georg Thieme, Stuttgart, S 212–215
16. Schofer J, Spielmann R, Schuchert A, Weber K (1987) Meta-(I-123)-iodobenzylguanidine (MIBG) scintigraphy in idiopathic dilated cardiomyopathy (idc): a noninvasive method to assess myocardial catecholamine depletion? Circulation 76: 308 (Abstract)
17. Nagami K, Iwanaga S, Gotoh S et al. (1990) Regional abnormality of myocardial sympathetic nervous activity in patients with hypertropic cardiomyopathy. J Nucl Med 31: 792 (Abstract)
18. Tanaka T, Aizawa T, Kato K, Nakano H, Igarashi M (1989) Estimation of regional myocardial sympathetic neuronal function with I-123 metaiodobenzylguanidine (MIBG) myocardial images in patients with cardiomyopathy. J Nucl Med 26: 257–261
19. Nakajiama K, Bunko H, Taki J et al. (1990) Analysis of I-123 MIBG uptake and clearance in hypertrophic cardiomyopathy. J Nucl Med 31: 792 (Abstract)
20. Wakasugi S, Hasegawa Y, Nakano N (1990) Early detection and severity assessment of adriamycin (ADM)-induced cardiomyopathy with I-123 metaiodobenzylguanidine (MIBG). J Nucl Med 31: 832 (Abstract)
21. Strashun A (1992) Adriamycin, congestive cardiomyopathy and MIBG. J Nucl Med 33: 215–222
22. Merlet P, Valette H, Dubois-Rande JL (1992) Prognostic value of cardiac MIBG imaging in patients with heart failure. J Nucl Med 33: 471–477

23. Büll U, Kleinhans E, Reske SN (1994) Herz-Kreislauf-System. In: Büll U, Schicha H, Biersack HJ, Knapp WH, Reiners C, Schober O (Hrsg) Nuklearmedizin. Georg Thieme, Stuttgart, S 237–239
24. Müller KD, Jakob H, Neuzner J, Grebe SF, Schlepper M, Pitschner HF (1993) ^{123}I-metaiodobenzylguanidine scintigraphy in the detection of irregular regional sympathetic innervation in long QT syndrome. Eur Heart J 14: 316–325
25. Schwarz PJ, Locati EH, Moss AJ, Crampton RS, Trazzi R, Ruberti U (1991) Left cardiac sympathetic denervation in the therapy of congenital long QT syndrome. Circulation 84: 503–511
26. Crampton RS (1979) Prominence of the left stellate ganglion in the long QT syndrome. Circulation 59: 769–778
27. Priori SG, Mantica M, Schwartz PJ (1988) Delayed afterdepolarization elicited in vivo by left stellate ganglion stimulation. Circulation 78: 178–185
28. Dae MW, de Marco T, Botvinick EH, Rifkin CK, Chatterjee K (1992) MIBG uptake at one year post cardiac transplant – evidence for partial reinnervation in man. J Nucl Med 33: 896 (Abstract)
29. Gürtner C, Krause B, Klepzig H, Herrmann G, Lelbach S, Vockert EK Hartmann A, Maul FD, Kranert TW, Mutschler E, Hübner K, Hör G (1995) Sympathetic re-innervation after heart transplantation: dual-isotope neurotransmitter scintigraphy, norepinephrine content and histological examination. Eur J Nucl Med 22: 443–452
30. Puskás C, Kerber S, Weyand M, Schober O (1996) Konventionelle nuklearmedizinische Diagnostik in der Nachsorge nach Herztransplantation. Nucl Med 35: 31–37
31. Schnell O, Kirsch CM, Stemplinger J, Haslbeck M, Standl E (1995) Scintigraphic evidence for cardiac sympathetic dysinnervation in long-term IDDM patients with and without ECG-based autonomic neuropathy. Diabetologia 38: 1345–1352
32. Schnell O, Muhr D, Weiss M, Dresel S,Haslbeck M, Standl E (1996) Reduced myocardial 123I-metaiodobenzylguanidine uptake in newly diagnosed IDDM patients. Diabetes 45: 801–805
33. Sisson J, Shapiro B, Meyers L et al. (1987) Metaiodobenzylguanidine to map scintigraphically the adrenergic nervous system in man. J Nucl Med 28: 1625–1636
34. Dae M, O'Connell JW, Botvonik EH, Ahearn T, Yee E, Huberty JP, Mori H, Chin MC, Hattner RS, Herre JM, Munoz L (1989) Scintigraphic assessment of regional cardiac adrenergic innervation. Circulation 79: 634–644
35. Tyce GM (1978) Norepinephrine uptake as an indicator of cardiac reinnervation in dogs. Am J Physiol 235: 289–294
36. Schwaiger M, Hutchins G, Kalff V (1991) Evidence for regional catecholamine uptake and storage sites in the transplanted human heart by positron emission tomography. J Clin Invest 87: 1681–1690
37. Vaidyanathan G, Zalutsky R (1995) No-carrier-added meta-(^{123}I)Iodobenzylguanidine: Synthesis and preliminary evaluation. Nucl Med Biol 22: 61–64

20 Vergleich von Myokard-SPECT mit Streßechokardiographie

A. Zimmermann

20.1 Einleitung

Ein Vergleich der Myokard-SPECT mit der Streßechokardiographie ist naheliegend, da beide Methoden die aussagekräftigsten Untersuchungen in der nichtinvasiven Diagnostik der KHK sind.

Beide Methoden messen und beurteilen etwas völlig Verschiedenes: Die SPECT-Untersuchung die Perfusionsverteilung, die Streßechokardiographie die durch Minderperfusion bedingten Wandbewegungsstörungen des linken Ventrikels. Die Perfusionsminderung geht der Wandbewegungsstörung zeitlich voraus, und nur höhergradige Perfusionsminderungen führen zu einer Wandbewegungsstörung. Dies ist einer der Gründe, warum ein Vergleich beider Methoden nicht unproblematisch ist. Da beide Methoden jedoch den Anspruch erheben, eine KHK nichtinvasiv nachzuweisen oder auszuschließen, ist ein Vergleich legitim und erforderlich.

Es soll in diesem Kapitel die Wertigkeit beider Methoden verglichen werden. Außerdem soll gezeigt werden, bei welchen Indikationen die eine oder andere Methode bevorzugt angewendet werden soll, denn beide Verfahren konkurrieren nicht nur, sie ergänzen sich auch.

Da beide Methoden nicht nur in der Ischämiediagnostik angewendet werden, sondern auch in der Vitalitätsdiagnostik, betrifft der zweite Teil des Kapitels dieses Thema, das eine zunehmende Bedeutung in der interventionellen Kardiologie gewinnt.

20.2 Pathophysiologische Grundlagen der Streßechokardiographie

Die Streßechokardiographie ist im Vergleich zur SPECT des Herzens eine relativ neue Methode zur nichtinvasiven Diagnostik der koronaren Herzkrankheit (KHK). Eingeführt wurde sie schon 1979 durch Wann et al. [1]. Sie konnten zeigen, daß die zweidimensionale Echokardiographie verbunden mit Belastung eine gute Screeningmethode für die KHK darstellt. Die klinische Akzeptanz der neuen Methode blieb zunächst gering. Erst Ende der 80er Jahre fand die Streßechokardiographie zunehmend Verbreitung. Dazu trugen in erster Linie die Entwicklung leistungsfähiger Echokardiographiegeräte mit guter Konturerkennung und computergestützten Auswerteverfahren bei. Großen Aufschwung brachten der neuen Methode die Arbeiten zur Dipyridamoltechnik der Arbeitgruppe in Pisa [2].

Wie alle Belastungsuntersuchungen in der Kardiologie beruht auch die Streßechokardiographie auf dem Prinzip, eine in Ruhe nicht vorhandene Ischämie durch dosierte Belastung herbeizuführen und durch objektive Daten zu verifizieren.

Eine Ischämie kann prinzipiell entweder durch eine Erhöhung des O_2-*Bedarfs* des Herzmuskels oder durch eine Drosselung seiner Blut- und O_2-*Zufuhr* herbeigeführt werden.

Eine Erhöhung des O_2-Bedarfs kann durch verschiedene Methoden erfolgen: durch Fahrrad- oder Laufbandergometrie, durch Steigerung der Herzfrequenz mittels eines Schrittmachers oder pharmakologisch durch positiv-inotrop oder -chronotrop wirkende Substanzen.

Eine Ischämie durch Drosselung von Blut- und O_2-Zufuhr erfolgt durch Gabe von vasodilatierenden Substanzen. Diese führen zu einer myokardialen Hyperämie und Perfusionsumverteilung zugunsten von Myokardabschnitten, die von freien Gefäßen versorgt werden. Myokardabschnitte distal von stenosierten Gefäßen werden minderversorgt.

Das grundsätzlich Neue an der Ischämiediagnostik mittels der Streßechokardiographie ist die echokardiographische Darstellung einer Wandbewegungsstörung des ischämischen Myokards. Schon 1935 war von Tennant und Wiggers beschrieben worden, daß es nach mechanischem Verschluß einer Koronararterie im abhängigen Versorgungsbereich zu regionalen Wandbewegungsstörungen des Herzmuskels kommt

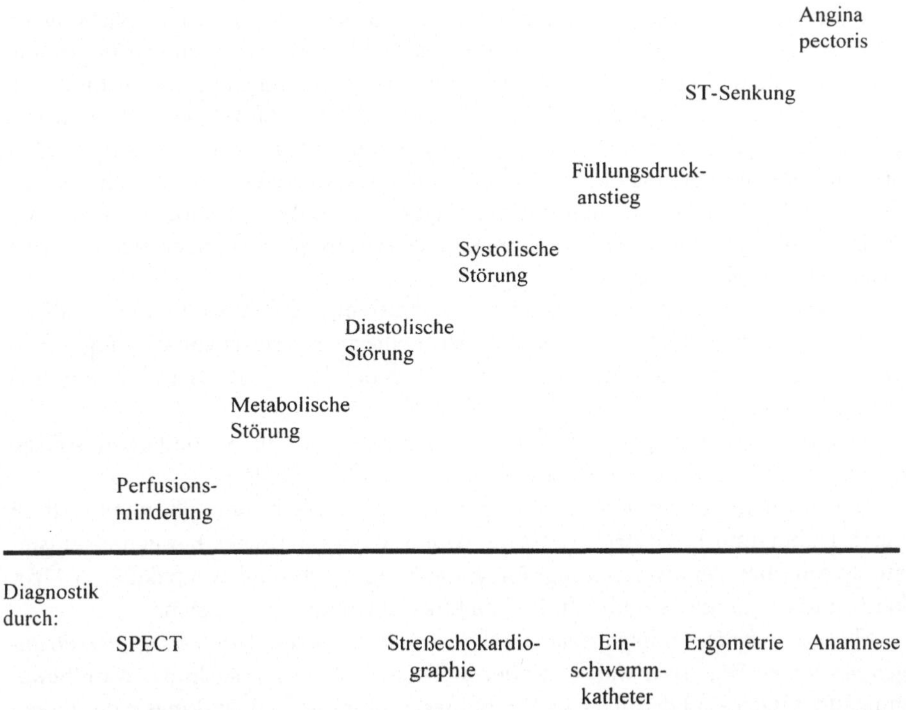

Abb. 20.1. Ischämiekaskade – Manifestationsformen der Koronarischämie im zeitlichen Ablauf

[3]. Wandbewegungsstörungen treten im zeitlichen Ablauf der sog. „Ischämiekaskade" des Herzens sehr früh auf: Infolge der Perfusionsstörung und konsekutiven metabolischen Störung kommt es zunächst zu einer diastolischen Störung des Herzmuskels und dann zu einer systolischen Kontraktionsstörung. Die bei der Rechtsherzkatheteruntersuchung meßbaren erhöhten Füllungsdrücke des Herzens sind Folge dieser Wandbewegungsstörungen. Am zeitlichen Ende der Ischämiekaskade stehen die im Belastungs-EKG auftretenden ST-Segmentveränderungen und die Angina pectoris (Abb. 20.1).

20.3
Streßechokardiographische Verfahren und Techniken

Derzeit werden zwei Formen der Streßechokardiographie angewendet: Zum einen die Streßechokardiographie mit dynamischer Belastung, zum anderen mit pharmakologischer Belastung.

Die *dynamische* Belastung erfolgt i. allg. durch Ausbelastung auf einem Fahrradergometer in halbsitzender Position und gleichzeitiger echokardiographischer Untersuchung auf den verschiedenen Belastungsstufen. Vorteil dieser Methode ist der physiologische Belastungsmodus und die verbesserte Einschallbarkeit des Herzens durch die tiefen Atemexkursionen.

Die *pharmakologische* Belastung erfolgt i. allg. durch Gabe von Dobutamin bzw. seinem Abkömmling Arbutamin oder durch Gabe von Dipyridamol. *Arbutamin* ist ein neueres, kardioselektives Katecholamin mit stärkerer chronotroper Wirkung als Dobutamin und im Gegensatz zu diesem ausdrücklich zur Streßechokardiographie zugelassen. Beide Substanzen bewirken durch ihre positiv-inotrope und chronotrope Wirkung einen erhöhten O_2-Bedarf des Herzens. Die Substanzen werden in ansteigender Dosierung kontinuierlich infundiert. Endpunkt der Untersuchung ist das Erreichen der submaximalen Herzfrequenz oder das Auftreten von deutlichen echokardiographischen Ischämieparametern. Wird nach Gabe der Maximaldosierung, die bei 40 µg/kg KG/min liegt, die submaximale Herzfrequenz nicht erreicht, so wird zusätzlich Atropin injiziert [4].

Dipyridamol wird in einer ersten Dosis von 0,56 mg/kg KG über 4 min infundiert. Bei Fehlen einer ischämischen Reaktion wird eine zweite Dosis von 0,28 mg infundiert [5]. Der Wirkmechanismus entspricht dem bei der myokardszintigraphischen Untersuchung.

Weitere pharmakologische Substanzen wie Adenosin als Vasodilatator spielen derzeit in der Streßechokardiographie keine wesentliche Rolle.

Eine normale Antwort des Myokards auf eine dynamische oder pharmakologisch durch Dobutamin induzierte Belastung ist ein hyperkinetisches Bewegungsmuster mit systolischer Wandverdickung, Einwärtsbewegung des linksventrikulären Myokards und Abnahme des endsystolischen linksventrikulären Volumens.

Als *klassische Ischämieparameter* gelten *neu auftretende Wandbewegungsstörungen des linken Ventrikels* während oder direkt nach der Untersuchung. Wandbewegungsstörungen sind definiert als Hypokinesie, Akinesie und Dyskinesie des linken Ventrikels. Zur Semiquantifizierung dieser Wandbewegungsstörungen dient ein

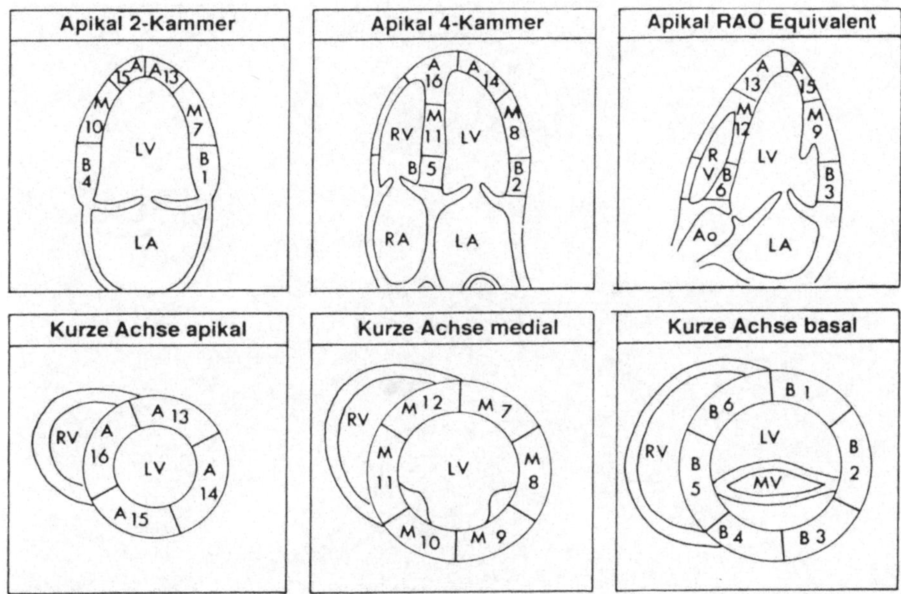

Abb. 20.2. 16-Segment-Modell des linken Ventrikels zur Lokalisation der segmentalen Wandbewegungsstörungen

Wandbewegungsscore. Dabei wird ein 16-Segmente-Modell des linken Ventrikels zugrunde gelegt [6]. Jedes Segment wird einzeln beurteilt und numerisch bewertet (Abb. 20.2). Je nach Anzahl der bewegungsgestörten Segmente und Intensität der Kontraktilitätsstörung (Normokinesie = 1 Punkt, Dyskinesie = 4 Punkte) ergibt sich der Befund einer leichter- oder schwerergradigen Ischämiereaktion. Daneben spielt selbstverständlich auch eine Rolle, auf welcher pharmakologischen oder ergometrischen Belastungsstufe die Bewegungsstörungen auftreten und wie lange sie nach Belastung anhalten.

Neben der Kontraktilitätsstörung des linken Ventrikels findet zunehmend auch die Verringerung des endsystolischen Volumens Beachtung. Hier sind inzwischen Normwerte veröffentlicht worden [7]. Als klassischer Ischämieparameter gilt eine veminderte endsystolische Volumenreduktion unter Belastung allerdings nicht. Eine *Zunahme* des endsystolischen linksventrikulären Volumens während der Belastung ist jedoch ein starker Hinweis auf eine schwere Ischämie [8], auf eine Dreigefäßerkrankung, eine proximale RIVA-Stenose oder eine Hauptstammstenose [9].

Auch ischämietypische ST-Senkungen im begleitend aufgezeichneten EKG und Angina pectoris gelten als Ischämienachweis und Untersuchungsendpunkt bzw. Abbruchkriterium; erfahrungsgemäß und nach der Ischämiekaskade verständlich treten diese Ischämiemanifestationen jedoch später auf als die Wandbewegungsstörungen des linken Ventrikels.

Die Technik der Bild- und Datengewinnung während dynamischer und pharmakologischer Belastung ist weitgehend identisch. Als Ausgangswert gilt eine echokar-

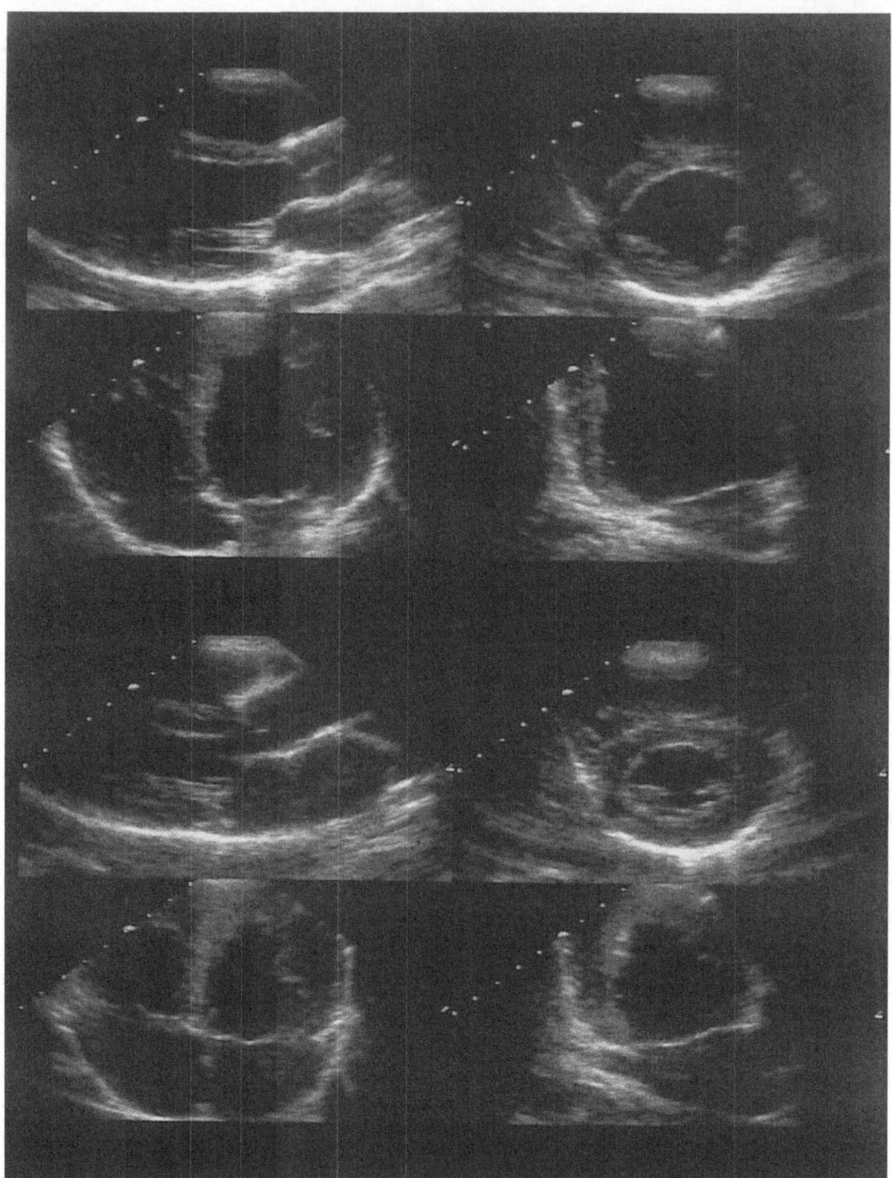

Abb. 20.3. Übliche Darstellung der Streßechobilder: Quadscreen mit diastolischen *(oben)* und systolischen Loops *(unten)* des linken Ventrikels in verschiedenen Ebenen – Normalbefund vor Belastung. Wandbewegungsstörungen stellen sich im bewegten Bild als verminderte systolische Einwärtsbewegung oder als verminderte Wandverdickung dar. Im Standbild sind Wandbewegungsstörungen i. allg. nicht erkennbar

diographische Untersuchung in Ruhe unmittelbar vor Belastung. Die echokardiographische Untersuchung umfaßt möglichst viele Schnittebenen des Herzens, so den apikalen 4-, 2- und 3-Kammerblick, und 2–3 parasternale Schnittebenen (Abb. 20.3).

Die echokardiographische Untersuchung wird während der Belastung und in der Nachbelastungsphase kontinuierlich weitergeführt und auf Video aufgenommen. Die Belastungsstufen werden i. allg. alle 3 min gesteigert. Die Nachbelastungsphase umfaßt den Zeitraum bis zur Normalisierung von Herzfrequenz und Kontraktilität und Rückgang evtl. neu aufgetretener Wandbewegungsstörungen.

Parallel zur echokardiographischen Untersuchung werden auf jeder Belastungsstufe ein 12-Kanal-EKG aufgezeichnet und Herzfrequenz und Blutdruck registriert.

Die Auswertung der echokardiographischen Bilder geschieht zum einen direkt online, zum anderen im Anschluß an die Untersuchung qualitativ anhand der Videoaufzeichnungen und semiquantitativ anhand des digitalen Bildmaterials (Abb. 20.4). Der zeitliche Aufwand beträgt durchschnittlich 45 min.

Über die Rate der Nebenwirkungen der Streßechokardiographie berichten 1993 Mertes et al. aus ihren Erfahrungen an 1118 Patienten [10], bei denen sie eine Dobutaminstreßechokardiographie durchführten: Kurzanhaltende ventrikuläre Tachykardien traten bei 40 Patienten auf. Ein Patient benötigte eine antiarrhythmische Behandlung (Lidocain). Bei 7 Patienten entwickelte sich ein passagerer AV-Block II. Grades. 7 Patienten konvertierten in Vorhofflimmern, 2 Patienten davon benötigten Digitalis zur Wiederherstellung eines Sinusrhythmus. 216 Patienten entwickelten Angina pectoris, davon benötigten 47 Patienten die intravenöse Gabe eines kurzwirksamen β-Blockers, 21 erhielten sublinguales Nitroglycerin, 12 Patienten erhielten beides zusammen. Bei allen anderen genügte der Abbruch der Dobutamininfusion. Anhaltende Angina pectoris und Myokardinfarkt traten nicht auf. Bei 36 Patienten wurde die Untersuchung wegen Blutdruckabfall abgebrochen.

An nichtkardialen *Nebenwirkungen* ergaben sich dobutaminspezifische Nebenwirkungen: Übelkeit, Angst, Kopfschmerz und Tremor. Ein Untersuchungsabbruch wegen dieser Nebenwirkungen mußte bei 36 Personen erfolgen. Schwere Zwischenfälle traten nicht auf.

Picano et al. berichten 1994 aus einer Multicenterstudie mit 2949 Untersuchungen [11] über 14 ernsthafte Zwischenfälle: 2 Myokardinfarkte, 1 anhaltende Myokardischämie, 3 ventrikuläre Tachykardien, 2 Fälle von Kammerflimmern und 1 schwere Hypotension. Daneben traten 5 Atropinüberdosierungen mit Halluzinationen auf.

Die *Nebenwirkungen von Dipyridamol und Adenosin* sind neben den Symptomen der Ischämie v. a. nichtkardialer Art wie Kopfschmerzen, Schwindel und Dyspnoe, bei Adenosin verstärkt Hypotonie und AV-Block.

Die dynamische Streßechokardiographie verursacht keine anderen Komplikationen als die Fahrradergometrie und ist somit eine Untersuchung mit hoher Patientensicherheit.

Die Indikationen zur Streßechokardiographie sind weitgehend die gleichen wie die zur Myokardszintigraphie. Sie dient zur nichtinvasiven Primärdiagnostik der koronaren Herzerkrankung und wird hier alternativ zur Myokardszintigraphie und Ergometrie angewendet. Besondere Bedeutung hat die pharmakologische Belastungsform bei Patienten, die eine dynamische Belastung nicht durchführen können oder bei denen die dynamische Belastung zu keinem aussagekräftigen Ergebnis führt. Hierzu zählen AVK-Patienten, Patienten mit Gelenkerkrankungen der unteren Extremität, präoperative Patienten mit Bauchaortenaneurysmen und belastungsun-

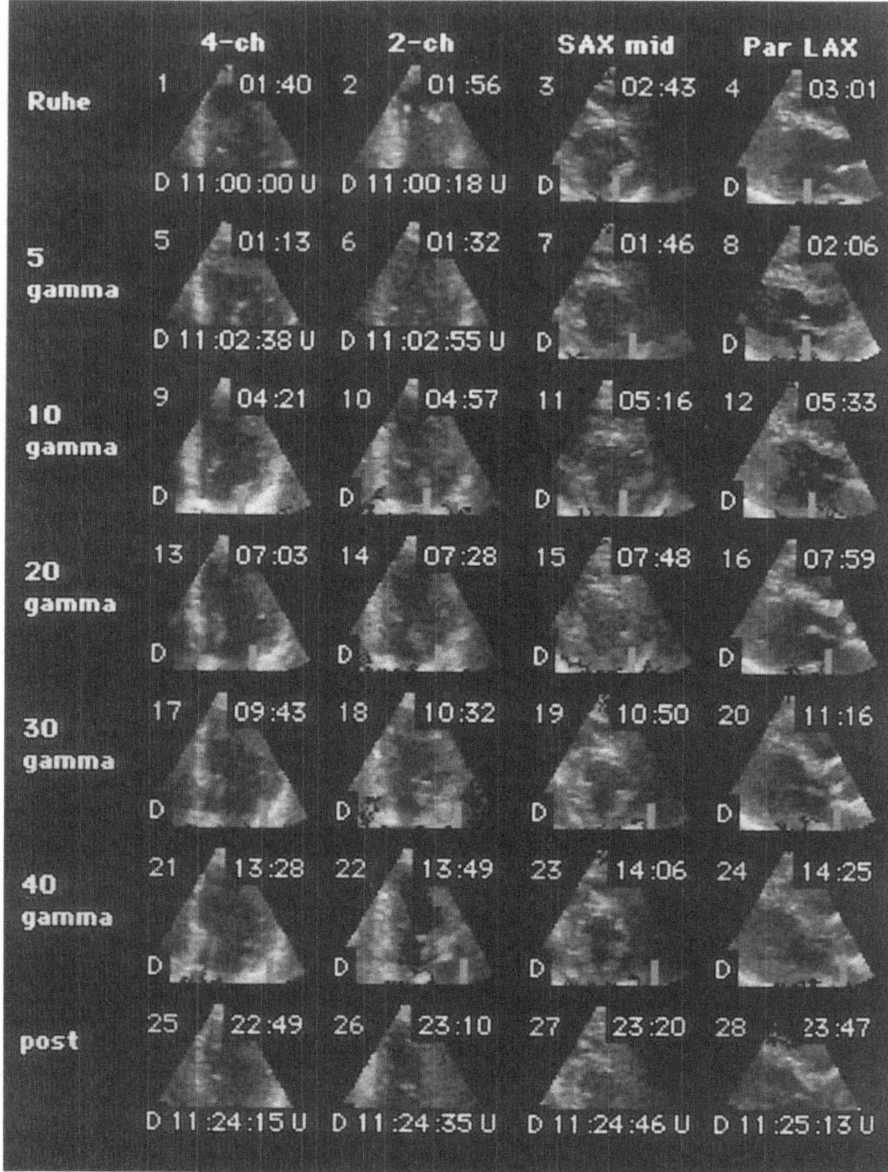

Abb. 20.4. Komplette streßechokardiographische Untersuchung, digital gespeichert: Hinter jedem Bild verbirgt sich der Loop einer Systole und einer Diastole des linken Ventrikels. Wandbewegungsstörungen unter Belastung werden im Vergleich der einzelnen Loops miteinander erkennbar

willige Patienten. Neben der Primärdiagnostik der KHK dient die Streßechokardiographie ebenso wie die Myokardszintigraphie zur Risikostratifikation nach Myokardinfarkt, zur Erfolgskontrolle nach operativen und interventionellen revaskularisierenden Maßnahmen und zur präoperativen Risikostratifizierung [12]. Eine zunehmende Bedeutung haben beide Methoden in der myokardialen Vitalitätsdiagnostik (vgl. Kap. 15–17). Die Streßechokardiographie wird dabei zur Erfassung von „hibernating" Myokard vorwiegend mit Low-dose-Dobutamin durchgeführt.

20.4
Vergleich Myokard-SPECT mit Streßechokardiographie in der Ischämiediagnostik

Eine Fülle von Studien sind in den letzen 10 Jahren veröffentlicht worden, die den Vergleich von Myokardszintigraphie mit Streßechokardiographie zum Thema haben. Die Ergebnisse sind durchaus verschieden; dies ist z. T. Folge der unterschiedlichen Untersuchungstechniken und Verfahren, die angewendet werden: Planare Szintigraphie oder SPECT als Technik, Thallium oder Technetium als Tracer, Fahrradergometrie, Laufband, Dipyridamol oder Adenosin als Belastungsformen werden verglichen mit der Streßechokardiographie mittels Fahrradergometrie, Laufband, Dobutamin, z. T. mit Atropingabe, Dipyridamol oder Adenosin. Als Goldstandard wird die Koronarangiographie herangezogen. Dabei wird eine hämodynamisch relevante KHK jedoch unterschiedlich definiert: Teilweise ist in den vorliegenden Untersuchungen eine hämodynamisch relevante KHK schon ab einer 50%igen, teilweise erst ab einer 70%igen Durchmesserverkürzung des Gefäßlumens definiert. Diese Unterschiede in der Definition der hämodynamisch bedeutsamen KHK haben natürlich erhebliche Auswirkungen auf die gefundene Sensitivität und Spezifität von SPECT und Streßechokardiographie.

Eine systematische Metaanalyse von Shaw el al. faßt die zwischen 1985 und 1994 veröffentlichten und über MEDLINE erfaßbaren Dipyridamol-Thalliumszintigraphien zusammen und vergleicht sie mit den zwischen 1991–1994 veröffentlichten Dobutamin-Streßechokardiographie-Ergebnissen [13]. Es handelt sich um 10 nuklearmedizinische Studien mit insgesamt 1994 Patienten und 5 echokardiographische Studien mit 445 Patienten. Alle Patienten standen zu einer – nicht kardialen – Gefäßoperation an. 37,2 % der untersuchten Patienten hatten eine hohe Wahrscheinlichkeit einer KHK, sei es aufgrund eines alten Myokardinfarktes, einer Herzinsuffizienz oder typischer Angina pectoris. Die Ergebnisse waren folgende:

730 Patienten (36 %) hatten ein normales Dipyridamolszintigramm, 471 (24 %) einen fixierten Perfusionsdefekt und 793 (40 %) einen oder mehrere reversible Defekte. Die Rate an perioperativen kardialen Ereignissen (instabile AP, ischämische ST-T-Veränderungen, Herzinsuffizienz, Infarkt, Herztod) lag bei 3 % bei der 1. Gruppe, 11 % bei der 2. und 18 % bei der 3. Gruppe.

Die Streßechokardiographie zeigte bei 173 von 445 Patienten eine Wandbewegungsstörung. Kardiale Ereignisse hatten 40 von 173 (23 %) verglichen mit 1 aus der negativen Gruppe. Die Ergebnisse sind aufgrund der sehr viel kleineren Zahl der Streßechokardiographien nicht vergleichbar; auch liegt der Sinn der Metaanalyse nicht im Vergleich der beiden Methoden, sondern in der Entwicklung nichtinvasiver diagnostischer Wege zur Abschätzung des perioperativen kardialen Risikos. Die Studie zeigt jedoch deutlich, wie gut beide Methoden sind, um zur präoperativen nichtinvasiven Risikostratifizierung beizutragen.

Eine zweite, höchst umfangreiche Metaanalyse umfaßt mehr als 7000 Patienten aus über 75 Studien [14]. Hierbei wird zwischen Studien mit planarer Szintigraphie und SPECT unterschieden; die Belastungsmodi umfassen dynamischen (Laufband, Fahrrad) und pharmakologischen Streß (Dipyridamol, Adenosin, Dobutamin). Als Referenz und Goldstandard dient in allen Studien die Koronarangiographie. Die Metaanalyse wurde in 4 Vergleichskategorien aufgeteilt:

1. frühe Studien (1979–1986) mit planarer ^{201}Tl-Szintigraphie gegenüber dynamischer Streßechokardiographie,
2. dynamische Belastung: Streßechokardiographie gegenüber SPECT,
3. pharmakologische Belastung: Streßechokardiographie gegenüber SPECT,
4. vergleichende Studien am gleichen Kollektiv: Streßechokardiographie gegenüber Szintigraphie (unterschiedliche Belastungsformen).

In der Kategorie 1 betrug die Sensitivität für die planare ^{201}Tl-Szintigraphie für das Erkennen einer KHK bei 648 Patienten 91 %, die Spezifität 88 %. Die Sensitivität in der Diagnostik einer KHK durch die Streßechokardiographie betrug bei 441 Patienten 73 % bei einer Spezifität von 93 %.

In der Gruppe 2 wurden 2626 Patienten einer dynamischen SPECT (Laufband) unterworfen. Die Sensitivität betrug 90 %, die Spezifität 72 %. Mit der dynamischen Streßechokardiographie wurden 913 Patienten untersucht. Die Sensitivität betrug 81 %, die Spezifität 89 %.

In der Kategorie 3 mit pharmakologischer Belastung zeigt die Adenosin-SPECT bei insgesamt 925 untersuchten Patienten eine Sensitivität von 89 % und eine Spezifität von 83 %, die Dipyridamol-SPECT bei 965 Patienten eine Sensitivität von 87 % und eine Spezifität von 75 %, die Dobutamin-SPECT bei 158 untersuchten Patienten eine Sensitivität von 91 % bei einer Spezifität von 86 %. Die kumulative Sensitivität der pharmakologischen SPECT-Untersuchung betrug 90 %, die kumulative Spezifität 86 %. Die pharmakologische Streßechokardiographie mit Dobutamin – die wenigen Studien mit anderen Pharmaka wurden nicht berücksichtigt – zeigte bei 1049 Patienten eine Sensitivität von 81 % und eine Spezifität von 83 %.

Die 4. Kategorie der identischen Untersuchungskollektive zeigte bei einer breiten Palette von Belastungsformen und keiner Unterscheidung zwischen SPECT und planarer Szintigraphie eine Sensitivität der Szintigraphie von 83 % bei einer Spezifität von 77 % und eine Sensitivität der Streßechokardiographie von 78 % bei einer Spezifität von 86 %.

Insgesamt zeigte sich ein starker Trend zu einer größeren Sensitivität der Szintigraphie in der Diagnostik einer KHK (p = 0,07). Signifikant größer war die Sensitivität in Erkennen einer Eingefäßerkrankung: 76 % gegenüber 67 % der Streßechokardiographie. Die kumulative Spezifität begünstigt die Streßechokardiographie (77 % gegen 86 %); auffallenderweise war die Spezifität der dynamischen SPECT-Untersuchungen geringer als die der dynamischen planaren Szintigraphie und die der pharmakologischen SPECT-Untersuchungen.

Bezüglich der Lokalisation der KHK (LAD, RCX, RCA) zeigte die Szintigraphie bessere Ergebnisse. Auch in der Abgrenzung einer Mehrgefäßerkrankung von einer Eingefäßerkrankung war die Szintigraphie überlegen.

Die bessere Detektion und Lokalisation der Ischämie durch szintigraphische Techniken wird damit erklärt, daß beide Methoden verschiedene Manifestationen der Ischämie erfassen. Feine Perfusionsinhomogenitäten, die nicht schwer oder nicht ausgedehnt genug sind, um zu Wandbewegungsstörungen zu führen, werden durch die SPECT erkannt. Darüber hinaus führen Angulationsprobleme und fehlende Endokarderkennung oft zu Einschränkungen in der echokardiographischen Beurteilbarkeit.

Eine neuere Studie von Senior et al. an 61 konsekutiven Patienten verglich Dobutamin-Streßechokardiographie mit Dobutamin ^{99m}Tc-Sestamibi am gleichen Kollektiv [15]. Als Referenz diente die Koronarangiographie, wobei eine KHK durch eine Verminderung des Gefäßdurchmessers um mehr als 50 % definiert war. Die Sensitivität der MIBI-SPECT war 95 % gegenüber 93 % der Streßechokardiographie, die Spezifität der Streßechokardiographie war mit 94 % jedoch höher als die der SPECT von 71 %. Der Unterschied erreichte allerdings keine Signifikanz. 3 von 5 falsch-positiven MIBI-Untersuchungen hatten eine linksventrikuläre Hypertrophie.

Eine neue SPECT-Studie mit ^{99m}Tc-Sestamibi und ^{201}Tl wurde von Kosa et al. nach intrakoronarer Stentimplantation durchgeführt [16]. Die Ergebnisse wurden mit den koronarangiographischen Ergebnissen verglichen. In 41 Fällen wurde die Beurteilung im Bereich einer Myokardnarbe durchgeführt. In 13 von 16 Fällen mit Restenose zeigte die SPECT-Untersuchung eine streßinduzierte Perfusionsabnormalität. Die restlichen 3 Fälle hatten eine Myokardnarbe im Versorgungsgebiet des restenosierten Stents, was die Erkennung einer Perfusionsminderung unmöglich machte. Bei den Patienten ohne abgelaufenen Myokardinfarkt zeigte die SPECT bei allen stenosierten Stents eine Perfusionsminderung unter Streß.

Zusammenfassend muß man derzeit folgendes feststellen:

Perfusionsstörungen treten in der Ischämiekaskade zeitlich früher auf als ischämiebedingte Wandbewegungsstörungen des linken Ventrikels. Szintigraphisch werden Speicherdefekte ab einem Stenosegrad von 50–60 % gefunden [17]. Faßbare Ischämiereaktionen des Herzens treten bei solchen, noch mittelgradigen Stenosen nicht immer auf. Hierin liegt eine wesentliche Ursache der teilweise diskrepanten Resultate [18].

Insgesamt muß man nach den vorliegenden Studien von einer geringfügig höheren Sensitivität der SPECT-Untersuchungen ausgehen – bei einer angedeutet geringeren Spezifität. Bessere Ergebnisse zeigen die szintigraphischen Techniken eindeutig im Erkennen einer Eingefäßerkrankung. Die Wahrscheinlichkeit von falsch-negativen Untersuchungsergebnissen ist gering [14]. Wenn auch beide Untersuchungsformen in der Diagnostik der KHK durchaus konkurrierende Verfahren sind, so sollte man bei gewissen Konstellationen doch das eine oder andere Verfahren bevorzugen: Besteht ein dringender Verdacht auf eine KHK, der nicht primär invasiv geklärt werden soll, so ist eher eine szintigraphische Untersuchung vorzuziehen, da die Wahrscheinlichkeit eines falsch-negativen Ergebnisses sehr gering ist. Patienten mit linksventrikulärer Hypertrophie und Linksschenkelblock sollten wegen der möglichen falsch-positiven SPECT-Befunde streßechokardiographiert werden, Patienten mit schlechter Schallbarkeit (Emphysem) sollten szintigraphisch untersucht werden. Zur postinterventionellen Kontrolle (z.B. nach PTCA) erscheint möglicherweise bei

Patienten mit abgelaufenem Infarkt die Streßechokardiographie geeigneter, da neue Perfusionsminderungen in alten Narbenrandgebieten szintigraphisch oft nur eingeschränkt darstellbar sind [14].

20.5
Vergleich Streßechokardiographie/SPECT in der Vitalitätsdiagnostik

Bei einer großen Zahl von Patienten mit KHK und linksventrikulärer Dysfunktion ist die Dysfunktion weniger eine Folge von infarzierten Myokardarealen als eine Folge von regional ischämischen Myokardarealen, sog. *„hibernating"* oder *„stunned myocardium"* [19].

Als „hibernating" wird Myokard bezeichnet, das im Versorgungsgebiet hochgradig stenosierter oder verschlossener Koronargefäße liegt und am Prozeß der Kontraktilität nicht teilnimmt, aber potentiell kontraktil ist, d.h. nicht nekrotisch oder narbig verändert ist. Als „stunned" bezeichnet man Myokardbezirke, die postischämisch trotz erfolgreicher Reperfusion eine prolongierte Dysfunktion zeigen.

Es hat sich gezeigt, daß sowohl ^{201}Tl-SPECT als auch die Streßechokardiographie „hibernating" und „stunned" Myokardium identifizieren können.

Viele zunächst irreversibel erscheinende Thalliumdefekte zeigen eine späte Redistribution nach 24–72 h. Mehr als 90 % dieser Myokardbezirke verbessern sich nach operativer Revaskularisation [20] in ihrer kontraktilen Funktion. Es zeigte sich aber auch, daß 40 % der Defekte, die *keine* späte Redistribution zeigten, sich ebenfalls nach Revaskularisation verbesserten, d.h. der negative prädiktive Wert der späten Redistribution war gering [17]. Durch die Einführung der Thallium-Reinjektionstechnik haben sich diese Ergebnisse und damit die Darstellung von vitalem Myokard verbessert.

In der Streßechokardiographie wird in erster Linie das Low-dose-Dobutaminprotokoll zur Diagnostik von „hibernating" Myokard verwendet [21]. In niedriger Dosierung von 5–10 µg/kg KG/min steigert Dobutamin die Kontraktilität des Herzmuskels, ohne zu einem signifikant erhöhten O_2-Verbrauch und damit zu einer ischämischen Reaktion zu führen. „Hibernating" Myokard, das in der Ruheechokardiographie als akinetisch oder hypokinetisch imponiert, zeigt unter Low-dose-Dobutamin daher eine Kontraktilitätssteigerung. „Stunned" Myokard zeigt ebenfalls eine Kontraktilitätssteigerung, die jedoch, im Gegensatz zu „hibernating" Myokard bei höherer Dobutamindosis erhalten bleibt.

Als *Goldstandard für die Diagnostik vitalen Myokards* gilt die PET mit [18]FDG (s. Kap. 21). Die beste Referenzmethode zur Überprüfung der Ergebnisse der Vitalitätsbeurteilung ist wahrscheinlich die (echokardiographische) Funktionsuntersuchung des linksventrikulären Myokards nach erfolgter operativer oder interventioneller Revaskularisation.

Eine direkte Vergleichsstudie von Low-dose-Dobutamin-Echokardiographie und ^{201}Tl-SPECT liegt von Arnese et al. vor [22]. Er untersuchte 38 Patienten vor einer Revaskularisationsoperation mit der Low-dose-Dobutaminstreßechokardiographie und der ^{201}Tl-SPECT mit Reinjektion. Das linksventrikuläre Myokard wude dabei zur semiquantitativen Beurteilung in 16 Segmente unterteilt. Echokardiographisch zeigte sich unter Low-dose-Dobutamin in insgesamt 33 Segmenten eine Verbesserung einer vorbestehenden Hypo- oder Akinesie, d. h. 33 Segmente wiesen die Kriterien von „hibernating" oder „stunned" Myokard auf. Nach den ^{201}Tl-SPECT-Kriterien zeigten 103 Segmente, die echokardiographisch als stark hypokinetisch oder akinetisch imponierten, Zeichen vitalen Gewebes. Die szintigraphische Definition der Vitalität war ein normaler Uptake, ein total oder teilweise reversibler Defekt oder ein mäßig schwerer fixierter Defekt. 3 Monate nach der Revaskularisation wurde eine Ruhe-echokardiographie durchgeführt.

Die Sensitivität für die Vorhersage einer postoperativen Verbesserung eines nach diesen Kriterien als vital beurteilten Segments betrug bei der Streßechokardiographie 74% gegenüber 89% bei der ^{201}Tl-SPECT-Untersuchung. Die Spezifität der Streßechokardiographie betrug 95%, die der SPECT-Untersuchung 33%.

Einen anderen Ansatz nahmen Senior et al. [23]. Sie verglichen 45 Patienten ebenfalls vor und nach operativer Revaskularisation. Die szintigraphische Vitalitätsdiagnostik wurde nach entsprechenden Voruntersuchungen mit ^{201}Tl in Ruhe und 1 h nach Gabe von 0,5 mg Glyceril-Trinitrat durchgeführt. Die Low-dose-Streßechokardiographie erfolgte in üblicher Weise. 9 Wochen postoperativ erfolgte die echokardiographische Kontrolluntersuchung. Dabei zeigte sich eine Sensitivität der ^{201}Tl-SPECT in der präoperativen Diagnostik von vitalen Myokardsegmenten von 92% und eine Spezifität von 78%. Die Werte für die Streßechokardiographie betrugen 87% und 82%.

Ähnliche Ergebnisse zeigt eine Studie von Marzullo et al., die ein ^{201}Tl-Protokoll mit Spätaufnahmen nach 14 h anwendeten [24].

Aurisch et al. veröffentlichten vorläufige Ergebnisse einer Vergleichsstudie an 93 Patienten [25]. Die Patienten wurden szintigraphisch mit ^{201}Tl-SPECT unter Ruhebedingungen und mit ^{99m}Tc-Sestamibi unter High-dose-Dipyridamol (0,84 mg/kg KG) untersucht. Die Streßechokardiographie wurde unter Low- und High-dose-Dipyridamol durchgeführt. Das Ergebnis war eine höhere Sensitivität der szintigraphischen Methode. Über die Spezifität ließ sich noch keine Aussage machen.

Panza et al. führten eine Vergleichsstudie zwischen Thalliumuptake und kontraktiler Antwort auf Dobutamin an 30 Patienten durch [26]. Sie kamen zu dem Ergebnis, daß die Anzahl der myokardialen Segmente mit erhaltenem Thalliumuptake signifikant höher war als die Anzahl der Segmente mit positiver echokardiographischer Antwort auf Dobutamin. Sie folgerten daraus, daß die zellulären Vorgänge, die für eine positive Antwort auf eine adrenerge Stimulation verantwortlich sind, ein höheres Ausmaß funktioneller Integrität der Myokardzelle erfordern, als es für den Thalliumuptake erforderlich ist. Zu einem ähnlichen Ergebnis kamen Klaar et al., die zeigen konnten, daß im Vergleich von ^{201}Tl-SPECT und Dobutaminstreßechokardiographie die ^{201}Tl-SPECT häufig Segmente ohne Dobutaminreaktion noch als vital klassifizierte [27]. Bei genauerer Analyse zeigte sich, daß diese Segmente im Vergleich zu den übereinstimmend als vital befundeten eine signifikant niedrigere Thalliumaufnahme aufwiesen. Die Autoren folgerten daraus, daß für einen positiven ^{201}Tl-Befund ein geringerer Prozentsatz vitalen Myokards pro Segment ausreicht, als für eine positive Dobutaminantwort erforderlich ist.

Zusammenfassend kann man sagen, daß die Bewertung der einzelnen Methoden in der Erkennung von vitalem Myokard noch im Fluß ist. Sowohl innerhalb der nuklarmedizinischen Techniken wie innerhalb der echokardiographischen Verfahren ist die beste Kombination von Belastungsmodus und Methode noch nicht gefunden.

Welche Methode in der Ischämiediagnotik sensitiver ist und ob diese höhere Sensitivität ein geringere Spezifität bedingt, ist weiterhin Gegenstand von Vergleichsstudien. Derzeit bestimmen in erster Linie die Verfügbarkeit und die persönliche Erfahrung die Wahl der Methode.

20.6
Zusammenfassung

20.6.1
Wie ist derzeit der Stellenwert von SPECT und Streßechokardiographie in der Diagnostik der KHK?

Die nuklearmedizinischen Verfahren haben seit langem einen festen Platz in der nichtinvasiven Diagnostik der KHK. Die Verfahren haben sich immer weiter verbessert. Die Streßechokardiographie hat sich in kurzer Zeit zu einer konkurrierenden und ergänzenden Methode entwickelt und ist heute eine Methode mit zunehmender Verbreitung und ähnlich guten Ergebnissen.

Beide Methoden sind in der *Primärdiagnostik* dann indiziert, wenn Anamnese oder klinischer Befund (und Risikofaktoren) eine mittlere oder höhere Wahrscheinlichkeit einer KHK zugrunde legen [14, 19, 28].

Bei einer geringen Wahrscheinlichkeit für das Vorliegen einer KHK ist nach wie vor die Ergometrie die Untersuchungsmethode der Wahl, die billiger, schneller und einfacher ist.

Bei einer *sehr* hohen Wahrscheinlichkeit für das Vorliegen einer KHK sollten beide Methoden ebenfalls nicht in der Routinediagnostik angewendet werden, da, gemäß dem Bayes-Theorem, negative SPECT- und Streßechokardiographieergebnisse dann häufig *falsch – negativ* sind [19].

In den Fällen, in denen die Ergometrie nicht durchführbar ist oder zu keinem verwertbaren Ergebnis führt, ist jedoch auch bei einer geringen Wahrscheinlichkeit für das Vorliegen einer KHK eine Szintigraphie oder Streßechokardiographie durchzuführen. Hierunter gehören Patienten mit AVK und Gelenkerkrankungen, alte Patienten oder belastungsunwillige und unkooperative Patienten, die nicht ausreichend, d. h. nicht bis zum Erreichen der submaximalen Herzfrequenz, belastet werden können. Bei ihnen ist eine szintigraphische oder echokardiographische Untersuchung mit pharmakologischer Belastung erforderlich.

Patienten, deren EKG durch Schenkelblock, WPW-Syndrom, Linkshypertrophie, Digitalis oder vorausgegangenen Myokardinfarkt nicht ausreichend beurteilbar ist, sollten ebenfalls grundsätzlich szintigraphisch oder echokardiographisch untersucht werden.

Ergometrieuntersuchungen, die ein zweifelhaftes Ergebnis zeigen, wie asymptomatische ST-Senkungen, sind ebenfalls eine klare Indikation für eine szintigraphische oder streßechokardiographische Untersuchung.

In der *Sekundärdiagnostik* dienen beide Methoden zur Risikostratifikation nach Myokardinfarkt, zur Vitalitätsdiagnostik vor revaskularisierenden Maßnahmen und zur Erfolgskontrolle nach revaskularisierenden Maßnahmen. Bei Grenzwertstenosen (50- bis 75%ige Lumeneinengung) können beide Methoden wertvolle Aussagen zu deren klinischer Relevanz machen. Für all diese Fragestellungen sind SPECT und Streßechokardiographie die Methoden der Wahl. Die PET ist in der Vitalitätsdiagnostik nur in wenigen Zentren eine Alternative. Insbesondere die Vitalitätsdiagnostik hat beiden Methoden zusätzlichen Auftrieb gegeben. Ein zunehmender Anteil der Untersuchungen betrifft diese Fragestellung.

20.6.2
Gibt es eine Differentialindikation für SPECT und Streßechokardiographie und ihre unterschiedlichen Belastungsmodi?

Aufgrund der geringen Wahrscheinlichkeit von falsch-negativen Ergebnissen sind die szintigraphischen Verfahren in der Primärdiagnostik dann vorzuziehen, wenn Anamnese und Befund eine KHK wahrscheinlich machen und eine Koronarangiographie nicht primär geplant ist [14]. Die hohe Sensitivität der Untersuchung gibt bei negativem Ergebnis eine große diagnostische Sicherheit. Die weitere Diagnostik kann i. allg. dann beendet werden (und eine unnötige Koronarangiographie vermieden werden).

Die Streßechokardiographie hat den Vorteil der leichteren Verfügbarkeit. Diese leichte Verfügbarkeit kann aber schnell zum Nachteil der Methode werden, denn die Methode erfordert einen gut ausgebildeten und erfahrenen Untersucher und hohe echokardiographische Fertigkeiten. In wenig erfahrener Hand wird diese Technik schlechte Ergebnisse bringen, d.h. die Untersucherabhängigkeit der Methode ist im Gegensatz zur Szintigraphie hoch. Das ist einer der wesentlichen Nachteile der Streßechokardiographie.

Die Streßechokardiographie ist dann vorzuziehen, wenn zusätzliche Aussagen über die linksventrikuläre Funktion gefordert werden. Bestehen eine linksventrikuläre Hypertrophie oder ein Linksschenkelblock, so ist die Streßechokardiographie die sinnvollere Methode [13]. Bei Emphysemkranken oder schlechter Schallbarkeit aus anatomischen Gründen ist eine Szintigraphie sinnvoller.

Ob sich in der Vitalitätsdiagnostik ein Vorteil der einen oder anderen Methode abzeichnet, kann man aus den bisher vorliegenden Ergebnissen noch nicht entscheiden.

Eine *pharmakologische* Belastung, ob szintigraphisch oder echokardiographisch, ist immer dann erforderlich, wenn eine dynamische Belastung nicht möglich ist oder wenn die dynamische Belastung wegen nicht ausreichender Belastungsherzfrequenz zu keinem aussagekräftigen Ergebnis führt. Bei Patienten, die antianginös vorbehandelt sind, scheint die pharmakologische Belastung ebenfalls zu besseren Ergebnissen zu führen [4, 29]. In allen übrigen Fällen können dynamische und pharmakologische Belastung alternativ verwendet werden.

Die *dynamische* Belastung hat den Vorteil der „physiologischen" Belastung und ist für den Patienten i. allg. mit weniger Nebenwirkungen behaftet. Die pharmakologische Belastung hat den Vorteil, weniger abhängig von der Patientencompliance zu sein.

Bei vorbestehenden Rhythmusstörungen sollte die pharmakologische Belastung nicht mit Dobutamin durchgeführt werde, sondern mit Dipyridamol oder Adenosin (wobei Adenosin derzeit in Deutschland für die Myokardszintigraphie noch nicht zugelassen ist). Auch bei Bauchaortenaneurysmen sollte wegen des erhöhten Schlagvolumens durch Dobutamin eine Dipyridamolbelastung durchgeführt werden [9]. Bei Asthma bronchiale und bei signifikanter Karotisstenose sollte keine Dipyridamol-und Adenosinbelastung durchgeführt werden. In allen anderen Fällen können die pharmakologischen Substanzen alternativ verwendet werden.

Beide Methoden werden auch in Zukunft Verbesserungen erfahren. Bessere Detektoren und technische Verbesserungen werden der SPECT eine größere Genauigkeit bringen. Höhere Bildraten, lungengängige Kontrastmittel und dreidimensionale Akquisition werden die echokardiographische Diagnostik verbessern. Die nuklearmedizinische Technik hat durch die Streßechokardiographie Konkurrenz erhalten. Sie wird sich dadurch um so schneller fortentwickeln.

Literatur

1. Wann S, Faris JO, Childress R, Dillon J, Weyman A, Feigenbaum H (1979) Exercise cross-sectional echocardiography in ischemic heart disease. Circulation 60: 1300–1307
2. Picano E, Distante A, Masini M, Morales MA, Lattanzi F, L'Abbate A (1985) Dipyridamole-echocardiography test in effort angina pectoris. Am J Cardiol 56: 452–456
3. Tennant R, Wiggers C (1935) The effect of coronary occlusion on myocardial contraction. Am J Physiol 112: 351–361
4. Mc Neill AJ, Fioretti PM, El Said M, Salustri A, Forser T, Roelandt JRTC (1992) Enhanced sensitivity for detection of CAD by addition of Atropine to Dobutamine stress echocardiography. Am J Cardiol 70: 41–46
5. Roberts OW, Feigenbaum H, Armstrong W, Dillon J, ODonnel J, Mc Henry P (1983) Exercise Echocardiography. A clinically practical addition in the evaluation of coronary artery disease. J Am Coll Cardiol 2: 1085–1091
6. Schiller NB, Shah PM, Crawford M, DeMaria A, Devereux R, Feigenbaum H, Gutgesell H, Reichek N (1989) Recommendations for quantitation of the left ventricle by two dimensional echocardiography. J Am Soc Echocardiol 2: 358–367
7. Nixdorff U, Wagner S, Erbel R, Weitzel P, Mohr-Kahaly S, Meyer J (1995) Normalwerte für die Dobutamin-Streßechokardiographie. Dtsch Med Wschr 120: 1761–1767
8. Haug G (1994) Streßechokardiographie-Auswertung. In: Haug G (ed) Streßechokardiographie. Steinkopff, Darmstadt, S 67–79
9. Johns JP, Abraham SA, Eagle KA (1995) Dipyridamole-thallium versus dobutamin echocardiographic stress testing: a clinicians viewpoint. Am Heart J 130: 373–385
10. Mertes H, Sawada SG, Ryan TH, Segar DS, Kovacs R, Foltz J, Feigenbaum H (1993) Symptoms, adverse effects and complications associated with Dobutamine stress echocardiography. Circulation 88: 15–19
11. Picano E, Mathias W, Pingitore A, Bigi R, Previtali M (1994) Safety and tolerability of Dobutamine-atropine stress echocardiography: a prospective, multicentre study. Lancet 344: 1190–1192
12. Poldermans D, Fioretti PM, Forster T, Thomson IR, El Said EM, du Bois NAJJ, Roelandt JRTC, van Urk H (1993) Dobutamine stress echocardiography for assessment of perioperative cardiac risk in patients undergoing major vascular surgery. Ciculation 87: 1506–1512

13. Shaw LJ, Eagle KA, Gersh BJ, Miller DD (1996) Meta-analysis of intravenous Dipyridamole-Thallium imaging (1985 to 1994) and Dobutamin echocardiography (1991 to 1994) for risk stratification before vascular surgery. J Am Coll Cardiol 27: 787–798

14. OKeefe JH, Barnhart CS, Bateman TM (1995) Comparison of stress echocardiography and stress myocardial perfusion scintigraphy for diagnosing coronary artery disease and assessing its severity. Am J Cardiol 75: 25D–34D

15. Senior R, Sridhara BS, Raftery EB, Lahiri A (1994) Synergistic value of simultaneous stress dobutamine sestamibi SPECT and echocardiography in the detection of CAD. Am Heart J 128: 713–718

16. Kosa I, Blasini R, Stollfuß J, Münch G, Schneider-Eicke J, Neumann FJ, Schömig A, Schwaiger M (1996) Myokardszintigraphische Beurteilung von Patienten nach intracoronarer Stentimplantation. Nucl Med 35: A14 (Abstract)

17. Bonow RO, Dilsizian V, Cuocolo A, Bacharach SL (1991) Identification of viable myocardium in patients with chronic CAD and left ventricular dysfunction. Comparison of thallium scintigraphy with reinjection and PET imaging with 18F-Fluorodeoxyglucose. Circulation 83: 26–37

18. Marwick T, Salcedo, Covalsky R, Stewart WJ (1990) Comparison of stress echocardiography and thallium tomography – analysis of discrepant results. J Am Soc Echo 4: 226–231

19. Ritchie JL, Bateman TM, Bonow RO et al. (1995) Guidelines for clinical use of cardiac radionuclide imaging. J Am Coll Cardiol 25: 521–547

20. Kiat H, Berman DS, Maddahi J (1988) Late reversibility of tomogaphic myocardial thallium-201 defects: an accurate marker of myocardial viability. J Am Coll Cardiol 12: 1456–1463

21. Pierard LA, De Landsheere CM, Berthe C, Rigo P, Kulbertus HE (1990) Identification of viable myocardium by echocardiography during dobutamine infusion in patients with myocardial infarction after thrombolytic therapy: comparison with positron emission tomography. J Am Coll Cardiol 15: 1021–1031

22. Arnese M, Cornel JH, Salustri A, Maat APWM, Elhendy A, Reijs AEM, Cat FJT, Keane D, Balk AHMM, Roelandt JRTC, Fioretti PM (1995) Prediction of improvement of regional left ventricular function after surgical revascularization. Circulation 91: 2748–2752

23. Senior R, Glenville B, Basu S, Sridhara BS, Anagnostou E, Stanbridge R, Edmondson SJ, Handler CE, Raftery EB, Lahiri A (1995) Dobutamine echocardiography and Thallium-201 imaging predict functional improvement after revascularisation in severe ischemic left ventricular dysfunction. Br Heart J 74: 358–364

24. Marzullo P, Parodi O, Reisenhofer B (1993) Value of rest Thallium-201/Technetium 99m sestamibi scans and dobutamine echocardiography for detecting myocardial viability. Am J Cardiol 71: 166–172

25. Aurisch R, Holzinge J, Borges AC, Kleber FX, Munz DL (1996) Vitalitäts- und Ischämiediagnostik des Myokards in direktem Vergleich zwischen Streßechokardiographie und Nuklearmedizin. Nucl Med 35: A13 (Abstract)

26. Panza JA, Dilsizia V, Laurienzo JM, Curiel RV, Katsiyiannis PT (1995) Relation between thallium uptake and contractile response to dobutamine. Circulation 91: 990–998

27. Klaar U, Wutte M, Porenta G, Pacher R, Sochor H, Maurer G, Baumgartner H (1996) Diagnostik der Myokardvitalität – Vergleich von Dobutaminechokardiographie mit 201-Thallium-Spect. Z Kardiol 85: 372–373 (Abstract)

28. Berman DS, Hachamovitch R, Kiat H, Cohen I, Cabico JA, Wang FP, Friedman JD, Germano G, Van Train K, Diamond G (1995) Incremental value of prognostic testing in patients with known or suspected ischemic heart disease: a basis for optimal utilization of exercise technetium-99m sestamibi myocardial perfusion single photon emission computed tomography. J Am Coll Cardiol 26: 639–647

29. Nishimura S, Mamarian JJ, Boyce TM, Verani MS (1991) Quantitative thallium-201 single-photon computed tomography during maximal pharmacologic coronary vasodilatation with adenosine for assessing coronary artery disease. J Am Coll Cardiol 18: 736–745

Vergleich SPECT/PET

21 SPECT vs. PET

H. Herzog und K.-J. Langen

21.1
Einleitung

Die Single-Photon-Emissions-Computer-Tomographie (SPECT) und die Positronen-Emissions-Tomographie (PET) sind Verfahren, die zur dreidimensionalen Darstellung von Radioaktivitätsverteilungen im Körper eingesetzt werden. Sie unterscheiden sich wesentlich in der Art der Strahlendetektorsysteme und in den zur Anwendung geeigneten Radionukliden und Radiopharmaka. Dieses Kapitel gibt eine Übersicht über die historische Entwicklung und die physikalisch-technischen Unterschiede und vergleicht die klinischen und wissenschaftlichen Einsatzmöglichkeiten der beiden Verfahren zur Untersuchung des Herzens. Es wird verdeutlicht, warum die Anzahl der PET-Geräte trotz methodischer Vorteile wesentlich geringer ist als die der SPECT, die sich zu einem nuklearmedizinischen Standardverfahren entwickelt hat.

21.2
Historische Entwicklung von SPECT und PET

Die SPECT wurde ursprünglich von Kuhl u. Edwards 1963 [1] beschrieben, bereits 10 Jahre vor der ersten klinischen Anwendung der Röntgencomputertomographie (CT) durch Hounsfield et al. 1973 [2]. Kuhl entwickelte eine Reihe von Einzelringsystemen und untersuchte das Potential der Methode bei der Darstellung des Gehirns [3–5]. Die Entwicklungen von Kuhl hatten zunächst jedoch nicht den Erfolg, der der CT zuteil wurde. Dies lag daran, daß die frühen Rekonstruktionsalgorithmen Bilder von nur geringer räumlicher Auflösung lieferten und daß fast alle Läsionen, die mit SPECT gezeigt werden konnten, ebenfalls mit der planaren Szintigraphie sichtbar waren. Die CT mit ihren verbesserten, von Cormack 1963 [6] entwickelten Rekonstruktionsverfahren hingegen erzeugte anatomische Bilder, die mit den Standardröntgenbildern bisher nicht erreicht werden konnten. Trotzdem verdient Kuhls Pionierarbeit im Bereich der medizinischen Tomographie eine höhere Anerkennung, als ihr bisher zuteil wurde.

In den frühen 70er Jahren wurden zunächst stationäre Gammakameras für die SPECT-Technik verwendet, wobei sich der Patient vor der Kamera drehte [7, 8]. Es wurde jedoch bald festgestellt, daß die Stabilität der Patientenpositionierung ein zu kritischer Faktor war, um Tomogramme von hoher Qualität zu erhalten. Aus diesem Grunde wurden die SPECT-Geräte so entwickelt, daß eine Gammakamera um den liegenden Patienten rotiert. Seit einigen Jahren werden zunehmend Systeme eingesetzt, bei denen 2, 3 oder 4 Detektoren auf einem Kreisbogen mit variablem Radius montiert sind. Diese Geräte sind für Kopf- und Körperuntersuchungen geeignet. Wegen der größeren Empfindlichkeit werden während eines Aufnahmezeitraums von 10–15 min qualitativ bessere Bilder erzielt. Darüber hinaus kann die Zeit für eine einzelne Schichtaufnahme auf bis zu 1 min verringert werden. Auch wenn die einzelne Aufnahme keine ausreichende Bildqualität hat, sind Sequenzmessungen dynamischer Vorgänge und EKG-getriggerte Aufnahmen möglich, die bisher nur mit planarer Szintigraphie oder mit der PET gemacht werden konnten.

Tomographische Bilddarstellungen mit Positronenstrahlern wurden erstmals 1962 von Rankowitz et al. [9] und Robertson et al. [10] beschrieben. Sie verwendeten einen Ring mit 32 Natriumjodiddetektoren für Untersuchungen des Gehirns. Weitere Positronen-Emissions-Tomographen wurden von Muehllehner u. Wetzel 1971 [11], Todd-Pokropek 1972 [12], Burham u. Brownwell 1972 [13], Bowley et al. 1973 [14], Anger 1973 [15] und Tanaka 1973 [16] entwickelt. All diese Geräte waren jedoch aufgrund der unzureichenden Rekonstruktionsalgorithmen stark limitiert, so daß auch hier erst die Einführung der CT mit ihren effizienten Rekonstruktionsalgorithmen die weitere Entwicklung beschleunigte. Mitte der 70er Jahre kam es zu zwei wesentlichen Entwicklungen – einer technischen und einer bio- bzw. radiochemischen –, welche die weitere Verbreitung der PET-Technik zur Folge hatten: die Entwicklung eines industriereifen Positronen-Emissions-Tomographen [17–19] sowie die erfolgreiche Synthese und Anwendung der ^{18}F-Fluordeoxyglucose (kurz FDG) [20–22]. Seit diesem Zeitpunkt kam es zu einer raschen Weiterentwicklung und Verbesserung der Hard- und Software der PET-Systeme, was zu einer ständigen Verbesserung der räumlichen Auflösung und Quantifizierungsgenauigkeit von Indikatorkonzentrationen führte.

21.3
Physikalisch-technische Grundlagen von SPECT und PET

Während das planare Szintigramm als Projektionsaufnahme lediglich eine summarische Information über die Aktivitätsverteilung in einer Körperregion liefert, ermöglichen tomographische Verfahren die Darstellung der Aktivitätsverteilung im Körperquerschnitt. Dabei werden die aus vielen Blickwinkeln rings um den Körper registrierten Projektionsdaten durch geeignete Rechenverfahren in die unbekannte Aktivitätsverteilung umgerechnet. Die Projektionsdaten erhält man mit Hilfe eines Rings einzelner Detektoren oder mit Hilfe einer oder mehrerer um den Patienten rotierenden Gammakameras. Die grundlegende Beziehung, mit der die außerhalb des Körpers registrierten Projektionsdaten $P(r,\alpha)$ und die Aktivitätsverteilung $A(x,y)$ im Körperinneren verknüpft sind, wird durch die folgende Gleichung wiedergegeben (zusätzlich in Abb. 21.1 schematisch dargestellt):

$$P(r,\alpha) = \int_{L(r,\alpha)} A(x,y)\, dl(r,\alpha). \qquad \text{(Gl. 21.1.)}$$

Diese Gleichung stellt die von dem deutschen Mathematiker Radon 1917 [23] zuerst formulierte Integralgleichung dar, mit der allgemein die Beziehung zwischen einer Verteilung $A(x,y)$ im kartesischen Koordinatensystem und Linienintegralen $P(r,\alpha)$

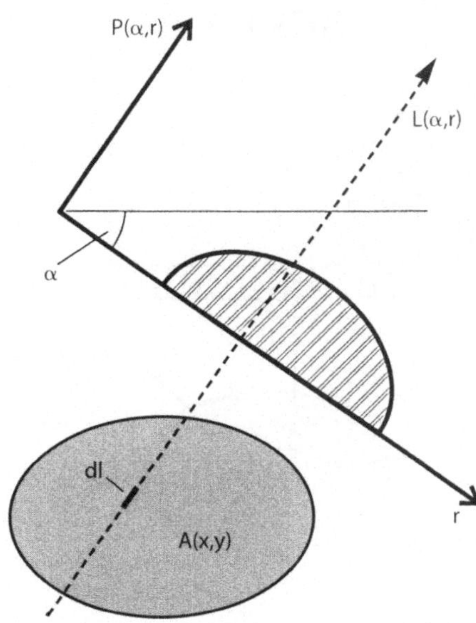

Abb. 21.1. Projektion der von der Aktivitätsverteilung A(x,y) ausgehenden Strahlung entlang einer Projektionslinie L(r,α). Durch Variation von r entsteht als Resultat das Projektionsprofil P(r,α)

als Funktion der Polarkoordinaten r und α beschrieben wird. P(r,α) ist die Summe bzw. das Integral aller in der Blickrichtung des Detektors registrierten Photonen während eines bestimmten Zeitraums. Die Blickrichtung des Detektors ist durch die Polarkoordinaten r und α festgelegt. Unter Kenntnis der gemessenen Projektionsdaten P(r,α) kann A(x,y) mit geeigneten Rekonstruktionsalgorithmen, z. B. der gefilterten Rückprojektion, berechnet werden.

In Gleichung 21.1 wird lediglich das mathematische Problem der Bestimmung einer unbekannten Aktivitätsverteilung A(x,y) aufgrund von gemessenen Photonen definiert. Es wird zunächst außer acht gelassen, daß die von den einzelnen Punkten der Aktivitätsverteilung ausgesandten Photonen durch die umgebende Materie geschwächt und gestreut werden. Diese Wechselwirkungen sind von den physikalischen Eigenschaften der Radionuklide abhängig. Nach Art der verwendeten Radionuklide unterscheidet man die SPECT, bei der γ-Strahler verwendet werden, und die PET, bei der Positronenstrahler eingesetzt werden (Abb. 21.2).

Bei der SPECT erfolgt die räumliche Zuordnung der registrierten γ-Strahlen mit mechanischer Kollimation durch Bleisepten, während bei der PET die räumliche Zuordnung des Strahlenereignisses mit Hilfe der sog. Vernichtungsstrahlung durch eine Koinzidenzmessung (elektronische Kollimation) erfolgt. Diese Vernichtungsstrahlung besteht aus zwei Photonen mit einer Energie von je 511 keV, die in einem Winkel von 180° abgestrahlt werden, wenn die emittierten Positronen nach einer Flugstrecke bis zu wenigen Millimetern mit einem Elektron interagieren und dabei vernichtet werden. Werden innerhalb weniger Nanosekunden in zwei gegenüberliegenden Detektoren Photonen dieser Energie gemessen, so nimmt man an, daß der Ursprungsort des Positrons und damit der Ort des markierten Indikators auf der Verbindungslinie der beiden Detektoren liegt.

SPECT   PET

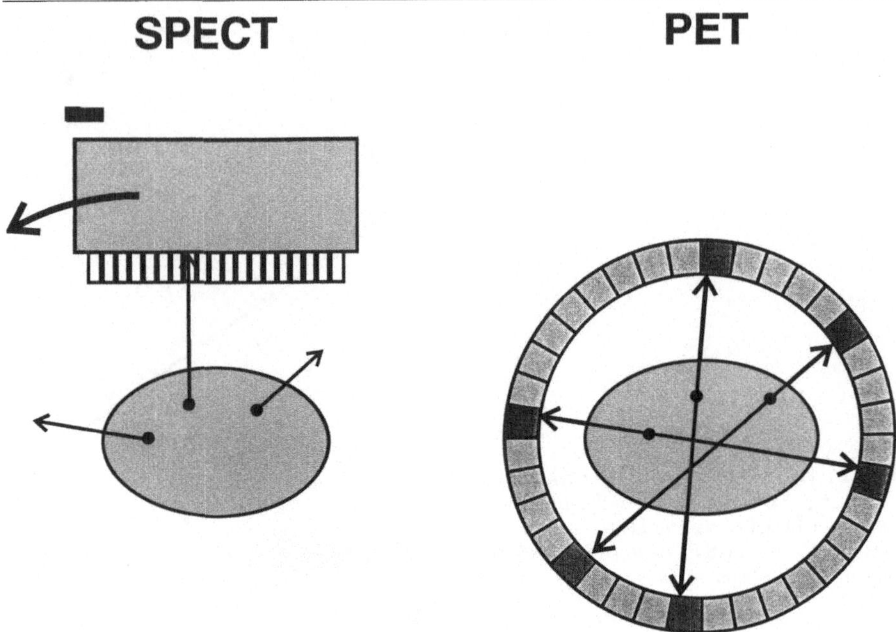

Abb. 21.2. Unterschied der Strahlenemission bei SPECT und PET. Die Richtung der einzelnen bei der SPECT entstehenden γ-Strahlen muß mit Hilfe eines Kollimators festgelegt werden. Bei der PET entsteht bei jedem Kernzerfall zuerst ein Positron und anschließend ein Photonenpaar, dessen Verlaufsrichtung durch die Koinzidenzmessung gegenüberliegender Detektoren bestimmt wird.

Da die Aktivitätsverteilung A(x,y) sich in einem strahlungsschwächenden Medium befindet, muß bei der Anwendung von Gleichung 21.1 auf die emissionstomographischen Verfahren PET und SPECT die Verteilung der Absorptionskoeffizienten μ(x,y) berücksichtigt werden. Im Falle von PET gilt folgende Gleichung

$$P(r,\alpha) = \int_{L(r,\alpha)} A(x,y)\, dl(r,\alpha)\, \exp\!\left(- \int_{L'(r,\alpha)} \mu(x,y)\, dl'(r,\alpha)\right). \tag{Gl. 21.2.}$$

Diese Gleichung beschreibt die Beziehung zwischen einerseits den Projektionsdaten P(r,α) und andererseits der Aktivitätsverteilung A(x,y) sowie der Verteilung der Absorptionskoeffizienten μ(x,y).

Da das Integral über die Aktivitätsverteilung und das Integral über die Verteilung der Absorptionskoeffizienten multiplikativ miteinander verknüpft sind, lassen sich die beiden Verteilungen in zwei getrennten Schritten bestimmen. In einer Transmissionsmessung wird unter Verwendung einer positronenstrahlenden Quelle (meistens ^{68}Ge/^{68}Ga) zunächst die Verteilung der Absorptionskoeffizienten ermittelt. Dann wird nach Indikatorinjektion die Emissionsmessung durchgeführt und schließlich die Aktivitätskonzentration A(x,y) unter Kenntnis der Absorptionskoeffizienten rekonstruiert. Gleichung 21.2 ist also ohne Vereinfachungen lösbar. Auf diese Weise läßt sich mit PET die absolute Aktivitätskonzentration im Gewebe bestimmen. Falls rotierende Linienquellen zur Transmissionsmessung eingesetzt werden, ist diese Messung auch nach Indikatorinjektion bzw. simultan mit der Emissionsmessung möglich [24].

Im Fall von SPECT stellt sich die Berechnung der Aktivitätsverteilung aufgrund von Projektionsdaten schwieriger dar. Die Beziehung zwischen den Projektionsdaten, der Aktivitätsverteilung und der Verteilung des Schwächungsmediums lautet nun:

$$P(r,\alpha) = \int_{L(r,\alpha)} A(x,y) \, [\exp(-\int_{L'(r,\alpha)} \mu(x,y) \, dl'(r,\alpha))] \, dl(r,\alpha). \qquad \text{(Gl. 21.3.)}$$

Gleichung 21.3 kann jedoch nicht explizit gelöst werden, auch wenn die Verteilung der Absorptionskoeffizienten $\mu(x,y)$ bekannt bzw. meßbar wäre. Mit Hilfe von vereinfachenden Annahmen wie z. B. der Konstanz des Absorptionskoeffizienten, d. h. $\mu(x,y)$ $= \mu_o$, vereinfacht sich der Exponentialausdruck in dieser Gleichung zu einem Korrekturfaktor für die Projektionsdaten, so daß dann mit Hilfe der gefilterten Rückprojektion $A(x,y)$ berechnet werden kann. Während bei der Hirn-SPECT die Annahme eines homogenen Absorptionskoeffizienten möglich erscheint, ist sie bei der Herz-SPECT angesichts der stark unterschiedlichen Dichteverhältnisse im Thoraxbereich nicht gerechtfertigt. Wegen dieses Problems und wegen der geringeren Strahlenabsorption im Thoraxbereich (im Vergleich zum Abdomen) wurde bisher meist auf eine Schwächungskorrektur verzichtet. Als zusätzliche Vereinfachung werden die Projektionsdaten oft nur über einen Halbkreis statt über einen Vollkreis aufgenommen. Die Vor- und Nachteile beider Verfahren sind in den letzten Jahren umfangreich diskutiert worden, ohne daß sich ein Verfahren als sicher überlegen durchsetzen konnte. Seit kurzem werden auch Transmissionsmessungen ähnlich derjenigen bei der PET vorgeschlagen (s. unten sowie Kap. 2 und 4).

Ein weiterer Unterschied zwischen SPECT und PET ergibt sich hinsichtlich des Anteils der Streustrahlung an den detektierten γ-Strahlen. Wegen der geringeren γ-Energie der bei der SPECT eingesetzen Radioisotope ist das Ausmaß der Strahlenstreuung größer. Der Anteil der Streustrahlen ist abhängig vom Objekt und von der Energie des Radionuklids. Er liegt in der Größenordnung von 50 %. Im Vergleich beträgt der Streustrahlenanteil bei Mehrring-PET-Systemen ca. 10 % und kann einfacher und genauer als bei der SPECT eliminiert werden.

21.4
Möglichkeiten und Grenzen der PET

Die PET bietet also bereits aus physikalischer Sicht Vorteile hinsichtlich der absoluten Quantifizierung von Radioaktivitätskonzentrationen. Da PET-Systeme außerdem im Vergleich zur SPECT eine hohe Sensitivität aufweisen und schnelle Aufnahmesequenzen mit Intervallen im Sekundenbereich möglich sind, kann die dynamische Veränderung eines radioaktiven Indikators in dem zu untersuchenden Organ exakter gemessen werden. Wenn die so erhaltenen Meßwerte mit der zeitlichen Veränderung des in der Blutbahn angelieferten Indikators in Beziehung gesetzt werden, können mit Hilfe von geeigneten Modellen physiologische Parameter wie z. B. Umsatzgeschwindigkeiten und kinetische Transportkonstanten bestimmt werden.

Weiterhin kommt die Natur der PET dadurch zu Hilfe, daß eine Reihe von physiologisch vorkommenden Elementen wie z. B. Kohlenstoff, Sauerstoff, Stickstoff und Fluor kurzlebige positronenstrahlende Isotope haben. Die Positronenstrahler ^{11}C, ^{15}O, ^{13}N und z. T. auch ^{18}F ermöglichen die radioaktive Markierung zahlreicher physiologischer Substrate und Pharmaka, ohne die biologische Akzeptanz zu beeinträchtigen. Die PET bietet somit ein nahezu unbegrenztes Potential, die Physiologie und Biochemie in gesundem und pathologisch verändertem Gewebe in vivo zu untersuchen.

Es würde den Rahmen dieses Kapitels sprengen, die Vielzahl der bereits mit Positronenstrahlern markierten Substanzen und deren wissenschaftliche Anwendungen wiederzugeben. Als wichtigste PET-Verfahren zur Untersuchung des Herzens seien erwähnt die Erfassung der Myokardperfusion mit ^{82}Rb [25], ^{13}NH$_3$ [26, 27], H$_2$^{15}O [28, 29] oder ^{62}Cu-PTSM [30] und des myokardialen Glukosemetabolismus mit ^{18}FDG. Der kombinierte Einsatz beider Methoden hat sich zu einem Goldstandard bei der Definition von vitalem Gewebe in ischämisch geschädigten Bereichen des Myokards entwickelt [31]. Da der Energiestoffwechsel insbesondere des normal perfundierten Herzens auf der Oxidation von Fettsäuren beruht, sind seine Funktion und ihre Störungen mit ^{11}C-Palmitinsäure [32], ^{18}F-Heptadekansäure [33] und mit ^{18}F-Thiaheptadekansäure [34] untersucht worden. Obwohl die medikamentöse Behandlung der gestörten Herzfunktion in vielen Fällen Neurotransmitterwirkstoffe (z. B. β-Blocker als Antiarrhythmika) einsetzt, sind PET-Verfahren hierzu noch nicht über das Forschungsstadium hinausgekommen.

Alle kommerziellen PET-Geräte bieten inzwischen die Möglichkeit, durch Entfernung der Bleisepten zwischen den Detektorringen eine echte dreidimensionale (3D-)Messung durchzuführen. Hierdurch wird die Empfindlichkeit der PET um den Faktor 4–6 gesteigert. Daher kann die Meßzeit oder die injizierte Dosis verringert werden. Dieser Vorteil ist jedoch mit dem Nachteil eines erhöhten Streustrahlenanteils von bis zu 50 % verbunden. Insbesondere im Hinblick auf Herzuntersuchungen ergeben sich für den 3D-Modus noch nicht gelöste Probleme für eine exakte Aktivitätsquantifizierung, die ja ein bedeutender Vorteil von PET gegenüber SPECT ist.

Trotz seiner Vorteile ist die PET mit ca. 200 Installationen weltweit wesentlich geringer verbreitet als die SPECT. Dies beruht im wesentlichen auf dem hohen Kostenaufwand des PET-Verfahrens, da es neben den Gerätekosten von mehreren Mio. DM noch weitere Kostenfaktoren gibt. Wegen der Kurzlebigkeit der verwendeten Positronenstrahler müssen die PET-Radiopharmaka in der Regel am Ort der Anwendung mit Hilfe eines Zyklotrons und eines radiochemischen Labors hergestellt werden. Neben den hierzu notwendigen Investitionen ist eine entsprechende Personalausstattung zu berücksichtigen. Die Kosten für ein solches vollständiges PET-Zentrum mit Zyklotron und Chemie summieren sich auf 10–15 Mio. DM. Daher ist angesichts der derzeitigen Kostensituation im Gesundheitswesen in absehbarer Zukunft nicht mit einer schnellen Verbreitung der PET-Zentren zu rechnen, obwohl die vorhandenen Zentren für die bereits jetzt anerkannten klinischen Indikationen nicht ausreichen. Eine preisgünstigere Lösung ist die Beschränkung auf solche Radiopharmaka, die mit ^{18}F markiert sind und daher wegen der relativ langen Halbwertzeit (HWZ) von 109 min von zentralen Produktionsstätten zu PET-Zentren ohne eigenes

Zyklotron transportiert werden können. Insbesondere der klinisch relevante Einsatz von FDG bei Untersuchungen des Herzens, aber auch des Gehirns sowie von Tumoren bzw. Metastasen, hat zu einer deutlichen Zunahme von sog. klinischen PET-Installationen ohne eigene Radiopharmakaproduktion geführt.

21.5
Möglichkeiten und Grenzen der SPECT

Von den im Körper physiologischerweise vorkommenden Elementen gibt es praktisch keine Isotope mit einer für die Gammakamera und die SPECT geeigneten γ-Strahlung. Eine Ausnahme stellen hier lediglich die Jodisotope dar, die im Schilddrüsenstoffwechsel eine wichtige Rolle spielen. Somit ist man bei der SPECT darauf angewiesen, die gewünschten Substrate mit Isotopen unphysiologischer Elemente zu markieren, die eine geeignete γ-Energie und eine für die Strahlenbelastung des Patienten akzeptable physikalische HWZ aufweisen. Die heute gebräuchlichen γ-Strahler sind ^{99m}Tc, ^{201}Tl, ^{123}I und ^{111}In. Eine der wichtigsten Entwicklungen der Nuklearmedizin war die Einführung des ^{99m}Tc-Generators durch Harper et al. im Jahr 1964 [35, 36]. Diese Generatoren sind heute in allen Abteilungen zu finden. Mit ^{99m}Tc ist ein kurzlebiges Nuklid mit einer einzelnen γ-Energie von 140 keV ständig zu niedrigen Kosten verfügbar, was zu einer Optimierung der Gammakameras auf dieses Isotop geführt hat. Obwohl es sich bei ^{99m}Tc um ein künstliches Radionuklid mit ungünstigen Komplexbindungseigenschaften handelt, ist es im Laufe der letzten 3 Jahrzehnte gelungen, eine Fülle von Radiopharmaka zu entwickeln, die für die szintigraphische Beobachtung spezifischer Organfunktionen eingesetzt werden können. Mit der Einführung der SPECT wurde es möglich, diese Organfunktionen dreidimensional darzustellen.

Die Zahl der SPECT-Anwender ist groß, und die Detektorsysteme mit einem Preis von maximal 1 Mio. DM können allein durch die Anwendungen in der Routinediagnostik finanziert werden. Durch die technische Weiterentwicklung der SPECT konnten wesentliche Nachteile gegenüber PET reduziert werden. So wurde die Auflösung verbessert und verschiedene Verfahren der Schwächungskorrektur entwickelt, u.a. zur Durchführung einer Transmissionsmessung ähnlich wie bei PET. Zum Beispiel wird bei Dreikopfkameras eine Linienquelle mit dem γ-Strahler ^{241}Americium (^{241}Am) gegenüber einem Detektor angebracht [37] (s. auch Kap. 2 und 4). So wird eine alleinige Transmissionsmessung mit einer Vollkreisumdrehung des gesamten Detektorsystems vor der Radiopharmakoninjektion ebenso möglich wie eine kombinierte Transmissions-Emissions-Messung, bei der ein Detektor die Transmissionsdaten und die beiden anderen die Emissionsdaten aufnehmen. Ein Problem besteht darin, daß bei einem großen Körperumfang die Transmissionsdaten unvollständig sind. Des weiteren werden auch Methoden der Streustrahlenkorrektur weiter intensiv erforscht [38, 39]. Infolge der verschiedenen Korrekturschritte können Fehler bei der Quantifizierung der Radioaktivitätskonzentration im Gewebe oft soweit reduziert werden, daß PET-analoge Messungen physiologischer Parameter möglich werden [40].

Die Übertragung vieler interessanter Untersuchungen aus der PET in die SPECT wie z.B. Untersuchungen mit Glukoseanaloga und markierten Chemotherapeutika

Tabelle 21.1. Gegenüberstellung von SPECT- und PET-Radiopharmaka zur Untersuchung des Herzens

Funktion	SPECT	PET
Durchblutung	^{201}Tl, ^{99m}Tc-MIBI, ^{99m}Tc-Teboroxim, ^{99m}Tc-Tetrofosmin	^{82}Rb, H$_2$^{15}O, ^{13}NH$_3$, Cu-PTSM
O$_2$-Verbrauch	–	^{15}O$_2$, ^{11}C-Acetat
Glukosestoffwechsel	–	^{18}FDG
Fettsäurestoffwechsel	^{123}I-HA, ^{123}I-pPPA, ^{123}I-BMIPP	^{11}C-Palmitinsäure, ^{18}F-THA, ^{18}F-HA
Neurotransmission (autonomes Nervensystem)	^{123}I-MIBG	^{11}C-HED

scheitert allerdings bis heute daran, daß nach Markierung der gewünschten Stoffwechselsubstrate mit den in der Routine verfügbaren γ-Strahlern wie ^{99m}Tc, ^{123}I, und ^{111}In das biochemische Verhalten des Substrats verändert wird. So ist es z. B. bis heute nicht möglich, ein mit einem γ-Strahler markiertes Glukoseanalogon herzustellen, das vom Stoffwechsel akzeptiert wird. Die Erfolge der PET haben jedoch dazu geführt, daß in den letzten Jahren die Forschung nach für die SPECT geeigneten Radiopharmaka, mit denen die PET-Ergebnisse nachvollzogen werden können, intensiviert wurde (Tabelle 21.1).

So stehen heute als Indikatoren zur Verfügung:

- für den myokardialen Blutfluß z. B.
  - ^{201}Tl-Chlorid [41, 42],
  - ^{99m}Tc-MIBI [43, 44],
  - ^{99m}Tc-Teboroxim [45],
  - ^{99m}Tc-Tetrofosmin [46],
- für den Fettsäurestoffwechsel
  - ^{123}I-Heptadekansäure [47] oder
  - ^{123}I-p-Pentadekansäure [48],
- für die Darstellung der myokardialen adrenergen Signaltransmission
  - ^{123}I-MIBG [49].

Auch wenn die SPECT noch nicht die Genauigkeit der PET hinsichtlich der Aktivitätsquantifizierung erreicht hat, bietet sie neben den Kostenvorteilen auch einige Möglichkeiten, die mit PET nicht realisierbar sind. So ist es mit der SPECT möglich, mehrere Isotope mit unterschiedlichen γ-Energien gleichzeitig anzuwenden und somit die Kinetik mehrerer Substrate parallel zu beobachten. Dies ermöglicht z. B. parallel die Erfassung der myokardialen Perfusion mit ^{99m}Tc-MIBI (im Energiefenster um 140 keV) und die Darstellung des myokardialen autonomen Nervensystems mit ^{123}I-MIBG (im Energiefenster um 159 keV) (Abb. 21.3).

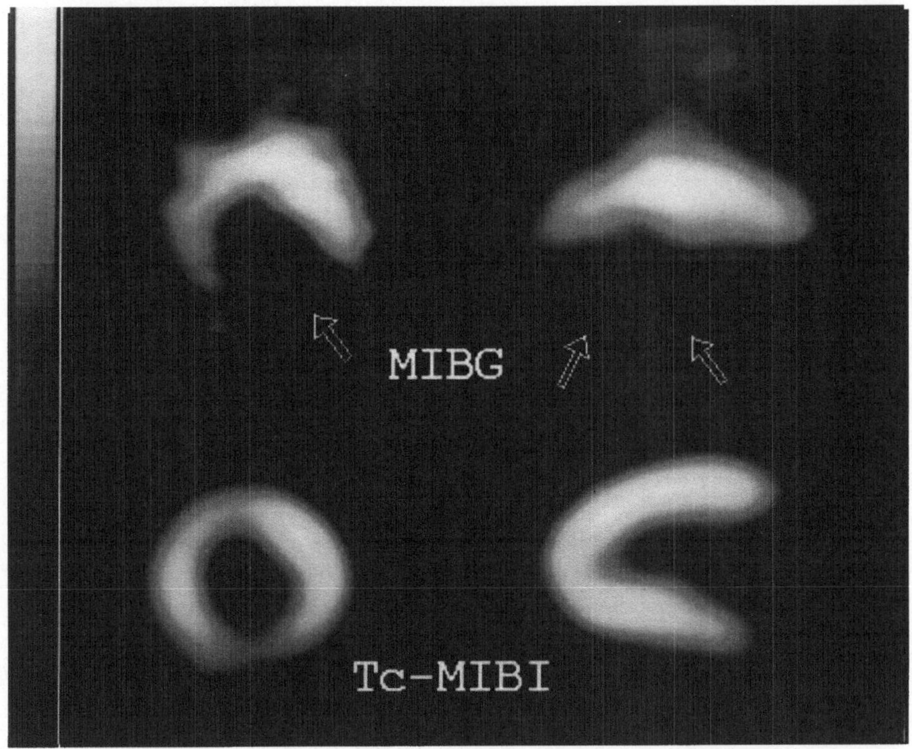

Abb. 21.3. Gestörte Aufnahme von ^{123}I-MIBG in der Herzhinterwand *(Pfeile)* eines Diabetikers mit kardialer autonomer Neuropathie. Die gleichzeitig in einem anderen Energiefenster aufgenommene Verteilung von ^{99m}Tc-MIBI zeigt eine unauffällige Perfusion im Hinterwandbereich

21.6
Vergleich der diagnostischen Wertigkeit

Obwohl die PET in der kardiologischen Routinediagnostik bis heute noch keine wesentliche Rolle spielt, werden SPECT und PET von einigen Autoren zukünftig durchaus als konkurrierende Verfahren gesehen. So wird für die Primärdiagnostik der koronaren Herzkrankheit von einigen amerikanischen Zentren die PET-Untersuchung mit [82]Rubidium ([82]Rb) unter pharmakologischer Belastung mit Dipyridamol propagiert [50]. Der Positronenstrahler [82]Rb verhält sich nach i.v.-Injektion ähnlich wie Kalium und zeigt eine hohe myokardiale Extraktion. Die myokardiale Perfusion kann also in ähnlicher Weise dargestellt werden wie bei der SPECT mit ^{201}Tl oder anderen ^{99m}Tc-markierten Perfusionstracern. Die HWZ von [82]Rb ist mit 75 s sehr kurz, so daß bei geringer Strahlenbelastung in rascher Folge Herzuntersuchungen unter pharmakologischer Intervention durchgeführt werden können. [82]Rb wird nicht wie die meisten Positronenstrahler mittels eines Zyklotrons produziert, sondern ist mittels eines Rubidiumgenerators verfügbar – analog dem in der Nuklearmedizin verwendeten Technetiumgenerator. Die Investitionskosten für ein Zyklotron und ein radiochemisches Labor entfallen bei diesem Konzept. Aufgrund der höheren Bildauflösung von PET und der geringeren Anfälligkeit gegenüber Artefakten werden bei der Diagnostik der KHK mit der Rubidium-PET eine Sensitivität und Spezifität von 95–98 % angegeben. Die SPECT-Technik erzielt auch unter Verwendung moderner Systeme und ^{99m}Tc-markierter Perfusionstracer lediglich 80–90 %. Unter Berücksichtigung der Folgekosten durch Herzkatheteruntersuchungen bei falsch-positiven PET- oder SPECT-Studien errechnen die Befürworter der Rubidium-PET für diese Untersuchung insgesamt niedrigere Kosten für die Diagnostik der KHK als bei Einsatz der SPECT [51].

Ein weiterer Bereich der kardiologischen Diagnostik, in dem die SPECT und die PET als konkurrierende oder auch als komplementäre Verfahren angesehen werden können, ist die Diagnostik des hibernierenden (winterschlafenden) Myokards. In den letzten Jahren hat sich die Erkenntnis durchgesetzt, daß es nach Infarkten funktionsgestörte, aber wiederbelebbare Myokardareale gibt, die elektrokardiographisch und ventrikulographisch nicht von einer Narbe zu differenzieren sind. Beim hibernierenden Myokard führt eine chronische Perfusionsminderung zu einer angepaßten Reduktion von Stoffwechsel und Funktion. Nach Bypassoperation kann die kontraktile Funktion wiedererlangt werden. Zum Nachweis funktionsgestörter, aber wiederbelebbarer Myokardareale eignet sich eine Myokardszintigraphie mit ^{201}Tl in Ruhe bzw. die Darstellung des myokardialen Glukosestoffwechsels mit FDG und der PET (Abb. 21.4). In neueren Untersuchungen zeigt sich, daß mit ^{201}Tl-SPECT nur in etwa 50 % der Fälle, in denen mit FDG-PET viables Myokard in einer Infarktzone identifiziert werden kann, eine Anreicherung zu beobachten ist [52, 53]. Somit ist die FDG-PET bei dieser Fragestellung der Thallium-SPECT-Untersuchung nach dem heutigen Kenntnisstand deutlich überlegen. Ob PET in Zukunft bei dieser Fragestellung primär eingesetzt werden soll oder erst wenn das Thalliumszintigramm einen negativen Befund ergibt, wird z. Zt. kontrovers diskutiert.

Es zeichnet sich somit ab, daß sowohl die PET als auch die SPECT in der Erforschung der molekularen Vorgänge im menschlichen Körper und ihrer krankhaften Störungen zukünftig wichtige, einander ergänzende Rollen spielen. In der nuklearmedizinischen Routine der Herzdiagnostik wird die SPECT weiterhin zunächst die Schlüsselrolle einnehmen, obwohl sie nur bedingt in der Lage ist, ein ähnlich breites Spektrum wie die PET abzudecken.

▷

Abb. 21.4 a, b. Bei zwei Patienten mit Vorderwandinfarkt kommt es apikal zu einer verminderten Aktivitätsaufnahme von ^{99m}Tc-MIBI, aber nicht von ^{201}Tl, in einem Patienten (**a**) und in einem anderem Patienten (**b**) sowohl von ^{99m}Tc-MIBI als auch von ^{201}Tl. In beiden Fällen weist PET infolge der nicht verringerten FDG-Aufnahme vitales Myokard in diesem Gebiet nach. (Diese Abbildung wurde mit freundlicher Genehmigung des Autors aus Rosetti et al. [53] entnommen)

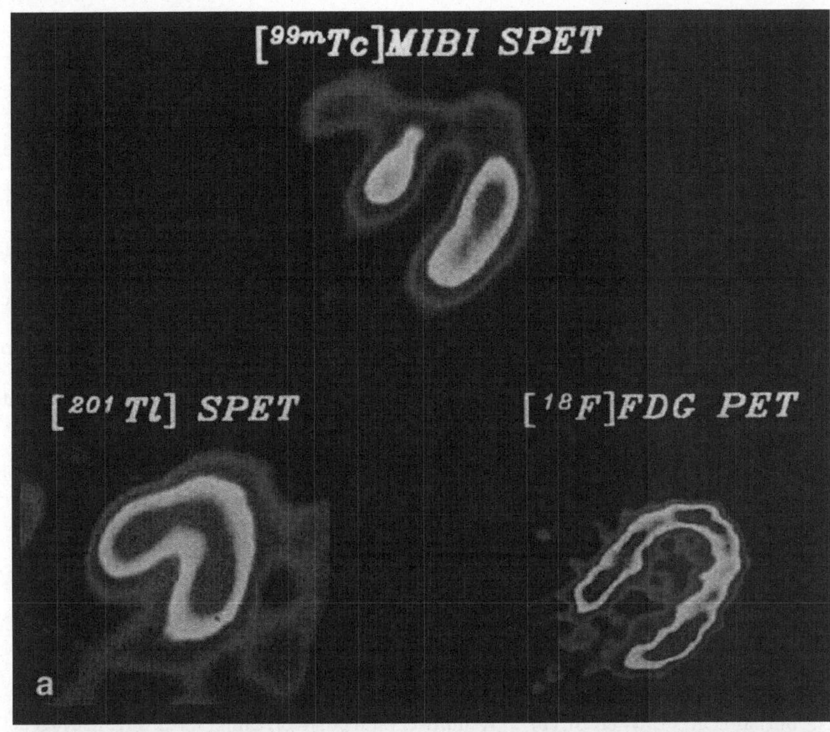
[99mTc]MIBI SPET
[201Tl] SPET
[18F]FDG PET
a

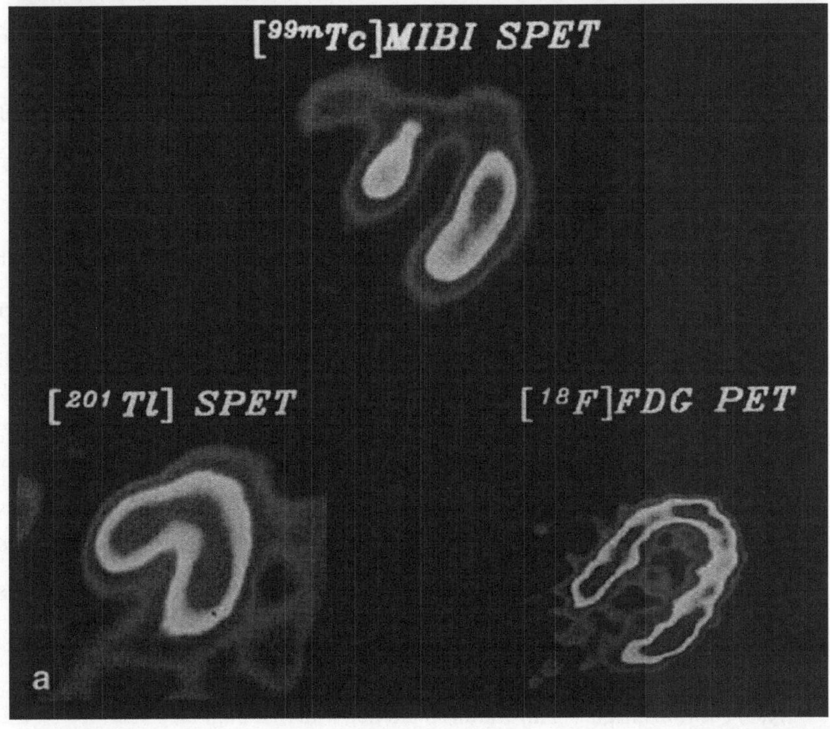
[99mTc]MIBI SPET
[201Tl] SPET
[18F]FDG PET
a

Literatur

1. Kuhl DE, Edwards RQ (1963) Image separation radio-isotope Scanning. Radiology 80: 653–662
2. Hounsfield GN, Ambrose J, Perry J et al. (1973) Computerized transverse axial scanning (tomography), pt I: Description of system. Br J Radiol 46: 1016–1051
3. Kuhl DE, Edwards RQ (1968) Reorganizing data from transverse section scans of the brain using digital processing. Radiology 91: 975–983
4. Kuhl DE, Edwards RQ (1970) The mark III scanner: a compact device for multiple-view and section scanning of the brain. Radiology 96: 563–570
5. Kuhl DE (1976) The Mark IV system for radionuclide computed tomography of the brain. Radiology 121: 405–413
6. Cormack AM (1963) Representation of a function by its line integrals, with some radiological applications. J Appl Phys 34: 2722–2727
7. Keyes JW, Kay DB, Lees DEB, Simon W, Walters TE (1974) Applied comparison of methods for radionuclide transverse section tomography. In: Proc 1st World Congr Nuclear Medicine, World Federation of Nuclear Medicine and Biology, Tokyo, Jpn, pp 1281–1283
8. Budinger TF, Derenzo SE, Gullberg GT (1977) Emission computer assisted tomography with single-photon and positron annihilation photon emitters. J Comput Assist Tomogr 1: 131–145
9. Rankowitz S, Robertson JS, Higinbotham WA, Niell AM (1962) Positron scanner for locating brain tumors. IRE Int Conv Rec 9: 49–56
10. Robertson JS, Neil AM (1962): Use of a digital computer in the development of a positron scanning procedure. In: Proc 4th IBM Medical Symp, pp 77–103
11. Muehllehner G, Wetzel RA (1971) Section imaging by computer calculation. J Nucl Med 12: 76–84
12. Todd-Pokropek AE (1972) The formation and display of section scans. In: Proc Symp American Congress of Radiology, 1971. Excerpta Medica, Amsterdam, pp 545–556
13. Burham CA, Brownell GL (1972) A multi-crystal positron camera. IEEE Trans Nucl Sci NS-19: 201–205
14. Bowley AR, Taylor CG, Causer DA et al. (1973) A radioisotope scanner for rectilinear, arc, tranverse section and longitudinal section scanning (ASS-The Aberdeen Section Scanner). Br J Radiol 46: 262–271
15. Anger HO (1973) Multiple plane tomographic scanner. In: Freedman GS (ed) Tomographic imaging in nuclear medicine. Society of Nuclear Medicine, New York, pp 2–18
16. Tanaka E (1973) Multi-crystal section imaging device and its data processing. In: Proc 13th Congr Radiology, Madrid. Excerpta Medica, Amsterdam, pp 81–85
17. Ter-Pogossian MM, Phelps ME, Hoffman EJ, Mullani NA (1975) A Positron-Emission Transaxial Tomograph for nuclear medicine imaging (PETT). Radiology 114: 89–98
18. Phelps ME, Hoffman EJ, Mullani NA, Ter-Pogossian MM (1975) Application of annihilation coincidence detection to transaxial reconstruction tomography. J Nucl Med 16: 210–233
19. Hoffmann EJ, Phelps ME, Mullani NA et al (1976) Design and performance characteristics of a whole-body positron transaxial tomograph. J Nucl Med 17: 493–502
20. Ido T, Wan CN, Casella V et al. (1978) Labeled 2-deoxy-D-glucose analogs. 18F-labeled 2-deoxy-2-fluoro-D-glucose, 2-deoxy-2-fluoro-D-mannose and ^{14}C-2-deoxy-2-fluoro-D-glucose. J Lab Comp Radiopharm 14: 175–183
21. Reivich M, Kuhl DE, Wolf A, Greenberg J, Phelps ME, Ido T, Casella V, Fowler J, Hoffman EJ, Alavi A, Som P, Sokoloff L (1979) The [^{18}F]fluorodeoxyglucose method for the measurement of local cerebral glucose utilization in man. Circ Res 44: 127–137
22. Phelps ME, Huang SC, Hoffman EJ, Selin C, Sokoloff L, Kuhl DE (1979) Tomographic measurement of local cerebral glucose metabolic rate in humans with (F-18)2-deoxy-D-glucose: Validation of method. Ann Neurol 6: 371–388
23. Radon J (1917) Über die Bestimmung von Funktionen durch ihre Integralwerte längs gewisser Mannigfaltigkeiten. Sächs Ges Wiss, Leipzig Math Phys 69: 262–277
24. Meikle SR, Bailey DL, Hooper PK et al. (1995) Simultaneous emission and transmission measurements for attenuation correction in whole-body PET. J Nucl Med 36: 1680–1688
25. Goldstein RA, Mullani NA, Wong WH, Hartz RK, Hicks CH, Fuentes F, Smalling RW, Gould KL (1986) Positron imaging of myocardial infarction with rubidium-82. J Nucl Med 27: 1824–1829

26. Schelbert HR, Phelps ME, Hoffman EJ et al. (1979) Regional myocardial perfusion assessed with N-13 labeled ammonia and positron emission computerized axial tomography. Am J Cardiol 43: 209–218

27. Smith GT, Huang SC, Nienaber CA, Krivokapich J, Schelbert HR (1988) Noninvasive quantification of regional myocardial blood flow with N-13 ammonia and dynamic PET. J Nucl Med 29: 940 (Abstract)

28. Walsh MN, Bergmann SR, Steele RL et al. (1988) Delineation of impaired regional myocardial perfusion by positron emission tomography with H2(15)O. Circulation 78: 612–620

29. Iida H, Kanno I, Takahashi et al. (1988) Measurement of absolute myocardial blood flow with H2(15)O and dynamic positron-emission tomography – Strategy for quantification in relation to the partial-volume effect. Circulation 78: 104–115

30. Beanlands R, Muzik O, Mintun M et al. (1992) The kinetics of copper-62-PTSM in the normal human heart. J Nucl Med 33: 684–690

31. Ratib O, Phelps ME, Huang SC, Henze E, Selin CE, Schelbert HR (1982) Positron emission tomography with deoxyglucose for estimating local myocardial glucose metabolism. J Nucl Med 23: 577–586

32. Schelbert HR, Henze E, Sochor H, Grossman RG, Huang SC, Barrio JR, Schwaiger M, Phelps ME (1986) Effects of substrate availablity on myocardial C-11 palmitate kinetics by positron emission tomography in normal subjects and patients with ventricular dysfunction. Am Heart J 111: 1055–1064

33. Coenen HH, Klatte B, Knöchel A, Schüller M, Stöcklin G (1986) Preparation of n.c.a. [17-^{18}F]-fluoroheptadecanoic acid in high yields via aminopolyether supported, nucleophilic fluorination. J Label Comp Radiopharm 23: 455–466

34. Ebert A, Herzog H, Stöcklin GL, Henrich MM, DeGrado TR, Coenen HH, Feinendegen LE (1994) Kinetics of 14(R,S)-Fluorine-18-Fluoro-6-thia-heptadecanoic acid in normal human hearts at rest, during exercise and after dipyridamole injection. J Nucl Med 35: 51–56

35. Harper PV, Lathrop K, Siemens W, Weiss L (1962) Metabolism of Technetium-99m. Radiat Res 16: 593 (Abstract)

36. Harper PV, Beck R, Charleston D, Lathrop KA (1964) Optimization of a scanning method using ^{99m}Tc. Nucleonics 22: 50–54

37. Ficaro EP, Fessler JA, Rogers WL, Schwaiger M (1994) Comparison of Americium-241 and Technetium-99m as transmission sources for attenuation correction of thallium-201 SPECT imaging of the heart. J Nucl Med 35: 652–663

38. Meikle SR, Hutton BF, Bailey DL (1994) A transmission-dependent method for scatter correction in SPECT. J Nucl Med 35: 360–367

39. Buvat I, Rodiguez-Villafuerte M, Todd-Prokopek A et al. (1995) Comparative assessment of nine scatter correction methods based on spectral analysis using Monte Carlo simulations. J Nucl Med 36: 1476–1488

40. Langen KJ, Ziemons K, Kiwit JCW, Herzog H, Kuwert T, Bock WJ, Stöcklin G, Feinendegen LE, Müller-Gärtner HW (1997) 3-[^{123}I]Iodo-a-methyltyrosine and [methyl-^{11}C]-L-methionine uptake in cerebral gliomas: A comparative study using SPECT and PET. J Nucl Med (in press)

41. Lebowitz E, Greene MW, Fairchild R et al. (1975) Thallium-201 for medical use, I. J Nucl Med 16: 151–155

42. Nielson AP, Morris KG, Murdock R et al. (1980) Linear relationship between the distribution of thallium-201 and blood flow in ischemic and nonischemic myocardium during exercise. Circulation 61: 797–801

43. Wackers FJTh, Berman DS, Maddahi J et al. (1989) Technetium-99m hexakis 2-methoxyisobutyl isonitrile: Human biodistribution, dosimetry, safety, and preliminary comparison to thallium-201 for myocardial perfusion imaging. J Nucl Med 30: 301–311

44. Mousa SA, Cooney JM, Williams SJ (1990) Relationship between regional myocardial blood flow and the distribution of ^{99m}Tc-sestamibi in the presence of total coronary artery occlusion. Am Heart J 119: 842–847

45. Gray WA, Gewirtz H (1991) Comparison of ^{99m}Tc-teboroxime with thallium for myocardial imaging in the presence of a coronary artery stenosis. Circulation 84: 1796–1807

46. Jain D, Wackers FJTh, Mattera J et al (1992) Biokinetics of technetium-99m-tetrofosmin: myocardial perfusion imaging agent: implications for a one-day imaging protocol. J Nucl Med 34: 1254–1259

47. Höck A, Freundlieb C, Vyska K, Lösse B, Erbel R, Feinendegen LE (1984) Myocardial Imaging and metabolic studies with 17-I^{123}-Iodoheptadecanoic acid in patients with idiopathic congestive cardiomyopathy. J Nucl Med 24:22–28
48. Reske SN, Sauer W, Machulla HJ, Winkler C (1984) 15-p-I-123-iodophenyl-pentadecanoic acid as a tracer of lipid metabolism: Comparison with C-14-palmitate in murine tissues. J Nucl Med 25: 1335–1342
49. Sisson JC, Shapiro B, Meyers LJ et al. (1987) Meta-iodobenzylguanidine to map scintigraphically the adrenergic nervous system in man. J Nucl Med 28: 1625–1636
50. Gould KL, Goldstein RA, Mullani NA (1989) Economic analysis of clinical positron emission tomography of the heart with rubidium-82. J Nucl Med 30: 707–717
51. Gould KL (1991) PET perfusion imaging and nuclear cardiology. J Nucl Med 32: 579–606
52. Brunken R, Schwaiger M, Grover-McKay M et al. (1987) Positron emission tomography detects tissue metabolic activity in myocardial segments with persistent thallium perfusion defects. J Am Coll Cardiol 10: 557–567
53. Rosetti C, Landoni C, Lucignani G et al (1995) Assessment of myocardial perfusion and viability with technetium-99m methoxyisobutylisonitrile and thallium-201 rest restribution in chronic coronary artery disease. Eur J Nucl Med 22: 1306–1312

Sachverzeichnis

(*Kursiv gesetzte Seitenzahlen* verweisen auf Abbildungen oder Tabellen)

Springer und Umwelt

Als internationaler wissenschaftlicher Verlag sind wir uns unserer besonderen Verpflichtung der Umwelt gegenüber bewußt und beziehen umweltorientierte Grundsätze in Unternehmensentscheidungen mit ein. Von unseren Geschäftspartnern (Druckereien, Papierfabriken, Verpackungsherstellern usw.) verlangen wir, daß sie sowohl beim Herstellungsprozess selbst als auch beim Einsatz der zur Verwendung kommenden Materialien ökologische Gesichtspunkte berücksichtigen. Das für dieses Buch verwendete Papier ist aus chlorfrei bzw. chlorarm hergestelltem Zellstoff gefertigt und im pH-Wert neutral.

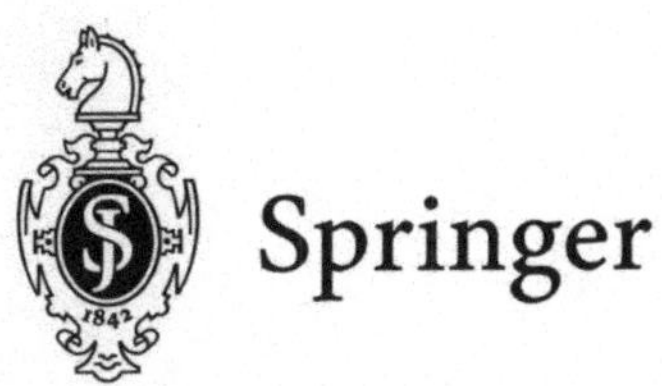

Springer